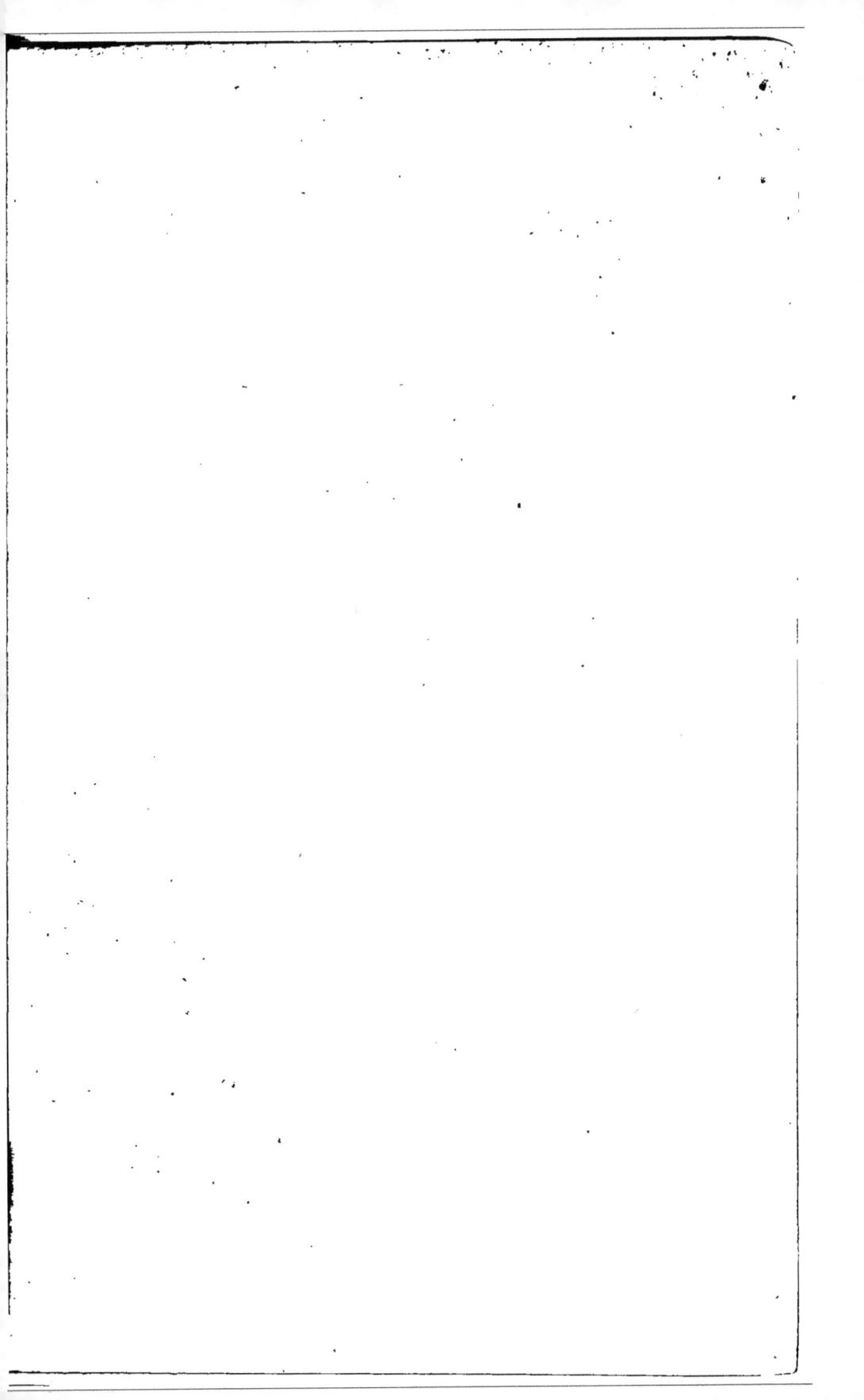

COMPENDIUM

DE

PHYSIOLOGIE HUMAINE

PARIS. — IMP. SIMON RAÇON ET COMP., RUE D'ERFURTH, 1.

COMPENDIUM

DE

PHYSIOLOGIE HUMAINE

PAR

JULIUS BUDGE

Professeur d'anatomie et de physiologie
Directeur de l'Institut anatomique et physiologique à l'université
de Greifswald

TRADUIT DE L'ALLEMAND

ET ANNOTÉ AVEC L'AUTORISATION DE L'AUTEUR

PAR

EUGÈNE VINCENT

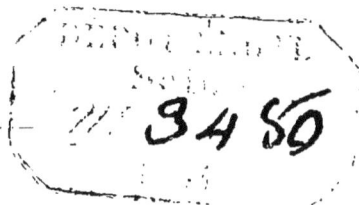

PARIS

G. MASSON, ÉDITEUR

LIBRAIRE DE L'ACADÉMIE DE MÉDECINE

PLACE DE L'ÉCOLE-DE-MÉDECINE

—

1874

COLLECTION IN-18 DIAMANT

OUVRAGES PUBLIÉS

MANUEL D'OBSTÉTRIQUE, ou **Aide-mémoire de l'élève et du praticien,** par M. le Dr Nielly, avec 43 figures dans le texte. — Prix.. . . . . 4 fr.

MANUEL DU MICROSCOPE, dans ses applications au diagnostic et à la clinique, par MM. Duval et Lereboullet, avec 98 figures dans le texte. — Prix. . . . . 5 fr.

COMPENDIUM DE PHYSIOLOGIE HUMAINE, par M. le professeur Jules Budge, traduit de l'allemand et annoté par Eugène Vincent, avec 53 figures dans le texte. — Prix. . . . . . 6 fr.

RÉSUMÉ D'ANATOMIE APPLIQUÉE, par M. le Dr Paulet, professeur au Val-de-Grâce. — Prix. . . . . 5 fr.

AVANT-PROPOS

DU TRADUCTEUR

Les étudiants qui ont eu l'occasion de visiter les universités allemandes, dans ces dernières années, ont pu voir, entre les mains de la plupart des étudiants en médecine de l'Allemagne, le *Compendium de physiologie* du professeur d'anatomie et de physiologie à l'université de Greifswald, M. le docteur Julius Budge. La faveur dont jouit ce petit livre outre-Rhin nous inspira le désir de le connaître, et lorsque nous l'eûmes étudié, la pensée de le traduire s'imposa bien vite à notre esprit, comme un devoir de bonne amitié à remplir envers nos collègues, pour lesquels la langue de Göthe et de Schiller est encore lettre morte.

Nous avons essayé de combler quelques lacunes de l'ouvrage par des annotations et des intercalations dont nous avons puisé la substance et souvent le texte dans les ouvrages français les plus autorisés. Nous nous sommes particulièrement appliqué à résumer les principes d'anatomie générale et d'histologie que M. Robin professe avec tant d'éclat à la Faculté de Paris.

Toutes nos intercalations et annotations sont indiquées par des astérisques *.

Nous avons reproduit dans notre traduction les excellentes figures dont l'ouvrage allemand est illustré, en en ajoutant quelques-unes empruntées la plupart aux *Éléments d'histologie* de Kölliker.

Nous croyons inutile d'exposer tous nos titres à l'indulgence des lecteurs ; le rang modeste que nous occupons dans la science réclame toute leur bienveillance ; nous n'avons rien négligé pour nous en rendre digne.

EUGÈNE VINCENT.

Lyon, 20 avril 1874.

PRÉFACE

DE L'AUTEUR

Par suite de mes nombreuses occupations, la ré-
vision de cette seconde édition du *Compendium* a
été renvoyée jusqu'à ce jour, bien que ce travail fût
impérieusement exigé depuis plus d'un an et demi.

En effet, quoiqu'il ne se soit pas écoulé un temps
bien long entre l'apparition de ces deux éditions,
beaucoup de choses se sont élucidées cependant dans
le domaine de la science physiologique.

Ainsi, par exemple, la théorie des gaz du sang a
conquis un très-haut degré de perfection ; — celles
de l'action des vaisseaux lymphatiques et de la circulation de la lymphe ont fait des progrès considérables ; — des expériences chimiques, sur des matières jusqu'alors inconnues dans les muscles et les
nerfs, ont éclairci plusieurs points obscurs ; — des
recherches laborieuses et fécondes, relativement à
l'échange des matériaux organiques, ont ouvert de

nouveaux horizons sur ce terrain; mais c'est l'étude approfondie des centres nerveux, des fonctions du nerf sympathique et des organes des sens, qui a particulièrement attiré l'attention des histologistes et des physiologistes.

Aucune *section* n'est donc restée sans avoir subi de modifications et d'additions.

Mes expériences personnelles donneront, je l'espère, à ce livre cette certitude qui manque généralement aux compilations.

Je n'ai pas besoin de réclamer l'indulgence des lecteurs, lorsque je rends au nerf sympathique *ses droits de nerf médullaire* que j'ai toujours défendus, ni quand je le sépare des nerfs ganglionnaires, en m'appuyant sur des résultats connus qui ne permettent aucun doute relativement aux connexions de la moelle épinière avec les nerfs vasculaires. Je n'en ai pas plus besoin, lorsque j'admets dans un livre, qui ne doit renfermer que des faits incontestés, mes propres expériences sur l'innervation de la vessie, dont beaucoup de mes confrères se sont convaincus.

Quant à la théorie des *nerfs d'arrêt*, instruit par l'expérience, j'ai cru devoir me garer des opinions extrêmes.

Je n'ai, dans cette édition, fait entrer d'histologie et de chimie organique qu'autant que cela était absolument nécessaire pour éclairer les questions physiologiques. Les formules chimiques sont construites d'après la théorie des types. En ce qui regarde la mention des auteurs, je n'ai, règle commune, nommé que ceux qui ont les premiers découvert un fait, omettant les noms de ceux qui l'ont ensuite approfondi, parce que, suivant l'adage : *Inventis facile est aliquid addere.*

Si, en ce point, j'ai commis quelque faute, je l'ai fait sans préméditation. En tout cas, on ne découvrira point dans ce livre une littérature de sentiment, reflétant les passions de l'auteur, soit pour, soit contre. Pour ce qui regarde les susceptibilités excessives des écrivains, je les prie à l'avance de me pardonner.

BUDGE.

Greifswald.

COMPENDIUM

DE

PHYSIOLOGIE HUMAINE

INTRODUCTION

Définition. — La physiologie humaine est la science des phénomènes de la vie dans le corps humain et des lois qui les régissent.

But des phénomènes. — Le but final de tous les phénomènes vitaux du corps humain est, abstraction faite de la génération, la manifestation d'une volonté et d'une idée.

Tout phénomène est un mouvement. — Tout phénomène repose sur des mouvements, que ces mouvements soient directement perceptibles ou que leur existence ne puisse être inférée que de leur analogie avec d'autres mouvements perceptibles. Par exemple, le mouvement qui est produit par les vibrations de l'éther et auquel est lié le phénomène de chaleur, est un mouvement de cette dernière espèce.

Force. — Tout mouvement, tout phénomène, par con-

séquent, est l'effet d'une force. La force est le principe
pensé d'un mouvement, le mouvement est le principe représenté d'une force[1]. Un corps qui se meut, un corps,
dont les particules subissent un changement de position,
soit que ces particules s'écartent les unes des autres pour
revenir ensuite à leur position première, comme, par exemple, les particules musculaires, se rapprochent pendant la
contraction d'un muscle (mouvement ondulatoire), — soit
que la masse entière du corps prenne une position différente (mouvement de translation), ce corps produit un phénomène de mouvement.

Résistances ; constance de la force. — Il n'y a
pas de mouvement sans que ne se manifestent en même
temps des résistances, qui réagissent contre la force motrice. Le mouvement ne se produit que lorsque la force
motrice est assez considérable pour vaincre les résistances.
Si celles-ci deviennent égales à celle-là, le mouvement
s'arrête. La force motrice ne peut plus, il est vrai, se manifester de la même manière et atteindre le même but, mais
elle n'est pas détruite pour cela : elle se montre sous une
autre forme. Quand, par exemple, dans la marche, les surfaces articulaires convexes des condyles du fémur glissent
sur les surfaces articulaires concaves du tibia, la force motrice subit de la part du frottement un préjudice considérable, mais il s'engendre, en revanche, de la chaleur comme
équivalent de la force de mouvement perdue. Une force peut
se transmettre, se transformer, mais elle n'est jamais an-
nihilée ; *elle est constante*. Quand, par exemple, nous vou-
lons mouvoir le bras, les forces cérébrales excitées par une
idée se portent vers la moelle épinière, puis vers les nerfs

[1] * C'est-à-dire que la force est le principe du mouvement, que le
mouvement ne peut être conçu sans la force ; qu'une pierre ne
bougera pas de place, si aucune force ne vient la toucher ; et que
par suite, tout mouvement révèle une force, qui est la cause, le
principe du mouvement. E.V.

moteurs, puis vers les muscles. Ainsi la force cérébrale est
changée en force de travail des muscles et celle-ci se transforme de nouveau, par suite des résistances, en chaleur qui,
rayonnant à l'extérieur, contribue à la génération de nouvelles forces mécaniques ou chimiques.

Usure des substances. — A chaque mouvement, le
corps qui se meut s'use, c'est-à-dire qu'il perd de ses parties intégrantes et que la continuation des mouvements le
détruira complétement, s'il n'est restauré. La rapidité avec
laquelle il est usé dépend de circonstances différentes :

1. *De la quantité des mouvements;*

2. *De la réparation des organes qui est inversement
proportionnelle à la quantité des mouvements ;*

3. *Des résistances.*

Si un mouvement mécanique est aboli par ces dernières
et si la force motrice est convertie en une force chimique
ou toute autre force analogue, alors les parties seront arra-
chées de leurs combinaisons, et il en résultera une *grande
dissolution*. Lorsque, par exemple, le mouvement musculaire engendre de l'acide carbonique, le muscle perd du
carbone et d'autres éléments qui sont nécessaires à la formation de l'acide carbonique. Il y a donc là une perte de
substance plus grande que lorsque, par exemple, une artère se dilate passivement, — puis se contracte, en vertu de
sa propre élasticité.

4. *De la structure des parties organiques.* Plusieurs résistent plus longtemps que d'autres aux influences extérieures. Les tissus qui ont une forme et qui sont rangés en
faisceaux juxtaposés semblent appartenir aux premières
[celles qui résistent plus longtemps], tandis que les liquides
et les parties non combinées semblent s'user plus facilement.

Réparation des forces usées et transformées.
— Si les forces changent constamment leur forme, si les
mouvements se métamorphosent pareillement, si la sub-

tance capable de mouvement s'use, tous ces facteurs des phénomènes du corps humain doivent être continuellement remplacés.

Agents conservateurs de la vie. — Circulation et Respiration. — L'expérience apprend que le corps humain ne peut se conserver qu'à la seule condition que des aliments convenables et de l'air atmosphérique lui soient apportés du dehors et que les excréments, l'urine, l'air respiré, la vapeur d'eau cutanée soient expulsés de son sein. Bien des fonctions, il est vrai, contribuent à maintenir le corps dans la possession des propriétés qui lui appartiennent: mais il y en a deux, sans lesquelles toutes les autres s'éteignent et la mort arrive fatalement, à savoir : la *circulation* et la *respiration*.

Pour les prolonger aussi longtemps que possible, le reste du corps donne, quand nulle nourriture n'arrive du dehors, ses propres provisions, jusqu'à ce qu'il n'y ait plus de matériaux suffisants pour que les organes de la circulation et de la respiration puissent accomplir leurs travaux.

Oxygène et aliments. — L'oxygène et les aliments passent dans le sang, ces derniers sous une forme appropriée à leur introduction et, par conséquent, sous une forme différente, altérée. Les tissus se réparent aux dépens des parties constituantes du sang ; leurs éléments usés retournent au sang et finalement passent de celui-ci dans les organes éliminateurs (principalement les reins, la peau et les poumons).

Travaux du corps. — Pendant que les aliments éprouvent ces phases multiples, il s'accomplit dans le corps une foule de travaux qu'on peut, au fond, diviser en trois classes :

1. *Travail glandulaire ou cellulaire*, dans le sens strict du mot ;

2. *Travail musculaire ;*

3. *Travail nerveux.*

Le travail cellulaire proprement dit consiste en la production des matières fluides ou solides qui servent à former le sang, puis à lubréfier, à humecter les parties, à dissimuler les substances âpres, à combler les lacunes, à soutenir, et autres fins semblables.

Le travail musculaire consiste en l'exécution des mouvements par lesquels certaines parties du corps sont rapprochées ou éloignées les unes des autres.

Le travail nerveux consiste en ce que, sous diverses influences; par exemple, sous l'influence de l'âme ou du monde extérieur, les nerfs peuvent être portés de l'état de repos à l'état d'activité, d'où résulte une action qui se nomme tantôt sentiment, tantôt phénomène psychique, tantôt mouvement musculaire, tantôt secrétion glandulaire.

Forces efficientes. — Pour que ces travaux puissent s'accomplir, il faut nécessairement que des forces se développent dans le corps. Ce sont :

1. Des forces chimiques ;
2. Mécaniques ;
3. Cellulaires.

Trois sortes d'influences, venant du monde extérieur, agissent sur le corps :

Oxygène, aliments et impressions des sens.

Ce sont des produits d'autres forces, des forces latentes, en quelque sorte, qui, pendant la vie, sont converties en forces vives, par réciprocité d'action avec une autre force existant dans le corps.

La force existant à l'origine de la production d'un organisme, est représentée par la *cellule embryonnaire*, qui a été transmise d'un individu à un individu. La cellule embryonnaire se segmente indéfiniment avec des formes toujours nouvelles, et chaque série présente des caractères spéciaux, tels qu'ils conviennent à chaque organe. Chaque organe est un complexus de cellules, chaque cellule un organisme en petit. (V. Sect. IV.) Les cellules ne vivent et

n'agissent que grâce *à l'oxygène*, grâce *aux aliments*.
Les principes constitutifs des organes sont des matières
alimentaires sous une autre forme, savoir : sous une forme
telle qu'ils puissent être utilisés par les cellules pour l'exécution de leur travail, et telle enfin que, devenus incapables de remplir aucune fonction, ils ont la destinée de
quitter le corps.

Force de tension et force vive. — L'oxygène se
comporte dans son action sur le corps d'une autre manière
que les aliments. On sait qu'il a une grande tendance à s'unir
avec d'autres matières. Il porte en lui une force que nous ap-
pellerions *volonté*, dans un corps sensible. On la désigne sous
le nom de *force de tension*. Que des conditions déterminées
se réunissent, et la volonté deviendra *action*. Si l'oxygène
se porte vers un autre élément, il en résulte une nouvelle
combinaison, la force de tension est devenue *force vive*.
Avec la combinaison, l'action de la force cesse de se manifester dans le sens de tout à l'heure ; il se produit une
autre espèce de mouvement : la *chaleur*. Ce sont à présent
le carbone et l'hydrogène qui, dans le corps vivant, sont
surtout *appréhendés au col* par l'oxygène pour former de
l'acide carbonique et de l'eau. Les substances nutritives
livrent leurs matériaux oxydables ; les éléments de ces
derniers, en se désagrégeant, donnent lieu nécessairement
à d'autres décompositions. Et enfin, l'acide carbonique et
l'ammoniaque, ou leurs composés, sortent du corps comme
des produits terminaux.

Mais les forces de tension ne sont pas renfermées seulement dans l'oxygène et autres éléments chimiques : elles
existent aussi dans les cellules. Tandis que les éléments
chimiques ont de la propension à contracter des combinaisons hétérogènes, les cellules ont la tendance inverse à
se maintenir *elles-mêmes*. C'est une chose incontestable que
les forces de tension des cellules ne deviennent jamais des
forces vives, si des oxydations et autres processus chimiques

n'ont pas lieu préalablement. On peut dire que les forces d'affinité chimique se convertissent en forces cellulaires et celles-ci à leur tour en forces chimiques. Ce qu'on nomme l'échange de matériaux, *Stoffwechsel*, repose là-dessus.

Il est à remarquer que les forces de tension des muscles et des glandes n'arrivent pas, en général, à se manifester, avant qu'une incitation ne soit préalablement donnée par le *système nerveux*. Plusieurs auteurs ont désigné cette transposition de la force de tension des cellules nerveuses en celle des muscles et des glandes sous le nom de *Remplacement, Auslœsung* [1].

* HUMEURS ET TISSUS; ÉLÉMENTS ANATOMIQUES ET PRINCIPES IMMÉDIATS (CH. ROBIN)

* Les corps organisés se composent de *tissus* et d'*humeurs*.

* 1° *Humeurs*. Les humeurs sont toute partie liquide ou demi-liquide des systèmes organiques se séparant par simple dissociation, sans le secours d'un agent chimique, en *éléments anatomiques*, d'une part, et en *principes immédiats*, d'autre part.

* Elles ont pour attribut anatomique ou statique l'état de combinaison par dissolution réciproque et mélange de principes immédiats nombreux, ainsi que l'état de suspension dans lequel se trouvent les éléments organiques qu'elles renferment. On les divise en :

* A. HUMEURS CONSTITUANTES OU DE CONSTITUTION. — Ces humeurs ont pour attribut dynamique deux ordres de propriétés : 1° une seule *propriété vitale*, la plus élémentaire et la plus générale aussi, celle de *nutrition*, ca-

[1] *Cela veut dire que l'incitation nerveuse est remplacée par une force de mouvement équivalente, qu'il y a balance entre la cause et l'effet.

ractérisée par le double mouvement ou acte continu de composition et de décombinaison ; 2° les propriétés d'humeurs ou physiques ou chimiques que peuvent présenter les liquides, suivant leur degré de fluidité et de complexité de composition. Elles sont au nombre de trois : 1° le sang ; 2° le chyle ; 3° la lymphe. Dans ces humeurs le fluide offre le degré d'organisation le plus simple, le même que celui que possède toute substance amorphe ; mais il est, anatomiquement et physiologiquement, aux *éléments anatomiques solides* qu'il tient en suspension, ce que l'élément anatomique fondamental d'un tissu est à ses éléments accessoires ; il en est la partie caractéristique et fondamentale qui, en raison de sa fluidité, permet à l'humeur d'accomplir les actes essentiels qui lui sont dévolus comme milieu intérieur de l'organisme destiné à satisfaire au mouvement continu de rénovation moléculaire de l'ensemble de ce dernier. Les éléments anatomiques figurés (hématies, globules blancs, globules de la lymphe), qui s'y trouvent en suspension, ne sont, au contraire, qu'accessoires. Aussi les plasmas ne peuvent, en aucune façon, être comparés aux substances amorphes intercellulaires ou interfibrillaires, ni les humeurs être assimilées aux tissus.

* B. HUMEURS PRODUITES OU SÉCRÉTÉES, PRODUITS LIQUIDES OU SÉCRÉTION PROPREMENT DITE. — Proviennent des précédentes ; ne sont pas organisées comme elles et ne font que remplir le rôle de milieu par rapport aux éléments qu'elles tiennent en suspension ; n'ont pas d'éléments qui leur soient propres comme les hématies le sont pour le sang ; renferment toutes une ou plusieurs substances organiques liquides aux propriétés desquelles l'humeur doit ses propriétés essentielles, physiques ou chimiques, et son altérabilité.

* α. *Produits de perpétuation des individus.* 4. ovarine, liquide de la vésicule de Graaf, et liquide visqueux des

kystes ovariens ; 5. sperme ; 6. les liquides des kystes du
testicule et de l'épididyme dont les cellules deviennent
souvent pavimenteuses et granuleuses, etc ; 7. lait et colostrum, 8. blanc d'œuf ou albumen ; 9. jaune de l'œuf
(oiseaux, etc.) ; 10. liquide de la vésicule ombilicale ;
11. substance gélatiniforme de protection des œufs (poissons, insectes, etc.) ; 12. prostatine ; 13. cowpérine
mâle et femelle.

   * β. *Humeurs profondes ou permanentes.* 14. Humeur
aqueuse ; 15. hyaloïde ; 16. humeur de Cotugno ; 17. liquide du péritoine, des plèvres et du péricarde, normaux
et morbides ; 18. liquide encéphalo-rachidien ; 19. synovie ; 20. sérosité des œdèmes ; 21. pus et ses variétés ;
22. liquide des vésicules closes des glandes vasculaires.

   * γ. *Produits excrémento-récrémentitiels.* 23. venin des
serpents ; 24. salive sous-maxillaire ; 25. salive parotidienne ; 26. salive proprement dite ou mixte ; 27. mucus des amygdales ; 28. suc pancréatique ; 29. bile ;
30. suc gastrique ; 31. suc duodénal ; 32. mucus de
l'intestin grêle ; 33. mucus du gros intestin (sucs intestinaux) ; 34. larmes ; 35. mucus nasal ou pituitaire ;
36. mucus des larmiers et de la conjonctive ; 37. mucus bronchique et pulmonaire ; 38. mucus vésical ; 39.
mucus vaginal ; 40. bouchon gélatineux du col de l'utérus ; 41. mucus du corps utérin ; 42. mucus des trompes (variétés morbides nombreuses de tous ces mucus
dans les kystes d'origine glandulaire) ; 43. mucus cutané des poissons et de leurs tubes mucipares de la
ligne latérale ; 44. sébacine cutanée, préputiale (ou sme-
gma des grandes lèvres) et meibomienne ; 45. musc et
sécrétions préputiales analogues ; 46. civette, castoréum,
et sécrétions anopérinéales analogues; 47. cérumen ; 48.
liquide des follicules glomérulés de l'aisselle ; 49. sérine
(soie) ; 50 cire.

   * C. HUMEURS EXCRÉMENTITIELLES. — 51 Urine; 52. li-

quide amniotique ; 53. liquide allantoïdien ; 54. exhalation aqueuse cutanée et pulmonaire.

* D. PRODUITS MÉDIATS, LIQUIDES OU DEMI-LIQUIDES. — 55. bol alimentaire ; 56. chyme ; 57. miel ; 58. matières fécales ; 59. méconium.

* *Tissus.* Parties similaires solides des systèmes qui se subdivisent par simple dissociation en éléments anatomiques, ou *vice versa ;* ce sont des parties solides du corps formées par la réunion d'éléments anatomiques enchevêtrés, ou simplement juxtaposés.

* Les tissus ont pour caractère d'ordre organique d'être formés de matière organisée et d'avoir une structure, savoir : d'être construits de telle ou telle espèce d'éléments ; mais, en outre, ils ont un attribut anatomique ou caractère qui leur est propre, une *texture* spéciale, c'est-à-dire un arrangement particulier des éléments anatomiques. — A ce caractère (texture) se rattachent comme attributs physiologiques plusieurs propriétés appelées *propriétés de tissus.*

* Les unes sont d'*ordre physico-chimique.* Ce sont : 1° la *consistance* et la *ténacité ;* 2° l'*extensibilité ;* 3° la *rétractilité,* qui peuvent exister indépendamment l'une de l'autre; 4° l'*élasticité ;* 5° l'*hygrométricité.* Les autres sont d'*ordre organique.* Ce sont : 1° celle de NUTRITION, à laquelle se rattachent : *a.* la propriété d'*absorption,* *b.* celle de *sécrétion.* 2° celle de DÉVELOPPEMENT, qui diffère ici de ce qu'elle est dans les éléments, car le développement du tissu est caractérisé à la fois par le développement ou augmentation de volume des éléments existants, et par la génération d'éléments nouveaux à côté des précédents. 3° celle de REPRODUCTION OU RÉGÉNÉRATION (exception pour les tissus musculaires et les parenchymes). 4° celle de CONTRACTILITÉ, et 5° celle d'INNERVATION, qui sont des propriétés dites de la vie animale, et n'appartiennent qu'à quelques tissus seulement.

* Les tissus se divisent [1] : A. en *constituants* et B. en *produits*, suivant qu'ils composent essentiellement l'organisme, ou qu'ils ne sont que des parties accessoires perfectionnant la constitution des premiers, émanés d'eux pourtant et susceptibles de s'en détacher sans les détruire. — Les *tissus produits* offrent le degré de texture le plus simple. Ils sont formés chacun par une seule espèce d'élément, par simple juxtaposition des éléments anatomiques ; ils ne sont pas vasculaires à l'état normal, et ne le sont que dans certaines productions morbides qui en dérivent. Ces tissus ne sont ni sensibles, ni contractiles. Ce sont : *a. Produits normaux* ou de *perfectionnement.* 1. Tissu épidermique ou épithélial (écailles et certains poils des insectes) : 2. tissu cératinien ou unguéo-cornéal (substance propre), ongles, cornes, etc. (dérivant de l'épithélium) ; 5. tissu squaméal ou squameux (écailles des poissons) ; 4. tissu pileux ou des poils (substance propre) ; 5. tissu chitonéal (crustacés, insectes, etc.), cellules encroûtées de calcaire ; 6. tissu pigmentaire, tissu de l'ivoire dentaire et des écailles des poissons placoïdes ; 8. émail ou tissu de l'émail dentaire, ou des écailles des poissons

---

[1] * On sait qu'à un point de vue plus général, les tissus sont ramenés, par les auteurs d'une autre école, à trois groupes :

1er Groupe. Tissus composés de cellules juxtaposées sans *substance intermédiaire* (épithélium des muqueuses, des glandes, épidermes, cristallin).

2e Groupe. Tissus composés de cellules *séparées* les unes des autres *par une substance intermédiaire,* dite substance intercellulaire, fondamentale (tissus conjonctifs : muqueux, fibreux, adipeux, réticulé, élastique ; tissu osseux, tissu cartilagineux).

5e Groupe. Tissus composés de cellules ayant acquis un développement spécial tel, qu'elles sont le plus souvent devenues méconnaissables, en tant que cellules, (tissu musculaire, tissu nerveux = Cornil et Ranvier ; tissu vasculaire = Virchow).

Voyez *Manuel d'histologie pathologique,* de Cornil et Ranvier, 1869, 1re partie, 1re section, § 2; et *Pathologie cellulaire* .de Virchow, trad. de Picard, 1868, chap. II.

ganoïdes ; 9. tissu du cristallin (fibres dentelées et tubes
à noyaux) ; 10. tissu de la capsule du cristallin ; 11. tissu
de la membrane de Demours ; 12. membrane de Ruysch ;
13. tissu des tubes demi-circulaires.

* Les *tissus constituants* offrent le degré de texture le
plus complexe. Ils sont formés, par enchevêtrement d'é-
léments anatomiques qui sont toujours de plusieurs espèces. Ils sont vasculaires pour la plupart, et plusieurs
sont sensibles ou contractiles. Ils se divisent en : I. *tissus
proprements dits*, et II. *tissus parenchymateux ou parenchymes.*

* Les *tissus proprement dits* offrent tous une espèce
d'élément (fibre, tube, ou cellule, etc.), dite fondamentale, prédominant quant à la masse, et donnant au tissu
les principales propriétés physiologiques dont jouit cette
espèce d'élément. Ces propriétés sont légèrement modifiées par la présence des éléments accessoires dont les
propriétés tendent à masquer un peu celles de l'élément
principal. Ils se divisent en : a. *tissus temporaires, transitoires* ou *embryonnaires.*

* 1. Tissu blastodermique ou à cellules blastodermiques
ou embryonnaires : 1° du feuillet séreux ; 2° du feuillet
vasculaire ; 3° du feuillet muqueux.

* 2. Tissu embryonnaire proprement dit ou à noyaux
embryoplastiques, succédant à celui des feuillets séreux
et muqueux ; tissu embryoplastique morbide (tissu fibro-
plastique à noyaux des auteurs).

* 3. Tissu de la corde dorsale, entièrement formé de
cellules ; définitif chez quelques poissons et batraciens.

* b. *Tissus définitifs, normaux et pathologiques.*

* 4. Tissu ou substance homogène (substance homogène
et granulations ne se trouvant que chez les inarticulés et
les embryons) ;

* 5. Tissu médullaire des os.

* 6. Tissu adipeux (et lipomes).

⋆ 7. Tissu lamineux (première variété : colloïde normal et morbide ; matière amorphe et granulations prédominantes) ; — deuxième variété : tissu fibro-plastique ; — troisième variété : tissu des végétations, ou bourgeons, ou granulations des plaies) ; 8. tissu fibreux et ligamenteux : mêmes éléments que le tissu lamineux, différence de texture et quelquefois de proportion des éléments accessoires, (périoste, sclérotique, tissu aponévrotique);

⋆ 9. Tissu cornéen ou de la cornée ;

⋆ 10 Tissu tendineux ; 11. tissu jaune élastique ; 12. tissu dermique ou cutané ; 13. tissu muqueux ou de la trame des muqueuses ; 14. tissu séreux et tissu synovial; 15. tissu phanérophore ; 16. tissu érectile ; 17. tissu musculaire de la vie animale ; 18. tissu musculaire viscéral ; 19. tissu des nerfs ou nerveux ; 20 tissu ganglionnaire ; 21 tissu cérébral ; 22. tissu rétinien ; 23. tissu électrique ; 24. tissu cartilagineux, et fibro-cartilagineux ; 25. tissu osseux.

⋆ *Parenchymes*. On entend par parenchyme un tissu propre aux organes glanduleux, composé de grains agglomérés, unis par du tissu lamineux, et se déchirant avec plus ou moins de facilité. Les parenchymes sont vasculaires, constitués par des tubes ou des vésicules closes, tapissés d'*épithélium*, ce qu'on n'observe pas dans les tissus proprement dits ; souvent formés d'un plus grand nombre d'espèces d'éléments anatomiques que ces derniers ; jamais l'une d'elles ne prédomine sur les autres, n'est, en un mot, élément anatomique et caractéristique fondamental par sa masse et par son mode de texture, comme les fibres musculaires, les tubes nerveux, etc., le sont pour les tissus correspondants. Seulement, dans chaque espèce de parenchyme, on observe quelque chose de spécial dans la forme ou la structure de l'épithélium qui concourt à sa texture. Il y a en outre quelque chose de caractéristique dans le mode d'enchevêtrement réciproque des éléments,

spécial à chaque espèce de parenchyme. Les parenchymes
ont en même temps des caractères extérieurs, une consistance, etc., qui les distinguent nettement des autres
tissus. Les parenchymes ne se reproduisent pas, ne se
régénèrent pas après ablation d'une portion de leur masse.
Ils ont pour attribut physiologique : *a*. de produire des
liquides généralement caractérisés par la présence de quelque principe spécial, souvent cristallisable, fabriqué dans
l'organe (glande), et pouvant, du lieu où il est produit,
rentrer dans le sang veineux (glandes sans conduits excréteurs ou vasculaires sanguines) ou être expulsé pour être
quelquefois résorbé (fluides excrémentitiels des glandes
proprement dites à conduits excréteurs : foie, pancréas,
glandes salivaires, de Brunner, mammaires, etc.) ; *b*. de
rejeter en dehors, ou d'échanger des principes préexis-
tants dans le sang (1. rein, 2. poumon, 3. placenta), ou
d'être le siége de la production d'éléments anatomiques
spéciaux (4. ovaire, 5. testicule).

   * Les parenchymes se divisent ;
   * A. en *parenchymes glandulaires ou glandes*. Ce sont
des parenchymes spéciaux, d'une structure complexe, of-
frant des alternatives de repos et d'action très-prononcées,
à des intervalles de temps souvent très-rapprochés, sans
régularité ni périodicité analogues à celles que présentent,
sous l'influence régularisatrice du système nerveux, les mouvements des poumons ou des muscles. On les voit devenir
le siége de productions très-variées, lorsque, abusant de la
possibilité indirecte, mais volontaire, de les faire agir,
nous en usons sans aucune règle. Leurs épithéliums, parta-
geant avec tous les éléments qui ont la *forme de noyaux ou
de cellules* la propriété de se développer et de se multiplier
avec rapidité, compriment les éléments des tissus voisins,
les envahissent en s'interposant à eux, et déterminent
l'atrophie de ces éléments. Formant alors des productions
épithéliales, friables, parce qu'elles n'ont pas ou presque

pas de trame. fibreuse, elles se dissocient, s'ulcèrent avec
rapidité, dès qu'elles ne sont pas recouvertes par la peau.
Gagnant, d'autre part, en profondeur, elles envahissent
aussi les organes voisins. Tout parenchyme glandulaire
opère une sécrétion spéciale distincte des sécrétions générales qui ont lieu dans les autres tissus, tels que les tissus
séreux, muqueux, etc., et le produit contient quelque principe immédiat particulier, cristallisable, ou coagulable,
formé dans la glande, sans qu'il préexistât dans le sang.
Les parenchymes glandulaires n'ont pas une forme spéciale
pour les mailles des réseaux capillaires qui se distribuent
autour des tubes sécréteurs ou des vésicules closes ; ces
mailles peuvent être un peu plus ou moins serrées, mais
elles conservent, à peu de chose près, la forme qu'elles
ont dans le tissu cellulaire. La disposition des capillaires
n'a rien de spécial ni d'analogue aux dispositions particulières qu'on observe dans les *parenchymes non glandulaires*, tels que le rein, le poumon, le placenta, etc. Les
glandes, envisagées comme organes, se divisent et se clas-
sent en plusieurs espèces, d'après la disposition des *tubes*
ou des *sécréteurs*, ou des *vésicules closes*, qui sont avec
l'épithélium spécial, les parties essentielles. Les diverses
espèces de glandes sont : A. *Follicules : 1° en cæcum ou
non enroulés : 2° glomérulaires ou enroulés*. B. *Glandes
en grappe : 1° simple*, ou à acinus unique ordinairement
(glandes de Brunner); 2° *composée* ou à acini multiples
(glandes salivaires...). C. *Glandes sans conduits excréteurs
ou vasculaires* (rate, ganglions lymphatiques, thymus,
thyroïde, capsules surrénales, plaques de Peyer, amygdales). Il y a dans les glandes deux choses différentes,
ayant chacune leur structure propre. C'est, d'une part, le
tissu sécréteur représenté par les culs-de-sac de chaque
acinus, ou tubes sécréteurs, *portion sécrétante* ; il y a,
d'autre part, la *portion excrétante* ou *conduits excréteurs*.
Chacune de ces portions a un épithélium différent : pour

la mamelle, par exemple, il est nucléaire dans les acini ;
pavimenteux, dans les conduits excréteurs. Les parois n'ont
pas non plus la même structure.

*B. en *parenchymes non glandulaires*. Ces derniers se
distinguent anatomiquement des autres par une disposition
spéciale de leurs capillaires (rein, poumon, placenta) qui
ne se retrouve pas dans les glandes, ou par quelque autre
particularité propre de structure (ovaire, testicule). Physiologiquement, ils ne font que rejeter ou prendre des principes tout formés dans le sang (poumon, placenta, rein) sans
sans rien fabriquer de toutes pièces, ou bien ils sont le
siége de la production, par genèse aux dépens d'un blastème, d'éléments anatomiques particuliers, fait bien différent des sécrétions proprement dites (spermatozoïdes,
ovules). Les *parenchymes non glandulaires* sont : 1. Parenchymes *testiculaire et ovarien*. 2. Parenchyme *pulmonaire*. 3. Parench, *rénal*. 4. Parench, *branchiaux* (mêmes
éléments que dans le pulmonaire, ou plus simplifiés, surtout chez les invertébrés). 5. Parench. *placentaire* ou *chorio-
allantoïdien*. 6. Parench. *ombilical* ou de la *vésicule ombilicale* (très-développé chez quelques sélaciens et sauriens).

* Les humeurs et les tissus sont ramenés par l'analyse
anatomique, c'est-à-dire sans décomposition chimique et par
simple dédoublement successif à des corps irréductibles.
Les éléments organiques, ces parties constituantes élémentaires, se divisent en : *éléments anatomiques* et *principes
immédiats*.

* I. **Éléments anatomiques**. — On donne ce nom à
de très-petits corps formés de matière organisée, libres ou
contigus, présentant un ensemble de caractères géométri-
ques, physiques et chimiques spéciaux, ainsi qu'une structure sans analogue avec celle des corps bruts ; caractères
qui, quoique variables de l'un à l'autre, entre certaines
limites, leur sont cependant tout à fait propres (fibres élastiques, tubes nerveux, cellules épithéliales, cellules des

plantes, etc.) Les éléments anatomiques animaux se distinguent de ceux des végétaux en ce qu'ils sont formés de substances organiques azotées, le plus souvent sans cloison lorsque ce sont des tubes, sans cavité lors même qu'ils ont la *forme* dite de *cellule*. C'est par leur réunion, leur enchevêtrement en nombre plus ou moins considérable, que sont constitués les tissus ; à eux seulement, comme le fait remarquer Bichat, et non aux tissus proprement dits et aux organes, que s'applique l'idée de vie. Leur forme de fibres, de tubes, de cellules plus ou moins compliquée, de corpuscules arrondis ou ramifiés, ou de masse homogène, molle, granuleuse, ou parsemée de divers corpuscules déterminés, leur structure, en un mot, et aussi leur mollesse, leurs réactions diverses au contact des réactifs, les distinguent de tous les êtres connus et en font des corps entièrement nouveaux. A la notion d'*éléments* se rattachent, comme attribut statique, la forme, le volume et la structure de chacun d'eux, et, comme attribut dynamique, deux ordres de propriétés : 1° *Propriétés physico-chimiques*, en corrélation immédiate avec la forme, le volume, etc. : ce sont, à l'état d'ébauche, les *propriétés de tissu* ; 2° *Propriétés vitales*.

* Les éléments anatomiques à étudier sont :

* 1re Tribu. *Éléments constituants*. 1° *section*. Matières amorphes, homogènes, unissantes (intercellulaires), avec ou sans granulations. 2° *section*. Éléments ayant la forme de globules, cellules, noyaux et vésicules : A. Éléments transitoires, temporaires ou cellules embryonnaires. 1. Cellules embryonnaires des ovules végétaux ; *a*. mâles, passant par métamorphose à l'état : 1° de grains de pollen, 2° de spermatozoïdes des algues, des fougères, etc. ; *b* femelles, passant à l'état d'éléments définitifs par métamorphose. 2. Cellules embryonnaires des ovules animaux : *a*. mâles, passant par métamorphose à l'état de spermatozoïdes *b*. femelles. 3. Cellules de la cicatricule. B. Cellules, vésicules et noyaux définitifs, ou des tissus constituants, défi-

nitifs. 4. Cellules de la corde dorsale ; 5. hématies ; 6. leucocytes ; 7. myélocytes ; 8. cytoblastions ; 9. cellules ganglionnaires ; 10. medullocèles ; 11. myéloplaxes ; 12. éléments embryo-plastiques ; 13. substance du tissu phanérophore amorphe, granuleuse quelquefois, avec des noyaux, ou
fibroïde (matrice des ongles, bulbe des poils, etc.). 3ᵉ *section*.
Éléments ayant forme de fibres pleines : 14. fibres lamineuses ; 15. éléments ou fibres élastiques ; 16. fibres-cellules ; 17. fibres musculaires lisses de la vie animale de
quelques invertébrés ; 18. fibrilles musculaires striées de la
vie animale, réunies en faisceaux striés. 4° *section*. Éléments tubuleux : 19. tubes larges des nerfs moteurs, ou
sans cellules ; 20. tubes larges des nerfs sensitifs ou à cellules ganglionnaires ; 21. tubes minces ou sympathiques, à
cellules ; 22. tubes minces ou sympathiques moteurs, sans
cellules ; 23. tubes des capillaires ; 24. myolemme ; 25. bâtonnets de la rétine (ils ne sont pas creux). 5ᵉ *section*. Éléments formés de substances amorphes avec corpuscules ou
cellules et cavité ; 26. substance des cartilages ; 27. substance des os ; 28. substance du tissu électrique.

  * 2ᵉ Tribu. *Éléments produits ou éléments des produits.*
A. Transitoires ou temporaires. 1. ovules : 1° du mâle,
2° de la femelle ; 2. spermatozoïdes (produits par métamorphose des cellules embryonnaires de l'ovule mâle) ; 3. cellules du jaune de l'œuf ; 4. cellules de la face interne de la
vésicule ombilicale (sauriens, etc.). B. Profonds ou perma-
nents intérieurs ; 5. cellules du cristallin ; 6. fibres à noyaux
du cristallin (tubes ?) ; 7. fibres dentelées sans noyaux ;
8. substance de la capsule du cristallin ; 9. substance des
canaux demi-circulaires ; 10. substance de la membrane de
Demours ; 11. spicules siliceuses des éponges ; 12. spicules
calcaires des éponges ; 13. substance des coraux ; 14. substance des polypiers ; 15. substance du tissu de l'enveloppe
des échinodermes ; C. Produits superficiels ou caducs ;
16. éléments épithéliaux : 1° pavimenteux, 2° cylindriques,

3° sphériques, 4° nucléaires ; 17. substance des ongles et cornes (dérive des cellules épithéliales métamorphosées) ; 18. Substance des poils et fanons ; 19. substance des écailles de poissons ; 20. substance du tissu chitonéal (cellules incrustées) ; 21. Substance du tissu du fil spiral des trachées d'insectes ; 22. Substance du tissu ostréal (cellules encroûtées de calcaire) ; 23. substance de l'ivoire dentaire ; 24. substance de l'émail.

   * II. **Principes immédiats** des végétaux et des animaux. Ce sont les derniers corps solides, liquides, gazeux auxquels on puisse, par la saine analyse anatomique, c'est-à-dire sans décomposition chimique, mais par coagulations et cristallisations successives, ramener la substance organisée, savoir, les diverses humeurs et les éléments anatomiques, ou *vice versa ;* ce sont des corps définis ou non, généralement très-complexes, gazeux, liquides ou solides, constituant par dissolution réciproque la substance organisée, savoir, les humeurs, et, par combinaison spéciale, les éléments anatomiques. Les principes immédiats ont pour caractère d'ordre organique de *constituer la substance du corps* ou *matière organisée proprement dite,* en raison de leur réunion en nombre considérable et de l'état liquide ou demi-solide qu'ils présentent par union spéciale et dissolution réciproque et complexe les uns à l'aide des autres. C'est là le fait d'organisation le plus simple, le plus élémentaire ; mais c'est aussi le plus important, parce que c'est sur lui que reposent tous les autres. Les principes immédiats se divisent en trois classes, dont on retrouve quelques espèces simultanément dans toute parcelle de substance organisée.

   * Iʳᵉ **Classe.** — Principes cristallisables ou volatils sans décomposition, d'origine minérale ; ils sortent de l'organisme au moins en partie, quant à la masse, tels qu'ils y étaient entrés.

* 1re TRIBU. *Principes naturellement gazeux ou liquides* (oxygène, eau, etc.)

★ 2e TRIBU. *Principes acides ou salins* (silice, carbonates, chlorures, sulfates, phosphates, etc.)

★ IIe **Classe**. — Principes cristallisables ou volatils, sans décomposition, se formant dans l'organisme même, et en sortant directement ou indirectement comme corps excrémentitiels. Cette classe est la plus nombreuse en espèces tant chez les animaux que dans les plantes.

★ 1re TRIBU. *Principes acides et salins* (acides carbonique, lactique, urique, pneumique, citrique, tartrique, sylvique, etc., et sels de ces acides et autres très-nombreux).

★ 2e TRIBU. *Principes alcaloïdes végétaux et animaux, et principes neutres analogues par leur composition et leurs propriétés* (créatine, créatinine, urée, cystine, etc., caféine, digitaline, picrotoxine, salicine, etc.).

★ 3e TRIBU. *Principes gras, graisseux ou huileux et résineux* (oléine, stéarine, margarine, cholestérine, etc., lauro-stéarine, cérine, essence de térébenthine, camphre, etc., etc.).

★ 4e TRIBU. *Principes sucrés.* (sucre du foie, sucre de raisin, sucre de lait, sucre de canne, etc.).

★ IIIe **Classe**. — Principes non cristallisables, coagulables quand ils sont naturellement liquides ou solides, dont les espèces se forment dans l'organisme même à l'aide de matériaux pour lesquels ceux de la première classe servent de véhicule, et qui, se décomposant dans le lieu même où ils existent ou se sont formés, deviennent les matériaux de production des principes de la deuxième classe. Ce sont des principes sans analogues avec ceux du règne minéral, et qui constituent la partie principale du corps des êtres organisés, d'où le nom de *substances organiques* qui leur est spécialement réservé.

* 1ʳᵉ Tᴙɪʙᴜ. *Substances organiques solides ou demi-so-lides* (globuline, musculine, etc., cellulose, subérine, amidon, etc.).

* 2ᵉ Tᴙɪʙᴜ. *Substances organiques liquides ou demi-liquides*, étant comme les précédentes toutes azotées chez les animaux, mais partie non azotées, partie azotées dans les plantes (fibrine, albumine, caséine, etc., légumine, albumine végétale, etc., dextrine, gomme, mucilages, pectine, etc.)

* 5ᵉ Tᴙɪʙᴜ. *Substances organiques colorantes ou colorées* (hématosine, biliverdine, urosacine, etc., chlorophylle, phycocyane, carthamine, etc.).

* De ces trois classes de principes immédiats, les deux premières ne peuvent varier qu'en plus ou en moins, quelles que soient les conditions dans lesquelles se trouve l'économie ; leur composition et leurs propriétés ne sauraient changer sans qu'elles passent d'un état spécifique à un autre. Mais les espèces de la troisième classe sont susceptibles de présenter, en outre, des modifications dans leur constitution moléculaire et dans quelques-unes de leurs propriétés, sans que leur composition élémentaire varie, sans que disparaissent leurs caractères spécifiques fondamentaux. Ces modifications sont très-diverses et nombreuses ; elles sont amenées lentement ou brusquement par suite de l'influence des conditions extérieures ou de milieu dans lesquelles se trouve l'économie, ou transmises directement par inoculation. Ces troubles sont très-variés, ce qui tient au genre de chaque modification d'une part, et de l'autre à ce que ce sont les substances organiques du sang ou de la lymphe qui sont altérées seules, ou bien à ce que ce sont celles des solides ; ils changent aussi, ou d'autres apparaissent à mesure de leur durée, parce qu'à mesure l'altération se transmet des liquides aux substances organiques des solides, ou *vice versa*. (Robin.)

PHYSIOLOGIE HUMAINE.

PRINCIPES ÉLÉMENTAIRES DU CORPS HUMAIN

NOMS.	SYMBOLES.	POIDS ATOMIQUE[1]. (H = 1.)
Oxygène.....	O	16.0
Hydrogène....	H	1.0
Azote......	N[2]	14.0
Carbone.....	C	12.0
Soufre......	S	32.0
Phosphore.....	P	31.0
Fluor......	Fl	19.0
Chlore......	Cl	35.5
Sodium.....	Na	23.0
Potassium....	K	39.1
Calcium.....	Ca	40.0
Magnesium....	Mg.	24.0
Silicium.....	Si	28.0
Fer.......	Fe	56.0

COMPOSÉS BINAIRES (INORGANIQUES) QUI SE TROUVENT DANS L'ÉCONOMIE

Eau.................... H_2O
Ammoniaque.............. $NH_5 (AzH_5)$
Acide carbonique............ CO_2
Acide chlorhydrique (acide du sel)..... HCl
Acide sulfurique............ SH_2O_4
Acide phosphorique............ PH_5O_4
Gaz des marais (hydrure de méthyle)... CH_4
Hydrogène sulfuré............ H_2S
Chlorure de sodium (natriumchloride)... NaCl.
Chlorure de potassium (kaliumchloride).. KCl
Fluorure de calcium (calciumfluoride)... $CaFl_2$
Carbonate de sodium (natriumcarbonate). CNa_2O_5
Bicarbonate sodique........... $CHNaO_5$
Carbonate de calcium.......... $CCaO_5$
Phosphate anhydre de sodium........ PNa_2O_4
Phosphate acide de sodium........ PNa_2HO_4

[1] * Le poids atomique est chiffré d'après la nouvelle théorie chimique.

[2] * Dans la chimie française, l'azote a pour symbole ordinaire Az.

Phosphate de potassium.. . . . . PK_5O_4 ou PK_2HO_4
Phosphate tribasique de calcium.. . . . . . $P_2Ca_3O_8$
Phosphate acide de calcium. . . . . $P_2CaH_4O_8$.
Phosphate de magnésium.. . . . . P_2Mg_3O
Sulfate de sodium. . . . . SNa_2O
Sulfate de potassium. . . . . SK_2O_4
Acide silicique. . . . . SiO_2

* Les forces qui tendent à dissocier les éléments de nos tissus pour les rendre à la terre et à l'air d'où ils viennent, font perdre chaque jour à l'homme adulte, par la peau, les reins, les poumons, etc., près de 20 gram. Az., environ 300 gram. de C. qu'il brûle à l'aide de l'O. atmosphérique introduit dans le sang ; en même temps, il expulse par les urines et la perspiration pulmonaire, etc., environ 3 kil. d'eau. L'organisme arriverait donc à une ruine complète en peu de temps, si des éléments nouveaux ne venaient du dehors réparer les pertes subies, en d'autres termes, si l'homme ne mangeait et ne buvait. Le soin de sa conservation est placé sous la sauvegarde de deux besoins : la *faim* et la *soif*, deux formes de la douleur, cette sentinelle vigilante de l'organisme, de la vie.

* La faim est la sensation particulière qui annonce la nécessité de réparer les pertes de matériaux solides, la soif est la sensation particulière qui annonce la nécessité de réparer les pertes de liquides éprouvées par le sang. La faim et la soif, comme le besoin de respirer, comme l'instinct génésique, sont l'expression d'un état général. (Voy. S. VI, ch. III, § 17.)

* C'est aux boissons, c'est aux aliments que l'organisme emprunte ses agents de conservation. Quelle que soit la variété des substances alimentaires, l'analyse a pu réduire à un nombre fort limité leurs *principes nutritifs* qui fournissent à l'organisme les moyens de réparer ses pertes continuelles.

* Les végétaux comme les substances animales contiennent ces principes nutritifs. Toute la différence consiste en ce que l'alimentation animale offre sous un petit volume une grande quantité de principes azotés, principes les plus essentiels à l'entretien de la vie, tandis que les substances végétales contiennent sous le même volume une faible quantité de ces principes relativement à leur richesse en principes hydrocarbonés. Herbivores et carnivores consomment donc les mêmes principes nutritifs (azotés, gras, amyloïdes, et salins organiques). C'est pourquoi on peut nourrir expérimentalement des herbivores avec de la viande et des carnivores avec des végétaux. Mais la chimie n'explique pas, dit Bennett, pourquoi les herbivores laissés à eux-mêmes refusent la nourriture animale, et les carnivores dédaignent les substances végétales.

PRINCIPES NUTRITIFS

On comprend sous ce nom les éléments complexes des aliments qui, *pris isolément ne sont pas en état de conserver le corps.* Ils sont tous engendrés dans l'organisme végétal, aux dépens de l'air et du sol. Le sel de cuisine seul, dans le règne minéral, est encore employé comme principe nutritif.

Ils se divisent en :

1. PRINCIPES AZOTÉS :

A. *Coagulables.* — *Albuminoïdes* (substances protéiques). Les plus importants sont les suivants : l'élément fibrineux des chairs ou *syntonine*, l'élément fibrineux du sang ou *fibrine*, l'élément fibrineux des plantes ou *gluten*, l'*albumine* du blanc et du jaune de l'œuf, le *caséum* du lait, la *légumine* des légumineuses.

B. *Substances gélatinigènes*, qui, par une coction prolongée, peuvent être changées en gélatine soluble : tissu conjonctif, cartilage, etc,

C. *Alcaloïdes :* la théobromine ($C_7H_8Az_4O_2$) de la fève de cacao ; la caféine et la théine ($C_8H_{10}Az_4O_2 + H_2O$) du café et du thé[1].

2. PRINCIPES NON AZOTÉS :

A. Les *graisses neutres*, riches en carbone (77 p. 100), du règne animal et du règne végétal, consistant surtout dans les glycérides des acides stéarique, palmitique et oléique (Chevreul).

[1] * La cocaïne ($C^{16}H^{23}Az. O^8$) du coca, isolée par Niemann, en 1859.

B. *Hydrates de carbone* (44 p. 100), c'est-à-dire, du carbone avec les éléments de l'eau : amidon $C_6H_{10}O_5$, sucre de raisin $C_6H_{12}O_6$, sucre de lait $C_{12}H_{22}O_{11} + H_2O$, sucre de canne $C_{12}H_{22}O_{11}$.

3. PRINCIPES INORGANIQUES, qui ont été indiqués plus haut, comme principes élémentaires et comme composés binaires.

ALIMENTS

Les trois espèces de principes nutritifs, dont il a été question, sont fréquemment mêlés par la nature dans une seule et même substance, et celle-ci reçoit le nom d'*aliment*. L'instinct et l'expérience nous ont appris que pour suffire à la conservation de la vie individuelle, les principes nutritifs doivent être dans un rapport déterminé les uns vis-à-vis des autres, ou, plus exactement, que les éléments dont sont constitués les principes nutritifs doivent être livrés en quantité suffisante et avoir un ordre de superposition déterminé. Ainsi, par exemple, les albuminoïdes sont, parmi les aliments azotés, les seuls propres à conserver le corps ; les substances gélatineuses ni les substances alcaloïdes ne le sont point.

Un homme adulte sain, actif, a besoin, par jour, d'environ 20 grammes Az. et d'à peu près 12 fois autant de C. dans son alimentation, et, outre cela, de certains sels en quantité suffisante (V. plus bas), savoir : des combinaisons de potasse, de soude et de chlore, et des phosphates alcalins et des terres.

La composition du lait et des œufs (y inclus la coque) apprend bien, il est vrai, quel doit être le rapport des principes nutritifs entre eux ; mais il faut néanmoins faire attention que ces aliments ne sont suffisants que pour les enfants et les jeunes animaux et que l'homme adulte et l'animal adulte ont d'autres missions à remplir que celles qui incombent au premier âge. C'est pourquoi l'expérimentation

qu'on a faite sur les aliments des adultes doit combler la
lacune. Le rapport de Az. avec C. ne diffère pas beaucoup,
dans le lait de la femme, de celui qui existe dans les aliments nécessaires aux adultes, mais le rapport des sels avec
l'azote est très-différent. Le carbone étant la chose la plus
essentielle dans les substances non azotées, on peut comparer, au point de vue de la proportion de carbone, la
graisse et les hydrates de carbone. La graisse bien expri-
mée contient près de 77 pour 100 C., l'amidon parfaitement sec 44 pour 100. L'amidon du commerce n'étant
pas complétement anhydre ne renferme, en général, que
37,5 pour 100 C., 2,4 d'amidon sont approximativement
l'équivalent de 1 de graisse, et 7 de sucre de lait
équivalent à 4 de graisse, 1 livre (= 500 grammes) de
graisse équivaut à 2 livres 12 loth [1] (= 1200 gram.) d'a-
midon.

Parmi les substances azotées qui sont ingérées avec les
aliments proprement dits, il faut aussi comprendre celles
qu'on a désignées sous le nom de *moyens de jouissance*.
Elles comprennent les alcaloïdes indiqués plus haut, parmi
les principes nutritifs, sous C. Elles servent essentiellement d'excitants pour les nerfs qui, sans elles, sont dé-
pouillés de leur énergie, au point de vue de la durée.

 * Les aliments azotés, et particulièrement les albuminoïdes, servant à la rénovation, à l'entretien ou au développement des tissus, ont été appelés *aliments plastiques* par
Liebig. Les aliments non azotés organiques sont dits *aliments
respiratoires*. Telle est, en effet, la destination principale
et normale de ces aliments, mais non point leur destination exclusive. S'il est vrai que les substances non azotées
s'unissent très-rapidement à l'O., en donnant naissance à
de l'eau, du CO^2, de la chaleur, il n'est pas moins certain
qu'elles peuvent également s'accumuler dans l'organisme

---

[1] * *Loth*, poids d'une demi-once.

(engraissement), et jouer ainsi le rôle d'aliments plastiques. D'un autre côté, les albuminoïdes finissent bien par s'user; tous les jours une certaine partie de nos tissus se combine avec l'O. et forme aussi de l'eau, du CO_2, de l'azote libre, de l'acide urique, hippurique, de l'urée, de la créatine, de la créatinine, etc. Leur combustion n'est en somme que plus tardive, à plus longue échéance. On sait, d'autre part, que, dans l'inanition, les albuminoïdes fournissent seuls aux combustions respiratoires. (Voy. *Inanition*.)

* RATION QUOTIDIENNE D'ALIMENTS NÉCESSAIRE A L'ENTRETIEN DE LA SANTÉ

C'est un fait d'expérience qu'un homme adulte qui travaille se maintient en bonne santé, lorsqu'il consomme par jour :

130 grammes	albuminoïdes secs.	. =	20,15 Az
84	— graisse.	. . . . . . =	64,68 C
400	— hydrates de carbone.	=	176 C
50	— sels.		

(MOLESCHOTT.)

* Comparez avec les pertes quotidiennes que subit l'organisme d'un adulte, p. 23.
* L'auteur donne dans les tableaux ci-après l'analyse des principales substances alimentaires. *

* BOISSONS

* La soif ne peut être satisfaite que par l'eau, qui est absorbée directement en nature, ou indirectement dans les aliments qui en sont imbibés. Les boissons que nous consommons, vin, bière, cidre, poiré, eau-de-vie, thé, café, bouillon, etc., renferment, indépendamment de l'eau, des principes particuliers qui les font, à ce titre, entrer dans les divisions précédemment établies. (Voy. *Nutrition*.)

SUR 1000 PARTIES.

	LAIT DE FEMME. (Clemm.)	LAIT DE VACHE. (Völker.)	JAUNE D'ŒUF.	CHAIR DES MAMMIFÈRES	POIS.	FROMENT.	SEIGLE.	POMME DE TERRE.
Eau	879.85	866.5	514.86	728.75	145.04	129.94	158.75	727.46
Substances solides	120.15	133.5	485.14	271.25	854.96	870.06	861.27	272.54
Albuminoïdes	55.55	54.7	160.60	174.22	225.52	153.57	107.49	15.26
Hydrates de Carbone	41.18 (Sucre de lait)	51.1 (Sucre de lait)	—	—	576.19	696.19	615.80	180.250
Graisse	42.97 (Beurre)	39.9 (Beurre)	501.68	57.13	19.66	18.54	21.09	1.56
Substance gélatineuse	—	—	—	51.59	—	—	—	—
Matières extractives	—	—	4.00	16.90	11.84	—	—	2.77
Sels	2.09	7.80	15.53	11.59	25.75	19.96	14.61	10.23

DANS 100 PARTIES DE SUBSTANCES SOLIDES SONT CONTENUS :

	LAIT DE FEMME. (Clemm.)	LAIT DE VACHE. (Völker.)	JAUNE D'ŒUF.	CHAIR DES MAMMIFÈRES	POIS.	FROMENT.	SEIGLE.	POMME DE TERRE.
Albuminoïdes	24.5	26.5	33.09	64.2	26.1	15.55	12.49	4.8
Hydrates de Carbone	42	58.2	—	—	67.5	80	71.41	86.4
Graisse	51	29.8	62.19	15.6	2.5	2.15	2.41	0.72
Sels	2	5.8	2.8	4.1	2.7	2.29	1.69	5.76

RAPPORT DES ALBUMINOÏDES A LA GRAISSE

[Les hydrates de carbone sont réduits en graisse. (voir plus haut.)]

2.

	LAIT DE FEMME. (Clemm.)	LAIT DE VACHE. (Völker.)	JAUNE D'ŒUF.	CHAIR DES MAMMIFÈRES.	POIS.	FROMENT.	SEIGLE.	POMME DE TERRE.
	1:2.24	1:1.75	1:1.87	1:0.24	1:1.07	1:2.27	1:2.57	1:5.7-7.5
IL Y A DANS 100 PARTIES DE SUBSTANCES SÈCHES :								
Potassium..........	0.65	1.00	0.50	1.61	1.06	0.54	0.55	1.76
Sodium.............	0.08	0.29	0.05	0.20	0.106	0.01	0.07	—
Magnésium.........	0.02	0.09	0.06	0.15	0.17	0.15	0.17	0.51
Calcium...........	0.57	0.74	0.58	0.07	0.15	0.05	0.05	0.12
Chlore............	0.58	—	—	—	—	—	—	—
Chlorure de sodium..	—	0.20	0.25	0.05	0.10	—	—	0.09
Oxyde de fer......	0.002	0.02	0.06	0.05	0.02	0.05	0.01	—
Acide phosphorique.	0.58	0.19	1.68	1.91	0.95	1.45	0.80	0.44
Acide sulfurique...	0.05	0.002	—	0.01	0.15	—	0.02	0.21

IL Y A DANS 100 PARTIES DE SUBSTANCES SÈCHES DE :

	VIANDE.	ALBUMINE DE L'ŒUF.	PAIN.	LAIT.	BEURRE.	AXONGE.	AMIDON.
Eau.	75.90	86.68	64.55	87.08	7. 5	—	15.79
Carbone.. . .	12.52	7.15	24.57	7.03	73.43	76.50	57.42
Hydrogène. . .	1.75	0.96	5.46	1.11	10.25	11.90	5.21
Azote. . . .	3.40	1.95	1.28	0.65	0.11	11.60	—
Oxygène.. . .	5.43	2.89	22.55	5.40	9.50	—	41.58
Cendres.. . .	1.50	0.41	2.21	0.75	—	—	—

(D'après DE FETTENKHOFER et VOIT.)

PREMIÈRE SECTION

RESPIRATION

* **Structure du poumon**. — Le parenchyme pulmonaire est divisé en *lobules* (fig. 1, *aa*) généralement polyédriques à angles nets, épais de 1 centimètre ou environ, séparés les uns des autres par des cloisons de tissu lamineux. Dans chacun de ces lobules vient se jeter un *ramuscule bronchique* (*cc*) encore tapissé d'épithélium cylindrique à cils vibratiles, dont les divisions se continuent avec les *canalicules pulmonaires* ou *respiratoires*. Ceux-ci n'ont pas de muqueuse séparable, et leur réseau est superficiel, tapissé d'une manière immédiate par l'épithélium pavimenteux qui les sépare seul de la cavité du tube aérien (voy. fig. 2, 5 et 7).

* Ce fait distingue d'une manière tranchée le parenchyme pulmonaire des parenchymes glandulaires, chez lesquels les vaisseaux se distribuent à la face profonde ou adhérente des tubes ou culs-de-sac sécréteurs. Les mailles du réseau tapissant les culs-de-sac ou canalicules respirateurs sont polygonales à angles arrondis. Immédiatement au-dessous de ce réseau de capillaires (formé par les vais-

seaux pulmonaires, tandis que les vaisseaux bronchiques
se distribuent sur les bronches à épithélium prismatique),
on trouve les faisceaux des fibres élastiques, disposés cir-
culairement, anastomosés avec ceux qui sont au-dessus et
au-dessous d'eux le long de chaque canalicule. Ils forment
ainsi, avec des capillaires, des fibres lamineuses et des
noyaux embryo-plastiques, une paroi propre aux canali-

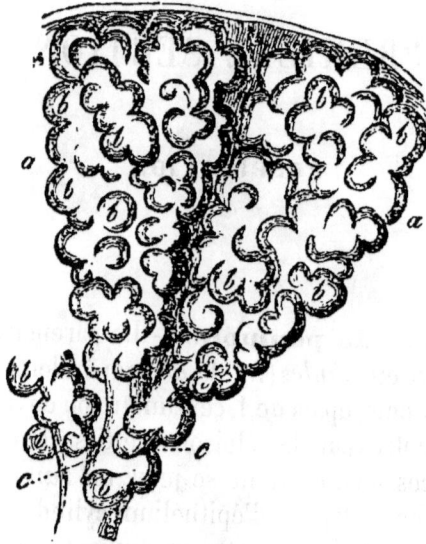

Fig. 1. — Empruntée à Kölliker. Deux petits lobules pulmonaires,
aa, avec les cellules aériennes, *bb*, et les petites ramifications
bronchiques, *cc*, sur lesquelles reposent également des vésicules
pulmonaires. Chez un enfant nouveau-né. Grossissement de
25 diamètres. Figure demi-schématique.

cules qui permet de les isoler, surtout chez les jeunes
sujets, du reste de la trame, comme on le fait pour les
culs-de-sac glandulaires. Les faisceaux circulaires de fibres
élastiques de chaque canalicule s'anastomosent en outre
avec ceux des canalicules voisins, pour former, avec des
fibres lamineuses et les vaisseaux pulmonaires se rendant

aux canalicules, le reste de la trame du parenchyme interposée aux conduits aériens. Les dernières ramifications bronchiques interlobulaires sont tapissées d'un épithélium prismatique ; elles se continuent avec le canalicule respirateur central ou à peu près central de chaque lobule. Ce canalicule se subdivise, et chaque subdivision se termine par un groupe de huit à quinze petits tubes terminés en culs-de-sac arrondis, pressés, contigus, séparés seulement par l'épaisseur de leur propre paroi. Chaque cul-de-sac terminal plein d'air est large de 9 à 10 centièmes de millim., chez les jeunes sujets, sur une longueur égale, ou double, ou même plus considérable. Le fond en est arrondi, souvent un peu plus large que le reste du cul-de-sac, plus rarement ovoïde. (Robin.)

* En raison de l'importance du sujet, nous ajouterons à cette description générale quelques détails sur le *mode de terminaison des tubes bronchiques*, sur la *structure intime des bronches et des cellules aériennes*, et sur le *développement du poumon*.

* MODE DE TERMINAISON DES TUBES BRONCHIQUES. — Les extrémités des dernières ramifications bronchiques s'épanouissent en un groupe de cellules qui porte le nom de lobule. Les cellules s'ouvrent toutes dans la cavité du lobule et, par suite, communiquent toutes avec le ramuscule qui les supporte. « Le lobule est assimilable, dit Longet, au sac pulmonaire tout entier de la grenouille ou tout au moins à une des grandes loges dont l'intérieur de ce sac est composé. »

* La constitution cellulaire du poumon a été établie surtout par Malpighi, à l'aide de l'insufflation et de la dessication. Les coupes de poumon ainsi préparé permettent de constater la nature cellulaire du parenchyme, mais ne montrent pas l'intérieur, la forme du lobule. Ici les opinions se multiplient et divergent.

* Reisseisen injecte du mercure dans le système des tubes bronchiques, considère la forme extérieure que prennent

les lobules, et conclut de son expérience qu'il n'existe pas, à proprement parler, de cellules pulmonaires, que les bronches divisées et subdivisées se terminent par des *culs-de-sacs arrondis*, non ampullaires et conservant la structure même des bronches.

* Alquié injecte du métal fusible de Darcet, puis détruisant la substance pulmonaire avec de la potasse caustique, obtient la forme solidifiée du métal, qui présente non pas des canaux cylindriques, mais des *renflements vésiculaires*, des grains de raisin en nombre variable de 2 à 9.

* Pour Rossignol (injection colorée préalable des capillaires sanguins, insufflation du poumon), les extrémités bronchiques se dilatent en une cavité, qu'il appelle *infundibulum*, entonnoir, à l'intérieur de laquelle sont disposées comme des alvéoles beaucoup de petites cavités secondaires communiquant toutes avec le ramuscule commun.

* Rainey et Addisson admettent la forme vésiculaire de l'intérieur du lobule et insistent sur le brusque changement de texture que subit chaque ramuscule aérien au moment où il se perd dans les cellules du lobule pulmonaire. D'où la distinction posée de tubes bronchiques extra et intralobulaires, distinction que Reisseisen était bien loin d'accepter.

* Mandl, par son injection de gélatine, a créé un mode de préparation qui met facilement en évidence la nature cellulaire du poumon, telle que nous l'avons énoncée.

* Le nombre des alvéoles a été évalué approximativement à 1,700 ou 1,800 millions.

* Leurs dimensions, chez l'homme, sont différentes suivant l'âge ; elles sont plus petites chez l'enfant (0,5 à 0,6 de millim.) que chez l'adulte (près d'un millim.) et notablement plus grandes dans la vieillesse que dans l'âge viril. Les cellules sont généralement plus grandes dans le lobe inférieur que dans le lobe supérieur ; ce qui explique la différence d'intensité du murmure respiratoire que l'auscultation décèle dans ces deux régions de l'organe.

*Structure intime des bronches et des cellules aériennes. — L'histologie du poumon n'a commencé à être connue que depuis les travaux de Reisseisen (1822), Rainey (1845), J. Moleschott, Rossignol, Schröder van der Kolk et Adriani, Kölliker, Mandl, etc.

* Les *bronches* peuvent être considérées comme formées de deux membranes : 1° d'une *membrane fibreuse* dans l'épaisseur de laquelle se voient des *lamelles cartilagineuses* qui, à différentes hauteurs, varient de forme et d'étendue, et cessent d'être visibles sur des bronches ayant moins de 1 millimètre. Cette membrane fibreuse composée de tissu conjonctif et de fibres élastiques fines n'est plus séparable dans les bronches au-dessous de 1 millimètre et finit par se fusionner avec la membrane muqueuse ; — 2° d'une *membrane muqueuse* munie d'une *couche de fibres musculaires lisses.* Elle présente extérieurement des fibres élastiques longitudinales qui la soulèvent et lui donnent un aspect strié. Intérieurement, elle est tapissée d'un épithélium vibratile, stratifié dans les bronches au-dessus de 2 millimètres ; dans les bronches au-dessous, l'épithélium est simple, à cils vibratiles de $0^{mm},014$ de longueur. On trouve dans la muqueuse des glandes en grappes (Kölliker).

* La *couche musculeuse* limitée dans la trachée à la paroi postérieure devient circulaire sur les grosses bronches. « Comme on la retrouve encore sur des rameaux de 1/5 à 1/6 de millimètre, dit Kölliker, il est *probable* qu'elle s'étend jusqu'aux lobules pulmonaires. » C'est l'opinion qu'a soutenue Reisseisen (1822), nous l'avons vu. Mais cet auteur va plus loin ; car il n'attribue pas au lobule seul la texture musculeuse, il l'étend jusqu'aux plus fines ramifications bronchiques, lesquelles forment, d'après cet anatomiste, les utricules ou cellules pulmonaires. Nous arrivons à la structure de ces dernières.

* « Les *vésicules pulmonaires*, dit Kölliker, ne présentent que deux couches : une *membrane fibreuse* et un *épithélium*.

* La membrane fibreuse résulte évidemment de l'union de la muqueuse des bronches avec leur tunique fibreuse, toutes deux fort amincies. » On trouvera plus loin l'étude de la membrane fibreuse et de son élasticité. Nous ne traiterons ici que des *fibres musculaires de Reisseisen* et de *l'épithélium alvéolaire*.

* *Fibres musculaires lisses des cellules aériennes.* — On donne à ces fibres le nom de Reisseisen, non point parce que cet anatomiste les a décrites, mais parce qu'il a le premier lancé l'hypothèse de leur existence. — Kölliker, nous l'avons vu, regarde comme probable leur existence dans les lobules, et déclare n'avoir jamais pu les découvrir dans les cloisons des alvéoles. — On sait que traitées par l'acide azotique, puis par l'ammoniaque, les fibres musculaires lisses prennent une belle couleur jaune (xanthoprotéate d'ammoniaque). Cette réaction manque dans le tissu élastique. Or Moleschott l'a obtenue en traitant ainsi le tissu alvéolaire du poumon. Il en conclut donc que les fibres musculaires lisses entrent dans la composition des vésicules pulmonaires. — Preuve chimique ? — Piso-Borme, Hirschmann et Chrzonczczewsky ont admis également leur existence. Longet (1842) attribua à la paralysie de ces fibres une part étiologique de l'emphysème consécutif à la section des nerfs vagues.

* Voyons les preuves expérimentales. Williams (1840) tue un chien de moyenne taille en lui coupant la moelle, extrait les poumons, et adaptant à la trachée un tube manométrique, excite l'organe au moyen d'un courant électrique en appliquant l'un des pôles sur le poumon et l'autre sur la partie métallique du tube.

* Le liquide du manomètre s'élève d'environ 5 centimètres. — Ce résultat est dû évidemment à une contraction active du poumon, puisque avant le passage du courant élec-

trique, l'élasticité du poumon était déjà satisfaite ; mais
que prouve-t-il pour les alvéoles ?

* Longet a répété l'expérience sur de grands animaux
(1842), et a démontré que le resserrement dérivant d'une
contraction musculaire est mis en jeu par les nerfs pneumogastriques.

* Paul Bert (1870) est arrivé aux mêmes résultats que
Williams et Longet ; mais pas plus que ses devanciers, il
n'a pu, au nom des expériences mentionnées, attribuer une
part de la contraction du poumon aux cellules des lobules.
On ne sait donc rien de positif sur la contractilité des vésicules pulmonaires. Cependant, si l'on tient compte de
l'expérience de Moleschott... « et si l'on a égard à certains
états morbides, comme certaines formes d'asthme, certaines crampes pulmonaires qui paraissent résulter soit
d'une paralysie, soit d'un spasme de ces muscles (des
alvéoles et des petites bronches), on est tenté d'admettre
la contractilité des muscles pulmonaires, chez l'homme. »
(Küss et Duval.) Quoi qu'il en soit, le rôle physiologique de
ces éléments musculaires ne saurait être bien important.
S'ils fonctionnaient à chaque mouvement respiratoire, ils
se contracteraient plus de vingt mille fois en vingt-quatre
heures ; tant d'activité s'accorde mal avec nos connaissances
sur la lenteur du jeu fonctionnel de la fibre lisse en général. — Paul Bert pense que le rôle actif du poumon préside à quelque espèce de mouvement péristaltique des
bronches utile pour brasser l'air. Il n'admet pas avec Longet que la section des pneumogastriques, — qui détruit la
contractilité pulmonaire, — puisse troubler l'intégrité
anatomique du parenchyme ni son jeu fonctionnel. Pour
Küss, « le tissu musculaire qui peut entrer dans la structure
du poumon représente un élément élastique qu'il faut
physiologiquement rapprocher du tissu élastique proprement dit, » comme les muscles intercostaux, comme les
muscles des vaisseaux.

J. BUDGE.   5

* *Épithélium pulmonaire.* — L'épithélium à cils vibratiles de la muqueuse bronchique cesse brusquement,
d'après Rainey, au point où chaque tube aérien plonge
dans un lobule. Il se présente alors sous la forme de cellules pavimenteuses, de plaques très-minces largement éta-
lées et souvent distantes les unes des autres. Leurs noyaux,
quand la cellule s'étale à la fois sur des capillaires et sur les
espaces vides des mailles du réseau capillaire, se portent de
préférence vers ces espaces.— L'épithélium des alvéoles a été
mis en doute en 1862, puis nié absolument par Henle. —
Eberth a prétendu que l'épithélium n'existait pas partout
sur l'alvéole, qu'il manquait sur les vaisseaux faisant relief
dans la cavité lobulaire. Bakody et Villemin ont déclaré
que le revêtement épithélial était une pure vue de l'esprit.
Les préparations que ce dernier micrographe faisait subir
aux lobules pulmonaires rendent parfaitement compte du
résultat négatif de ses recherches (dessiccation, bichlorure de mercure, eau ammoniacale et enfin iode). L'épithélium pulmonaire est trop délicat pour résister à de
tels procédés. Colberg admet l'existence d'une membrane
épithéliale, mais pour lui les cellules qui la forment en se
soudant n'ont pas de noyaux.

* Depuis l'emploi de la méthode d'imprégnation au nitrate
d'argent, les dissidences se sont apaisées parmi les micrographes. A peu près tous admettent aujourd'hui l'épithélium alvéolaire.— Elenz (1864), élève d'Eberth, a démontré
que, chez la grenouille, la surface entière des alvéoles
était recouverte d'une couche de grandes cellules pavimenteuses dont les noyaux se rencontrent dans les espaces
laissés par les mailles du réseau capillaire ; que chez les
mammifères, ces espaces contiennent toujours une ou deux
cellules entières. Kölliker l'a vérifié et figuré (voy. fig. 2).

* Chrzonczewsky et Hirschmann ont établi par des injections de solution d'argent dans les vaisseaux que les
cellules épithéliales forment une couche non interrompue.

— Le dernier travail fait sur ce point d'histologie n'a pas confirmé le dire de ces auteurs. Schmidt conclut, en effet : Les vésicules pulmonaires des embryons sont tapissées de cellules régulières et uniformes; chez le nouveau-né, une partie des cellules précédentes s'étale en largeur et

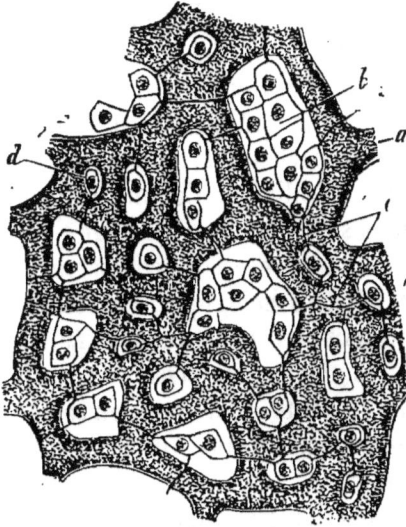

Fig. 2. — Épithélium pulmonaire d'un alvéole périphérique du rat adulte, rendu apparent par le nitrate d'argent (d'après Elentz).— *a*, capillaire — *b*, îlots de petites cellules — *c*, contour des larges lames membraneuses qui s'étendent au-dessus des capillaires— *d*, cellule qui n'est unie à un des îlots voisins que par un contour simple.

recouvre les capillaires, les autres n'éprouvent pas de changement et restent réunies par groupes dans les mailles des capillaires (voy. fig. 2); enfin, chez les adultes, les cellules sont réunies en plus petit nombre pour former des groupes; beaucoup d'entre elles sont *isolées*.

   * On avait objecté contre l'existence de l'épithélium alvéolaire le singulier mode respiratoire de la loche d'étang (cobitis fossilis) qui avale l'air par la bouche, en absorbe une partie de l'oxygène et rejette de l'acide carbonique

par l'anus. Or, Leydig n'avait pu trouver d'épithélium intestinal chez ce poisson. Schmidt, à l'aide de l'imprégnation d'argent, a pu constater, chez la loche d'étang, un revêtement épithélial assez comparable à celui des alvéoles pulmonaires.

* Les cellules épithéliales des alvéoles sont très-volumineuses chez la grenouille, où elles mesurent de 15 à 55 millièmes de millimètre; chez l'homme, elles n'atteignent que 11 à 12 millièmes de millimètre.

* Normalement, elles subissent peu de métamorphoses et donnent, caractère particulier, une faible quantité de *déchets* épithéliaux (Kölliker). Comme les cloisons qui les supportent, elles s'atrophient avec l'âge; de là vient que l'emphysème pulmonaire est le compagnon habituel de la sénilité. — A l'état pathologique, ces cellules s'hypertrophient et prolifèrent pour constituer les fausses membranes du croup, les éléments caractéristiques de la pneumonie, surtout dans la modalité catarrhale; on sait le rôle qu'elles jouent dans les dégénérescences tuberculeuse, cancéreuse, dans l'infarctus.

* Le tissu conjonctif interlobulaire est le siége d'un dépôt noirâtre constitué par des particules de charbon venues du dehors (Traube et Virchow), ou par du pigment provenant de la transformation de la matière colorante du sang (Virchow : Maladies du cœur, Vieillesse). Ce dernier processus est toujours accompagné d'une pneumonie interstitielle.

* Les *vaisseaux sanguins* du poumon seront étudiés plus loin.

* Les *vaisseaux lymphatiques* sont très-nombreux et se jettent tous dans les ganglions bronchiques.

* Les *nerfs* émanent du vague et du sympathique et forment le plexus pulmonaire antérieur et le plexus pulmonaire postérieur.

* **Développement**. — Chez les mammifères, les poumons apparaissent peu de temps après le foie, sous la forme de deux bourgeons de la paroi antérieure du pharynx. Ces bourgeons sont appendus à un pédicule qui deviendra le larynx et la trachée. De nouvelles végétations naissent sur les excroissances primitives et la grappe se forme. Les bourgeons pulmonaires ont ceci de particulier, à l'encontre des glandes, qu'ils sont creux dès l'origine. Les vésicules commencent à se montrer dans le cours du sixième mois ; elles ne cessent de proliférer que vers l'époque de la naissance, qui marque la fin de leur multiplication. Le développement ultérieur du poumon paraît dépendre d'un simple grossissement de tous les éléments qui le composent. (Kölliker.) *

§ I. — OBJET DE LA RESPIRATION

Ce qu'il faut pour que la combustion s'opère dans le corps. — On entend par respiration dans l'organisme animal l'ensemble des phénomènes par lesquels une combustion de carbone se transformant en acide carbonique est rendue possible dans les diverses parties du corps.

A cet effet, il faut :

1. — Un combustible, c'est-à-dire du carbone, qui, dans les conditions normales, est fourni par les aliments ;

2. — De l'oxygène, qui provient de l'air atmosphérique ;

3. — Un courant d'air, introduisant O et entraînant au dehors CO^2. Ce courant se comporte dans la cavité thoracique comme dans un soufflet ; il passe du sang aux tissus et en revient par diffusion ;

4. — Des dispositions spéciales pour déterminer les combinaisons de l'oxygène avec le carbone. Comme dans un poêle, le charbon ne se combine pas avec l'oxygène avant d'avoir été enflammé, de même il ne brûle dans le corps

des animaux qu'au contact d'une substance azotée en travail de décomposition.

Siége de la combustion. — Le siége de la combustion se trouve d'abord dans les vaisseaux à travers lesquels le sang circule, ensuite dans les tissus du corps. Les divers éléments du corps ne peuvent satisfaire leur besoin de respirer que par l'intermédiaire du courant sanguin ; parce que le sang se rendant à tous peut porter à tous de l'oxygène et de tous recevoir de l'acide carbonique. Le sang, de son côté, peut, partout où il est baigné par l'air atmosphérique, prendre O et céder CO^2. Cette communication du sang coulant dans des vaisseaux à parois grêles (vaisseaux capillaires), cette communication avec l'air atmosphérique a lieu sur toute la surface cutanée, et même habituellement sur la surface intérieure de l'intestin, mais principalement sur la surface intérieure des poumons. Des dispositions spéciales règlent l'introduction de l'air dans les poumons et son expulsion de ces organes.

' Lavoisier, après sa mémorable découverte de la composition de l'air, avait émis, avec réserve, l'opinion que la combustion respiratoire avait lieu au niveau de la muqueuse pulmonaire. Il est admis aujourd'hui que ce phénomène se passe dans l'intimité des tissus, par l'intermédiaire du sang, dans le système capillaire. Les faits mentionnés plus loin, dans le § 12 (*Respiration des tissus*), les expériences de Spallanzani (1794), de Regnault et Reiset .. (grenouilles privées de poumons continuent à respirer presque même quantité d'air) ; d'Alex. de Humboldt (tanche dont la tête est tenue au-dessus du niveau de l'eau, absorbe autant d'oxygène), etc., ne permettent plus aucun doute à cet égard.

' Mais s'il est vrai que tout ce qui vit respire, la graine comme l'œuf, la plante comme l'animal, s'il est vrai que « la combustion lente des matériaux du sang » ou de la séve « par l'oxygène de l'air ambiant » (Dumas) se passe dans les profondeurs des tissus, il n'est pas moins certain que les êtres vivants présentent des organes particuliers servant aux échanges gazeux d'une manière plus sensible (Branchies des poissons, saillies frangées du manteau des mollusques, houppes arborescentes de certaines annélides, pattes de plusieurs crustacés, trachées des insectes; poumons des animaux supérieurs; parties vertes, feuilles, fleurs des plantes, etc.). On sait que de Saussure (1804), par des expériences conformes à celles de Ch. Bonnet (1754), de Priestley (1777), d'Ingenhousz (1780), a établi que, dans l'obscurité, les plantes absorbent de l'oxygène et exhalent de l'acide carbonique, comme les animaux, et que, sous la lumière solaire, au contraire, elles absorbent de l'acide carbonique et dégagent de l'oxygène. — Garreau (1851) a essayé de démontrer que la respiration des plantes ne différait pas au fond de celle des animaux.

* Tout ce que la première offre de spécial consiste en ce que, pendant le jour, les plantes réduisent plus d'acide carbonique que pendant la nuit. L'auteur admettant que, pendant le jour, l'action réductrice l'emporte sur l'action comburante, il reste établi, comme avant, que les plantes dégagent de l'oxygène, si indispensable aux animaux, qui, à leur tour, exhalent de l'acide carbonique, et que l'action inverse de la respiration des végétaux et des animaux maintient l'air atmosphérique dans son intégrité. (Voy. § 12.) *

Respiration intérieure et extérieure. — Le processus respiratoire comprend donc trois parties. Il faut, en conséquence, envisager dans notre exposition les rapports :

1. De l'air atmosphérique, d'une part, avec la peau et d'autre part avec les poumons : — *Respiration extérieure* ;

2. De l'air des poumons avec l'air du sang ;

3. De l'air du sang avec l'air de chaque organe.

Les rapports à examiner sous les chefs 2 et 3 constituent la *respiration* dite *intérieure*.

Objet. — L'objet de la respiration est :

1. D'introduire l'oxygène qui incite toutes les parties vivantes ;

2. D'engendrer de la chaleur par la combustion ;

3. D'empêcher une accumulation d'acide carbonique nuisible à l'entretien de la vie.

* Pour les anciens, le but de la fonction respiratoire était *mécanique* et *physique*. L'air *déplissait* les bronches pour favoriser le passage du sang qui venait se *rafraîchir* à son contact. Cette double action est vraie, mais secondaire et presque insignifiante (Cl. Bernard).

* Rob. Boyle (1670) soupçonna le premier le *rôle chimique* de la respiration, en démontrant que l'air exhalé des poumons est devenu *irrespirable*. (Animaux en vase clos périssent, alors même que l'air contenu est à une température basse.)

* Mayow (1674) découvrit dans l'air un principe (gaz ou esprit nitro-aérien ou igno-aérien) apte à entretenir la vie, à comburer les corps ; et un autre principe doué de propriétés contraires. Mais il n'arriva pas à préciser la composition de l'air atmosphérique, ni à découvrir celle de l'air expiré.

* Jos. Black (1759) reconnut la présence de l'acide carbonique (fixed air) dans l'air expiré par l'homme et les animaux (précipitation de la chaux en soufflant par un tube dans de l'eau de chaux).

* Avec Priestley en Angleterre, Scheele en Suède, Lavoisier en France, s'ouvre l'ère de la chimie moderne. C'est à ce dernier surtout que revient le grand honneur de la découverte de la composition de l'air (1777). Peu après, il détermina la composition de l'acide carbonique, et de ces grands faits son génie déduisit le processus chimique de la respiration ignoré jusqu'à lui. (Absorption d'oxygène, exhalation d'acide carbonique, acide crayeux aériforme, dégagement de chaleur.)

A. — RESPIRATION PULMONAIRE

Les mouvements réguliers, rhythmiques qui font entrer l'air dans les poumons, et l'en font sortir, élargissent la cage thoracique dans l'*inspiration* et la ramènent à son volume premier dans l'*expiration* ordinaire. — Vient ensuite un temps d'arrêt, la *pause*.

Pendant l'inspiration, les poumons se remplissent d'air l'air est expulsé des poumons, pendant l'expiration. Le deux forces qui produisent ces effets sont, dans le premier acte, la pression de l'air ; dans le second, l'élasticité des poumons.

* Longet distingue quatre temps dans chaque respiration complète : 1° le mouvement inspiratoire ; 2° le temps de repos qui y succède, ou pause inspiratoire (toujours fort courte) ; 3° le mouvement expiratoire ; 4° la pause expiratoire (généralement bien marquée = 1/4 de la durée totale de la respiration).

* On a imaginé plusieurs appareils pour apprécier le rhythme des mouvements respiratoires : le kymographion de Vierordt et Ludwig (levier dont une extrémité appuie sur le sternum et l'autre est armée d'un crayon), le pneumographe de Marey (ceinture formée, en un point, par un cylindre élastique dont la cavité est mise en rapport avec l'ampoule d'un polygraphe, au moyen d'un tube de caoutchouc). Marey est arrivé aux conclusions suivantes .

* Le thorax n'est jamais immobile, par suite les pauses inspiratoires et expiratoires ne sont qu'apparentes ; pas de rhythme normal ni de fréquence normale, mais on peut déterminer les influences qui modifient cette fréquence et ce rhythme chez un individu. Applications pathologiques.

* D'après Marey, le graphique de la respiration normale traduit l'inspiration par une ligne presque verticalement ascendante, le temps intermédiaire par un plateau ondulé (l'expiration ne s'établit franchement qu'après plusieurs mouvements oscillatoires de dilatation et de resserrement), l'expiration par une ligne descendante d'abord presque verticalement, puis très-obliquement.

* L'expiration, *comme mouvement*, est *plus longue* que l'inspiration :: 14 : 10 et même :: 24 : 10, d'après Vierordt.

* Il n'en est pas de même de l'expiration au point de vue des bruits stéthoscopiques.

3.

* L'expiration est, en effet, normalement *plus courte à l'oreille* que l'inspiration.

' L'inspiration et l'expiration sont commandées chacune par une sensation particulière, le *besoin d'inspirer*, le *besoin d'expirer*. — Nous pouvons à notre gré accélérer, ralentir, suspendre même notre respiration. Toutefois la volonté ne saurait suspendre la respiration au delà d'un certain temps sans que le *besoin de respirer* ne se satisfasse malgré elle. La respiration appartient donc à la classe des actes semi-volontaires soumis au pouvoir réflexe ou excito-moteur de l'axe cérébro-spinal. *

§ II. — INSPIRATION

Les poumons, qui sont composés de vésicules (alvéoles) innombrables communiquant ensemble (fig. 1, *bb*), peuvent être amplifiés par la pression de l'atmosphère qui s'exerce sur leur surface intérieure (fig. 3); en effet, leur surface extérieure étant étroitement appliquée contre les parties environnantes, c'est-à-dire les côtes et le diaphragme, la pression n'agit que d'un seul côté, — sur leur surface intérieure. Il en résulte qu'à l'état de repos, quand on ne respire pas, comme du reste, après la mort, les poumons demeurent toujours dilatés. C'est exactement ce qui se passe, lorsqu'on a placé des poumons sous la cloche d'une machine pneumatique en ayant soin que la portion de trachée qui les supporte reste en contact avec l'air extérieur. Avant la naissance, les parois des alvéoles se trouvent appliquées l'une contre l'autre; il n'y a que du mucus d'interposé entre elles. Mais sitôt que le premier mouvement respiratoire a eu lieu, sitôt que l'air a pénétré dans les pou-

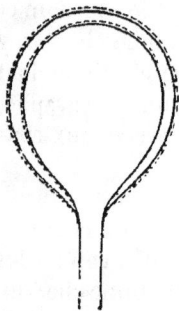

Fig. 3. — Ayant pour but de représenter le poumon à l'état de repos et à l'état d'ampliation.

mons, ceux-ci demeurent dilatés pour toujours, à moins qu'une blessure ou une maladie ne permette à l'air d'arriver à leur surface extérieure. L'ampliation permanente des poumons épargne naturellement une dépense considérable de force, parce que, en premier lieu, les parois des alvéoles ne sont pas accolées l'une à l'autre et qu'en second lieu, il n'y a pas de pression atmosphérique sur la surface extérieure des poumons, dont il faille triompher.

La dilatation des poumons est limitée, à l'état de repos, par la résistance qu'opposent le thorax et le diaphragme. Cette résistance diminue-t-elle, l'ampliation augmente naturellement dans la même proportion. C'est ce qui se produit, dès que les parois du thorax et du diaphragme sont écartées de la surface extérieure des poumons.

* ACTION DES COTES, DU STERNUM, DE LA CLAVICULE

* Avant de décrire l'action des muscles inspirateurs ou réputés tels, nous croyons utile de parler des pièces solides, côtes, sternum, clavicule, qu'ils mettent en mouvement pour effectuer l'agrandissement de la cavité thoracique.

* Les *côtes* sont des arcs longs et flexibles (flexibles surtout entre leur angle et le sternum).

* Leur direction est oblique de haut en bas et d'arrière en avant. Elles ne sont point parallèles; les espaces intercostaux sont d'autant plus larges qu'on les envisage plus près du sternum, et, dans chaque type respiratoire, le maximum de largeur des espaces coïncide avec le maximum de mobilité des côtes. (Beau et Maissiat.)

* Les côtes s'articulent en arrière avec la colonne vertébrale, sur laquelle elles prennent point d'appui pour exécuter leurs mouvements; en avant, elles s'articulent médiatement avec le sternum.

* Leur degré de *mobilité relative* a été l'objet d'opinions différentes. Ainsi, Haller a soutenu que la première côte demeurait *immobile* au milieu des inspirations les plus énergiques. Et Magendie a démontré que la première côte était *la plus mobile* de toutes. Cette contradiction vient de ce que le premier a expérimenté sur des animaux et sur l'homme (type abdominal ou costo-inférieur) et l'autre sur la femme (type costo-supérieur), et de ce que tous deux ont eu le tort de généraliser un fait particulier exact. Car la mobilité relative de la première côte varie avec chaque type. Même observation pour les côtes moyennes et inférieures. (Beau et Maissiat.) Quant aux fausses côtes, leur mobilité extrême et incontestée est due surtout, évidemment, à leur manque de fixité en avant. Parmi les articulations sterno-costales, la première présente souvent une soudure véritable, d'où cette conséquence que dans le type costo-supérieur, la première côte et le sternum se meuvent simultanément. Les côtes moyennes et inférieures sont mobiles dans leur articulation chondro-sternale ; elles peuvent donc se mouvoir sans que le sternum se déplace proportionnellement (type costo-inférieur).

  * La *clavicule*, par suite des rapports anatomiques qu'elle affecte avec la première côte et le sternum, participe à tous leurs mouvements. Du reste, les mouvements du *sternum* et de la *clavicule* sont entièrement subordonnés à ceux des côtes.

* *Jeu des côtes dans l'inspiration*. — Dans l'inspiration, les côtes s'écartent les unes des autres ; en d'autres termes, il y a *augmentation des espaces intercostaux*. Pour le constater, il faut avoir soin de se fixer sur le mode respiratoire du sujet, ce que ne firent pas Borelli, Haller, Sibson, Marcacci : d'où la divergence de leurs opinions. (Beau et Maissiat.)

* Les côtes subissent en second lieu un *mouvement d'élévation*, qui entraîne simultanément (et non successivement, comme le prétendait Haller, ce qui est contraire à l'observation) toutes les côtes, à l'exception des flottantes, que

l'inspiration porte en dehors et en bas. En s'élevant, les côtes d'obliques qu'elles étaient deviennent plus ou moins horizontales et agrandissent le *diamètre antéro-postérieur du thorax.*

* Ce résultat est facile à concevoir. Pour en rendre la compréhension plus saisissable, Bernouilli et Hamberger imaginèrent leur théorème des tiges parallèles et inflexibles se relevant sur une tige verticale qui leur sert de point d'appui. Longet en récuse l'applicabilité dans l'espèce ; les côtes n'étant ni parallèles ni inflexibles. L'échelle à échelons obliques de Küss ne serait pas mieux admise. Longet dit que, dans le mouvement d'élévation, l'extrémité antérieure de chaque côte s'éloigne de la colonne vertébrale en redressant la courbure de la côte qui s'allonge ainsi. « L'allongement de la côte est aussi favorisé par le léger mouvement qui se passe au point d'union du cartilage avec cet os, et le coude qu'ils forment l'un avec l'autre tend à disparaître plus ou moins complétement. » Atténuation de ce qui existe chez les oiseaux. (Longet.)

* En même temps que les côtes s'élèvent, elles exécutent un *mouvement de rotation* sur l'axe qui réunirait leurs deux extrémités; en vertu de ce mouvement, elles s'écartent de la ligne médiane et agrandissent le *diamètre transversal* de la poitrine. *

Action des muscles inspirateurs. — Voici ce que font les muscles inspirateurs. Ils agrandissent la cage thoracique dans son diamètre vertical, comme dans tous ses grands diamètres horizontaux. Les poumons suivent le mouvement des parties qui les environnent et contre lesquelles ils sont étroitement appliqués.

L'augmentation de capacité suivant la hauteur se fait essentiellement par l'action du diaphragme; on l'appelle *respiration abdominale.* L'augmentation d'avant en arrière et d'un côté vers l'autre se fait principalement par les muscles intercostaux et élévateurs des côtes ; — on l'appelle *respiration costale*. La première prédomine chez l'homme, celle-ci chez la femme et l'enfant.

* D'après Beau et Maissiat, les *divers modes de respiration*, chez l'homme et les mammifères, peuvent être rapportés à trois types principaux : le *type abdominal*, le *type costo-inférieur*, le *type costo-supérieur*.

* Dans le *type abdominal* (cheval, chat, lapin, etc., — homme adulte, enfants des deux sexes, jusqu'à la fin de la troisième année, contrairement à l'opinion de Haller), les côtes restent immobiles, le ventre s'élève durant l'inspiration, se déprime durant l'expiration.

* Dans le *type costo-inférieur* (chien, — un grand nombre d'hommes adultes, et surtout les petits garçons, à partir de la troisième année), la paroi abdominale demeure immobile, le sternum se meut un peu dans sa partie inférieure ; le mouvement des côtes commence à la septième inclusivement et diminue graduellement jusqu'à la seconde qui reste immobile.

* Dans le *type costo-supérieur* (propre à l'espèce humaine et particulièrement à la femme, qui le présente de très-bonne heure), les mouvements respiratoires ne s'accusent qu'au niveau des côtes supérieures et spécialement de la première. La partie supérieure du sternum suit le mouvement en avant et en haut de la première côte et de la clavicule. Ce mode respiratoire est admirablement approprié à l'état de grossesse. Le corset ne le crée pas, puisque les femmes qui n'ont pas l'habitude de ce vêtement offrent aussi le type costo-supérieur, mais il l'exagère. *

Diaphragme. — La coupole diaphragmatique qui, à l'état de repos, s'incurve du côté de la poitrine, s'affaisse pendant l'inspiration. Les deux insertions, auxquelles se fixent les fibres du muscle sont, d'une part, le miroir tendineux du centre du diaphragme (*centrum tendineum*), et, d'autre part, trois points osseux :

1. Les 12e vertèbre dorsale, 1e-4e vertèbres lombaires ,
2. Les six dernières côtes ;
3. L'apophyse xiphoïde du sternum.

Le centre tendineux est obligé de se rapprocher des os, quand a lieu l'affaissement du diaphragme. Les vertèbres et le sternum sont, en effet, plus fixes que ce centre tendineux. Il en est autrement pour les dernières côtes, qui sont très-mobiles. Elles seraient attirées à l'intérieur et, par le fait, elles rétréciraient la cavité thoracique, si elles n'en étaient empêchées par des obstacles. Les plus importants de ces obstacles sont les deux suivants :

1. Quand le diaphragme s'est abaissé, les viscères sous-jacents sont repoussés de leur place et ils exercent une pression [excentrique] sur toutes les parties environnantes. La paroi abdominale antérieure se voûte donc à chaque inspiration (d'où respiration abdominale) et les parois latérales sont chassées en dehors. Les côtes inférieures sont, par suite, empêchées d'être tirées en dedans. Quand donc on palpe, chez des animaux intacts, la portion inférieure du thorax, on reconnaît, à chaque inspiration, un élargissement de ce dernier. Mais si, la cavité abdominale étant ouverte, on écarte les entrailles de la face inférieure du diaphragme, alors les côtes seront entraînées en dedans. (Budge, Duchenne.)

2. L'activité des muscles intercostaux, qui se manifeste en même temps que la contraction diaphragmatique, opère une traction en dehors et en haut, en vertu de laquelle les côtes sont empêchées de se porter en dedans et en bas.

* La forme voûtée du diaphragme est due à la pression des viscères abdominaux qui le refoulent en haut, d'une part; et d'autre part, à la force élastique des poumons qui l'attirent vers la poitrine, en vertu du vide que leur ascension tend à faire entre les plèvres. Beau et Maissiat croient qu'il faut ajouter à ces deux causes principales une cause secondaire, les connexions intimes du péricarde avec la foliole antérieure du centre phrénique,

* Le diaphragme agit à la façon d'un piston : quand il se contracte, il s'abaisse dans toute son étendue et tend à faire le vide dans le corps qu'il parcourt. Son abaissement n'est pas égal, il se fait surtout en arrière (piliers) et sur les côtés aux dépens de la portion costale des fibres (Beau et Maissiat). Fontana (1757) croyait que le diaphragme pouvait redresser entièrement sa courbure et même la renverser du côté de l'abdomen. Haller partageait cette opinion. L'expérimentation n'a jamais permis de constater pareil fait, dont la possibilité n'est pas admissible, si l'on suppose les viscères abdominaux dans leur état normal. Car ils y mettent manifestement obstacle. (Longet.)

* Un résultat singulier de la contraction du diaphragme, c'est l'élévation et l'écartement des côtes inférieures. L'expérience de Beau et Maissiat, que nous rapporterons plus loin (page 59), démontre que l'élargissement de la base du thorax, au niveau des six dernières côtes, relève bien de l'action du diaphragme, puisque ce muscle reste seul intact. Si, dans cette expérience, on vient à le sectionner à son tour, les côtes inférieures demeurent subitement immobiles. — Sur le cadavre, on voit les côtes inférieures se porter en haut et en dehors, lorsqu'on tire avec une pince les parties contractiles du diaphragme.

* Duchenne a toujours vu ces mouvements se produire, quand il a provoqué la contraction du diaphragme en galvanisant les nerfs phréniques.

* Haller expliquait ces mouvements par la réaction des viscères comprimés ; Collin y adjoint l'action simultanée des autres muscles inspirateurs. Notre auteur pense de même. Magendie supposait que les fibres musculaires prennent un point d'appui sur les viscères abdominaux plus élevés que les insertions osseuses du diaphragme pour soulever ainsi les côtes situées à un niveau inférieur. Mais, dit Longet, ce point d'appui peut faire défaut, sans que le même effet cesse de se produire (ouvrir un chien, écarter les viscères : le diaphragme portera encore les côtes en dehors et en haut). Budge, nous l'avons vu, prétend le contraire. On connaît l'expérience de Duchenne (ouvrir un cheval, écarter les viscères : le diaphragme attire les côtes en dedans ; refouler avec une poutre le diaphragme : celui-ci reprend son jeu normal).

* L'action du diaphragme est différente chez les enfants. On sait que, dans les premières années, les côtes inférieures sont attirées en dedans à chaque inspiration. Cela tient à la faiblesse des parois et spécialement à la mollesse des cartilages, qui ne peuvent résister à la traction du diaphragme. Chez l'adulte, l'enfoncement des espaces intercostaux inférieurs tient à la faiblesse de l'aponévrose intercartilagineuse.

* Il est facile d'appliquer les faits énoncés à l'étude du type abdominal et du type costo-inférieur. Dans le premier, le diaphragme prend point d'appui sur les côtes immobiles, abaisse les viscères qui soulèvent le ventre. Chez les enfants, cette action est favorisée par la grande mollesse des insertions phréniques. On comprend que, dans ce type, la paralysie du diaphragme, moteur unique de l'inspiration calme, ait de graves conséquences.

* Duchenne a observé l'affaiblissement de la voix, une grande gêne de la respiration dans les accès de toux et l'éternûment. (*De l'électrisation localisée*, 1872.)

* Dans le type costo-inférieur, le diaphragme déprime un peu le centre phrénique et les viscères, puis vient un moment où les côtes inférieures mobiles dans ce type ne peuvent plus servir de point d'appui à la contraction qui, alors, en prend un sur les viscères et le poumon (ligam. phréno-péricardique) plus fixes : d'où élévation et projection en dehors des côtes inférieures. (Longet.) '

Muscles intercostaux. — Au voisinage des vertèbres et au voisinage du sternum, les espaces intercostaux ne sont remplis que par une seule couche musculaire ; dans le reste de ces espaces, il y a deux couches qui se recouvrent mutuellement. Les muscles intercostaux postérieurs simples sont les prolongements des élévateurs des côtes ; ils se portent des vertèbres dans la direction du sternum. Ils se terminent à l'angle costal en ne formant qu'une simple couche. Les intercostaux antérieurs ou intercartilagineux sont situés entre les cartilages costaux ; ils commencent au sternum et finissent à peu près où cessent les cartilages. Entre les antérieurs et les postérieurs, il y a, comme nous l'avons dit, une double couche ; les externes sont le prolongement des postérieurs, les internes le prolongement des antérieurs. L'action commune des intercostaux est de tourner la petite tête des côtes, de telle sorte que la face antérieure des côtes soit dirigée en haut, et, en outre, de porter les cartilages dans le même sens. Que le premier effet soit produit par les intercostaux postérieurs, le second par les antérieurs, cela est incontesté. On croyait autrefois que les externes, situés entre les antérieurs et les postérieurs, n'étaient actifs qu'au moment de l'inspiration, les internes au moment de l'expiration, et cela, parce que les internes devaient s'allonger pendant l'élévation des côtes, ainsi qu'il ressort de la figure 4. [Schéma de Hamberger.]

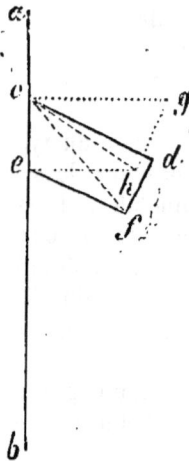

Fig. 4. — ab, colonne vertébrale; cd ef, côtes à l'état de repos; cf, un muscle intercostal externe; fd, un muscle intercostal interne; cg et eh, position des côtes pendant l'inspiration.

Mais l'élongation se monte en réalité à bien peu de chose et n'empêche pas à la force contractile des muscles de prévaloir. *Internes et externes sont des muscles inspirateurs.* Cela est établi par des vivisections (Haller, Budge), comme par des observations pathologiques (Duchenne, Ziemsen et autres). Les deux premières côtes, étant les plus fixes, constituent un point d'appui vers lequel s'élèvent toutes les autres côtes. Pendant l'inspiration, les côtes ne peuvent que s'élever, elles ne peuvent pas se rapprocher les unes des autres ; et la direction opposée des internes et des externes a pour effet de *fixer* les parties des côtes, entre lesquelles ils se trouvent.

* Beau et Maissiat[1], dans leurs *Recherches sur le mécanisme des mouvements respiratoires* (*Arch. gén. de méd.*, 1842, 3e série, t. XV, 1843, 4e série, t. I, II, III), sont arrivés à une conclusion toute différente. Pour eux, en effet, les muscles intercostaux internes et externes sont des muscles exclusivement *expirateurs*, dont l'action, chez les mammifères, n'est rigou-

[1] * Ces auteurs ont dressé le tableau suivant des opinions émises avant eux sur l'action si controversée des intercostaux. Nous le compléterons par l'addition de noms plus modernes. 1° les muscles intercostaux, externes et internes sont les uns et les autres *inspirateurs* (Borelli, Sénac, Boerhaave, Winslow, Haller, Cuvier, Duchenne, Marcellin Duval) ; 2° les muscles intercostaux, internes et externes, sont les uns et les autres *expirateurs* (Vésale, Diemerbroeck, Sabatier ; Beau et Maissiat, Longet) ; 3° les intercostaux externes sont *expirateurs*, et les internes *inspirateurs* (Gallien, Bartholin) ; 4° les intercostaux externes sont *inspirateurs*, et les internes *expirateurs* (Spigel, Vesling, Hamberger... Sibson, Hermann) ; Sibson apporte une modification à ce système : « Les intercostaux externes sont partout expirateurs, dit-il, excepté à leur partie antérieure dans les cinq espaces intercostaux inférieurs ; les intercostaux internes sont inspirateurs à la partie antérieure des cinq premiers espaces, partout ailleurs expirateurs. » Hermann formule plus simplement sa pensée plus simple : « Les externes sont donc inspirateurs aux parties osseuses des côtes, les internes aux parties cartilagineuses. Mais comme c'est là à peu près la principale action des deux directions de fibres, on peut compter les intercostaux en général parmi les muscles d'inspiration » (in Küss) ; 5° les intercostaux, externes et internes, sont à la fois *expirateurs* et *inspirateurs* (Mayow, Magendie, Bouvin, Burdach, etc.) ; 6° les deux intercostaux agissent de concert, mais leurs fonctions varient suivant les différents points de la poitrine ; ils sont *inspirateurs* dans un endroit, et *expirateurs* dans un autre (Berhens, etc.) ; 7° enfin, les deux genres d'intercostaux n'exécutent aucun mouvement d'inspiration ou d'expiration, ils font seulement l'office d'une *paroi immobile* (van Helmont, Arantius, Neucranzius, Cruveilhier), ou bien ils se contractent uniquement pour résister à la pression atmosphérique (Küss). On pourrait apporter à l'appui du rôle pariétal des intercostaux l'expérience de M. D. Mollière. Il a fait la section de 3 nerfs intercostaux moyens du même côté, chez un lapin ; 8 mois après, il a trouvé les espaces intercostaux élargis du côté de la section avec une déviation de la colonne. (*Lyon médical*, septembre 1873, compte rendu de la deuxième session de l'Association française pour l'avancement des sciences.)

reusement mise en jeu que dans ce qu'on appelle l'*expiration complexe*.

* Longet n'hésite pas à dire que l'opinion de Beau et Maissiat est celle qui lui paraît reposer sur le plus grand nombre de preuves.

* Nous en citerons quelques-unes. — Et d'abord, il faut poser en principe qu'il n'y a pas de contraction musculaire sans raccourcissement et durcissement simultanés du muscle. — Voici maintenant l'expérience fondamentale de ces physiologistes. — Ils mettent à nu des espaces intercostaux, chez un chien vivant, et observent : 1° dans l'inspiration calme, les muscles intercostaux s'allongent et se durcissent ; leur face externe de plane qu'elle est dans l'expiration devient convexe en dehors, phénomène qu'ils expliquent par l'irruption de l'air dans le poumon qui est chassé excentriquement ; 2° dans l'expiration normale, les intercostaux se raccourcissent et se ramollissent.

* Donc, les intercostaux ne se contractent ni dans l'inspiration calme, ni dans l'expiration normale. — Mais si l'on vient à provoquer une expiration forcée, complexe (cri, toux, etc.), on voit manifestement les intercostaux se raccourcir et se durcir ; donc les intercostaux se contractent dans l'expiration complexe, et dans ce mode expiratoire seulement ; donc les muscles intercostaux sont expirateurs. — Cette preuve expérimentale est corroborée par un argument tiré de la physiologie comparée. Chez les oiseaux, l'expiration (toujours active, tandis que l'inspiration y est passive, le contraire de ce qui existe chez les mammifères) est produite en partie par les intercostaux. « Peut-on supposer que les mêmes muscles, qui sont expirateurs chez les oiseaux, seraient inspirateurs chez les mammifères ? »

* Longet joint à ces preuves une preuve d'analogie qu'il tire de la similitude de direction des fibres des intercostaux externes avec celles de l'oblique externe de l'abdomen, des fibres des intercostaux internes avec celles de l'oblique interne (des fibres du triangulaire du sternum avec celles du transverse). Ces muscles abdominaux sont, de l'aveu unanime des physiologistes, essentiellement expirateurs. On ne saurait faire de l'oblique externe un inspirateur, de l'oblique interne un expirateur. Leur action est une et semblable. Pourquoi les intercostaux

internes et externes joueraient-ils un rôle distinct ? Ils sont donc tous les deux expirateurs comme les muscles abdominaux précités.

* Enfin, si l'on cherche à simuler les mouvements respiratoires sur le cadavre, on voit les intercostaux se tendre et s'élargir dans l'inspiration, se plisser et se relâcher dans l'expiration. L'expiration est donc le moment de leur contraction. (Longet.)

* Duchenne (de Boulogne) a fourni des armes à la théorie de Haller : tous les intercostaux sont *inspirateurs*. Il galvanise séparément et simultanément les intercostaux internes et externes, et chaque fois il voit la côte inférieure se rapprocher de la côte supérieure qui demeure immobile. Les intercostaux sont-ils pour cela des inspirateurs? Non, dit Longet, car s'ils rapprochent la côte inférieure de la supérieure, ils diminuent l'espace intercostal, et sont par le fait *expirateurs*. Et d'autre part, si les intercostaux se contractent sous l'influence du galvanisme, il n'est pas logique de conclure à leur contraction dans la respiration naturelle. Les cas d'atrophie progressive avancés par Duchenne ne sont pas plus probants. Le maintien de la respiration que Duchenne impute aux intercostaux indemnes peut être rapporté aux scalènes, dont l'atrophie n'était pas complète ou au diaphragme (Longet), aux surcostaux, dont Duchenne ne parle jamais (Küss et Duval).

* Aux yeux de ces derniers auteurs, les intercostaux ne jouent ni le rôle d'inspirateurs ni celui d'expirateurs; ils servent essentiellement à compléter la paroi thoracique. Longet croit cette opinion indigne d'un examen : tout muscle ayant une fonction contractile à remplir. L'opinion de Küss et Duval est cependant acceptable. Une paroi fibreuse n'aurait pas répondu, disent-ils, aux exigences de la respiration. Comme la nature a placé des fibres musculaires pour lutter contre la pression atmosphérique dans la fossette sus-sternale (peaucier), dans la fosse sus-claviculaire (omohyoïdien), elle devait disposer entre les côtes le tissu le plus élastique de l'économie, des muscles, pour atténuer les effets de la pression atmosphérique soit intérieure (expiration), soit extérieure (inspiration). « Dans la respiration normale, les propriétés élastiques des intercostaux suffisent à remplir ce but; dans les efforts respiratoires seule-

ment ils ont à se contracter pour suffire à leur tâche. » Ces auteurs adoptent ici la théorie de Hamberger (indiquée plus haut).

Le schéma de Hamberger (fig. 4), l'appareil de Hutchinson, imaginés pour soutenir la dualité fonctionnelle des intercostaux ne sont que d'imparfaites imitations de ce qu'ils prétendent reproduire et ne permettent aucune conclusion positive. Les vivisections, les expériences galvaniques de Marcacci, instituées au profit de la même théorie, ont toujours conduit à un rétrécissement de l'espace intercostal, c'est-à-dire à la fonction expiratrice des intercostaux.

Du reste, Beau et Maissiat ont fait une expérience qui détruit le système par la base. Ils sectionnent sur un chien vivant les grand et petit pectoraux, les dentelés, les scalènes, etc., les intercostaux du segment inférieur du thorax, à partir du sixième espace ; le diaphragme persistant intact. — Eh bien, dans ces conditions, la respiration se maintient quelques instants pendant lesquels on voit les côtes continuer à s'élever et à s'écarter de la ligne médiane dans l'inspiration. Leurs mouvements ne sont donc pas sous la dépendance des muscles intercostaux, et l'on ne saurait donc parler du rôle inspiratoire de ces derniers. (Longet.)

Muscles auxiliaires — A côté de ces deux agents principaux de l'inspiration, diaphragme et muscles intercostaux, il y a pour l'aider, surtout lorsqu'elle rencontre des obstacles, les muscles scalènes, sterno-cléido-mastoïdiens, pectoraux et tous les muscles qui rapprochent les côtes de l'omoplate ou des vertèbres.

Quels sont, au résumé, les agents de l'inspiration ? Voici les conclusions de Longet : « L'inspiration a pour agents moteurs : — le diaphragme, — les scalènes, — le sterno-cléido-mastoïdien, — l'angulaire de l'omoplate, — le petit pectoral, — le grand dentelé, — le trapèze dans ses fibres supérieures, — et le grand pectoral dans ses fibres inférieures. — Tous ces muscles en se contractant opèrent directement la dilatation de la poitrine, à l'exception de l'angulaire et du trapèze, dont l'action est indirecte.

Le diaphragme est par excellence le muscle de l'inspiration; les autres ne se contractent sensiblement que pour les besoins de l'inspiration laborieuse ou forcée. Les scalènes, qui n'agissent guère que chez la femme, aident notablement à l'inspiration dans le type costo-supérieur qui lui est propre. * »

Tension des parois respiratoires. — Lorsque la paroi thoracique s'écarte des poumons, la surface extérieure de toute la cavité pectorale, comme, du reste, les parties qui entourent les cavités laryngiennes et nasales, se trouvant sous une pression plus forte, il en résulterait un enfoncement à chaque inspiration, si des cartilages (au nez, au larynx et à la trachée-artère), des ligaments, des os et des muscles n'y mettaient un obstacle suffisant. Plus l'inspiration est longue, c'est-à-dire, plus l'équilibration entre la pression à l'intérieur du canal respiratoire et l'air atmosphérique extérieur met de temps à s'effectuer, plus le phénomène est accusé. C'est ainsi qu'avec des rétrécissements à l'intérieur du canal respiratoire ou d'autres obstacles, les espaces intercostaux s'enfoncent pendant l'inspiration. Si, chez un animal, on ouvre la cavité abdominale et l'on incise une moitié du diaphragme, on voit, à chaque inspiration, cette moitié refoulée en arrière, comme c'est le cas, du reste, pendant l'expiration.

Résistances aux forces inspiratoires. — Les forces musculaires qui produisent l'inspiration sont employées, en partie, à parcourir un certain trajet, en partie, à vaincre les résistances qui s'opposent à l'ampliation de la poitrine. Ces résistances sont :

1. Le poids des côtes, qu'il faut soulever ;

2. Le contenu de l'abdomen, spécialement les gaz intestinaux, qui retardent la descente du diaphragme

3. L'élasticité des poumons (Voy. § 3) ;

4. La résistance de l'air extérieur.

Si donc on respire dans de l'air comprimé, la respiration sera plus lente ; de même, si bouche et nez sont obstrués, chez un animal, la raréfaction de l'air que détermine l'inspiration ne pouvant être compensée par l'arrivée de l'air extérieur, il se manifeste aussitôt une diminution considérable dans la fréquence des mouvements respiratoires.

§ III. — ÉLASTICITÉ DES POUMONS

Quand on insuffle un poumon, il augmente considérablement de volume, puis revient spontanément à ses dimensions premières, dès que l'on cesse de souffler. C'est là une conséquence de sa grande élasticité. Dans le fait, on démontre, entre les alvéoles des poumons, l'existence d'une très-grande quantité de tissu élastique. (V. pag. 31 et seq.) Chaque parcelle de poumon, dont on dissocie le parenchyme avec une aiguille, laisse voir ce tissu au microscope. Cette élasticité oppose, en la diminuant, un contrepoids à la pression qui s'exerce sur la surface intérieure des poumons. Les parties adhérentes aux poumons seront forcément entraînées avec eux par la force d'élasticité de ces derniers. C'est le cas pour le cœur et le diaphragme. La pression atmosphérique agit sur la face inférieure du diaphragme par l'entremise des parties molles qui forment ou remplissent la cavité abdominale. La pression de l'air atmosphérique, qui est en communication avec la surface intérieure des poumons, agit bien, il est vrai, sur la face supérieure du diaphragme, mais toutefois cette dernière pression est amoindrie par la force élastique des poumons. En conséquence, il y a sur la face supérieure du diaphragme une pression plus faible que sur sa face inférieure. Il en résulte que sur le ca-

davre, tant que la cavité thoracique n'est point ouverte,
on sent, par la cavité abdominale, le diaphragme tendu
de lui-même. Cela change toutefois, sitôt que la cavité
thoracique est ouverte et que les poumons se trouvent

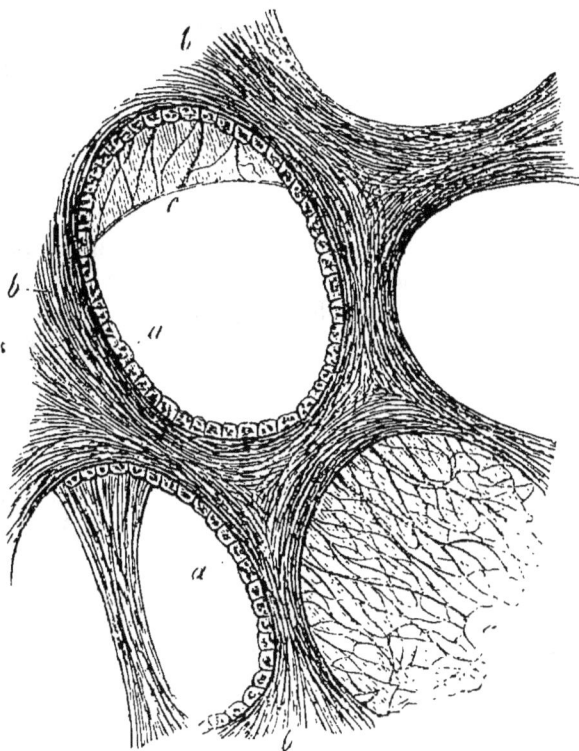

Fig. 5. — Empruntée à Kölliker. Vésicule pulmonaire de l'homme,
et portion de vésicules voisines. Grossissement de 350 diamètres;
a, épithélium; *b*, trabécules élastiques ; *c*, paroi vésiculaire très-
délicate dans l'intervalle des trabécules ; elle présente des fibres
élastiques fines.

des deux côtés sous une égale pression atmosphérique.
Quand donc l'ouverture de la cavité thoracique est faite,
les poumons s'affaissent à l'instant. L'élasticité qui, avant
l'ouverture, ne pouvait se manifester à cause de la plus

grande pression qui pesait sur la surface intérieure des poumons, s'accuse alors librement, et sitôt que les poumons se sont affaissés, la tension du diaphragme cesse, évidemment.

Les plaies pénétrantes de poitrine, existant d'un seul côté, rendent la respiration impossible de ce côté, * parce que le vide n'existant plus entre les deux plèvres, la dilatation du thorax n'entraîne plus l'ampliation du poumon, qui demeure plus ou moins affaissé suivant que les points adhérents des plèvres sont plus ou moins nombreux. *

Mensuration de l'élasticité pulmonaire. — On mesure l'élasticité des poumons en liant, sur un cadavre dont les poumons sont sains, un manomètre avec la trachée, dans l'intérieur de laquelle ce manomètre est plongé, et en ouvrant ensuite la cavité thoracique. L'index d'argent monte visiblement dans le manomètre, dès que l'ouverture de la cavité thoracique est opérée, en vertu des contractions élastiques des poumons; il s'élève d'environ 7, 5 millimètres ; et si les poumons ont été préalablement insufflés, il va même jusqu'à 30 millimètres (Donders).(V. p. 36 et seq.)

§ IV. — EXPIRATION

Elle est essentiellement une conséquence de l'élasticité des poumons, des muscles inspirateurs, des côtes et du sternum, qui s'efforcent de revenir à leur position primitive. En même temps, le poids des côtes agit dans le même sens. La cavité thoracique est ainsi diminuée et l'air s'échappe. Indépendamment de cette expiration passive, il peut y avoir une expiration active produite par l'abaissement des côtes dans la direction des vertèbres. Les muscles abdominaux et le triangulaire du sternum en sont les agents.

* Les muscles expirateurs sont, d'après Longet : « les intercostaux internes et externes (Beau et Maissiat), — les sous-

costaux, — le triangulaire du sternum, — le grand pectoral dans ses fibres supérieures, — le grand dorsal, — le trapèze dans ses fibres inférieures, — les deux obliques et le transverse de l'abdomen, — le pyramidal, — enfin les sphincters anal et vésical et les muscles releveur de l'anus et ischio-coccygien, qui, tous quatre, ne sont que des expirateurs indirects. — C'est dans l'expiration *complexe*, telle que le cri, la toux, le chant, l'expectoration, l'éternuement, etc., que tous les précédents muscles entrent en contraction. »

* Le poumon, qui est passif dans l'inspiration, contribue d'une manière active à l'expiration par son *élasticité* et sa contractilité.

* Pour l'élasticité, voy. § III; pour la contractilité, voy. *Structure du poumon*, p. 36. Nous avons vu que l'existence de fibres musculaires était démontrée anatomiquement et physiologiquement dans les bronches jusqu'à leurs plus faibles ramifications; que dans les lobules et les alvéoles, elle était conjecturale. Nous avons vu également que leur rôle fonctionnel était fort limité. Longet croit cependant que l'élasticité pulmonaire n'aurait pas suffi à la tâche d'expulser les mucosités bronchiques et l'acide carbonique (très-dense) des parties profondes du parenchyme; que pour assurer la perméabilité du poumon et la régularité de la fonction respiratoire, les fibres contractiles du poumon ne lui paraîtraient pas moins nécessaires, alors même qu'elles ne devraient pas réagir à chaque expiration ordinaire, faute d'une action rhythmique contestable. (Longet.) (Comp. P. Bert.)

* Les poumons remontant de 13 à 16 centimètres vers le sommet de la cage thoracique pendant l'expiration, il reste à la base du thorax un espace où la plèvre costale est en rapport immédiat avec la plèvre diaphragmatique, circonstance qu'il faut mettre à profit dans la thoracenthèse. Il est manifestement indiqué de la faire pendant l'expiration. (J. Cloquet.)

* Les plèvres pariétale et viscérale toujours humides favorisent le glissement du poumon. Si le vide qui existe dans le sac qu'elles forment n'aspire pas le sang ou le sérum des vaisseaux voisins, cela tient à l'imperméabilité spéciale de l'épithélium qui les tapisse.

* Jamais exsudation ne se produit sans une altération de ces éléments globulaires.

Les voies aériennes pendant la respiration.
— On remarque peu de changements au nez, au voile du palais, au larynx pendant une inspiration et une expiration calmes. D'après des recherches faites au laryngoscope

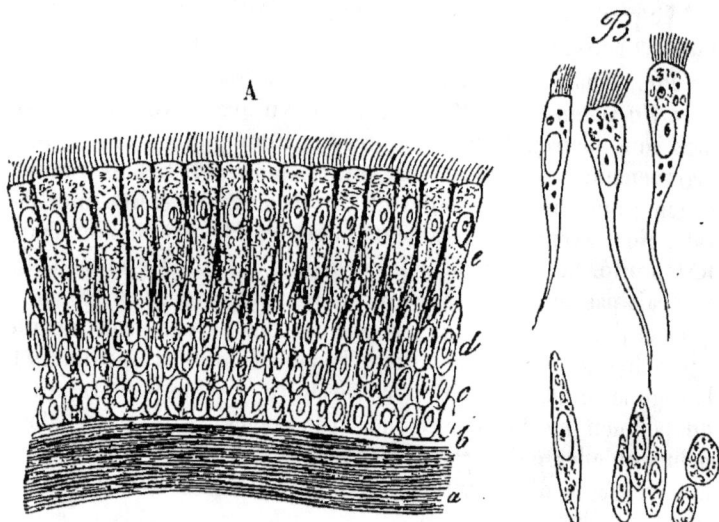

Fig. 6. — Empruntée à Kölliker. Épithélium vibratile de la trachée humaine. Grossissement de 550 diamètres. A, Épithélium *in situ;* *a*, portion interne des fibres élastiques longitudinales ; *b*, couche superficielle homogène de la muqueuse ; *c*, cellules les plus profondes qui sont arrondies; *d*, cellules moyennes, un peu allongées; *e*, cellules extérieures, garnies de cils vibratiles. B, cellules isolées des diverses couches.

(Czermak), la glotte demeure toujours béante Si la respiration devient plus profonde et plus laborieuse, les narines se dilatent, pendant l'inspiration, le voile du palais se lève, la langue se couche sur le plancher de la cavité buccale, le larynx se porte en bas, la glotte s'élargit.

* Les muscles qui agissent pour maintenir les narines ouvertes dans les grandes inspirations sont les myrtiformes et les élévateurs de l'aile du nez, animés par le facial. Les palato-staphylins ou péristaphylins externes sont les muscles dilatateurs et respirateurs de l'orifice bucco-pharyngé. Le facial anime pareillement ces derniers. Quand ce nerf est paralysé ou sectionné, on voit les ailes du nez se rapprocher de la cloison jusqu'à intercepter le passage de l'air, et les lèvres rentrer, à chaque inspiration, etc.

* Le pharynx, dans les points où il sert de vestibule à l'air, est tenu largement béant par les ailes internes des apophyses ptérygoïdes, les aponévroses buccinato-pharyngiennes, la partie postérieure de l'os maxillaire inférieur, par les grandes cornes de l'os hyoïde et enfin les deux lames du cartilage thyroïde. — Les agents dilatateurs de la glotte sont les puissants muscles crico-aryténoïdiens postérieurs, animés par les nerfs récurrents ou laryngés inférieurs.

* Nous verrons plus loin les mouvements du larynx dans la déglutition.

* Nous remarquerons seulement que les rapports du canal alimentaire avec les voies aériennes diffèrent chez les animaux. Ainsi, par exemple, l'épiglotte des cétacés monte jusqu'à l'orifice postérieur des fosses nasales et le voile de leur palais reçoit le larynx dans une boutonnière complète. Ces animaux ne peuvent donc respirer que par le nez, leurs fosses nasales se continuant avec la trachée.

* Chez les jeunes pachydermes, le voile du palais forme au larynx un demi-anneau. Chez les solipèdes, l'épiglotte remonte jusqu'à l'orifice postérieur des fosses nasales. Leur respiration est donc à peu près toute nasale. Lorsqu'on a sectionné le facial qui innerve les muscles des narines, on voit, chez le cheval, les narines inertes s'abaisser à chaque inspiration obstruer l'entrée de l'air. L'animal s'efforce en vain de respirer, il asphyxie la bouche ouverte.

* Le chien, au contraire, respire exclusivement par la gueule, lorsqu'il est haletant; son larynx est situé bas. Chez les fœtus de chien, et chez les fœtus humains, le larynx remonte un peu plus haut que chez l'adulte. La respiration habituelle de l'homme et de la plupart des mammifères s'effectue par les

4.

fosses nasales — et à la fois par les fosses nasales et par la bouche, quand l'animal éprouve un grand besoin d'air.

* Les fosses nasales sont la voie naturelle de l'introduction du fluide aérien ; elles offrent, en effet, de nombreux replis (cornets et méats) tapissés d'une muqueuse toujours humide, et riche en vaisseaux, c'est-à-dire chaude, qui tiédit et humecte l'air dont la basse température et la sécheresse impressionnent si désagréablement le larynx, lorsqu'on respire par la bouche. Outre la sécrétion muqueuse, il y a pour humidifier l'air dans les fosses nasales l'instillation incessante des larmes qui viennent se vaporiser à leur surface. —(Voy. *De la curabilité de la phthisie pulmonaire*, par P. Niemeyer.) *

Muscles de la trachée et des bronches. — Sur la face postérieure de la trachée, à la place des cartilages, se trouvent des fibres musculaires lisses, tout comme il en existe dans les bronches jusqu'au point où celles-ci deviennent extrêmement fines. Il est vraisemblable que, pendant l'expiration, surtout quand elle est profonde, il se produit une contraction de ces fibres musculaires lisses.

* Voir ce que nous avons dit plus haut (p. 35 et seq.) sur les fibres lisses de la trachée, les fibres musculaires de Reisseisen et sur leur fonction. La trachée descend pendant l'inspiration ; pendant l'expiration, elle monte. Le premier mouvement a pour effet d'élargir son calibre et par suite de favoriser l'abord et le passage de l'air ; le second allonge la trachée et par suite oblige l'air à passer dans un calibre plus étroit, avec plus de rapidité et avec un frottement plus fort. La glotte s'élargissant dans l'inspiration et se rétrécissant dans l'expiration, il en résulte que le courant d'invasion de l'air est plus lent que son courant de sortie, et par suite que ce dernier est destiné à balayer les mucosités et corps étrangers de l'arbre aérien. *

Épithélium vibratile de la muqueuse respiratoire. — Toute la muqueuse des organes respiratoires, à l'exception de quelques places (voyez section IV, § 8), est revêtue d'un épithélium vibratile (voy. fig. 6). Le mouvement des cils vibratiles est toujours dirigé de bas en haut. Il est à remarquer que, grâce à eux, non-seulement toute particule de mucus est sollicitée vers le pharynx, mais qu'il existe aussi une sorte de ventilation dans le même sens. Les alvéoles seuls ne portent pas d'épithélium vibratile, surtout pas d'épithélium complet, vraisemblablement pour ne point préjudicier à la diffusion des gaz. (Voy. p. 58.)

* On sait toutefois que l'épithélium vibratile qui recouvre le réseau capillaire des artères bronchiques, au niveau des extrémités terminales des bronches, n'empêche pas (malgré sa plus grande épaisseur) l'hématose du sang, puisque ce sang s'y artérialise pour passer sans intermédiaire dans les veines pulmonaires. Il n'y a pas de veines bronchiques. (Voy. § XI.) *

Glandes muqueuses. — Il y a, aussi bien dans la muqueuse du larynx et de la trachée que dans celle des bronches, une multitude de glandes en grappe qui sécrètent du mucus. De cette manière, la paroi de ces parties est constamment humectée. L'air est retenu dans les bronches comme dans les alvéoles, où se rencontre, en outre, du mucus spumeux. Il en résulte que les parois des alvéoles ne se trouvent jamais accolées l'une à l'autre, et alors même que les poumons sont entourés d'air des deux côtés.

* L'état d'humidité de la muqueuse respiratoire est une condition essentielle de son fonctionnement. La siccité est incompatible avec l'absorption. Il semble que l'air ait nécessairement besoin d'être dissous pour être absorbé. Car c'est un fait d'expérience qu'il n'y a pas de respiration possible pour les animaux terrestres, si leurs voies respiratoires ne sont suffisamment humides, ni pour les animaux aquatiques, si l'oxygène n'est dissous dans l'eau, ni pour les plantes, si l'eau ne sert d'intermédiaire dans l'absorption de CO_2. (Longet.) *

De l'air qui reste dans les poumons après la mort. — On peut toujours expulser des poumons d'un cadavre une quantité d'air considérable. Elle est évaluée, chez les hommes forts, à environ 2,000 centimètres cubes. L'air est retenu dans les poumons, en partie, par suite de la perte de leur force élastique, en partie, par le mucus qui se trouve dans les alvéoles. Il suffit d'une seule inspiration pour que la limite de l'élasticité soit dépassée et pour que, les poumons ne pouvant plus être vidés d'air complétement, flottent à la surface de l'eau. (V. § 9.)

§ VI. — BRUITS QUE FAIT NAITRE LA RESPIRATION

Pendant l'inspiration, l'oreille appliquée contre la poitrine perçoit un bruit semblable à celui qu'on entend lorsque de l'air pénètre par un orifice étroit dans un large espace ; pendant l'expiration, elle perçoit un bruit de souffle. On appelle ces bruits respiratoires *bruits vésiculaires*.

* A Laënnec appartient la gloire d'avoir découvert l'auscultation. Pour lui, le murmure respiratoire était dû au passage de l'air dans les poumons. Incontestable. On a voulu localiser ; de cet effort sont nées les théories. Le plus grand nombre invoqua le *déplissement* des vésicules pulmonaires. En 1834, Beau prétendit que la colonne d'air était refoulée contre le voile du palais et les parties voisines, et que le murmure vésiculaire n'était que le retentissement du bruit produit par ce choc. En 1839, Spittal localisa l'origine des bruits pulmonaires à la glotte. Beau se rallia, en 1840, à cette opinion. Arrivons à l'école lyonnaise (Chauveau, Bondet, Bergeon).

¹ * Consulter pour l'étude des bruits respiratoires les écrits de Chauveau, Bondet et Bergeon, dont les remarquables expériences ont définitivement élucidé une question de physiologie jusque-là fort obscure. Voyez aussi le savant livre de P. Niemeyer : *Étude historique et critique de la percussion et de l'auscultation.* *

* Pour elle (1869), le siége du bruit inspiratoire est double (murmure persistant après la trachéotomie, etc.) : 1° la glotte; 2° l'ouverture des petites bronches dans les alvéoles pulmonaires. — Au niveau de ces deux points, l'air passe à travers des orifices rétrécis et donne naissance à des veines fluides vibrantes. Le bruit expiratoire n'a qu'un foyer, la glotte.

* Il semble rationnel d'admettre que le murmure respiratoire est la résultante de causes multiples (Sabatier ; Nouvelles recherches de Cornil, 1873) : le décollement des cloisons humides des alvéoles; — les vibrations que les éperons bronchiques impriment à l'air qui les frappe; — le frottement de l'air contre la paroi de l'arbre bronchique; — enfin le retentissement des bruits glottiques. *

Toux, éternuement, ronflement, etc. — Si, la glotte étant fermée, de l'air est expiré avec véhémence contre elle, les cordes vocales s'entr'ouvriront légèrement et vibreront aussitôt; c'est là le bruit de la *toux*; si les orifices nasaux antérieurs et postérieurs, précédemment rétrécis (les orifices postérieurs des fosses nasales sont rétrécis par le voile du palais qui se place contre eux), sont ouverts par un mouvement d'expiration subit, il en résultera l'*éternuement*; si les orifices buccal et nasaux du pharynx sont rétrécis, l'inspiration et l'expiration prolongées s'accompagneront du bruit de *ronflement*.

* « La vie est une et indivisible, dit Longet; la respiration, qui en est l'expression, participe nécessairement à tous les actes qui en marquent le cours. » Il faut donc renoncer à décrire toutes les modifications qu'elle reçoit et nous borner à énoncer encore : le *soupir* (besoin d'hématose, inspiration profonde suivie d'expiration rapide et sonore); le *bâillement* (même mécanisme, avec spasme des abaisseurs de la mâchoire); — le *hoquet* (spasme du diaphragme et de la glotte, bruit caractéristique); — l'*expectoration*, — le *moucher* (forte inspiration, expiration

brusque) ; le rire et le sanglot (spasme du diaphragme
avec bruit particulier, — jeu de la bouche dans le rire, de
la région oculaire dans le sanglot, mêmes muscles, mêmes
nerfs. — Bichat). Les phénomènes précédents sont sous
l'influence d'une cause locale, physique ; le rire et le
sanglot sont provoqués par un état de l'âme triste ou gaie.
Ils se communiquent par imitation, comme la plupart des
phénomènes nerveux. *

§ VII. — ACTION DE LA RESPIRATION SUR LE CŒUR ET DU CŒUR SUR LA RESPIRATION

**Influence de la pression atmosphérique sur
le sang du cœur**. — Tout le temps que la respiration
demeure *suspendue*, le cœur, ainsi qu'il a été remarqué
plus haut, reste dilaté par l'effet de l'élasticité pulmonaire,
ou, en d'autres termes, la pression sur la surface intérieure
du cœur est plus grande que sur sa surface extérieure. Le
sang du cœur est en effet placé sous la pression atmosphérique, parce que tous les vaisseaux sanguins, (à l'exception
de ceux des cavités pourvues de parois solides, savoir les
cavités pectorale et crânienne), sont soumis à la pression
de l'air [1]. La cavité du cœur remplie de sang, la cavité des
poumons remplie d'air, ces deux cavités confinant l'une à
l'autre ne pourraient exercer aucune action l'une sur l'autre

---

[1] * L'auteur fait allusion aux vaisseaux contenus dans la boîte
crânienne et aux vaisseaux du système costo-vertébral (art. et v.
intercostales, v. azygos, etc.) sur lesquels la pression atmosphérique a une action moins puissante. Cela est surtout manifeste
pendant l'inspiration. Le cœur subit cette pression plus que les
vaisseaux thoraciques énumérés plus haut, mais moins que les
veines du cou, par exemple, lesquelles pâlissent entièrement pendant les fortes inspirations. Le cœur est protégé par la cage thoracique, les jugulaires n'ont pour défense que l'appareil musculo-
aponévrotique si bien décrit par le professeur Foltz, de Lyon.*

en vertu de la pression de l'air : mais, d'une part, le contenu de l'une étant un liquide, celui-de l'autre un gaz, la pression et l'ampliation sont là plus grandes qu'ici ; d'autre part, les parois pulmonaires étant plus élastiques et plus extensibles que les parois du cœur, elles exercent une traction sur ces dernières et élargissent le plus possible les minces oreillettes du cœur, soit, jusqu'à ce que l'élasticité croissante de la paroi cardiaque égale celle des parois pulmonaires. Si l'élasticité des poumons vient à être diminuée par des maladies, cela doit nécessairement réagir sur le volume du cœur. ·

Changement de volume du cœur pendant l'inspiration, pendant l'expiration. — Pendant l'inspiration, 1) l'air des poumons est raréfié, 2) les poumons sont dilatés, et par suite 3) leur force élastique est augmentée dans le rapport de l'état de repos à l'état d'inspiration. Ce rapport, d'après certaines recherches, est environ comme 7,5 : 9, et dans de très-profondes inspirations, il est même comme 7,5 : 30 Mm. Ces circonstances réunies font que, pendant l'inspiration, il se produit un grand élargissement des cavités cardiaques. Le système veineux leur apporte plus de sang. La diminution de la pression sur les parois du cœur a pour suite l'abaissement de la pression sanguine. Si l'on met à nu une veine, chez un animal, par exemple, la veine jugulaire externe, on la voit complétement pâlir pendant une inspiration profonde.

*Si l'on sectionne une veine de la région cervico-thoracique, son calibre vide et béant peut livrer accès à l'air extérieur en donnant lieu, comme on sait, à un accident généralement mortel. ·

Pendant l'expiration, les phénomènes sont précisément inverses. L'air est condensé dans les poumons, la pression sur les parois du cœur augmente, le cœur reçoit moins de sang par les veines, le sang veineux s'arrête ; avec de très-violentes expirations, par exemple pendant la toux, le vi-

sage rougit, les veines cérébrales gonflées de sang à l'excès
compriment le cerveau, d'où résultent éblouissement et
vertige.

On peut porter le cœur au silence par des mouvements
respiratoires longtemps prolongés. (E.-H. Weber.)

* La syncope qui se produit à la suite de mouvements expiratoires exagérés ne dure pas ; la circulation et la respiration se rétablissent bientôt, malgré l'expérimentateur.
Dans ce cas, la syncope est manifestement amenée par la
compression exercée sur le cœur par l'expiration.

* On suppose que c'est également la compression du cœur
qui fait tomber en syncope les gens pressés au milieu d'une
foule compacte. Si l'on comprime le cœur d'une grenouille
et particulièrement l'oreille droite, on voit les battements
du myocarde s'arrêter, sans doute parce que le sang, son
stimulus normal, cesse de lui arriver. Est-ce que la compression que subissent les gens étouffés dans la foule
s'exerce suffisamment sur le cœur et au niveau de l'o-
reille droite pour empêcher mécaniquement l'abord du
sang ? La cage thoracique ne paraît pas assez dépressible
pour cela. Dans ce cas, comme dans le cas expérimental des
frères Weber, l'accès du sang dans le cœur n'est pas empêché de cette façon. Le cœur s'arrête probablement en
vertu d'un réflex déterminé par compression, — ou volontaire, du fait d'expirations forcées, — ou involontaire, du
fait d'une compression venant du dehors, étreignant la
poitrine et plaçant le poumon en état d'expiration forcée.
Si, au milieu de la foule, ce phénomène est suivi de
mort, c'est parce que la syncope se prolonge, sa cause
externe persistant. *

Pendant l'inspiration, la tension du sang est plus faible;
elle augmente, pendant l'expiration.

* Pour se rendre un compte exact de l'influence de la respiration sur la circulation, il faut bien se rappeler le degré
de pression où se trouvent à leur point d'arrivée ou de dé-

part, en dehors de cette influence et par le fait seul du jeu du cœur, le sang veineux et le sang artériel.

* Dans les veines caves, le sommet du cône veineux se trouve sous une pression nulle ou égale à $1\frac{1}{100}$ d'atmosphère, — condition essentielle pour son retour au cœur. Le sang de l'aorte est à une tension $= 25\frac{25}{100}$ d'atmosphère (action du ventricule gauche). — Cela posé, quelle influence exerce sur la circulation :

* 1° **L'inspiration**. — *Sang veineux*. — Dans l'inspiration, il y a diminution de pression dans la cavité thoracique; par conséquent le sang des veines caves, subissant cette diminution, sera à une tension inférieure à 1, à 0 ; sera aspiré. D'où accélération dans le retour du sang au cœur.

* *Sang artériel*. Pour la même raison, le sang de l'aorte verra sa pression de 25 abaissée à 15 et même à 10. Il sera, par suite, chassé avec moins de force (différence $= 10$ ou 15) vers la périphérie, le pouls faiblira. Cela explique comment de fortes inspirations peuvent arrêter une hémorrhagie.

* 2° **L'expiration**. — *Sang veineux*. — Si l'expiration produit dans la cavité thoracique une pression $= 15$, la tension du sang veineux augmentera de ce nombre et sera $= 15$ ou 16. Sous cette pression, il devrait rétrograder, mais les valvules des veines et le conflit du sang artériel s'y opposent, et il y a simplement stase dans toute expiration forcée (voy. plus haut).

* *Sang artériel*. — Ajoutons à sa tension 25, la pression de l'expiration 15, nous obtenons 40 pour la tension du sang artériel dans l'inspiration. Il doit donc en résulter accélération du cours du sang dans les vaisseaux artériels, énergie du pouls. Le conflit du sang artériel avec le sang veineux diminue seul l'influence accélératrice de cette augmentation de tension. Le résultat total de l'expiration est, en conséquence, de refouler la masse du sang dans les réseaux capillaires et spécialement dans les capillaires veineux, où il se trouverait, si nous poursuivons notre

exemple, à une tension de 56 (16 sang veineux, 40 sang
artériel). Cette pression considérable favorise, on le conçoit, les hémorrhagies, dilatations variqueuses, ruptures
d'anévrysme, congestions, apoplexies, etc.). (Voy. Küss.)

* Marey a traduit graphiquement l'influence de la
respiration sur les battements du cœur et la circulation.
Nous pouvons résumer ses tracés sous les chefs suivants : 1° Les pulsations de l'inspiration ont une amplitude et une forme différentes de celles de l'expiration. —
2° L'arrêt de la respiration, en rendant le passage du
sang plus difficile à travers le poumon inerte, détermine
le ralentissement et la dépression du pouls. — 3° Dans
l'effort (tentative d'expiration, la glotte fermée), le ventricule gauche bat avec violence et le sang de l'oreillette s'y
précipite avec force au moment de la diastole. — 4° Si l'on
respire par un tube étroit, on voit la respiration devenir
plus rare, pendant que les battements du cœur augmentent
de fréquence. — 5° Dans le type respiratoire thoracique,
l'inspiration accuse son influence par un abaissement et
l'expiration par une élévation du niveau des tracés sphygmo-
graphiques des battements. — 6° Dans le type abdominal,
les effets sont inverses. *

**Action des contractions du cœur sur les pou-
mons.** — Chaque fois que le cœur se contracte, les poumons se dilatent un peu, parce qu'ils s'emparent de l'espace que le cœur laisse libre en s'étreignant. (Bamber-
ger, Voit.)

* Pour rendre ce phénomène évident, il suffit de « mettre
en communication la trachée d'un chien avec l'appareil
enregistreur, puis de trancher d'un coup le bulbe de l'animal ; la respiration s'arrête à l'instant, et le cœur continuant de battre pendant quelques minutes, *ses battements
s'enregistrent par l'intermédiaire de l'air de la trachée.* »
(P. Bert.) *

§ VIII. — PRESSE ABDOMINALE

La contraction simultanée du diaphragme et des muscles abdominaux, laquelle est mise en jeu volontairement et instinctivement dans l'évacuation des excréments, l'expulsion de l'urine, dans la parturition, et qui a reçu le nom de *presse abdominale ;* cette contraction, disons-nous, exerce une pression puissante sur les organes contenus dans la cavité abdominale et même sur ceux de la cavité pelvienne. (V. Expiration.)

§ IX. — GRANDEUR ET FRÉQUENCE DE LA RESPIRATION

Capacité vitale. — L'ampleur de la respiration est l'expression du *quantum* d'air qui traverse le champ de la respiration, à chaque mouvement respiratoire. Il dépend de deux facteurs qui, toutefois, s'enchaînent mutuellement, savoir : la dilatabilité des poumons et la capacité contractile des muscles respirateurs. L'ampleur de la respiration est variable ; son minimum répond à la pause ; elle atteint son maximum quand on inspire volontairement autant qu'on peut et qu'ensuite on expire. Si, de plus, l'expiration se fait dans un vaisseau calibré dont l'eau, y contenue, est refoulée par l'air d'expiration, on peut mesurer le volume de la quantité d'air expiré (spiromètre). On appelle ce volume *capacité vitale* (Hutchinson). Elle s'élève, chez des adultes sains, à 3-4,000 centimètres cubes et augmente généralement en proportion de la grandeur du corps.

500 centimètres cubes d'air, en moyenne, passent à travers les poumons, à chaque mouvement respiratoire. L'air expiré qui est presque saturé de vapeur d'eau prend, de ce fonds et à cause de sa grande chaleur, un plus grand volume que l'air inspiré.

* On a inventé plusieurs appareils pour mesurer la capacité vitale, c'est-à-dire la quantité d'air qu'on peut introduire dans la poitrine et en chasser en faisant les mouvements respiratoires les plus énergiques. Mentionnons le spiromètre de Boudin, plus portatif mais moins précis que celui de Hutchinson (1846). Le spiromètre de Schnepf n'est qu'une modification de celui de Hutchinson. Cet instrument représente un gazomètre muni d'une échelle fixe et d'un index mobile suivant les mouvements du récipient à air et les indiquant sur l'échelle graduée — ; le récipient plonge dans un réservoir rempli d'eau et communique avec la poitrine du sujet par un tube de caoutchouc. Bonnet, de Lyon, s'est servi très-ingénieusement du *compteur à gaz* de l'industrie (1856). Il faut enfin dire un mot de l'*anapnographe* de Bergeon et Kastus, de Lyon (1869), qui n'est, au fond, que le sphygmographe de Marey appliqué aux courants d'air de la respiration. Il consiste essentiellement en un ressort appliqué sur le courant inspiratoire et le courant expiratoire. Le levier enregistreur présente à son extrémité opposée à la pointe écrivante une partie élargie qui obture le tube par où respire le sujet. Cette partie est formée d'une feuille d'aluminium très-mince, très-sensible, qui oscille sous les courants de la respiration en entraînant avec elle le levier écrivant, qui traduit sur le papier la forme des mouvements respiratoires par des lignes successivement horizontales et verticales.

* Hutchinson a trouvé à l'aide de son appareil (près de 2,000 observations) que, chez les adultes bien portants, la moyenne de la capacité vitale (à 15° C.) équivaut à environ 3 litres 1/2. Le volume d'air expiré *maximum* croît en proportion régulière, sinon mathématique, avec la stature. Pour chaque pouce anglais d'augmentation dans la taille, on trouve une augmentation de 130 c. cubes dans la capacité vitale. D'après Arnold, la capacité vitale est dans un rapport tel avec la taille et la circonférence thoracique (des 3 diamètres du thorax, le transverse est le plus important de beaucoup. — Sappey), qu'à partir d'une taille de 1m,50 et d'une circonférence thoracique de 0m,65, chaque augmentation de taille et de circonférence thoracique de 0m,25 augmente la capacité vitale de 150 c. cubes; de telle sorte que si nous avons une taille et une circonférence thoracique mesurant $0^m,25$ au-dessus de la limite, notre capacité vitale sera augmentée de 300 c. cubes.

* La mobilité des parois thoraciques exerce une influence réelle. La capacité vitale est à son maximum entre 25 et 40 ans; à partir de 40, elle décline. Hutchinson, Herbst, Schneevogt, Wintrich, s'accordent à admettre que chez la femme la capacité vitale est sensiblement moindre (différence de 50 pouces cubes anglais). Toute tumeur abdominale, excepté le fruit de la conception, la restreint. Pour Hutchinson un abaissement de 16 pour 100 dans le chiffre de la capacité vitale doit faire craindre la phthisie. Dans le premier degré de la phthisie confirmée, elle diminue de 33 pour 100; dans la période extrême, elle descend à 90 pour 100. D'autres maladies que la tuberculose (pneumonie, pleurésie, emphysème, etc.) abaissant la capacité respiratoire, la spirométrie ne saurait être d'une grande utilité en clinique.

* La capacité totale du cône pulmonaire a été estimée de 4 à 5 litres.

* On distingue dans l'air que contient ou peut contenir le poumon de l'homme vivant (voy. § 5) :

* *a*) L'*air résidual*, cette quantité d'air qui ne peut être chassée du poumon même par l'effort expiratoire le plus énergique; *b*) l'*air de réserve*, celle qui peut encore être expulsée après une expiration ordinaire; *c*) l'*air de la respiration*, celle que nous introduisons et chassons normalement; *d*) l'*air complémentaire*, celle que nous pouvons encore inspirer au delà d'une inspiration commune. (Hermann.)

* Comment évaluer ces diverses quantités, a, b, c, d ?

* Rien n'est plus facile, on le conçoit, que d'évaluer expérimentalement la quantité d, ou l'air complémentaire. Voir plus haut, p. 76, les causes qui la font varier.

* Pour mesurer la quantité c, l'air de la respiration, il suffit de recueillir l'air qui sort des poumons, pendant un certain nombre d'expirations, — de le mesurer, puis de diviser la quantité trouvée par le nombre des expirations. Dalton, Valentin, Bérard, etc., avaient fixé la quantité c à 1/2 litre. Longet croit, d'après ses expériences, que 1/3 de litre est la moyenne vraie. Gréhant, en s'armant de toutes les précautions capables de neutraliser ou d'empêcher l'irrégularité des expi-

rations est arrivé au chiffre de 0 litre, 510, volume de l'air expiré normalement.

* La détermination de l'*air de réserve* et de l'*air résidual* n'est pas aussi facile. Il faut tout d'abord faire la somme de ces deux quantités a et b ; mesurer séparément l'une d'elles (a), et soustraire celle-ci du total $a + b$ pour avoir la quantité b, air de réserve.

* C'est à Gréhant que l'on doit cette double évaluation. Quelques mots sur le principe de sa méthode.

* MÉTHODE DE GRÉHANT. — Si l'on agite dans un vase 3 litres d'air avec 1 litre d'hydrogène, on obtient 4 litres renfermant 1 litre d'hydrogène ; chaque litre (1000 c. cubes) du mélange contient 250 c. cubes d'hydrogène, ce que l'analyse eudiométrique vérifie. Par conséquent, si l'on vient à ajouter à un volume d'air inconnu 1 litre d'H., et si le mélange analysé avec l'eudiomètre renferme 250 pour 1000 d'hydrogène, nous serons en droit d'en conclure que le volume total du mélange égale aussi 4 litres, sur lesquels 3 litres d'air.

* On peut donc arriver à la notion du volume d'un gaz quelconque en l'agitant avec un volume déterminé d'hydrogène et en pratiquant l'analyse du mélange avec l'eudiomètre. Cela posé, voici comment procède Gréhant pour mesurer le volume d'air qui reste emprisonné dans le poumon après une expiration ordinaire, $a + b$.

* Cette expiration étant faite, il fait respirer dans une cloche renfermant 1 litre d'hydrogène jusqu'à ce que ce gaz soit mélangé d'une façon homogène avec l'air du poumon (au bout de cinq mouvements respiratoires complets); puis il analyse le mélange obtenu avec l'eudiomètre, et le calcul donne la valeur des quantités $a + b$; si, par exemple, il trouvait 23 c. cubes, 5 d'H sur 100 c. cubes du mélange, il calculerait ainsi : 23 c. cubes, 5 d'H étant contenu dans 100 c. cubes du mélange, 1 c. cube d'H est contenu dans $\frac{100}{23,5}$ et les 1,000 c. cubes d'hydrogène inspiré étaient contenus dans un volume mille fois plus grand $\frac{100 \times 1,000}{23,5} = 4$ litres 255. Le mélange gazeux contenu dans le poumon après l'inspiration du litre d'hydrogène serait donc de 4 lit. 255; la quantité d'air existant antérieure-

ment s'élèverait donc à 5 lit. 255. — Gréhant est arrivé par cette méthode à l'évaluation de la quantité $a + b$, qu'il a trouvée, chez les sujets de 17 à 35 ans, variant entre 2 lit. 19 et 3 lit. 22. — Quelle est dans ce chiffre la valeur de a ? « Pour la mesurer, dit Gréhant, j'introduis dans une cloche à robinet un demi-litre d'air; puis, après une expiration faite dans l'air, j'inspire ce gaz et je fais ensuite dans la cloche une expiration prolongée autant qu'il est possible ; puis je mesure le volume des gaz expirés : je le trouve égal à 1 lit. 8. La capacité pulmonaire (pour Gréhant, c'est la quantité $a + b$), qui est égale à 2 lit. 34 (chez le sujet en expérience), a augmenté par l'inspiration d'un demi-litre, puis diminué de 1 lit. 8. : ce qui est resté dans les poumons est donc 2 lit. 34 $+$ 0 lit. 5 $-$ 1 lit. 8 $=$ 1,04. » L'air résiduel, quantité a, équivaut donc à environ 1 litre (y compris l'air de la cavité buccale) ; et l'air de réserve, b, est égal à 1 lit. 30 (2 lit. 34 $-$ 1 lit. 04 $=$ 1 lit. 30). La quantité c équivalant à 0 lit. 5 et la quantité d variant entre 1 à 3 lit., la capacité pulmonaire sera $= a + b + c + d$ ou $= 1,04 + 1,30 + 0,5 + 1$ ou 5 lit. $=$ 3 lit. 84 ou 5 lit. 84.

  * A l'aide de sa méthode de l'inspiration d'hydrogène, Gréhant a résolu le problème de la ventilation, du *coefficient de ventilation du poumon*, qu'il s'était posé. Le coefficient de ventilation exprime la quantité d'air neuf qui reste dans l'*unité de volume* de l'espace ventilé, du poumon, après chaque expiration normale.

  * On l'obtiendra, par conséquent, en divisant, par le volume d'air contenu dans le poumon après l'expiration normale, la quantité x d'air neuf qui s'y trouve. Gréhant a trouvé par le mélange d'hydrogène que la quantité $x =$ en moyenne 0 lit. 328. (L'air inspiré $=$ 0,500, 2/3 à peu près d'air pur restent donc dans le poumon, l'autre 1/3 en est chassé avec 2/3 d'air vicié). La quantité $a + b$ étant connue $=$ 2 lit. 365, par exemple, le coefficient de ventilation sera : $\dfrac{328}{2365} = 0,138$, soit un peu plus de 1/10. — Il varie tout naturellement avec la capacité thoracique (voy. plus haut) et le volume de l'inspiration ; on a constaté que dans le même temps une inspiration d'un demi-litre ventile mieux la cavité pulmonaire que deux inspirations de 300 c. cubes chacune ($=$ 600 c. cubes). (Gréhant.) *

Pression de l'inspiration et de l'expiration.

On mesure la pression de l'inspiration et celle de l'expiration au moyen d'un manomètre à mercure gradué, qu'on met en rapport avec un seul orifice nasal. Avec une respiration habituelle, calme, la colonne mercurielle tombe plus pendant l'expiration qu'elle ne monte pendant l'inspiration. Avec une respiration profonde, c'est l'inverse. Dans le premier cas, la pression négative d'inspiration est de 4 à 5 millimètres; la pression positive d'expiration. de $+3$ à 4 millimètres; dans le dernier cas, au contraire, la pression négative d'inspiration est d'environ -57 millimètres, la pression positive d'expiration de $+85$ millimètres.

* Dans les expériences de Valentin, la force dépensée par l'inspiration la plus profonde faisait équilibre à une colonne de mercure de 144 millimètres, et celle que développait la plus complète expiration $= 232$ millimètres. *

Fréquence de la respiration.

— La série des mouvements respiratoires dans l'unité de temps s'appelle *la fréquence* de la respiration. Celle-ci dépend principalement : d'abord, de la rapidité des mouvements respiratoires, et ensuite de la longueur des pauses. Elle s'élève, en moyenne, chez les nouveau-nés, à 44 mouvements par minute, dans l'âge de 1-5 ans, à 26; — de 15-20 ans, à 20; — dans l'âge moyen, à 14-16. La station debout, la marche, bref, tous les mouvements, comme toutes les excitations morales, accélèrent sa fréquence. L'intensité du mouvement respiratoire, c'est-à-dire la profondeur de la respiration, est, la plupart du temps, dans un rapport inverse avec la fréquence, tandis que le besoin d'air est en rapport direct avec cette fréquence.

* En moyenne, il y a quatre battements cardiaques pour un mouvement respiratoire (Hutchinson, moyen. de 1899, observ.).

* En calculant avec la donnée de 14 inspirations par minute, nous arrivons au chiffre de 10,000 litres environ d'air passant par jour dans le poumon ; avec la donnée de 18 insp. (Longet), nous obtenons près de 13,000 litres. Adoptons la première donnée (10,000 litres d'air = 2,000 litres O + 8,000 litres Az.).

* Des 2,000 litres d'O inspiré l'adulte en consomme par jour 500 = 750 gram. en poids environ. C'est donc de 1/40 à 1/50 d'air inspiré que l'adulte retient. Il exhale par contre 400 litres de CO^2 = 850 gram. par jour, soit de 16 à 17 litres = 31 à 32 gram. par heure. On admet qu'il suffit de $\dfrac{4}{1,000}$ de CO^2 dans l'air respiré pour le rendre nuisible. Or 16 litres de CO^2 versés dans 4,000 litres d'air $\dfrac{16}{4,000} = \dfrac{4}{1,000} CO^2$. La respiration vicie donc 4 mètres cubes d'air par heure. C'est pourquoi les hygiénistes demandent, par heure, 6 et 10 mètres cubes d'air, préoccupés qu'ils sont des autres sources d'altération de l'air. (Voy. plus loin, § XIII.) *

§ X. — EXCITATION AUX MOUVEMENTS RESPIRATOIRES

Les divers mouvements qui déterminent le jeu de la respiration cessent de se manifester quand les nerfs de chaque muscle respectif, comme, par exemple, les nerfs phréniques, pour le diaphragme, sont coupés, c'est-à-dire, ne sont plus en connexion avec le système nerveux central.

L'excitation provient de la moelle allongée, des environs du calamus-scriptorius (nœud vital). (Flourens).— La lésion d'une moitié de la moelle allongée supprime tout mouvement respiratoire dans le côté correspondant ; la lésion des deux moitiés supprime pour toujours toute respiration. Si la tête d'un animal est coupée, de telle sorte qu'elle contienne encore la moelle allongée, la figure continuera de respirer, en ce sens que, de temps en temps, la bouche et le nez s'ouvriront et se fermeront spontanément ; ce qui se produit même sous l'eau (quoique plus rarement), dans laquelle on laisse tomber la tête coupée. Cette respiration faciale vient-elle à cesser, on est en mesure d'en faire renaître les mouvements, pendant un temps fort court, il est vrai, en excitant (galvanisant) la moelle allongée qu'on a mise à nu.

Chaque district de mouvement respiratoire, qui est en communication par ses nerfs avec la moelle allongée, continue de respirer. Les nerfs pour

Le diaphragme.	sont les nerfs	phréniques.
Les mm. intercostaux.	—	intercostaux.
— mm. scalènes.	—	cervicaux.
— mm. de la face.	—	faciaux.
— mm. des cordes vocales. . . .	—	récurrents.
— mm. abdominaux.	—	dorsaux, 7-12.

Des données précédentes il suit que l'incitation à produire des mouvements respiratoires doit procéder de certaines cellules nerveuses de la moelle allongée, parce qu'on présuppose que les forces motrices sont engendrées dans les cellules et non dans les fibres. La puissance, la capacité de porter les nerfs respirateurs à l'exercice de leur activité moléculaire doit résider dans ces cellules nerveuses. Mais ici, comme dans toutes les parties vivantes, le déploiement de la force ne se manifeste que *grâce à l'abord de l'oxygène*. Il est démontré par là que la respiration réelle ne s'établit, chez l'embryon, que lorsque de l'air peut lui parvenir (Pflüger, Dohmen); en outre, que l'asphyxie survient avec une rapidité extraordinaire, dès que toute molécule d'oxygène est éloignée du sang par l'introduction d'autres espèces de gaz. Si l'*oxygène baisse* dans le sang, il se manifeste aussitôt dans les cellules nerveuses, pour

ainsi dire, une *augmentation de tension*. Celle-ci croît jusqu'à un certain degré, en rapport avec la diminution de
l'oxygène, et met en excitation les nerfs qui sont en connexion avec leurs cellules respectives (nerfs respirateurs) ;
il s'ensuit le mouvement respiratoire. La fréquence et la
profondeur des mouvements respiratoires augmentent, si
la proportion d'oxygène baisse dans le sang ; la perte est-
elle plus grande encore, la limite de la tension est-elle, en
quelque sorte franchie, alors le mouvement respiratoire
devient plus rare et plus mou, et enfin cesse tout à fait
(W. Müller, Setschnow).

L'oxygène contenu dans le sang s'en dégage très-vite. Si
l'on tire du sang à un animal et qu'on expulse le gaz de ce
sang, la quantité d'oxygène sera plus grande dans ce même
sang, si celui-ci est privé de son gaz immédiatement après
la saignée, que si la dégazification n'en est opérée qu'un peu
de temps après (Pflüger). D'où il suit qu'il doit y avoir
dans le sang des substances facilement oxydables, qui se
combinent rapidement avec l'oxygène. Si l'on étouffe un
animal et enlève par là à son sang tout l'élément oxygène,
et si l'on mêle de nouveau ce sang dénué d'oxygène avec de
l'oxygène, alors on peut faire dégager de ce sang une quantité plus grande d'oxygène que si la dégazification n'a été
entreprise qu'un certain temps après (Alexandre Schmidt).

S'il arrive une grande quantité d'oxygène dans le sang,
la tension des cellules nerveuses cesse complétement ; la
respiration sera même suspendue momentanément (Apnée),
jusqu'à ce qu'un nouveau manque d'oxygène se reproduise
dans le sang (Hook). Comme perte et récupération d'oxygène se succèdent dans le sang, ainsi se suivent inspiration
et relâchement dans la respiration. Que chez un enfant,
pendant la parturition, le cordon ombilical encore uni au
placenta vienne à être comprimé, alors naîtront des mouvements respiratoires (Schwarz). Plus il s'use d'oxygène
dans le corps, plus grand doit se faire sentir le besoin de

respirer. La formation d'acide carbonique, et par suite de chaleur, exigeant nécessairement l'usure d'oxygène, tous les processus qui sont liés à une augmentation de chaleur, ainsi, par exemple, le mouvement, la croissance, etc..., augmenteront la fréquence de la respiration.

On a encore construit une autre théorie sur l'excitation des cellules nerveuses de la moelle allongée ; mais elle a moins de vraisemblance. Elle consiste à dire que l'excitation de ces cellules suivrait l'accumulation de l'acide carbonique dans le sang. L'acide carbonique sans doute excite les nerfs ; ainsi, par exemple, on éprouve des picotements à la peau dans un bain d'eau chargée d'acide carbonique ; l'éternuement, le larmoiement, la toux se produisent quand de l'acide carbonique vient à effleurer la muqueuse nasale, la conjonctive, la muqueuse laryngienne, etc.

* *Théories opposées.* —Les mouvements respiratoires sont déterminés en partie par une *excitation directe*, en partie par une *excitation indirecte* du centre nerveux de la respiration. L'excitation réflexe arrive à ce dernier par l'entremise des nerfs sensitifs des organes respiratoires — (pneumogastriques, excités chimiquement par CO^2 ou mécaniquement : compression, section, galvanisation, ou pathologiquement : sécrétions irritantes) — et de la peau — (impressionnée par eau froide, air, frictions, cantérisations = marteau de Mayor, etc.).

* Les brûlures générales, l'expérience dans laquelle on soustrait par un vernis les téguments aux impressions extérieures prouvent le rôle respiratoire de la peau par leurs conséquences (ralentissement des combustions organiques, refroidissement, privation de sommeil, — parce que les sujets sont obligés de respirer volontairement ; s'ils oublient de le faire, ils meurent asphyxiés bien plus rapidement).

* C'est le sang qui agit à la fois directement et indirectement sur les centres nerveux, directement sur les cellules ganglionnaires par CO^2 en excès, indirectement par ce même CO^2 en excès impressionnant les extrémités périphériques des vagues.

* Toutefois, dit Küss, il ne faut pas croire que CO^2 suffit seul

pour amener la respiration. Car les éléments nerveux consomment de l'O comme les éléments des autres tissus, lorsqu'ils fonctionnent. Il en résulte que la présence dans le sang d'une grande quantité de CO_2 ne pourra produire aucun mouvement respiratoire, si, par l'absence d'O, l'irritabilité de la substance grise du quatrième ventricule a disparu, comme dans l'asphyxie (Küss et Duval).

* Volkmann avait déjà soupçonné que c'est CO_2 du sang qui excite les mouvements d'inspiration. Traube fut le premier qui chercha à démontrer ce fait par des expériences. — W. Müller observa, contrairement à ce qu'avait publié Traube, que par la respiration de CO_2 pur, la dyspnée ne survient pas. — Rosenthal conclut de ce fait, ainsi que de l'apparition de l'apnée à la suite de la saturation du sang par l'O, que ce n'est pas l'excès de CO_2 dans le sang, mais bien le manque d'O qui excite le centre respiratoire. — Thiry ne parvint pas à confirmer les observations de Müller. — Enfin, Dohmen, sous la direction de Pflüger, arriva, par ses expériences, à une opinion qui tient le milieu entre ces deux extrêmes. Il résulterait de ses recherches que le gaz CO_2 serait un excitant plus puissant de la respiration que le manque d'O. Mais, dit Wundt, si l'on réfléchit que lorsque dans le sang on fait passer un courant d'O, il s'y produit néanmoins du CO_2, et que ce dernier gaz en est expulsé avec plus d'intensité par un courant d'O que par un courant d'H ou d'Az, il semble facile d'admettre que l'excitation du centre nerveux par CO_2 suffit pour expliquer tous les phénomènes sans qu'il soit nécessaire d'y ajouter l'excitation que pourrait produire ce manque d'O (Wundt).

* Il est des poisons qui excitent les centres nerveux respiratoires tout comme CO_2. On voit, par exemple, survenir, dans l'empoisonnement par la nicotine, une accélération de la respiration, voire même des convulsions dans les muscles respirateurs; la section du pneumogastrique est sans la moindre influence en pareil cas (Rosenthal). *

Quant aux autres rapports du système nerveux avec la respiration, voyez la *Physiologie des nerfs*.

§ XI. — B. RESPIRATION DU SANG

L'air peut passer des alvéoles pulmonaires dans le sang
et du sang dans les alvéoles. Ces derniers sont richement
pourvus de vaisseaux capillaires dont les parois sont confon-
dues avec les parois des alvéoles, si bien que la cloison qui
se trouve entre l'air et le sang est extrêmement mince et
qu'un courant de diffusion peut aisément s'établir des deux
côtés.

  * Pour le physiologiste, le réseau capillaire (voy. fig. 7)
formé par les dernières expansions de l'artère pulmonaire
est le point important du système sanguin du poumon. Ce
réseau est un des plus serrés de l'économie ; ses mailles
mesurent de $0^{mm},005$ à $0^{mm},018$ de diamètre, et sont des-
sinées par des vaisseaux ayant $0^{mm},007$ à $0^{mm},010$ de calibre, logés dans la paroi même des vésicules et distants de
l'épithélium d'environ $0^{mm},002$ (voy. page 31). Les radicules veineuses qui émergent de ce réseau sont plus superficielles que les artères. — Les artères bronchiques
s'injectent par les veines pulmonaires, et réciproquement
les veines pulmonaires par les artères bronchiques ; mais
les artères bronchiques ne peuvent s'injecter par les artères
pulmonaires (Adriani, Rossignol). Ces connexions auto-
risent à attribuer une part d'hématose aux dernières
ramifications des artères bronchiques (voy. Kölliker).

  * On a calculé que la surface alvéolaire mesure environ 200 mètres carrés. — Or les capillaires du poumon réunis couvriraient les 3/4 de cette superficie, soit
150 mètres carrés. Cette nappe sanguine de 150 mètres carrés d'étendue a l'épaisseur d'un globule et contient
environ 2 litres de sang. — On a calculé sur ces données
que 20,000 litres de sang (ou 10,000 de globules) se
pressent chaque jour dans le réseau capillaire du poumon
pour y recevoir l'influence épuratrice et vivifiante des

10,000 litres d'air qui parcourent ce parenchyme en 24 heures. *

Absorption des gaz. Diffusion de CO².—Un gaz peut, ou être simplement absorbé dans un liquide, ou être chimiquement combiné à une certaine partie de ce liquide. Dans le premier cas, les particules gazeuses sont mécaniquement enveloppées par les particules liquides. Il faut

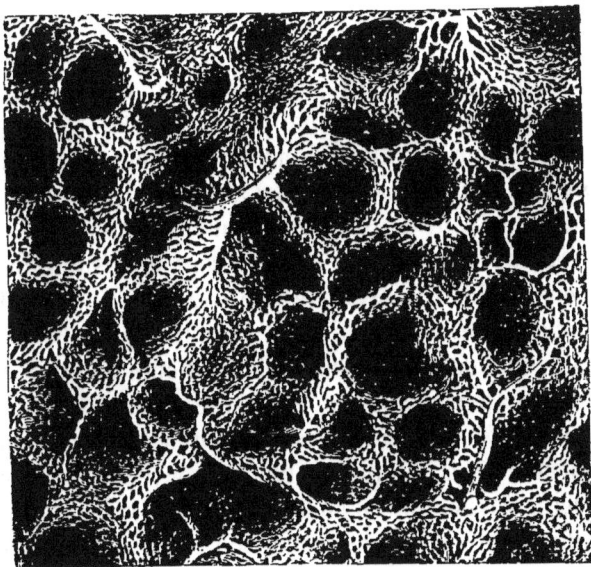

Fig. 7. — Empruntée à Kölliker. Réseau capillaire des vésicules pulmonaires de l'homme. Grossissement de 60 diamètres.

croire que l'espace que prennent les particules gazeuses n'est pas agrandi pour une même température et une même pression atmosphérique, bien qu'une plus grande quantité de gaz soit comprimée dans le liquide et que, par suite, le poids du gaz augmente. En d'autres termes : *le volume d'un gaz admis par un liquide, la température restant la même, est indépendant de la pression sous laquelle il se trouve*. Au contraire, le poids de la quantité de gaz absorbé par un liquide, toutes choses égales d'ailleurs, est proportionnel à la pression. Il ressort de là, avec évidence, que le volume d'un gaz qui peut être reçu par un certain volume de liquide est limité. On appelle coefficient d'absorption le volume de gaz qu'absorbe un volume de liquide à 0°C. et760 Mm. de pression barométrique. Pour l'eau, le coefficient d'absorption d'acide carbonique=1,002, d'oxygène = 0,029. Quand la température augmente, l'absorption diminue.

L'espace que les particules d'un gaz occupent peut encore être occupé par les particules d'un autre gaz, tout comme s'il était complétement vide, de telle sorte qu'un gaz n'exerce sur un autre gaz aucune influence mécanique.

Les particules gazeuses qui sont absorbées par un liquide l'abandonnent pour deux raisons principales, savoir :

1. Quand les molécules liquides sont moins intimement unies ensemble, par exemple à la suite de la caléfaction. Au point d'ébullition d'un liquide, le pouvoir absorbant = 0.

2. Lorsque dans l'atmosphère qui entoure un liquide, les molécules gazeuses qu'elle renferme sont moins denses et par suite exercent une pression plus faible. Si donc l'acide carbonique a une plus faible tension dans les alvéoles que l'acide carbonique n'en a dans le sang veineux de l'artère pulmonaire, lequel est particulièrement riche en acide carbonique et *plus riche même que le sang veineux du reste du corps*, alors l'acide carbonique du sang de l'artère pulmonaire coule dans les alvéoles des poumons ou inversement. Le premier cas est l'habituel, parce que les poumons exhalent toujours leur acide carbonique. Mais si l'expiration est empêchée, par exemple, par la rétention volontaire de la respiration, ou bien si, chez des animaux, on entrave intentionnellement l'expulsion de l'air hors des poumons, alors la quantité d'acide carbonique augmente dans les poumons, le cours normal qui va du sang aux poumons s'interrompt et finalement le courant contraire s'établit.

Comment se comporte CO_2 dans le sang. Courant de CO_2. — Dans le sang, l'acide carbonique est contenu, en grande partie, dans la portion liquide du sang et, en très-faible quantité seulement, dans les corpuscules du sang. Il est en partie absorbé, en partie chimiquement combiné, surtout avec le carbonate et le phosphate de soude. On a trouvé que le liquide du sang seul, s'il est chauffé et porté ensuite dans le vide de Torricelli, cède moins d'acide carbonique que si l'on agit de la même façon avec le sang tout entier, qui, outre l'élément liquide, contient encore des corpuscules (Schœffer). On doit supposer qu'en pareil cas, les corpuscules sanguins agissent dans le liquide du sang sur les combinaisons de l'acide carbonique, absolument comme s'ils renfermaient un acide. De ces recherches il ressort qu'il peut se former de l'acide carbonique dans le sang même. *Mais la majeure partie lui arrive très-vraisemblablement des tissus* (V. § 12). Dans ces tissus, la densité de l'acide carbonique doit être plus grande que dans le sang.

Il n'y a dans le liquide sanguin qu'une faible quantité d'oxygène, seulement 0,1 — 0,2 1/2 (Pflüger), environ autant qu'il en faut pour répondre au coefficient d'absorption de son eau. La quantité qui est absorbée en plus par le liquide sanguin se combine aussitôt chimiquement (la combinaison est peu stable) avec les corpuscules du sang, ou plutôt avec leur partie essentielle, l'hémoglobine. Le sang est presque saturé d'O, puisque, dans le vide, il en cède presque autant (16,9 pour 100, Pflüger) que, libre de tout gaz, il en absorbe (16,19 pour 100, Setschnow). Pendant que l'acide carbonique diffuse des tissus dans le sang et du sang dans les poumons, le courant d'oxygène est inversement dirigé des poumons vers le sang, de celui-ci vers les tissus. Il se fait une oxydation continuelle au sein des tissus ; ceux-ci perdent donc leur oxygène libre, pendant qu'un autre leur arrive du sang. Le sang contenant une si

petite quantité d'oxygène absorbé, la densité de l'oxygène
respiré est encore plus grande que celle de l'oxygène libre
du sang, quand l'air est très-pauvre en oxygène. D'où vient
que dans un espace clos presque toute la provision d'oxygène
est consommée par les animaux (Ludwig, W. Müller).

* Voir S. III, ch. i, l'état normal du sang, ch. ii, les caractères différentiels du sang veineux et du sang artériel, et § 9
les théories sur la couleur du sang, sur les causes qui font
prendre, dans le poumon, au sang veineux brun, la couleur
vermeille, rutilante du sang artériel (action de l'O. chimique
— ou irritante : globule plus mince).

* « La présence de gaz dans le sang (O, CO_2, Az — et vapeur
de H_2O) déjà signalée vers la fin du dix-septième siècle, par
J. Mayow, constatée de nouveau au dix-huitième (1799), par
H. Davy, et, plus tard, par Vogel (1814), Brande (1818), Hoff-
mann (1833), W. Stevens (1835), trouva quelques contradic-
teurs (Joh. Davy, Mitscherlich, Gmelin, Tiedmann), jusqu'en
1837, époque où Magnus réussit à la mettre hors de doute par
des expériences irrécusables. » — Dans ces dernières années,
Hoppe, Ludwig, Schöffer, Setschenow, Sczelkow, Preyer, en
plaçant le récipient du sang dans un réservoir d'eau chauffée
seulement à 40° C., sous la machine pneumatique de Geissler,
ont extrait des quantités de gaz plus considérables que ne l'a-
vaient fait avant eux, Magnus, Fernet et Lothar Meyer
(Longet).

* Nous venons de voir que l'O y est en très-faible quantité
dissous dans le liquor et en majeure partie faiblement combiné avec le globule sanguin (cette combinaison explique pourquoi sur les hauteurs où la pression atmosphérique est moindre,
le sang possède à peu près autant d'O qu'en plaine). — Quant
à CO_2, il est en majeure partie dissous dans le liquor, l'autre
partie est combinée (carbonates et phosphates. — Fernet).
L'azote (venant des tissus) est simplement dissous dans ce liquide (Enschut, Magnus).

* Parmi les auteurs qui ont pensé que la théorie de la diffusion
était insuffisante pour expliquer l'exhalation de CO_2, à cause
de sa grande quantité au niveau des vésicules pulmonaires

(8 pour 100) et à cause aussi de son état de combinaison, il faut citer Preyer, qui croit à l'influence catalytique de son acide *ferreux* (combinaison d'O avec le 1er de l'hémato-globuline). — D'après Verdeil et Robin, les acides lactique et pneumique, entre autres corps intermédiaires provenant de la transformation de substances ternaires ou de substances azotées, provoqueraient le dégagement de CO^2 et la formation de sels « qui sont directement rejetés au dehors (urates, par exemple), ou passent dans l'économie à un autre état spécifique (pneumate de soude) ou, comme les lactates, passent, en définitive, par *catalyse dédoublante*, à l'état de carbonates, pour être décomposés de nouveau peu à peu par les acides pneumique, lactique, etc. » Pures hypothèses, dit Longet. On a vu que la présence de l'O suffit seule à chasser (*in vitro*) le CO^2 combiné du sang et qu'il agit en conséquence à la façon d'un acide.

* Quel rôle important joue donc le globule sanguin! C'est par lui que le sang se révivifie (O), c'est par lui que le sang se purifie (CO^2).

* Il est facile de concevoir que toute altération de cet élément anatomique retentit sur l'économie entière.

* Ritter, 1872, en étudiant les *modifications chimiques que subissent les sécrétions sous l'influence d'agents qui augmentent, annihilent ou modifient la capacité d'absorption du globule pour l'oxygène*, a trouvé que l'O, le protoxyde d'azote et l'oxyde de carbone ne détruisent pas le globule (nous verrons que l'oxyde de carbone annihile la capacité d'absorption du globule) tandis que les composés antimoniaux, arsenicaux, le phosphore et les sels de soude des acides de la bile altèrent à une dose plus ou moins forte la forme du globule, et le détruisent, comme l'attestent les cristaux d'hémoglobine qui apparaissent dans le sang de l'animal. L'urine alors ressemble à l'urine fébrile et renferme des principes anormaux qui sont le plus fréquemment de la matière colorante de la bile, de l'albumine.

* Manasséïn (1872) a trouvé dans ses expériences que les dimensions du globule diminuent lorsqu'il y a chez l'animal suractivité fonctionnelle, exagération dans les oxydations organiques, comme dans la fièvre, — ou lorsque l'absorption est rendue plus difficile par la présence de certaines substances, comme

CO^2, la morphine. Lorsqu'ils sont dans un milieu riche en oxygène ou sous l'influence de réfrigérants, du sulfate de quinine, de l'alcool, de l'acide cyanhydrique,... les globules présentent de plus grandes dimensions.

    * Si le globule est le véhicule de l'oxygène, plus un animal aura de globules, de sang, plus il pourra absorber d'O, en faire provision, et partant plus il pourra en attendre le renouvellement.

    * C'est grâce à une très-grande abondance de sang que les animaux plongeurs possèdent la faculté de rester plusieurs minutes sans respirer. Paul Bert a trouvé qu'à poids égal un canard a 1/3 et même 1/2 plus de sang qu'un poulet. (Voyez §13.)

    * En somme, le rôle du sang dans la respiration n'est que celui d'un véhicule des agents et des produits des oxydations ; il sert d'intermédiaire entre les tissus et l'air. Les combustions se passent dans les tissus, dans les éléments anatomiques et non dans le poumon seul. Le rôle de celui-ci chez les animaux supérieurs est de fournir un vaste théâtre aux échanges entre les gaz que le sang a reçus des tissus et l'O de l'air que les tissus réclament pour leur fonctionnement.

    * « Le sang circulant dans le corps peut être considéré comme une rivière arrosant par mille canaux une cité populeuse ; et fournissant non-seulement aux besoins de ses habitants, mais emportant loin d'eux toutes les impuretés qui tombent dans son lit... Les corpuscules sanguins reçoivent de l'oxygène dans le poumon et sont chassés dans tout l'organisme pour y répandre cet O, qui doit se combiner avec le C. et autres éléments chimiques des tissus. » (*Text Book of physiology*, by John Bennett, 1872). Il en résulte la formation de CO^2, d'eau... et par conséquent de la chaleur et des forces, ce qui est la même chose.

    * Le fœtus respire, puisqu'il vit, et que rien ne vit sans respirer. C'est dans le sang de la mère que le sang du fœtus puise la vie, c'est-à-dire l'oxygène, comme plus tard, il la demandera au sein maternel. Le placenta est donc en réalité le poumon du fœtus.

    * Si le phénomène respiratoire *pulmonaire* est un phénomène de diffusion et non de combustion, comment admettre que le sang s'échauffe en traversant le poumon ?

* Cette idée qui cadrait avec les théories anciennes sur la respiration doit être abandonnée. Elle était basée, d'autre part, sur une expérience inexacte. On avait plongé deux thermomètres dans les cavités du cœur et l'on avait trouvé que le sang du cœur droit (sang veineux) était plus froid que le sang du cœur gauche (sang artérialisé). Le sang s'échauffait donc en traversant le poumon. Cl. Bernard, répétant l'expérience avec plus d'exactitude, est arrivé à un résultat contraire : que le sang de la cavité droite est plus chaud, que le sang se refroidit en traversant le poumon. Il a montré, en outre, qu'on n'avait pas tenu compte de la minceur des parois du ventricule droit qui lui fait perdre par rayonnement plus de chaleur que le ventricule gauche.

* Heidenhain et Körner sont arrivés, dans leurs récentes recherches, à la conclusion que le sang ne s'échauffait ni ne se refroidissait dans le poumon, que l'excès de température du ventricule droit tenait à une cause extrinsèque, au voisinage des viscères abdominaux dont la température est plus élevée que celle des viscères thoraciques. Cl. Bernard a opposé à cette allégation les cas d'ectopie du cœur, et des expériences sur le chien. Dans les cas d'ectopie où le cœur était hors de la poitrine, et par suite soustrait à l'influence des viscères abdominaux ; dans les expériences sur le chien (dont le cœur est pour ainsi dire flottant dans la poitrine), où l'expérimentateur donnait à l'animal une position telle que ce fût le ventricule gauche qui touchât le diaphragme ; le ventricule droit contenait toujours un sang plus chaud (1872). Du reste, s'il est constaté que l'air extérieur s'échauffe dans le poumon, dont il sort saturé de vapeur d'eau (Gréhant), il faut bien qu'il emprunte ce calorique au sang, et par conséquent celui-ci doit *se refroidir.*

§ XII. — C. RESPIRATION DES TISSUS

Preuves de la formation d'acide carbonique au sein des tissus. — Que du carbone soit brûlé dans les tissus du corps, cela ressort des faits suivants :

1. Dans les tissus musculaires, il ne se trouve, à vrai dire, presque point d'oxygène (Hermann.) ; or, le liquide

du sang en contient. Il doit donc diffuser dans les muscles et y opérer des oxydations.

2. Quand les animaux souffrent de la faim, tous les organes dépérissent, les muscles aussi pour une part considérable. Le carbone contenu dans les muscles sort du corps, sous la forme d'acide carbonique.

3. Le travail musculaire multiplie le dégagement d'acide carbonique, le repos le diminue.

4. Par la compression de l'aorte abdominale, la région inférieure du corps est privée de mouvement. Si les jambes d'un animal, se trouvant en pareil cas, sont prises de tétanos, le dégagement d'acide carbonique est considérablement augmenté; ainsi, par exemple, dans une expérience durant l'espace d'une minute, de 8 cent. cub. à 17,9 (Ludwig et Szelkow).

5. Des muscles séparés du corps vivant engendrent encore CO_2 (G. v. Liebig, Valentin).

6. Pendant la croissance, l'exhalation de CO_2 est relativement plus grande qu'après l'achèvement de celle-ci. Une livre poids du corps d'un adulte exhale environ la moitié moins d'acide carbonique qu'une livre d'enfant[1].

7. Si une artère est ligaturée en deux endroits, le sang s'y noircit rapidement, mais il n'en est pas de même, quand on place un tube en verre à la place du morceau d'artère lié. Il est reconnu que le noircissement du sang provient surtout de CO_2; il faut donc, dans le premier cas, que la combustion de carbone s'opère par l'entremise de la paroi du vaisseau (Hoppe-Seiler.)

8. Quoiqu'il n'y ait plus d'O dans le sang, le muscle peut encore se mouvoir (Setschenow); mais, pendant le mouvement, une formation de CO_2 a lieu. Cette formation est toutefois plus énergique à l'air libre que sous l'eau.

* Si les tissus produisent du CO_2, en d'autres termes, si

---

[1] * Voir § XIII, p. 100, l'exception pour les nouveau-nés.

les combustions respiratoires se passent dans leur sein, c'est aussi dans l'intimité des tissus végétaux que se passent les phénomènes respiratoires. Nous avons noté plus haut (§ 1, p. 43), que, dans les tissus végétaux, les phénomènes de réduction l'emportent sur les phénomènes de combustion, *pendant le jour, sous l'influence de la lumière solaire*. Les réductions opérées sont nombreuses. Ainsi les végétaux réduisent le CO^2 qu'ils absorbent pour former des hydrocarbures en combinant le carbone obtenu avec l'eau absorbée; ils réduisent l'eau pour former des globules de graisse; les composés oxygénés du soufre pour former des sulfures (sulfure d'allyle, p. ex.); les composés oxygénés de l'azote (AzO^5) pour former des albuminoïdes, etc.

* Toutes ces réductions aboutissent à un dégagement d'O. et à une accumulation de *forces de tension* ou de *chaleur solaire* dont les végétaux se servent pour accomplir ces mêmes réductions, et qui, plus tard, se manifesteront sous forme de forces vives, lorsque les tissus végétaux seront comburés par les tissus animaux. Nous avons remarqué précédemment la solidarité que ces phénomènes établissent entre le règne animal et le règne végétal. « Sol et air, plante, animal, sol et air forment une chaîne ininterrompue : telle est la circulation de la matière. » (Wundt, Moleschott, Küss.) *

§ XIII. — AIR D'INSPIRATION ET D'EXPIRATION

*Composition de l'air atmosphérique. — Les premières idées justes sur la composition de l'air peuvent être rapportées à Nicolas Lefèvre (*Traité de la chimie*, Paris, 1660 et Londres, 1664), et à Jean Rey, médecin du Périgord. Priestley et Lavoisier découvrirent l'oxygène de l'air, à la même époque. Mais c'est à Lavoisier seul (1777) que revient la gloire de la première analyse exacte de la constitution du fluide aérien (à l'aide du mercure chauffé en vase clos, en présence de l'air). On sait comment Lavoisier déduisit immédiatement de sa grande découverte les théories de la calcination des métaux, de la combustion et de la respiration. Depuis lui, Cavendish, Humphry Davy, en Angleterre ; Berthollet, Alex. de Humboldt, Gay-Lussac, en France ; Brunnet, en Suisse ; Liebig, en Allemagne, ont analysé l'air en diverses circonstances avec une plus grande précision. De ces recherches il est résulté que le chiffre d'oxygène établi par Lavoisier était trop fort (en vol. 25 à 27 pour 100 au lieu de 20 à 21).

* C'est à Boussingault et Dumas qu'on doit l'analyse la plus exacte. Ils ont trouvé avec leur appareil (série de tubes en U, ampoules de Liebig, tube horizontal plein de cuivre, fixant l'oxygène au rouge, ballon vide aspirateur) que 100 parties d'air renferment :

En poids.	. 23,01 O	En volumes.	. 20,81 O
	76,99 Az		79,19 Az
	100,00		100,00

* L'air contient, en outre, de la *vapeur d'eau* en quantité variable avec les circonstances météorologiques, plus en été qu'en hiver, mais en tout temps.

* Théodore de Saussure, Boussingault et Lewy ont démontré que l'air contient toujours de l'*acide carbonique* (en moyenne $= 4$ dix-millièmes), plus la nuit que le jour. Théodore de Saussure et Boussingault y ont découvert une substance carbonée et hydrogénée qu'ils pensent être de l'*hydrogène protocarboné*, et que d'autres regardent comme des produits azotés, d'où dériveraient les *miasmes*, corpuscules organiques et animalcules (Ehrenberg). Chatin (1851) a trouvé que (à Paris du moins) l'air renferme de l'*iode*, $\frac{1}{500}$ de milligramme pour 4,000 litres.

* Le *mélange* d'oxygène ($\frac{1}{5}$) et d'azote ($\frac{4}{5}$) qui constitue essentiellement l'air présente une remarquable fixité. Depuis les premières analyses exactes, il n'a pas varié. — L'altitude et la latitude des lieux n'exercent sur lui aucune influence. Gay-Lussac, dans sa fameuse ascension aérostatique, à 7,000 mètres de hauteur, Martins et Bravais sur le Faulhorn, etc., n'ont pas trouvé de différence entre la composition de l'air de ces lieux élevés et celle de l'air de Paris. L'oxygène (dens. $= 1,105$) devrait cependant être plus abondant à la surface du sol que l'azote, dont la densité est moindre (0,972). Il faut attribuer cette constance de proportion (dans les hauteurs accessibles) à l'action des vents qui mélangent les éléments de l'air. Toutefois, d'après certaines observations de Doyère et de Lewy, il semblerait que l'air de la mer serait plus chargé d'oxygène que l'air continental. — On peut néanmoins formuler, d'une façon générale, que l'air libre est un mélange uniforme et invariable d'O et d'Az à toute latitude et à toute hauteur accessibles aux animaux.

* Nous n'avons pas à nous occuper ici des propriétés physiques de l'air (élasticité, dilatabilité par la chaleur, hygrométricité, pesanteur. — Galilée, Torricelli, — Pascal et Perrier).

* Cependant nous devons parler de l'influence que ces variations de pression exercent sur l'économie et spécialement sur la respiration. Elle se manifeste de deux manières, par excès, par défaut.

* 1° *Par excès*. — L'augmentation de densité et de pression de l'air produite à l'aide d'appareils condensateurs ralentit le pouls et la respiration (Tabarié, Pravaz : 1/2 atmosphère).

* Un animal, un chien, par exemple, plongé dans de l'air

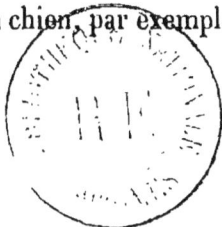

6

condensé à 20 atmosphères (ou de l'oxygène pur à la pression de 5 à 6 atmosphères), est pris de convulsions toniques et cloniques, dès que le sang artériel contient 28 à 30 pour 100 d'oxygène, au lieu de 18 à 20, chiffre normal. Si la proportion s'élève à 35, la mort est la règle. Les accidents convulsifs persistent, alors même que l'animal est ramené à l'air libre. Il se formerait dans le sang, par le fait de cette suroxygénation de l'hémoglobine, un principe toxique analogue pour ses effets à la strychnine ou à l'acide phénique. Pendant l'empoisonnement par sursaturation d'O, il y a abaissement de la température ; par suite de la diminution de l'absorption d'O, de la production de CO^2 et d'urée, en un mot, de tous les processus chimiques de la vie organique. (Paul Bert, C. r. de l'Ac. des sciences, 1872-73.) (Voy. § XV.)

* 2° *Par défaut.* — Nous embrasserons sous ce chef les divers genres d'asphyxie. Celle-ci peut survenir à la suite : *a*. d'une privation brusque et totale d'air ; *b*. d'une insuffisance d'air libre, sans accumulation d'acide carbonique, etc. ; *c*. d'insuffisance d'air avec accumulation d'acide carbonique, etc., dans un espace clos ; *d*. de viciation (ou de substitution) de l'air par des gaz toxiques.

* *a. Asphyxie par suspension brusque de la respiration.*

* Coupez en travers la trachée d'un chien ; obturez-la complétement ; l'animal, après 30 à 40 secondes de calme, fera de violents efforts d'inspiration, se débattra vivement ; la muqueuse des lèvres, de la langue, de la trachée, etc., deviendra livide ; le sang artériel noirâtre ; puis l'animal tombera dans le coma et, au bout de 3 à 4 minutes, crèvera. — Si, avant la mort apparente, on rend libre l'ouverture de la trachée, ou si l'animal étant seulement en état de mort apparente, on insuffle de l'air dans ses poumons, on verra les fonctions respiratoires et vitales se rétablir promptement.

* Pareille expérience pratiquée sur un oiseau détermine la mort avec plus rapidité.

* L'homme dont la respiration est suspendue brusquement, comme en cas de submersion, de strangulation, d'enfouissement, etc., éprouve tout d'abord une angoisse inexprimable, après 30 à 40 secondes ; au bout d'une minute, la face devient bleuâtre, les fonctions cérébrales se troublent, des réflexes médullaires (mouvements de fuite, de défense, excrétion de matières fécales, d'urine, de sperme) se succèdent, puis vient l'affaissement complet, et enfin l'arrêt de la respiration et de la circulation.

* L'homme et le mammifère adulte (non plongeur) ne peuvent être rappelés à la vie après un séjour de 4 à 6 minutes sous l'eau (à moins d'une syncope prolongée). Les oiseaux prolongeurs y séjournent de 3 à 4 et 6 minutes.

* Les cétacés restent sous l'eau de 1/4 d'heure à une 1/2 heure (W. Scoresby), grâce, dit-on, à des plexus artériels rachidiens et crâniens (Hunter, Breschet et Stannius) et à de vastes plexus veineux abdominaux (de Baër et Burow). (Voy. § XI.)

* Dans le *vide pneumatique*, les animaux à respiration puissante (oiseaux et mammifères) ne vivent pas au delà de 40 secondes ou 1 minute. Les salamandres et les grenouilles[1] y vivent de 1 à 3 heures (Spallanzani, W. Edwards). Les cyprins dorés ne périssent qu'au bout de 1 heure 40 minutes dans de l'eau bouillie, c'est-à-dire privée d'air (Alex. de Humboldt et Provençal).

---

[1] *Les crapauds enfermés dans l'épaisseur d'un mur n'y continuent à vivre que grâce à la porosité du mortier. Leur état de repos et de sommeil (comparable à celui des animaux hibernants) fait que la petite quantité d'air qui leur arrive par cette voie, suffit pendant longtemps à leur respiration. Si l'on plonge dans l'eau les moules de plâtre dans lesquels on les a ensevelis, ils crèvent rapidement. (W. Edward.) *

* Les guêpes et les abeilles, qui semblent y mourir au bout de 24 heures, reviennent facilement à la vie, lorsqu'on les remet à l'air libre. Les limaçons ne meure.t qu'au bout de 2 ou 3 jours (Spallanzani).

* Chez les mammifères spécialement, l'*âge* influe beaucoup sur la rapidité de l'asphyxie (Expér. de R. Boyle, Méry, Haller, Buffon, Legallois, W. Edwards).

* Les animaux nouveau-nés, et particulièrement ceux qui naissent les paupières fermées (lapins, carnassiers), résistent à l'asphyxie par immersion, etc., pendant une demi-heure. (Petits chiens immergés sans inconvénient dans de l'eau tiède, pendant une 1/2 heure, chaque fois, les 3 premiers jours de leur vie. — Buffon.) On sait qu'on a pu ramener à la vie des enfants nouveau-nés trouvés dans des pièces d'eau et même des fosses d'aisances, où ils étaient depuis un temps considérable. On a attribué cette résistance des nouveau-nés à l'asphyxie (très-accusée surtout les 5 premiers jours après la naissance) à la persistance du trou de Botal et du canal artériel. Cette explication est sans valeur, la résistance à l'asphyxie persistant alors qu'on réduit à néant la circulation par une saignée à blanc. S'il est démontré que les éléments anatomiques des animaux nouveau-nés consomment infiniment moins d'oxygène que ceux des adultes, dans la proportion de 29 à 47 (P. Bert), la résistance des nouveau-nés à l'asphyxie s'explique tout naturellement. Consommant moins d'oxygène, ils peuvent en supporter plus longtemps la privation, sans que mort s'ensuive.

* L'asphyxie présente plusieurs particularités dignes d'être signalées dès à présent.

* L'acide carbonique, accumulé dans le sang par le fait de l'asphyxie, surexcite les centres nerveux, exalte certaines facultés psychiques et notamment la *mémoire*. Celle-ci acquiert subitement un si haut degré de lucidité et une telle étendue que tous les événements de la vie se présentent à la fois à l'esprit des noyés.

* L'action de l'acide carbonique se localise particulièrement sur les centres respiratoires (bulbe), d'où la précipitation et l'énergie de la respiration dans la dyspnée. Nous
avons vu plus haut que l'excès d'oxygène produit l'effet
inverse. On peut le vérifier en pratiquant une respiration
artificielle très-profonde chez un animal, ou en faisant soi-
même de larges inspirations (ainsi font les plongeurs); on
obtiendra toujours le ralentissement de la respiration par
suroxygénation du sang.

* Brown-Séquard a constaté l'action excitante de l'acide
carbonique (spécialement sur les muscles) sur les animaux asphyxiés par strangulation. Il attribue les mouvements spontanés *post mortem* et les postures parfois
bizarres des cadavres (de cholériques surtout) à une cause
semblable.

* Cl. Bernard a démontré dans son cours de 1872 que
les animaux asphyxiés par l'acide carbonique (par strangulation) présentent une *élévation de température pendant
tout le temps que dure l'asphyxie*. Le même phénomène
se présente sur certains cadavres et notamment sur les
cadavres des cholériques. Cette production de chaleur a
son siége principal dans les muscles dont la respiration
est excitée par CO_2 et par les mouvements convulsifs que
celui-ci provoque.

* *b. Asphyxie par insuffisance d'air libre, sans accumulation de CO_2.*

* Dans les couches élevées de l'atmosphère, la pression
est moindre et partant la quantité d'oxygène. Les animaux
qui respirent cet air raréfié éprouvent un ensemble de
phénomènes qu'on désigne sous le nom de *mal de montagnes*. Dans les ascensions de montagnes, ils débutent
plus tôt que dans les ascensions aérostatiques, la fatigue
musculaire, la privation de sommeil, etc., se joignant à
l'influence de la raréfaction de l'air. Le mal de montagnes atteint tous les voyageurs, mais à des hauteurs diffé-

rentes. 4,000 mètres est l'altitude moyenne (Bouguer et Condamine = Chimborazo, 4,950 mèt.; Alex. de Humbold, Bonpland, Montufar = Chimborazo, 5,067 et 5,574 mèt.; d'Orbigny = Cachun, 4,500 mèt.; Roulin = Santa-Fé de Bogota, 2,661 mèt.; Moorcroft, Fraser, Victor Jacquemont = chaîne de l'Himalaya, 4,000 mèt.; Benedict de Saussure, Lepileur, Martins et Bravais = Alpes, 4,000 mèt.). La série des symptômes du mal des montagnes s'agrandit et s'aggrave d'autant plus qu'on dépasse l'altitude de 4,000 mèt. La voici brièvement : Diminution notable de l'appétit, nausées et parfois vomissements, *anhélation*, palpitations (les sujets atteints de maladies du cœur, menacés d'apoplexie, souffrant de congestions diverses, doivent donc éviter les ascensions), *lassitude* générale, prostration morale, somnolence, *refroidissement du corps*, bourdonnements dans les oreilles, vertiges, saignement des gencives, des lèvres, injection des conjonctives, hémoptysie, etc., jusqu'à la mort dans le coma.

* Il est bon d'observer que l'homme peut s'acclimater à des altitudes considérables.

* Nous le voyons, en effet, habiter Quito = 2,908 mèt. au-dessus de la mer, — Potosi = 4,166, — Antisana = 4,101, — Calamarça = 4,141. — Deba = 5,000, — Ancomarca = 4,792, etc. Chez les habitants de ces lieux élevés, les fonctions de la vie organique ne s'accomplissent pas plus mal que chez les habitants des plaines, malgré la faible pression de leur atmosphère. S'ils absorbent moins d'oxygène à chaque inspiration, ils en inspirent plus souvent. Toutefois il ne semble pas que la compensation soit parfaite, d'après Jourdanet, qui a prétendu qu'ils sont tous *anoxyhémiques* (*le Mexique et l'Amérique tropicale*, 1864).

* Nous ne pouvons rapporter ici toutes les théories émises pour expliquer le mal de montagnes (Lepileur, Th. de

Saussure, Pravaz, Weber, etc.). Nous ne résumerons que la plus récente, celle de L. Lortet, qui a étudié le phénomène en s'aidant de tous les enregistreurs connus (sphygmographe, anapnographe, thermomètres spéciaux, etc.). Après avoir fait observer qu'en plaine, les combustions respiratoires augmentent d'intensité avec la dépense de force; que la chaleur produite qui se transforme en force mécanique y est suffisante pour subvenir à la dépense de force musculaire, à cause de la densité de l'air et de la quantité d'oxygène, il ajoute :

* « Dans la montagne, au contraire, surtout à de grandes altitudes et sur les pentes où le travail de l'ascension est considérable, il faut une quantité de chaleur énorme pour être transformée en force musculaire. *Cette dépense de force use plus de chaleur que l'organisme ne peut en fournir ;* de là un refroidissement sensible du corps, et les haltes fréquentes qu'on est obligé de faire pour se réchauffer. Quand on est en état de digestion, le refroidissement devient presque nul ; c'est ce qui explique l'habitude qu'ont les guides de faire manger toutes les deux heures environ. »

* L'anhélation est essentiellement causée par la raréfaction de l'air.

* Longet croit que l'appareil respiratoire des oiseaux « pourrait bien avoir pour effet d'isoler, plus ou moins complétement, la surface respiratoire et ses nombreux vaisseaux de l'atmosphère variable que l'oiseau traverse dans sa locomotion si rapide et si étendue. » Pour d'autres auteurs, leur usage serait : de diminuer le poids spécifique du corps (Comper, J. Hunter, Girardi); de rendre l'équilibre plus stable en abaissant le centre de gravité (Borelli); d'isoler le mécanisme de l'effort de celui de la respiration (J. Hunter, Girardi, Sappey); enfin, d'augmenter l'étendue et la puissance de la voix (Girardi, Sappey). On connaît les beaux travaux de ce dernier anatomiste sur les sacs aériens des oiseaux et sur l'antagonisme qui existe entre le jeu des sacs moyens et celui des sacs antérieurs et postérieurs.

  *c. *Asphyxie dans un air confiné, ou par insuffisance d'oxygène et accumulation de* CO^2. — Il est des animaux qui périssent dans l'air confiné bien longtemps avant d'en avoir consommé tout l'oxygène ; d'autres y vivent jusqu'à ce qu'ils l'aient dépouillé de la presque totalité de son principe actif. Ainsi, les animaux supérieurs ne peuvent vivre dans une atmosphère dont l'oxygène est réduit à 10 pour 100 = Lavoisier. Dans les mines, l'asphyxie se produit lorsque l'air n'a que 10 pour 100 et menace lorsqu'il n'a que 15 pour 100 d'O. — Un oiseau peut vivre 12 heures sous une cloche, à la condition que l'acide carbonique, exhalé soit incessamment absorbé par de la potasse caustique ; et il meurt en moins d'une heure, si l'air, étant exempt de CO^2, ne contient que 15 pour 100 d'O et 85 pour 100 d'Az. Une souris asphyxie en 5 minutes dans un air qui ne renferme que 10 pour 100 d'O.

  * Les poissons (tanches) asphyxient quand l'O dissous dans l'eau est réduit à 7 pour 100 ; les grenouilles, quand il est réduit à 3 pour 100. — Les mollusques (limace rouge et limaçon des vignes) consomment la totalité de l'O, comme des bâtons de phosphore (Vauquelin), meurent lorsque l'air confiné ne contient que des traces à peine appréciables d'O. (Spallanzani.)

  * L'homme adulte introduit par jour 9 à 10 mètres cubes d'air dans ses poumons, et à chaque mouvement respiratoire, il exhale une quantité d'acide carbonique équivalente à celle de l'O employé, 4 pour 100. CO^2 versé dans l'espace libre ne vicie pas l'air sensiblement, mais accumulé dans un espace clos, il l'altère puissamment (voy. § 9). A cette cause capitale s'en ajoutent d'autres pour corrompre l'air des lieux publics. La transpiration cutanée et pulmonaire entraîne diverses matières animales qui se décomposent rapidement et infectent l'air ; les produits de

combustion des luminaires augmentent CO_2, etc. Les vapeurs aqueuses saturent l'air et entravent la transpiration,
circonstance qui concentre la chaleur dans les corps, etc.

* Les analyses de l'air de la plupart des salles d'hôpitaux,
des lieux de réunion, etc., sont vraiment effrayantes.
On y a trouvé jusqu'à 1 pour 100 de CO_2. Que de
pauvres réduits sont encore plus misérablement aérés !
Nous ne pouvons énumérer les nombreuses maladies
auxquelles donne lieu cette asphyxie lente par air confiné.
Nous rappellerons seulement les exemples connus d'asphyxie aiguë produite par cette cause. Sur 146 prisonniers des Anglais dans l'Indoustan, 123 périrent au bout
de 8 heures dans une chambre de 24 pieds carrés ; sur
300 prisonniers autrichiens après la bataille d'Austerlitz,
entassés dans une cave, 260 moururent après un laps de
temps fort court. Combien d'émigrants, combien de pauvres esclaves périssent d'asphyxie dans les cales où on les
empile !

* L'asphyxie débute par une constriction pénible vers le
larynx et le sternum, des bâillements, des pandiculations,
des efforts inutiles pour respirer ; puis viennent des
éblouissements, des tintements d'oreilles, vertiges, perte
de connaissance. La face et les lèvres se tuméfient, deviennent livides, les yeux saillants, la conjonctive injectée ; le
nez, les oreilles, les pieds et les mains prennent une couleur violacée, la peau se couvre de marbrures, de sugilla-
tions. La respiration et la circulation s'éteignent peu à
peu.

* Dans l'asphyxie par air confiné, il y a à la fois diminution d'O et excès de CO_2. Qu'est-ce qui tue ? Est-ce CO_2 ?
Bichat, Nysten, Regnault et Reiset — (chiens et lapins séjournent, sans inconvénient, plusieurs heures dans une
cloche dont l'air a jusqu'à 23 pour 100 de CO_2 avec 30 à
40 pour 100 d'O) — disent qu'il est inoffensif.

* Collard de Martigny, d'Arcet, Ollivier (d'Angers), Or-

fila, etc., affirment qu'il exerce une action délétère, spécialement sur le système nerveux — [moineaux meurent en 2 minutes dans air $= 21$ pour 100 d'O et 79 CO_2; en 2 à 4 minutes dans mélange de 79 O et 21 CO_2; en 8 à 10 minutes
seulement dans atmosphère (ni O ni CO_2) d'H ou d'Az., etc.,
Collard de Martigny]. Comparez l'expérience dans laquelle
l'oiseau meurt en moins d'une minute, s'il respire un air
exempt de CO_2, lorsque O y est réduit à 15 pour 100. —
La vérité admise aujourd'hui est que c'est l'accumulation
de CO_2 qui cause la mort dans l'air confiné, en empêchant
par sa présence en excès le dégagement de CO_2 du sang
(voy. plus haut, § XI, p. 88).

* Paul Bert a conclu de ses récentes et nombreuses expériences que le manque d'O tue les animaux à sang chaud,
et l'excès de CO_2 asphyxie les animaux à sang froid. Pour
lui, la mort naturelle est toujours une asphyxie.

* L'étude précédente conduit à cette conclusion pratique, que si l'on ne peut disposer d'un vaste local, il
faut en renouveler incessamment l'air (voy. § IX, p. 82).
Les hygiénistes demandent pour les établissements publics destinés à des hommes sains au moins *six mètres
cubes d'air neuf* par heure et par personne ; pour les
hôpitaux, il en faut au moins 20 (Guérard, Poumet, Boudin).

* c. *Asphyxie par intoxication.*

* Elle a pour type l'asphyxie par l'oxyde de carbone
(voy. § XV).

* L'auteur donne sous forme de tableau comparatif : *

VOLUME ET POIDS DE L'AIR INSPIRÉ ET DE L'AIR EXPIRÉ.

100 VOLUMES.		D'AIR INSPIRÉ.	D'AIR EXPIRÉ.
Contiennent :	oxygène. . . .	20,9 - 21	16,03
—	azote.	79 - 79,15	79,55
—	acide carbonique	0,04	4,38

En chiffres ronds : 20 O, 80 Az, 0,04 CO_2 contre 16 O,

80 Az et 4 CO_2 ; 100 parties en poids d'air atmosphérique $= 23,01$ O, $76,99$ Az. Outre cela, l'air atmosphérique
contient une faible quantité d'ozone, des quantités variables de vapeur d'eau et un peu d'ammoniaque. Il est, dans
la plupart des cas, à une température inférieure à celle des
poumons. L'air expiré est presque saturé de vapeur d'eau, et
contient une faible quantité d'ammoniaque, vraisemblablement autant qu'il en a été inspiré ; et, par une température
moyenne de l'air, il n'est qu'un peu plus froid que la température du corps ($= 36°$ C).

   * L'azote exhalé par le poumon, comme produit excrémentitiel, se rencontre habituellement sous forme d'ammoniaque. On peut encore trouver dans l'air expiré diverses
exhalations provenant de substances azotées ou de matières volatiles (alcool, éther, chloroforme, produits phos-
phorés, gaz paludéens, etc.) contenues accidentellement
par le sang. *

   **Variations de l'exhalation d'acide carboni-
que.** — Un adulte exhale, en 24 heures, par les poumons
et la peau, environ 800 grammes d'acide carbonique
$= 406,7$ litres, $= 218,1$ grammes de carbone $+ 581,9$
grammes O — et il consomme environ 700 grammes d'oxygène. En conséquence, l'acide carbonique de l'air expiré
contient moins d'oxygène qu'il n'en a été introduit par l'air
inspiré. Une portion d'O (environ 1/6) a été employée à
d'autres oxydations, comme à la formation d'acides sulfurique et phosphorique au moyen du soufre et du phosphore
des albuminoïdes, comme à la formation d'eau. Les quantités indiquées sont toutes sujettes à varier beaucoup. L'a-
cide carbonique baisse par le jeûne, pendant le repos,
le sommeil ; il augmente par le travail, par l'alimentation
animale, pendant la digestion, pendant la croissance (100 livres d'un enfant de 8 ans exhalent, par heure, presque la
moitié autant que 100 livres d'adulte), par une température
froide, par une respiration plus fréquente, par une ingestion

plus grande d'hydrocarbonates, laquelle occasionne une plus grande exhalation de CO_2 que l'usage des substances grasses et albuminoïdes. D'après les expériences de Ranke, on exhale

Dans le jeûne.	7,5	
Avec une nourriture non azotée.	8,3	C, à l'heure par les
Avec une alimentation mixte. .	9	poumons et la peau.
— — très-riche.	10,5	

La partie d'air expiré qui s'échappe la première, contient moins d'acide carbonique que celle qui s'exhale la dernière et qui provient, par suite, d'une région plus profonde des poumons [1]. Le sexe féminin dégage en somme, à partir de la puberté, moins de CO_2 que le sexe masculin; pendant la menstruation, l'exhalation augmente [2]. Si l'on retient sa respiration, ce qui est possible pendant cent secondes environ, CO_2 augmente de plus du double.

L'expiration exhale environ 1 — 1 1/2 livre de vapeur d'eau par jour.

Variations de l'absorption d'O. — L'oxygène n'est pas absorbé en plus grande quantité, pendant l'exécution

---

[1] Vers la zone supérieure du cône pulmonaire, l'air est presque pur; dans les zones moyennes, Becher et Holmgreu (1875) ont trouvé par le tubage des bronches que la proportion de CO_2 était de 2, 3 p. 100. En faisant inspirer 500 centim. cubes d'H, puis expirer en deux temps, le second temps dans un ballon de caoutchouc, etc., Gréhant a trouvé que l'air des couches presque contiguës aux surfaces alvéolaires était composé de : 7, 5 pour 100 de CO_2, 13,50 [pour 100 d'O, 78,6 d'Az. L'air immédiatement en contact doit avoir, par suite, bien plus de 7,5 pour 100 de CO_2. — Gréhant, toujours à l'aide de sa méthode d'inspiration d'H, en analysant l'air de chaque expiration a constaté que ce n'était qu'après cinq inspirations et expirations successives exécutées dans une cloche d'H que ce gaz formait avec l'air du poumon un mélange homogène.

[2] Andral et Gavaret ont trouvé que l'exhalation de CO_2 va en progression ascendante jusqu'à 30 ans, et en progression descendante,

du travail, par rapport à l'exhalation d'acide carbonique ;
bien au contraire, on respire et consomme plus d'oxygène
pendant le repos. Ainsi un jeune homme sain, âgé de 28 ans,
du poids de 120 livres, respirait par la peau et par les poumons, en grammes :

	CO_2	O
De 6 heures du matin à 6 heures du soir.	552,9	254,6
De 6 heures du soir à 6 heures du matin.	378,6	474,5
	911,5	708,9

Le même homme exhalait et absorbait pendant et après un
travail très-fatigant :

| Le jour. . . . | 884,6 CO_2 | 294,8 O |
| La nuit. . . . | 399,6 » | 659,7 » |

(DE PETTENKOFER et VOIT.)

§ XIV. — DÉTERMINATION DE L'ACIDE CARBONIQUE DE L'O, DE L'AZ, DE L'EAU CONTENUS DANS L'AIR EXPIRÉ

Toute méthode ayant pour but de déterminer la quantité
d'acide carbonique expiré, exige :

1. Que l'air expiré puisse être soumis, en totalité, à l'expérimentation ; que, par suite, cet air s'écoule constamment
et que de l'air frais afflue constamment aussi.

à partir de cet âge, chez l'homme. Chez la femme, la progression
ascendante s'arrête à la puberté, à l'établissement de la menstruation, époque où l'exhalation de CO_2 devient stationnaire, pour
n'augmenter ensuite que les premiers temps qui suivent la méno-
pause. A partir de ce moment, l'exhalation de CO_2 va en progression décroissante comme chez l'homme. On explique l'arrêt plus
précoce de la progression ascendante de l'exhalation de CO_2 chez
la femme, et son état stationnaire pendant la période menstruelle,
par l'élimination d'une foule de produits de combustion incomplète
(et de CO_2, par conséquent) qu'entraîne chaque flux catéménial.
Comme preuve, on rappelle que, pendant la grossesse, l'exhalation
de CO_2 augmente*.

2. Que la vapeur d'eau et les substances organiques soient éliminées. Cela se fait, au mieux, lorsqu'on dirige l'air expiré sur de l'acide sulfurique concentré.

3. Que l'air libre d'eau et de substances organiques passe rapidement dans un tube préalablement pesé et rempli de potasse, de soude, de chaux ou de baryte, tube dans lequel l'acide carbonique se combinera avec une des substances employées. Le surpoids du tube sur le poids primitif donne la quantité d'acide carbonique.

L'appareil qui atteint ce but de la manière la plus exacte, a été construit par *Pettenkofer*. Dans cet appareil, un homme peut se tenir longtemps, s'il le veut, sans éprouver de gêne dans la respiration, parce que l'air expiré est continuellement expulsé par des pompes aspirantes qui sont mues par une machine à vapeur, dont le travail est rhythmique, et que de l'air frais afflue avec une égale régularité.

*Les conditions réclamées ici par l'auteur pour la détermination de la quantité de CO^2 de l'air expiré constituent la *méthode* dite *directe*. Cette méthode, la meilleure évidemment, n'est pas spéciale à la détermination de CO^2; elle a servi également au *dosage direct* de l'O, de l'Az et de l'eau.

*Lavoisier l'imagina et en posa les règles : « Placer les animaux en expérience dans un volume déterminé d'O ou d'air, ou de mélange artificiel d'O et d'Az ; — absorber avec soin le CO^2 au fur et à mesure qu'il se dégage ; — renouveler le milieu respirable, par quantités déterminées ; — noter exactement le temps du séjour, la température, etc. »

*Après lui, de savants expérimentateurs adoptèrent la méthode directe en s'entourant de toutes les précautions auxquelles s'astreignait la science de leur époque : Spallanzani (diverses espèces de mollusques, crustacés, etc.), Dulong et Despretz (animaux et homme), Allen et Pepys (animaux et homme), Regnault et Reiset (1840, animaux),

Pettenkofer (1862, animaux, homme). Sans contredit, l'appareil du physiologiste de Munich est la réalisation la plus parfaite de la méthode appliquée à l'homme. Regnault et Reiset étaient arrivés au même degré de perfection pour l'analyse de l'air respiré par les animaux. Leur appareil se compose de trois parties : 1° d'une cloche servant à loger l'animal en expérience ; 2° d'un appareil propre à condenser CO_2, à mesure qu'il est expiré ; 3° d'un autre appareil destiné à fournir l'O qui doit remplacer dans la cloche celui que consomme l'animal. — On peut encore citer l'appareil de Gavarret et Andral (masque communiquant avec trois ballons collecteurs de l'air expiré — appareil analogue à celui de Boussingault et Dumas pour l'analyse de cet air ; acide sulfurique fixant eau — potasse fixant CO_2 — cuivre rouge fixant O — ballon recevant Az).

*Il y a deux autres méthodes d'analyse moins bonnes : la méthode par proportions centésimales et la méthode indirecte imaginée par Boussingault.

* Dans la *méthode d'analyse par proportions centésimales*, il faut : 1° analyser, par proportions centésimales, l'air de l'espace où doit respirer le sujet ; — 2° doser le volume de gaz rendu à chaque expiration ; — 3° compter le nombre d'expirations dans un temps donné ; — 4° recueillir l'air expiré pendant ce temps et l'analyser également par proportions centésimales. Cette méthode est imparfaite, puisqu'elle repose sur deux données incertaines : 2° et 3°. Quelle discordance, en effet, parmi les auteurs, sur le volume de gaz expulsé à chaque expiration et sur le nombre de mouvements respiratoires exécutés en l'espace d'une minute !

* Soit un exemple des calculs de cette méthode : Si l'on admet que nous expirons 18 fois par minute (cela fait par heure 1,080 fois, par jour 25,920, par an 926,080 — comparez plus bas), chaque expiration étant de 1/2 litre (nombre controversé), nous expirerons 9 litres d'air par

minute. D'autre part, l'analyse a découvert que l'air expiré contient 4 centièmes de moins d'O que l'air inspiré; le calcul sur ces données conduira au résultat de $= 0$ litre 360 d'O consommé par minute, ce qui fait par heure 21 litres 60, par jour 518 litres 40, et par an 189,216 litres.

*D'autres ont varié le problème. Partant du chiffre de 13 à 14 respirations par minute, ils arrivent à 20,000 inspirations par jour environ. Si chaque inspiration introduit 1/2 litre d'air, on a pour la journée 10,000 litres; sur ces 10,000 litres (10 m. c.), l'O y est pour 1/5 (21 O, 79 Az), soit en poids 2 kilog. 500 O. — Or, l'air expiré en 24 heures ne renferme plus que $1^k,750$ d'O; c'est-à-dire que 750 gram. d'O ont été employés à former du CO_2 ou de l'eau. 750 gram. d'O répondent à 500 litres en volume. (Küss.)

*On voit quelle part le calcul prend dans cette méthode et à combien d'erreurs il peut conduire, puisque ses données ne sont pas indiscutables.

*Les auteurs qui ont employé cette méthode sont d'autant plus nombreux qu'elle est plus facile. Nous citerons Goodwyn, H. Davy, Dumas, Murray, Nysten, Prout, Thomson, Mac-Grégoire, Couthupe, Vierordt, Valentin et Brunner, Doyère, etc.

*La *méthode indirecte*, ou méthode de Boussingault, consiste en ceci : « Étant donné un animal soumis à la *ration d'entretien* (qui maintient son poids égal tout le temps de l'observation), on pèse tout ce qu'il introduit sous forme liquide ou solide dans son tube digestif, — et tout ce qu'il expulse au dehors par les déjections solides ou liquides, — puis on retranche la seconde quantité de la première. La différence représente nécessairement en poids et en volume la perte que l'animal a faite par la respiration et par l'exhalation cutanée. » — Barral a appliqué la méthode à l'homme.

*L'examen comparatif des chiffres si nombreux et si dif-

férents obtenus à l'aide de ces trois méthodes démontre
qu'il est impossible, avec les résultats actuels, de déterminer, d'une façon exacte, la quantité des divers éléments
de l'air expiré par l'homme en un laps de temps donné.
On ne peut conclure qu'à des variations.

* Ainsi, la *quantité d'O qu'absorbe* un adulte par heure,
dans le repos, et dans les conditions habituelles de santé
et de température, varie de 20 à 25 *litres* = 29 à 36 gram.
environ.

* D'une façon générale, l'absorption d'O est proportionnelle à l'activité physiologique chez les animaux. Elle reste
la même dans une atmosphère (sans pression) contenant
2 à 3 fois plus d'O que l'air commun (Lavoisier); mais si,
dans l'atmosphère artificielle, l'Az est remplacé par H,
l'absorption d'O augmentera, en vertu du *pouvoir refroi-
dissant* de l'H. (Regnault et Reiset.)

* Quant à *l'exhalation de* CO^2, les limites de ses variations
sont comprises entre 13 et 20 *litres* = 29 gram. 670 et
39 gram. 560 = 8 gram. 090 et 10 gram. 789 de carbone par heure, chez l'homme de 30 ans, dans les conditions habituelles.

Pour *l'azote*, opinions partagées. Les uns ont prétendu
qu'il n'y avait ni absorption ni dégagement d'azote (Lavoisier, Allen et Pepys); d'autres qu'il y avait absorption (Alex.
de Humbold et Provençal, Davy, Pfaff, Henderson, etc.);
d'autres qu'il y avait exhalation (c'est-à-dire que l'air expiré
contenait plus d'Az que l'air inspiré. (Berthollet, Despretz,
Marchand, Boussingault, Regnault et Reiset, etc.)

* Longet dit que la plupart des physiologistes admettent
aujourd'hui qu'il y a *exhalation d'Az* chez les animaux
supérieurs soumis à leur régime alimentaire habituel. Cet
azote vient des aliments ingérés et non de l'air (s'exhale
dans atmosphère artificielle d'O et H). Du reste, sa
quantité est très-minime ; elle ne représente ordinairement que 5 ou 6 millièmes de l'O absorbé.

* *L'eau de l'air expiré* a deux origines : « Il y a : 1° celle qui suinte dans les bronches, c'est l'*eau de la transpiration pulmonaire proprement dite*; 2° celle qui se forme par la combinaison de l'O de l'air avec l'H du sang, *c'est l'eau de la respiration.* » (Lavoisier.)

*Les variations de la totalité de l'eau sont comprises entre 20 et 29 gram. par heure, 500 et 700 gram. par jour. Il est difficile de préciser la part qui revient en propre à la respiration (Longet.)

* *Quel est le rapport entre la quantité d'O absorbé et celle de CO_2 exhalé ?*

* Lavoisier soutint que CO_2 ne représente pas tout l'O absorbé. Allen et Pépys nièrent. Laplace démontra que le calorique développé par la respiration excède la quantité que peut donner la combustion de carbone qui forme CO_2; que la respiration occasionne, en outre, la combustion d'une certaine quantité de l'H contenu dans le sang. Dans les expériences de Despretz, le rapport en volume de l'O absorbé avec le CO_2 exhalé a varié de 0,62 à 0,78. Le rapport établi par Dulong est $= 0,90$, par Brunner et Valentin $= 0,85$, etc. *

§ XV. — RESPIRATION DANS LES DIFFÉRENTS GAZ

*Les *milieux respirables* autres que l'*air* se divisent en :

* 1° Ceux qui sont *capables d'entretenir la respiration pendant un certain temps*, avant de provoquer des troubles sérieux : *oxygène, protoxyde d'azote.* *

Oxygène. — Au point de vue de la durée, l'air atmosphérique est seul respirable. Quand la proportion d'oxygène dans l'air inspiré ne tombe pas au-dessous de 10 pour 100, il n'en résulte aucune influence sensible sur la respiration. Avec une diminution plus grande, la fréquence de la respiration baisse et de la gêne respiratoire se déclare. Si de l'oxygène pur est respiré, on voit apparaître des phénomènes fébriles et inflammatoires.

* Cette action irritante de l'oxygène a été mise en doute, au nom des expériences d'Allen et Pépys sur l'homme et le pigeon, de Priestley sur ses deux souris (1/2 à 3/4 d'heure d'inhalation) et sur lui-même; de Lavoisier sur deux cabiais (24 heures d'inhal.). Mais si, pendant ces expériences de laboratoire, dont la plus longue a duré 24 heures, on n'a pu saisir d'autre phénomène anormal qu'une légère excitation, il n'est pas légitime d'en conclure qu'on pourrait impunément respirer l'oxygène d'une manière continue au lieu d'air. (Voir plus haut les expériences de P. Bert, § XIII.)

* Du reste, l'emploi de l'oxygène dans la phthisie pulmonaire n'a pas toujours donné des résultats heureux, au contraire.

* *Gaz protoxyde d'azote.* — Ce gaz permet l'entretien de la respiration pendant quelques instants, grâce à la décomposition qu'il subit dans les poumons, où son oxygène se dégage pour fournir à l'hématose; mais cette décomposition du gaz respiré n'est pas totale, et la partie intacte pénétrant dans l'organisme par voie d'absorption, provoque les accidents signalés par les auteurs. H. Davy expérimentant sur lui-même, éprouva d'abord du vertige, du tournoiement qui diminuèrent par degrés pour être remplacés successivement par une sorte de « douce pression sur tous les muscles, des frémissements très-agréables; enfin, de l'agitation et une propension irrésistible au mouvement. » Tennant et Unterwoold, en opérant comme Davy arrivèrent au même résultat. Vauquelin s'arrêta à la période de vertige. Les préparateurs de Thenard expérimentèrent autrement et imparfaitement. Zimmermann se rapprocha des résultats obtenus par le chimiste anglais.

* 2° Ceux qui *ne tuent que par l'absence d'oxygène* : *azote, hydrogène.*

* **Azote, hydrogène.** — Plongés dans l'azote ou l'hydrogène purs, les animaux y périssent bientôt d'asphyxie; tandis qu'ils respirent impunément un mélange de 1/5 d'azote ou d'hydrogène avec 4/5 d'air. Le mélange d'hydrogène détermine seul de la somnolence. On l'a employé comme soporifique dans les insomnies de la phthisie (Berzelius, Cas de Charles de Wetterstedt).

* L'azote constituant les 4/5 en volume de l'air atmosphérique, on admet que sa présence est nécessaire pour tempérer les propriétés trop actives de l'oxygène.

* 3° Ceux qui sont *actifs et vénéneux*. Non-seulement ils ne suffisent pas aux besoins de l'hématose, mais exercent sur les animaux une action toxique : gaz acide carbonique (voir plus haut, § XIII), oxyde de carbone; hydrogène bicarboné, phosphoré, sulfuré (Thénard et Dupuytren), arsénié (mort du chimiste Gehelen); cyanogène, gaz suffocants : chlore, acide hypoazotique, bioxyde d'azote; les gaz acides, en général, l'ammoniaque, etc.

* Nous ne parlerons que des deux premiers : *acide carbonique, oxyde de carbone*. *

Acide carbonique. — La respiration dans de l'air chargé d'acide carbonique amène la mort chez les animaux, dès qu'il en contient de 8-10 pour 100. Quand on respire quelque temps un air qui en contient de 1-2 pour 100, des troubles dans les fonctions nerveuses se produisent bien vite, savoir des étourdissements, des vertiges, de l'engourdissement.

* L'acide carbonique n'a pas d'action toxique, lorsqu'il est en contact avec d'autres organes que le poumon. Ingéré dans le tube digestif, injecté dans le tissu cellulaire, les veines et les artères, il ne détermine aucun accident toxique; parce qu'il forme des carbonates neutres avec le plasma du sang (Nysten).*

Gaz oxyde de carbone. — L'oxyde de carbone agit de la façon la plus nuisible, parce qu'il contracte une intime union chimique avec la partie essentielle des corpuscules du sang, l'hémoglobine, et de la sorte empêche l'oxygène de se combiner avec les corpuscules sanguins. Il ne se dégage du sang que lorsque l'empoisonnement a été incomplet, et ce, en se combinant avec l'O qui s'y trouve pour former CO^2. (MASIA, POKROWSKY.)

* Un oiseau de taille ordinaire périt dans une atmosphère confinée qui en contient 1 pour 100 (Félix Leblanc)].

* Pour avoir une idée de la rapidité avec laquelle se fait l'intoxication par les vapeurs de charbon (oxyde de carbone), Gréhant place des chiens dans une atmosphère contenant $\frac{1}{10}$ d'oxyde de carbone. Le sang artériel, entre la 10e et la 25e seconde, renferme déjà 4 pour 100 d'oxyde de carbone, et n'a que 14 pour 100 d'O ; entre 1 minute 15 secondes et 1 minute 30 secondes, l'oxyde de carbone s'élève à 18 pour 100, et l'O est réduit à 4 pour 100. Ces expériences permettent de conclure que le sang artériel de l'homme, qui entre dans un milieu fortement chargé d'oxyde de carbone, absorbe ce gaz toxique, *dès la première minute*. L'asphyxie par les vapeurs de charbon est donc très-rapide (Gréhant). Dans cette asphyxie, les combustions organiques étant suspendues, il y a forcément abaissement de température (Cl. Bernard). L'oxyde de carbone n'est pas un agent toxique direct pour les tissus, comme le sont, par exemple, les composés du cyanogène, car sa présence n'empêche pas les tissus de respirer au contact de l'O. (Paul Bert.)*

DEUXIÈME SECTION

DIGESTION

§ 1. — OBJET

Fonction des organes digestifs. — L'objet essentiel de la digestion consiste à rendre les substances alimentaires susceptibles de passer dans le sang.

Pour cela, il faut :

1. Le *morcellement mécanique des substances alimentaires solides ;*

2. La *transformation des hydrates de carbone* (particulièrement l'amidon) insolubles dans l'eau en *hydrates solubles* (sucre de raisin), parce que les dissolutions seules peuvent passer au travers des pores exigus des vaisseaux capillaires ;

3. *a.* ou *diviser les substances grasses neutres* en particules ténues, parce que sous cette forme seulement elles peuvent être absorbées par l'épithélium des villosités intestinales ;

b. Ou *les réduire* en glycérine et en acides gras ;

4. *Dissoudre les albuminoïdes* et les rendre facilement diffusibles ;

5. Faire franchir aux matières toute la longueur du canal intestinal.

La transformation de la fécule est produite par les diverses espèces de salive, vraisemblablement aussi par le mucus, — la dissolution des albuminoïdes par les sucs gastrique, intestinal et pancréatique , — l'émulsion des substances grasses par la bile et le suc pancréatique, la décomposition de ces mêmes substances en glycérine et en acides gras par ces derniers agents aussi, bile et suc pancréatique.

CHAPITRE PREMIER

DIGESTION DANS LA CAVITÉ BUCCALE

§ II. — FLUIDE BUCCAL

Propriétés et composition du liquide buccal. — Le liquide contenu dans la bouche est trouble, plus ou moins visqueux, filant, mêlé de vésicules d'air ; sa réaction est habituellement *neutre ou alcaline;* quelquefois, surtout à jeun, elle est acide, mais après les repas elle est toujours alcaline. Quand on le laisse reposer, il se forme un sédiment et le liquide qui reste devient plus clair. Mélangé avec de l'eau distillée, il se laisse filtrer, et l'addition d'une certaine quantité d'acide acétique au filtratum donne lieu à un précipité membraniforme, clair (mucine). Au microscope, on découvre dans ce liquide une multitude de cellules épithéliales et de corpuscules dits salivaires qui paraissent être identiques avec les corpuscules lymphatiques (voy. fig. 8, page 130) décrits plus loin (section III, § 1).

Par l'eau qu'il contient, il agit en dissolvant; il introduit, en outre, une certaine quantité d'air dans l'estomac[1], masque les substances âpres et a le pouvoir de changer la fécule en dextrine et en sucre de raisin. (Découverte de Leuchs.)

ROLE MÉCANIQUE DE LA SALIVE DANS LA MASTICATION ET LA DÉGLUTITION

L'usage principal de la salive est mécanique; car elle accompagne dans la déglutition les aliments non mâchés et ceux sur lesquels elle n'a pas d'action chimique à exercer. C'est pourquoi les animaux carnivores qui se nourrissent essentiellement de substances azotées possèdent néanmoins des glandes salivaires. Humidifier, ramollir pour aider à la mastication; agglutiner les parcelles des aliments broyés pour former le bol alimentaire, enduire celui-ci d'une couche gluante (due principalement au mucus buccal) pour favoriser son glissement par les voies de la déglutition, tel est le rôle mécanique de la salive.

ROLE CHIMIQUE DE LA SALIVE MIXTE OU BUCCALE

1° *Composition chimique.* — Eau = 995,16; épithélium = 1,62; ptyaline = 1,34; phosphate de soude = 0,94; chlorures alcalins = 0,84; sulfocyanure de potassium = 0,06; chaux combinée à une matière organique = 0,03; magnésie combinée à une matière organique = 0,01. Total = 1000,00. (Jacubowitsch.)

De la confrontation des analyses faites par cet auteur, il ressort que la salive des herbivores ne renferme pas de sulfocyanure de potassium et de sodium, mais que, par contre, elle

[1] D'après de Liebig, l'oxygène de l'eau qui est entraîné dans l'estomac par la salive, sous forme d'écume, s'y unirait aux tissus ou aux aliments (V. Bennett).

contient des carbonates alcalins absents dans la salive des carnivores. La salive de ces derniers contient plus de mucus, mais moins de phosphate et de chlorures alcalins que celle des premiers.

* On a encore signalé dans la salive la présence de la leucine (Frerichs et Stœdeler), de l'urée (de Pettenkofer), des urates de soude et de potasse (Wiederhold). — Ce ne sont que des produits *accidentels*.

* Parmi les éléments salins normaux, il en est un qui a suscité de nombreuses recherches et dont le rôle est cependant encore enveloppé de mystère, c'est le *sulfocyanure de potassium*.

* Tréviranus (*Biologie*, t. IV, 1814) a, le premier, constaté que la salive prend une coloration *rouge purpurine,* en présence d'un persel de fer et spécialement du perchlorure. Il pensa que cette réaction devait être rapportée à un corps désigné par Winterl sous le nom d'*acide sanguin* et qui n'est autre que l'acide prussique sulfuré de Porrett, l'acide sulfocyanhydrique de la chimie moderne. Tiedemann et Gmelin observèrent ensuite qu'on obtenait avec l'acide phosphorique un liquide doué de la même propriété en distillant l'extrait alcoolique de la salive desséchée. Ces auteurs conclurent que la salive possède un *sulfocyanure à base d'alcali.*

* Beaucoup d'auteurs se sont encore appliqués à l'étude de ce point intéressant de l'histoire chimique de la salive : Eberle (1834), Mitscherlich, van Stetten (1837), Wright (1842), Blondlot (1843), Marchand (1844), Jacubowitsch (1845), Frerichs (1846), Tilanus (1849), Lehmann (1850), etc... — Les opinions qu'ils ont tour à tour exprimées sont très-divergentes. — Ainsi, d'après les uns, la présence de ce sel dans le fluide salivaire doit être niée d'une façon absolue. — D'après les autres, sa présence résulterait, soit d'une altération spontanée de ce fluide, soit des manipulations chimiques auxquelles on le soumet ; — d'autres pensent que son apparition dépend d'un état particulier du système nerveux (impressions vives et pénibles). — Enfin, ce sel étant réputé toxique à certaine dose, on a supposé que l'exagération de sa production pouvait expliquer les propriétés malfaisantes de certaines salives, et spécialement de celle des chiens enragés.

*Cette dernière hypothèse toute gratuite est en contradiction flagrante avec les idées admises aujourd'hui sur les virus en général (consultez les remarquables études de Chauveau sur les virus).

* Dans le désir de dissiper toutes ces incertitudes, Longet, Œhl, Sertori, Schiff, etc., se sont livrés à de nombreuses expériences, dont le résultat a été la vérification de la réaction signalée par Tréviranus et la mise hors de doute de la présence du sulfocyanure dans la salive. Voici textuellement le sentiment de Longet. — « Mon opinion se résume dans les conclusions suivantes : 1° le *sulfocyanure de potassium* existe *normalement et constamment* dans la salive de l'homme ; — 2° il se rencontre non-seulement dans la salive mixte ou buccale, mais aussi dans la salive parotidienne et dans les salives sous-maxillaire et sublinguale ; — 3° sa présence caractérise, en quelque sorte, la sécrétion salivaire ; car la sueur, l'urine, les larmes, le liquide cérébro-spinal, le sérum du sang et la sérosité provenant des vésicatoires ne m'ont jamais donné aucune trace de sulfocyanure ; il en a été de même du fluide pancréatique pris chez le mouton et le bœuf ; — 4° ce sel existe dans la salive en proportions variables, mais toujours très-petites (0,006 p. 100 = Jacubowitsch, de 0,056 à 0,068 = Wright, de 0,004 à 0,008 = Lehmann, etc...). Ces variations ne dépendent ni de l'âge, ni du sexe, ni du régime, ni d'états particuliers du système nerveux, mais seulement du degré de concentration du liquide salivaire ; — 5° dans un trop grand état de fluidité de la salive succédant à une excrétion très-abondante, le sulfocyanure peut devenir inappréciable à nos réactifs ; mais, dans ce cas, il suffit de *concentrer* le liquide salivaire par l'évaporation lente pour obtenir *constamment* la réaction caractéristique de la présence du sulfocyanure, comme je l'ai observé dans le pyrosis et les salivations mercurielles ; — 6° l'état sain ou morbide des dents n'a aucune influence sur la présence ou l'abondance de ce produit, que j'ai d'ailleurs retrouvé chez des personnes entièrement dépourvues de ces instruments de mastication ; — 7° le sulfocyanure ne résulte pas non plus, comme on l'avait avancé, d'une altération spontanée de ce fluide ; — 8° pour l'*isoler*, comme je l'ai fait, il importe d'analyser de préférence la salive d'individus à jeun ; — 9° de

tous les persels de fer le perchlorure est le meilleur réactif pour déceler la présence du sulfocyanure dans la salive ; il donne à ce liquide *suffisamment concentré* une belle coloration rouge de sang. » (Pour l'obtenir, mettre dans 5 centimètres cubes de salive 4 à 6 gouttes d'une dissolution de perchlorure de fer contenant 4 parties d'eau pour 1 partie de ce sel. Il faudrait, pour donner même couleur à même quantité d'eau distillée, 16 gouttes de perchlorure au lieu de 4 à 6, ou 2 gouttes de sang); — « 10° aucune autre substance organique ou inorganique contenue dans la salive ne donne lieu, avec le perchlorure de fer, à la même réaction ; c'est à tort qu'on a rapporté la précédente coloration à la présence d'acétates alcalins dans le fluide salivaire. » Il est bien vrai que les acétates alcalins mis en présence du perchlorure de fer donnent la réaction purpurine comme le sulfocyanure ; mais, pour l'obtenir, il faut plus d'acétate que de sulfocyanure. D'autre part, observons que la coloration rouge de l'acétate dans l'eau ou dans la salive persiste indéfiniment, tandis que celle du sulfocyanure ne tarde pas à s'évanouir complètement. C'est justement le cas de la salive traitée par le perchlorure. Toutefois, ces notions chimiques ne nous importent pas directement, puisque la salive ne renferme pas d'acétates. (Longet.)

* 2° *Rôle chimique de la salive dans la digestion.* — Les expériences de Leuchs qui signala, le premier, le pouvoir saccharifiant de la salive sur l'amidon (*Kastner's Archiv*, t. XXII, p. 106, 1831) furent confirmées par Schwann (1836), Sébastien (1837) et surtout par Mialhe (Mémoire lu à l'Académie des sciences, le 31 mars 1845), à qui revient l'honneur de plusieurs découvertes assez importantes.

* Mialhe reconnut tout d'abord que le produit de la réaction de la salive sur l'amidon n'est pas primitivement du sucre de raisin, comme l'avait avancé Leuchs, mais de la *dextrine*, forme soluble de la fécule. — Il a de plus constaté que l'amidon doit être *désagrégé* pour être transformé promptement en dextrine, puis en glucose par la salive, à la température du corps.

* La désagrégation s'obtient à l'aide de la cuisson ou du broiement à froid.

* L'action de la salive sur l'amidon est rapide. En moins

d'une minute, on sent un goût très-doux, analogue à celui du sirop de dextrine, lorsqu'on introduit dans la bouche de l'amidon à l'état d'empois et qu'on lui fait subir une mastication modérée. Sur l'amidon hydraté, délayé dans l'eau et filtré, l'action de la salive est pour ainsi dire instantanée. La saveur douce que le pain *bien cuit* acquiert dans la bouche pendant les courts instants de la mastication ne peut être attribuée évidemment qu'à la formation d'une certaine quantité de dextrine et même de glycose aux dépens de son amidon.

* L'action transformatrice de la salive est plus lente quand la fécule est *crue* et simplement désagrégée par broiement, elle nécessite alors quelques heures de contact. Si la fécule est *crue* et *non broyée*, il faut faire digérer deux ou trois jours, à une température de 40 à 50 degrés C. *

Expérience de Trommer pour prouver l'existence du sucre de raisin. — Si donc on mêle de la fécule cuite (colle d'amidon) avec du fluide buccal et qu'on chauffe le tout quelques minutes seulement dans la main, on peut y montrer de la glycose. A cet effet, on additionne au mélange une lessive de potasse ou de soude en excès, puis on y verse goutte à goutte une solution étendue de sulfate de bioxyde de cuivre, tant que le précipité bleu qui se forme se redissout, enfin on chauffe jusqu'à l'ébullition. A l'apparition du sucre, la couleur bleue se dissipe, le liquide devient d'abord limpide (parce que la glycose réduit en un liquide alcalin l'hydrate de bioxyde de cuivre formé), puis jaune (le bioxyde de cuivre se décomposant rapidement pour se changer en protoxyde).

Réaction de l'iode sur la colle salivaire. — Faites bouillir dans un verre à réaction quelques granules de fécule avec de l'eau, partagez la liqueur en deux portions égales ; puis portez dans l'une un peu de salive fraîche ; remuez en ajoutant une solution d'iode ; après les quelques secondes seulement qu'a duré l'opération, il ne restera déjà plus de coloration bleue, tandis que cette coloration s'accuse distinctement dans l'autre portion.

* La *propriété saccharifiante* de la salive mixte ou buccale étant prouvée, on s'est posé la question de savoir s'il était possible de rattacher cette propriété à quelque *principe actif* particulier.

* Les recherches de Payen et Persoz (1835) avaient démontré l'existence, dans le règne végétal, d'une matière azotée spéciale, la diastase, douée du pouvoir de transformer en dextrine et glycose des quantités considérables de fécule, apparaissant dans les plantes au moment de la germination, près des germes et non dans les radicelles. Cette substance désagrège l'amidon (διάστασις, séparation), ne lui livre passage que lorsqu'il est devenu soluble (dextrine) et capable, sous cette forme, de servir à la nutrition de la plante. Il suffit de 1 partie de diastase pour transformer 2,000 parties de fécule. Une action si énergique et si prompte ne saurait être imputée à des réactions chimiques ordinaires. C'est pourquoi les auteurs l'ont assimilée à ces réactions mystérieuses qu'on appelle *actions de contact*, ou à l'ensemble des phénomènes inexpliqués qu'on désigne par le nom de *fermentation*. « La diastase végétale, l'émulsine ou synaptase, le ferment glycosique et la pectase, puis la diastase animale ou ptyaline, la pepsine et la pancréatine sont, aux yeux de plusieurs savants chimistes, autant de ferments qu'ils appellent *ferments solubles*, par opposition aux ferments organisés (seules causes des vraies fermentations, d'après Pasteur) qu'on nomme *ferments insolubles*. » (Longet.) La diastase végétale est donc un *ferment*.

* Le principe saccharifiant de la salive est-il assimilable à la diastase des graines céréales ? — C'est ce que Mialhe s'est appliqué à établir.

* Il est parvenu à isoler de la salive une substance particulière, solide, blanche ou grisâtre, amorphe, insoluble dans l'alcool absolu, soluble dans l'eau et dans l'alcool faible, ayant les réactions de la salive et dont l'énergie est telle que 1 partie en poids suffit pour convertir en dextrine et en sucre d'amidon 2,000 parties de fécule hydratée. Nous avons vu plus haut que la diastase des céréales a la même puissance.

* Miahle était donc en droit de conclure que la diastase végétale et la diastase salivaire ou animale (ptyaline de Berzelius) sont une seule et même chose.

* Le diastase salivaire est une substance albuminoïde contenant du soufre. Elle diffère des autres albuminoïdes en ce qu'elle n'est pas précipitée par la chaleur, à la température de 60° c. Ce n'est pas à dire pour cela que la chaleur ne puisse la détruire (Frerichs et Cohnheim), mais il faut la porter au moins à la température de l'ébullition (Schiff). Cohnheim a vainement tenté de nier la nature albumineuse de la ptyaline.

* Suivant certains chimistes, la ptyaline convertit l'amidon, le glycogène, etc., en sucre, en les forçant à se combiner avec l'eau. (Voy. Bennett).

* *Objections.* On a objecté à la théorie de la diastase salivaire de Miahle qu'il n'est pas besoin d'invoquer l'influence d'un principe particulier pour comprendre l'action saccharifiante de la salive, alors que d'autres liquides animaux jouissent de la faculté de transformer l'amidon hydraté en glycose, tels que : le sang, le pus, le contenu de certains kystes, une macération de lambeaux de membrane muqueuse ou de toute autre partie animale, etc. (Magendie, Cl. Bernard.) Et, parlant de la salive, Cl. Bernard ajoute que sa propriété saccharifiante est « d'autant plus énergique que la bouche est dans un état de santé moins parfait. La salive, provenant d'une bouche qui est le siège d'une inflammation, comme cela résulte d'une salivation mercurielle ou de dents cariées, jouit au plus haut degré de cette propriété. De telles salives présentent, au microscope, de nombreux globules de pus qui existent toujours, mais en quantité moins considérable dans la salive normale. » (*La Science*, n° du 17 juin 1855.) C'est donc aux matières organiques en état de décomposition dans la salive comme dans tous les autres liquides animaux qu'il faut rapporter la propriété saccharifiante, et non à un principe spécial.

* R. On n'a pas manqué de répondre à cette objection que d'autres liquides peuvent avoir la faculté de saccharifier l'amidon sans que cela prouve que la salive n'en jouit pas, que dans ces liquides il peut être vrai que les particules organiques en putréfaction soient l'agent actif, sans qu'il en découle que ce sont aussi ces particules qui agissent dans la salive et que celle-ci ne renferme pas un principe spécial, comme l'a démontré Miahle. Cette réplique, faite au nom de la logique, s'appuie sur des expériences. Longet n'a jamais trouvé de différence entre la salive recueillie chez des personnes soigneuses de leur bouche et celle de gens insouciants de la propreté de cette cavité. Si la théorie de Cl. Bernard était fondée, la salive de ces derniers chargée, d'après cet auteur, d'une plus grande quantité de matières putrides, aurait dû présenter une action saccharifiante plus énergique. Il y a donc dans la salive un principe spécial doué de la propriété de changer la fécule hydratée en dextrine, puis en glycose.

QUELLE EST MAINTENANT LA SOURCE DE CE PRINCIPE ACTIF ? *Est-ce la muqueuse buccale? — Sont-ce les glandes salivaires?* C'EST LA MUQUEUSE BUCCALE, disent quelques-uns, en s'inspirant d'expériences encore assez récentes et d'après lesquelles il semble manifeste que chez le cheval, la salive parotidienne *isolée* n'a pas le pouvoir de convertir l'empois d'amidon en sucre, — que chez le chien, il en est de même de la salive parotidienne et de la salive sous-maxillaire prises séparément, — et du mélange de ces deux salives recueillies isolément dans leurs *conduits* d'excrétion. Et cependant la salive mixte qui humecte la bouche du cheval et la gueule du chien, bien qu'elle soit moins active que celle de l'homme, possède un pouvoir saccharifiant incontestable. — D'autre part, si ayant fait macérer pendant 36 heures à la température de + 40° c. des fragments de muqueuse buccale préalablement exposée à l'air, on soumet à l'influence de ce liquide de la macération de la fécule, on voit celle-ci se transformer rapidement en glycose.

Il semble impossible, après ces faits, de pouvoir revendiquer un rôle chimique pour les glandes salivaires.

Longet, cependant, s'élève avec force contre cette théorie qui dépossède les glandes salivaires en faveur de la muqueuse buccale. En admettant qu'elle soit exacte chez le cheval et le chien, il la regarde comme erronée pour les mammifères en général et l'homme en particulier, en invoquant les expériences suivantes : 1° Faire macérer fragments de glandes salivaires et de pancréas dans vase renfermant de l'empois d'amidon; on trouve, au bout de 1 à 2 heures, température étant de 40 à 45° c., quantité considérable d'amidon changée partie en dextrine, partie en glycose. Remarque : Ici l'action de la muqueuse manque. — 2° La bouche et les dents étant nettoyées et lavées, recueillir sous la langue la salive sous-maxillaire et sublinguale dénuée ou à peu près de mucus, transparente, limpide quoique visqueuse et filante, très-pauvre en cellules épithéliales et exempte de tout autre débri organique. La faculté saccharifiante de cette salive n'est pas moins grande que celle de la salive mixte. Remarque : Comment en appeler dans ce cas à l'influence de matières en décomposition? — 3° Dans le cas de fistule du conduit de Sténon, chez l'homme, il a été constaté que le liquide parotidien recueilli par la fistule avait les mêmes réactions que la salive mixte ou buccale.

    * *C'est donc aux glandes salivaires* qu'appartient le pouvoir saccharifiant de la salive, et non à des matières organiques décomposées, et non à la muqueuse buccale.

    * La propriété saccharifiante du fluide salivaire n'apparaît qu'après la première dentition (Bedder).

    * Elle n'est pas égale chez tous les animaux; l'homme est très-bien partagé sous ce rapport. La salive des herbivores et surtout celle du cochon d'Inde est plus active que la sienne. La salive du chien a très-peu d'énergie. On a donc été mal inspiré en la choisissant pour les expériences.

    * Lent (1858) semblait avoir établi que, contrairement à ce qui existe chez l'homme, la salive parotidienne des lapins est dénuée du pouvoir transformateur de l'amidon, qui appartiendrait aux seules glandes sous-maxillaires. Mais voici que des recherches assez récentes (1868) de Schiff accordent le pouvoir saccharifiant à la salive parotidienne, isolément recueillie.

    * *Spécificité d'action de la ptyaline.* On a prétendu que « la salive, le fluide pancréatique et le suc gastrique renfermaient un seul et même principe organique dont le mode d'action sur les aliments différerait seulement par suite de la nature chimique du milieu; qu'ainsi les matières amylacées et albuminoïdes seraient transformées et dissoutes par les trois liquides digestifs, à l'aide d'un agent commun qui attaquerait les féculents dans un milieu alcalin, ou les albuminoïdes dans un milieu acide (V. Longet).

    * A cette opinion émise par Cl. Bernard et Barreswill en

1845, Longet oppose les expériences suivantes : 1° Acidifier légèrement de la salive avec acide chlorhydrique, y plonger fibrine extraite du sang de bœuf, morceaux de viande crue et de viande cuite, laisser dans bain-marie à + 35 à 38° c. pendant 4, 6, 12 et même 24 heures ; on trouve : viande sans trace d'altération ; fibrine simplement dissoute ; — car elle est en partie soluble dans eau faiblement acidulée (Bouchardat), — mais elle n'a pas subi la *transformation digestive*, ainsi que le prouve la réduction du sel de cuivre qu'on obtient en employant le réactif composé de glycose et de bitartrate de cuivre et de potasse. (Voy. Longet.) *Conclusion* : La salive acide ne peut jouer le rôle du suc gastrique. — 2° Rendre le suc gastrique alcalin par addition de carbonate de soude ; le mettre en contact pendant plusieurs heures à T. de 35 à 38° c. avec empois d'amidon récemment préparé. — Jamais ce suc gastrique ne détermine la transformation en dextrine et en glycose. (Voy. Longet.)

* *La salive dans l'estomac.* On a récusé, dit Mialhe, l'influence de la salive par la raison que les acides empêchent l'action des ferments (Boutron et Fremy), et que l'estomac présente une acidité constante au moment de la digestion.

* Les substances alimentaires féculentes n'éprouveraient, à la vérité, aucune modification dans l'estomac, si l'amidon, la salive et l'acide (du suc gastrique) s'y trouvaient *seuls* en présence. Mais il y a toujours avec eux des substances albuminoïdes qui s'emparent de l'acide et permettent ainsi à la salive d'exercer son action saccharifiante (Mialhe). Si l'on ne voit pas apparaître la réduction de sel de cuivre (bitartrate de cuivre et de potasse) dans l'examen du chyme naturel ou artificiel, il ne faut pas conclure à l'absence du glycose : cette réaction étant dissimulée par le produit transformé de l'aliment albuminoïde. (Voy. Longet.)

* Du reste, des expériences faites sur une femme atteinte de fistule gastrique démontrent que l'action de la salive n'est point empêchée par la présence du suc gastrique. (Grünewaldt, Schrœder, 1853.)

* Observons, en terminant, que si l'action de la salive est réelle, elle n'est point exclusive. D'autres liquides jouissent de la propriété saccharifiante ; et si l'influence transformatrice de

la salive commencée dans la bouche se continue dans l'estomac
et au delà sur les aliments amyloïdes imprégnés de ce fluide,
ceux-ci rencontrent à l'origine de l'intestin grêle deux produits
qui concourent à la métamorphose de la fécule, le suc pancréatique et le suc intestinal.

Longet a constaté dans la salive un certain degré de pouvoir
émulsif plus prononcé avant qu'après les repas.

Comment on obtient la ptyaline. — Le principe auquel appartient le pouvoir saccharifiant est appelé
ptyaline. On l'obtient en acidifiant fortement du fluide buccal frais avec de l'acide phosphorique ; puis en provoquant
par de l'eau de chaux un précipité de phosphate basique
de chaux. Les albuminates sont en même temps entraînés

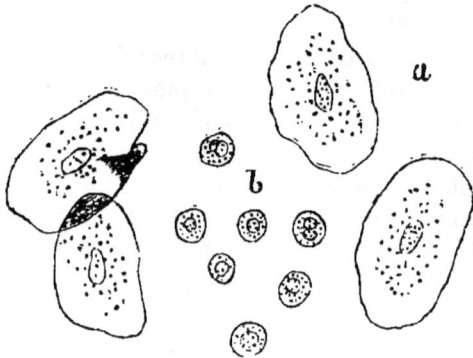

Fig. 8. — *a*, Épithélium ; *b*, corpuscules salivaires.

avec la ptyaline. En traitant par l'eau distillée, on reprend la ptyaline que l'alcool précipite sous forme de sédiment blanc. (Cohnheim.)

Composition du liquide buccal. — Le fluide
buccal se compose :

1. Du sécrétum des six glandes salivaires ;
2. De mucus ;
3. D'épithélium de la muqueuse buccale.

§ III. — GLANDES SALIVAIRES ET SALIVE BUCCALE

* Structure des glandes salivaires.— Les glandes
salivaires sont des glandes en grappe composées. Chaque
cul-de-sac offre 5 ou 6 centièmes de millimètre de large ;
il a une paroi homogène transparente assez résistante.
Des vésicules adipeuses sont interposées aux acini que forment ces culs-de-sac. La texture de ces glandes est plus
ou moins serrée, selon qu'il s'agit de la glande parotide
ou de son accessoire, des glandes sous-maxillaires ou sublinguales. Il n'y a généralement qu'un seul noyau dans
chaque cellule, tandis que souvent il y en a deux dans
les cellules du pancréas. Contrairement à ce qu'on voit
dans le pancréas, dont les glandes salivaires diffèrent
plus encore par leur structure que par l'aspect extérieur,
les culs-de-sac salivaires de la glande parotide présentent,
pendant la digestion, un degré d'opacité un peu plus grand
que pendant l'abstinence, ce qui est dû à la prédominance
des granulations moléculaires dans les cellules. Hors l'état
de digestion, les cellules paraissent nettement pavimenteuses et sont assez molles pour pouvoir être facilement
écrasées et mettre ainsi leur noyau en liberté. Elles
ont la propriété de laisser passer un certain nombre de
substances dans leur fluide sécrété, tandis qu'au contraire elles se refusent d'une manière absolue à en laisser
passer d'autres. (Robin). *

Salive. — La salive provient des six glandes salivaires :
les parotides, les sous-maxillaires, les sublinguales, dont
les conduits excréteurs débouchent tous dans la cavité buccale. Les trois espèces de salive sont différentes les unes
des autres.

* *Distinction des salives.* Hoppel de la Chénaie (1780) est
le premier qui ait distingué la salive parotidienne de la salive
mixte.

* Cl. Bernard, frappé de l'importance du rôle mécanique de la salive, a préposé à chacun des actes de la digestion qui s'ébauche dans la bouche un des trois fluides salivaires.

* Les expériences sur lesquelles il fonde sa manière de voir sont les suivantes :

* 1° *Différence physique des fluides salivaires.* Si l'on introduit un tube dans chacun des canaux excréteurs des glandes salivaires, on constate que le liquide des glandes sous-maxillaire et sublinguale ne ressemble pas à celui que donne le canal de Sténon. En effet, la salive parotidienne est limpide, s'écoule facilement, tandis que la salive sublinguale est épaisse, visqueuse, coule lentement.

* Le fluide sous-maxillaire n'est pas aussi épais que le sublingual, lorsqu'il sort du canal, mais il s'épaissit par le refroidissement.

* 2° *Différence dans le moment et la cause de leur sécrétion.*

* *a.* Si l'on dépose une substance *sapide* sur la langue d'un animal, on voit la *salive sous-maxillaire seule* s'écouler peu à peu dans son tube. On sait qu'en anatomie comparée, les glandes sous-maxillaires disparaissent partout où le sens du goût s'est éteint ; chez les carnivores, elles sont fort développées, tandis que chez les oiseaux granivores elles ont presque entièrement disparu.

* *b.* Quand l'animal *mâche* et surtout s'il triture des substances sèches (avoine, foin), le *fluide parotidien seul* coule en abondance, avec cette particularité que c'est toujours la parotide du côté où se fait la mastication qui fournit le plus. (Colin.)

* L'écoulement salivaire est proportionnel au degré de siccité des aliments (fourrages secs absorbent 4 fois leur poids de salive, avoine un peu plus d'une fois, farine plus de 2 fois, fourrages verts à peine 1/2. — (Lassaigne, 1845). Il faut remarquer que la parotide n'existe que chez les animaux qui ont des dents pour broyer leurs aliments, et qu'elle présente un volume d'autant plus considérable que leur trituration est plus difficile.

* *c.* C'est au *moment de la déglutition,* alors seulement que le bol alimentaire va franchir l'isthme, que l'on voit sourdre le *fluide gluant des glandes sublinguales*. C'est donc lui qui entoure le bol alimentaire d'une couche visqueuse pour en faciliter le glissement.

* Ainsi donc, il y aurait pour chacun des 3 actes de la première élaboration (buccale) des aliments : gustation, mastication et déglutition, un appareil salivaire spécial : les glandes sous-maxillaires pour la gustation, les parotides pour la mastication, et les sublinguales pour la déglutition.

* *Objections :* Les travaux de Colin, de Longet, de Schiff ont démontré que ces distinctions si ingénieuses et si naturelles établies par l'illustre physiologiste du Collége de France, ne sont pas l'expression exacte de la vérité.

* Citons les conclusions de Longet : « En résumé, nous admettons : 1° que les glandes salivaires sécrètent la salive d'une manière continue, avec de fréquentes variations de quantité ; 2° que les diverses salives, mêlées entre elles et au mucus au fur et à mesure qu'elles sont sécrétées, concourent, chacune suivant sa quantité, à la gustation, à la mastication et à la déglutition des aliments, ce dernier acte étant surtout favorisé par le *mucus spécial* dont il a été fait mention ; 3° que la gêne et le retard apportés à la mastication et à la déglutition, par suite de l'écoulement du fluide parotidien au dehors, n'ont rien de spécial à ce fluide, et que les mêmes effets, surtout relativement à la déglutition, résulteraient de l'issue, en quantité égale, des salives sous-maxillaires ; 4° que l'excrétion de la salive sublinguale, lors de la déglutition, reconnaît une cause toute mécanique, et que, d'ailleurs, ce n'est pas de ce fluide qu'est spécialement formée la couche visqueuse et filante dont s'enveloppe le bol alimentaire, mais surtout du mucus provenant des glandes du voile du palais, de la base de la langue, des amygdales, et principalement des glandules pharyngiennes ; 5° que les parotides auxquelles la mastication a été assignée comme cause excitatrice de leur activité, peuvent au contraire sécréter abondamment et dans des conditions toutes physiologiques, quoique la mastication ne s'accomplisse pas du tout, ou bien demeurer seulement avec leur activité ordinaire, quoique cet acte soit exécuté avec énergie en l'absence des aliments ; 6° que, lors de l'emploi de certaines substances sapides, la compression due à l'action musculaire peut bien faire excréter beaucoup de salive à la glande sous-maxillaire, sans que cela prouve qu'elle soit liée à la gustation, à l'exclusion des autres glandes salivaires; 7° qu'enfin, quand bien même la salive sous-maxillaire est détournée et entièrement évacuée de la bouche, l'animal n'en continue pas moins à repousser les aliments désagréables au goût, comme l'a prouvé l'expérience directe. » *

I. — SALIVE PAROTIDIENNE

Salive parotidienne. — *Préparation*. On introduit une fine canule dans l'ouverture du canal de Sténon (au niveau de la deuxième dent molaire supérieure, sur la muqueuse buccale), puis on met sur la langue un peu de moutarde ou de vinaigre ; après quoi, la salive coule par le tube. Chez les animaux, on l'obtient au moyen de fistules (Bernard); de même chez les hommes qui sont affectés de fistules salivaires. (Mitscherlich.)

Propriétés : Liquide clair, non filant, alcalin, change la fécule en dextrine et en sucre.

Composition chimique. Eau, 99,4-99,5 ; parties solides, 0,5-0,6 ; traces d'albumine, du sulfocyanure de potassium (reconnaissable à ce qu'une solution de chlorure de fer détermine une forte coloration rouge que ne dissipe pas une addition d'acide chlorhydrique [Longet]); de l'acide carbonique, des principes extractifs et des sels, savoir : du chlorure de potassium, du chlorure de sodium, 0,21, du carbonate de calcium, 0,12.

II. — SALIVE SOUS-MAXILLAIRE

Propriétés de la salive sous-maxillaire. — Liquide clair, plus ou moins blanchâtre, filant, à réaction alcaline, sans substances morphologiques, contenant du sulfocyanure de potassium, changeant rapidement l'amidon en dextrine et en sucre de raisin.

Préparation de la salive sous-maxillaire. —

1. Chez les animaux, en plaçant des *canules* dans le canal de Wharton mis à nu ; chez les hommes, en introduisant des canules dans l'ouverture de la caroncule sublinguale au-dessous de la langue, où coule en même temps, il est vrai, de la salive sublinguale. Chez beaucoup d'hommes, la salive jaillit par cette ouverture en dessinant un rayon, quand la pointe de la langue presse contre la voûte palatine et quand on place sur la langue une substance âcre.

2. Par *excitation nerveuse* (découverte de Ludwig). Sous le rapport de l'influence nerveuse, on peut comparer la glande sous-maxillaire à un muscle non soumis à la volonté. Dans un tel muscle, le mouvement se produit aussi bien quand les nerfs moteurs qui s'y rendent sont directement excités que lorsqu'ils le sont par la voie réflexe de la sensibilité, et quand même enfin tous les nerfs qui établissent l'union de ce muscle avec la moelle épinière ou le cerveau sont coupés. Se rendent à la glande sous-maxillaire :

1. Des fibres sensibles du nerf lingual ;
2. Des fibres motrices :

    a. De la corde du tympan (nerf facial) ;
    b. Du nerf sympathique cervical ;

3. Il y a dans la glande des cellules ganglionnaires, d'où partent des fibres propres (à ganglions).

L'irritation du bout central du nerf lingual (nerf trijumeau) détermine, par l'intermédiaire de la sensibilité, l'excitation de la corde du tympan. Les nerfs désignés sous 2 et 3, influent seuls directement sur la sécrétion.

On distingue la salive 1. de la corde du tympan, 2. du sympathique, 3. la salive paralytique, comme autant d'espèces de salive sous-maxillaire. On obtient les deux premières en irritant la corde du tympan et le nerf sympathique ; la dernière est celle qui s'écoule lorsque tous les nerfs ont été sectionnés. (Bernard.)

	SALIVE DE LA CORDE DU TYMPAN.	SALIVE DU SYMPATHIQUE.
Parties solides visibles au microscope.	Manquent.	Petites masses spéciales.
Réaction.	Alcaline.	Fortement alcaline.
Mucus.	Filant.	Très-filant.
Poids spécifique. .	1,0059 — 1,0056.	1,0075 — 1,01.
Albumine.	Présente.	Présente.
Éléments minéraux	Chlorure de sodium, chlorure de potassium, phosphate de calcium, phosphate de magnésium, carbonate de calcium.	
Pouvoir saccharifiant.	Manque.	Existe.
Propriétés particulières.	—	La glande se rapetisse quand on excite très-souvent le sympathique.

La quantité de salive qu'on obtient en irritant la corde du tympan peut être très-considérable (55er,2 en une heure, chez un chien : Ludwig et Becher); en tout cas, elle est toujours plus grande que celle qui est obtenue par l'excitation du nerf sympathique. La pression de sécrétion de la salive sécrétée, sous l'influence de la corde du tympan, peut aussi dépasser celle de la pression du sang. (Ludwig.)

Quant à la terminaison des nerfs dans les glandes salivaires et l'effet de l'excitation nerveuse sur les vaisseaux et le sang, voy. section III; pour l'élévation de la température, voy. *Chaleur.* * La plupart de ces questions sont traitées ci-après, *Rôle des nerfs.**

III. — SALIVE SUBLINGUALE.

* Voyez ce que nous avons dit p. 151 et seq. Nous ajouterons que la viscosité qui caractérise la salive sublinguale ne tient pas à une plus grande quantité de *mucine*. Les divers fluides salivaires contiennent peu ou pas de mucus; leur élément albumineux est toujours la *ptyaline* ou une forme albuminoïde voisine. Chaque variété de cette substance organique pouvant fixer une quantité d'eau plus ou moins grande, il en résulte que la ptyaline a la propriété de laisser très-fluide le liquide parotidien, de rendre filante la salive sous-maxillaire, et très-visqueux le produit de la glande sublinguale (Robin). *

Les propriétés de la salive sublinguale ne sont pas encore connues. (V. p. 151 et seq.)

* ROLE DES NERFS, CENTRIPÈTES, CENTRES NERVEUX, CENTRIFUGES, — DE LA CIRCULATION ET DES GLOBULES EPITHÉLIAUX DANS LA SÉCRÉTION SALIVAIRE

* *Du réflexe sécréteur.* Les rapports anatomiques des glandes dans la cavité buccale ne permettent pas aux aliments introduits d'agir directement sur elles; c'est en vertu d'un réflexe que leur présence appelle la salivation. Les aliments impressionnent immédiatement les nerfs sensitifs, ou plutôt les papilles de la muqueuse buccale : trijumeau, glosso-pharyngien ; les nerfs sensitifs transmettent l'impression au centre nerveux (bulbe) qui la réfléchit sur les glandes par l'entremise des nerfs centrifuges : facial (corde du tympan), sympathique.

* Ce sont les travaux de Ludwig et de Claude Bernard qui ont surtout contribué à établir ce point de physiologie. Voici leurs principales expériences.

8.

Ludwig (1851) sectionne le *nerf lingual au-dessus* du point d'émergence des rameaux glandulaires = sécrétion arrêtée; il galvanise le bout périphérique = sécrétion reparaît; des résultats analogues sont obtenus par les mêmes moyens sur la tête d'un chien décapité, et sur un chien dont les deux carotides étaient fortement comprimées. Rahn et Bécher ont trouvé constants ces faits signalés par leur maître. *Conclusion :* Le lingual influe sur la salivation ;. celle-ci ne dépend pas absolument de la présence du sang et de la normalité de la circulation dans les glandes salivaires. Czermak remarqua plus tard (1857) que la sécrétion salivaire augmentée par l'irritation du trijumeau était arrêtée par l'excitation du grand sympathique. Il en tira la conclusion qu'il existe un antagonisme entre les deux nerfs. Cette interprétation ne fut pas admise par Eckhard et Adrian, qui montrèrent, du reste, que la sécrétion n'est pas arrêtée par l'excitation du sympathique. Sous l'influence de ce nerf, la salive devient épaisse, visqueuse, et s'écoule avec tant de peine qu'elle peut être méconnue, tandis que la salive fournie, sous l'influence du trijumeau, est d'une très-grande fluidité, outre qu'elle est plus abondante.

* Ces expériences prouvent incontestablement l'influence nerveuse. Mais quels sont les rameaux du bout périphérique du lingual qui activent la sécrétion ? D'un autre côté, l'influence est-elle directe, ou n'agit-elle que par l'intermédiaire des vaisseaux sanguins ? — Les auteurs précédents, observant que la quantité de salive écoulée pendant leurs expériences était trop considérable pour ne pas dépasser la réserve qui aurait pu être accumulée dans les tubes excréteurs des glandes, pensèrent qu'elle devait en grande partie résulter de l'action directe des nerfs irrités. Nous allons voir Cl. Bernard soutenir la théorie opposée et mettre en évidence le rôle excito-sécréteur des rameaux du facial (chorda tympani). Après avoir renouvelé et com-

plété les expériences de Ludwig et de ses élèves, *Claude Bernard* sectionne le *lingual* entre *la périphérie et le point d'émergence des filets glandulaires*, c'est-à-dire *au-dessous* de ce point. La quantité de salive diminue aussitôt notablement. Si l'on impressionne la langue avec un acide dilué, la sécrétion n'est pas activée, lorsque les deux linguaux ont été sectionnés; elle augmente, lorsque la section ne porte que sur un seul. — L'excitation galvanique du bout périphérique (la corde du tympan n'étant pas intéressée) n'amène rien ; celle du bout central (le lingual du côté opposé à la section étant intact) fait affluer la salive.

* Si le nerf lingual est sectionné *au-dessus de l'émergence* (le tronçon inférieur conserve alors l'origine des filets moteurs allant au ganglion sous-maxillaire), — l'irritation du bout central (comme précédemment) fait couler la salive du côté sain ; — celle du bout périphérique active la salivation du côté sectionné.

* *Conclusion*. Le tronc du lingual renferme des fibres centripètes et des fibres centrifuges.

* Cl. Bernard démontre que ces dernières appartiennent au facial (corde du tympan) en instituant l'expérience suivante :

* Le lingual étant ménagé, il sectionne la corde du tympan au niveau du point où elle se détache du lingual ; — galvanise le bout central de la corde tympanique : effet nul ; —. galvanise le bout périphérique = sécrétion salivaire devient très-abondante.

* *Conclusion*. C'est donc à la corde du tympan, émanation du facial, que reviennent les filets centrifuges dont l'expérience de Ludwig avait démontré l'existence dans le tronc du lingual. Il nous reste à examiner le rôle de plusieurs nerfs, sympathique, glosso-pharyngien et pneumo-gastrique. Nous avons mentionné plus haut l'effet déterminé par l'irritation du *sympathique* (Czermak, etc.).

* Longet pense que, normalement, c'est le système du grand sympathique qui influe surtout (de nombreuses expériences le prouvent), mais non exclusivement, sur la sécrétion.

* Beaucoup de physiologistes croient, au contraire, que la salivation est habituellement sous la dépendance du facial, que le réflexe sécréteur suit ordinairement la voie de la corde du tympan. (Küss.)

* Cl. Bernard a provoqué une salivation plus abondante en irritant le *glosso-pharyngien*.

* L'influence centripète peut enfin arriver à la glande salivaire par la voie de départ du *pneumo-gastrique*. Si l'on irrite la muqueuse stomacale (ou le bout périphérique du pneum., ce nerf étant sectionné), la sécrétion n'est pas influencée ; tandis qu'elle augmente notablement, lorsque le pneum. étant intact, on excite la muqueuse stomacale (la salivation qui précède le vomissement est due à une cause analogue). — Si l'on irrite le bout central du pn. sectionné, l'écoulement augmente de chaque côté avec prédominance du côté excité. — Si, pendant cette expérience, on coupe la corde du tympan du côté du pn. excité, la salivation cesse. (Œhl.)

* *Centres nerveux du réflexe (bulbe, encéphale, ganglion sous-maxillaire)*. C'est la moelle allongée qui préside au réflexe de la sécrétion salivaire, puisque les nerfs qui forment l'arc réflecto-sécréteur de la salivation ont leur aboutissant ou leur émergence dans le bulbe (trijumeau, glosso-pharyngien, facial, etc.).

* Claude Bernard a essayé d'établir en faveur du ganglion sous-maxillaire, la prétendue autonomie des ganglions du système du grand sympathique. — Ayant excisé le tronçon du lingual qui porte les filets se rendant au ganglion s.-m., il excite le bout de ce tronçon qui correspond à la périphérie = la sécrétion salivaire augmente. Ce résultat autorise le physiologiste du Collége de France à

conclure que l'action centripète s'est transformée en centrifuge dans le ganglion pour passer aux nerfs émergeant
de ce dernier. Donc, le ganglion a fait office de centre
nerveux. On s'est appuyé de cet exemple pour imputer le
même rôle à tous les ganglions du sympathique.

* Mais il faut, avant de conclure, compter avec les
recherches contradictoires de Schiff. Cet expérimentateur
objecte que le fait mis en lumière par Cl. Bernard ne saurait être généralisé, parce qu'il ne se produit que sur certains animaux (chien, p. ex.) et que, d'un autre côté, il
est interprété faussement. Chez les animaux qui le présentent, la corde du tympan envoie des filets qui, après
avoir cheminé dans le lingual bien au delà du point d'é-
mergence des premiers rameaux ganglionnaires, suivent
ensuite un *trajet récurrent* pour atteindre le ganglion. Il
est évident que, dans ce cas, il n'y a pas d'arc sensitivo-
moteur; qu'en excitant le bout périphérique du tronçon du
lingual, on excite simplement et directement la corde du
tympan. (V. Longet.)

* S'il est vrai que le bulbe est le centre habituel du
réflexe salivaire, on ne peut nier cependant que l'encéphale
ne remplisse parfois ce rôle. Il agit sur le bulbe pour modifier, activer ou suspendre la sécrétion. La vue, l'odeur
des aliments, en réveillant le souvenir d'une impression
gustative, fait, suivant l'expression vulgaire, venir l'eau à
la bouche; le souvenir seul produit la même action. La
frayeur, la honte... arrêtent la sécrétion salivaire. On ne peut
parler « vox faucibus hœsit », parce que la bouche est
sèche, et que sa lubrifaction est indispensable à l'articulation des mots; on sent l'ouïe faiblir, parce que l'absence de salive suspend par là même les petits mouvements de déglutition que nous exécutons à notre insu pour
avaler cette salive, et qui servent au renouvellement
de l'air dans la caisse du tympan. On dit que les In-
diens, pour découvrir le coupable entre plusieurs accusés,

donnent à chacun une quantité de riz à garder dans la
bouche pendant quelques minutes. Celui-là est coupable
dont la bouche est la plus sèche à la fin de l'épreuve.
(Longet.)

* *Rôle de la circulation (influence indirecte des nerfs
ou vaso-motrice, — influence directe ou nerfs sécréteurs).*
Cl. Bernard a remarqué, dans ses recherches sur les glandes salivaires, que l'augmentation de leur sécrétion est
toujours liée à une dilatation des vaisseaux. Le sang,
même dans les veines, conserve sa rutilance artérielle; les
veines présentent des battements et le sang en sort avec
un jet saccadé. Si, au contraire, la sécrétion est arrêtée ou
diminuée considérablement, les vaisseaux des glandes sont
fortement contractés; le sang qui en jaillit est d'une couleur veineuse très-chargée (intimité des échanges). Donc,
plus il y a de sang, plus la sécrétion est active, en d'autres
termes, plus celle-ci a de matériaux à sa disposition, plus
elle fabrique; donc enfin, l'influence nerveuse n'agit sur la
sécrétion que par l'intermédiaire des vaisseaux sanguins,
dont elle règle l'apport.

* A cette théorie, qui paraît si rationnelle, on oppose les
faits de Ludwig cités plus haut (chien décapité, chien dont
les deux carotides sont comprimées). Cette objection n'est
pas prise en grande considération, parce que sur les animaux expérimentés, la sécrétion salivaire avait subi une
notable diminution (Schiff), parce que sur un homme on a
vu la compression de la carotide faire baisser très-sensible-
ment le produit parotidien (Œhl), et qu'en résumé, dans
ces faits, la salivation a paru suivre l'état de la circulation.
— Une objection plus sérieuse est tirée de l'observation
dans laquelle Ludwig a constaté que pendant la sécrétion,
la pression à l'intérieur des conduits glandulaires est supérieure à la pression intra-vasculaire. On est donc en droit
d'affirmer que la sécrétion est le produit d'une force autre
que l'abondance, la tension du sang, le produit d'une

force développée au sein du tissu glandulaire même. L'influence directe des nerfs sur les culs-de-sac paraît, en conséquence, plus probable. Cette théorie a reçu un appui des recherches anatomiques de Pflüger. Ce physiologiste, en effet, a décrit et figuré des filets nerveux aboutissant aux culs-de-sac et aux éléments globulaires mêmes des glandes. — Cette découverte aurait une portée décisive, mais elle n'a malheureusement pas été confirmée par d'autres physiologistes, et a reçu un démenti de Haidenhain (1868). D'un autre côté, c'est une règle que les filets nerveux, en arrivant à leur destination véritable, perdent leur membrane et leur myéline pour se réduire à leur cylindre axile. Or, les filets décrits par Pflüger demeurent tout entiers en arrivant à leur terminaison supposée. Cette exception soulève, par conséquent, des doutes sur la réalité de la découverte de Pflüger. (V. Bennett, Küss et Longet.). Si la preuve anatomique n'est point irrécusable, les autres preuves n'en subsistent pas moins. Nous en indiquerons encore quelques-unes.

* Cl. Bernard a dit que si l'on irrite le grand sympapathique, la sécrétion salivaire est suspendue, et il a fait observer qu'alors les vaisseaux sont extrêmement resserrés. Nous avons déjà vu que l'absence de sécrétion n'est qu'apparente, qu'elle change seulement de nature, de fluide devient épaisse. Bernard l'a reconnu lui-même, et cet aveu l'a entraîné à modifier de la façon suivante sa théorie sur la sécrétion. Il divise le processus en deux actes. — Dans le premier, il y a un travail de vraie sécrétion, lent, et continu, s'effectuant spontanément par un véritable travail de génération anatomique et fournissant un produit épais et visqueux qui s'écoule avec une extrême difficulté. — Dans le second, il y a un travail de simple excrétion qui dépend de l'état de la circulation. Si les nerfs vaso-moteurs sont mis en jeu, les vaisseaux se dilatent et l'on voit affluer un liquide très-fluide qui délie et entraîne

le véritable produit de sécrétion. Ce second acte serait seul soumis à l'influence nerveuse, influence toujours médiate, c'est-à-dire s'exerçant par l'entremise des vaisseaux sanguins.

* *Vulpian* rejette complétement cette théorie. Si, dit-il, on sectionne le sympathique, sans l'exciter, il y a dilatation des vaisseaux et néanmoins point d'augmentation dans le produit salivaire. — Et si l'on galvanise énergiquement, le courant sanguin se ralentit, et cependant, l'on observe alors une augmentation sensible de salive. Le fonctionnement de la glande n'est donc pas solidaire de la circulation. Il faut donc admettre des *nerfs sécréteurs*. Vulpian suppose, en outre, que les éléments globulaires peuvent à eux seuls provoquer la dilatation des vaisseaux.

*Il donne, comme preuve à l'appui, l'observation suivante. Après la section du sympathique, la dilatation des vaisseaux devrait être à son maximum, et cependant, si vous irritez la corde du tympan et mettez ainsi les éléments glandulaires en activité, vous verrez la dilatation vasculaire augmenter encore par le fait du travail des globules épithéliaux.

* Enfin, la théorie de l'influence directe des nerfs sur la sécrétion reçoit un secours puissant de von Wellich. Celui-ci a fait voir que sur les animaux curarisés (paralysie du système nerveux), la sécrétion cesse bien avant que le pouvoir vaso-moteur soit éteint. Si elle dépendait de l'état de ce dernier, elle ne devrait s'arrêter qu'avec son extinction.

* On est donc conduit à admettre aujourd'hui des *nerfs sécréteurs* entrant en action sous l'influence d'une excitation réflexe (Longet.)

* *Rôle des éléments cellulaires.* — D'après ce que nous venons de voir, l'influence nerveuse présiderait au fonctionnement des cellules salivaires. Celles-ci, après avoir absorbé les liquides ambiants, vécu aux dépens du plasma exsudé des capillaires, tomberaient en *deliquium* et formeraient ainsi la salive. La cellule, dit Longet, absorbe une portion du plasma, en rejette une autre plus ou moins modifiée et en même temps une partie d'elle-même dont la vie est accomplie. Cette partie de la substance propre de la cellule diffère suivant les glandes et constitue l'élément caractéristique de chaque sécrétion. Mais pourquoi, par exemple, les glandes salivaires sécrètent-elles la salive ? « Qu'il y ait là des phénomènes de capillarité, de double décomposition, de catalyse ; que l'épaisseur et la perméabilité différentes des éléments du tissu glandulaire puissent avoir de l'influence sur la nature des produits sécrétés, c'est probable ; mais qu'il y ait encore autre chose, c'est certain. L'action sécrétante du tissu glandulaire cesse avec la vie, et il faut bien se résoudre à reconnaître, derrière les forces physiques et chimiques qu'elle met en jeu, une force inconnue qui préside à l'accomplissement de pareils phénomènes. » Longet, *Traité de physiologie*, t. II, p. 279.

* Boll, Giannuzzi, Haidenhain, Ranvier, ont fait des efforts pour saisir sur le fait l'œuvre cellulaire et constater l'état de l'épithélium après une abondante production de salive. — Giannuzzi aurait aperçu des prolongements pédicellés suspendus aux flancs des cellules, et ayant la forme de *demi-lunes*, de *croissants*. Ce seraient des cellules aplaties, avec un ou deux noyaux en voie de prolifération. — Haidenhain a vu, dans une glande qui avait beaucoup sécrété, de petites cellules granuleuses provenant peut-être des croissants de Giannuzzi et remplaçant de grosses cellules disparues par fonte. — Ranvier a trouvé sur une glande, après sécrétion copieuse, que les culs-de-sac étaient moins larges, et que les cellules muqueuses s'y étaient vidées peu à peu sans se détruire, contrairement à ce qu'avait avancé Haidenhain. « Leur portion active, dit-il (noyau et protoplasma), persiste, et c'est elle qui très-probablement répare les pertes de la sécrétion. »

* Tel est, pour la sécrétion salivaire, et nous pouvons le dire, pour la plupart des sécrétions, l'état actuel de la science. Cette étude nous dispensera d'être long au chapitre de la sécrétion en général, dont l'histoire est presque entièrement tracée par celle des glandes salivaires.

* Nous rappellerons, pour ne rien omettre, que la salivation subit aussi l'influence des organes voisins : par exemple, la contraction du voile du palais, les mouvements de la mâchoire. Cl. Bernard l'a prouvé expérimentalement en excitant les muscles de la mastication, etc. Ce physiologiste a fait, sur la salivation, beaucoup d'autres expériences que celles que nous avons mentionnées déjà ; notons encore seulement celles dans lesquelles il a provoqué un abondant écoulement de salive en irritant le quatrième ventricule, en employant des poisons qui agissent sur le sang, sur l'épithélium de la glande dont ils excitent les métamorphoses, tels que la fève de Calabar, le mercure, le woorara. *

§ IV. — MUCUS, ÉPITHÉLIUM, ET CORPUSCULES SALIVAIRES DU LIQUIDE BUCCAL

Glandes muqueuses des cavités buccale et pharyngienne. — Il y a dans les cavités buccale et pharyngienne, et spécialement sur les bords et le dos de la langue, sur les lèvres, les joues, le palais, la paroi postérieure du pharynx, un très-grand nombre de glandules acineuses dont les petits canaux excréteurs débouchent à la surface de la muqueuse buccale. Leur contenu devient (par la mucine) muqueux dans l'eau et forme des grumeaux avec l'acide acétique. Parmi les glandes salivaires proprement dites, les glandes sous-maxillaires et sublinguales sont en même temps mucigènes, tandis que les cellules épithéliales de la glande parotide ne produisent pas de mucus.

* Les glandes dites muqueuses ne sont pas, à proprement parler, des glandes ; formées par des dépressions de la muqueuse dont elles ont l'épithélium, elles fournissent un produit qui ne diffère pas du déchet épithélial qui recouvre la muqueuse. C'est là ce qui caractérise les glandes muqueuses ; elles n'ont pas de sécrétion spéciale. Le mucus est aux surfaces muqueuses (membranes et glandes) ce que la desquamation furfuracée est au tégument externe. Il résulte, d'après les uns, d'une désassimilation par laquelle les cellules épithéliales rejettent en excès des principes qu'elles ont empruntés au sang pour les modifier (Ch. Robin). D'après les autres, le mucus représente simplement le contenu et les débris des cellules superficielles emportées par une chute incessante.

* Le mucus est un liquide visqueux, filant, caractérisé par la présence d'une matière albumineuse, la *mucosine* (Ch. Robin) dont le type est fourni par le blanc d'œuf. Ce qui distingue la mucosine de la fibrine, c'est que celle-ci perd son aspect strié sous l'influence prolongée de l'acide, tandis que la mucosine le conserve.

* Nous avons vu plus haut que, suivant un certain nombre de physiologistes, la salive n'est qu'un *déliquium* des cellules épithéliales muqueuses et glandulaires que renferme la cavité buccale. *

Épithélium. — L'épithélium du liquide buccal appartient à la langue et à la cavité buccale, et s'en détache en grande quantité. (Voy. fig. 8, page 150.)

Corpuscules salivaires. — Les corpuscules salivaires semblent identiques avec les cellules lymphatiques. Leur origine n'est pas entièrement éclaircie. Il est tout à fait invraisemblable qu'ils procèdent d'une glande acineuse quelconque de la cavité buccale, comme on l'a supposé. Il est, au contraire, très-possible qu'ils viennent des glandes folliculeuses ou des vaisseaux capillaires. (Voy. section III, chap. 1, § 6.)

* Chez les animaux, il y aurait deux sortes de corpuscules salivaires ; les uns immobiles et présentant seulement, sous un

grossissement considérable, un mouvement brownien des molécules qu'ils contiennent ; ce sont les corpuscules salivaires
proprement dits ; — les autres, dénués de mouvements amiboïdes et présentant des déformations très-accusées comme les
globules de pus récent, d'où leur nom de globules *pyoïdes*.
(Leuwenhoeck, Œhl, Schiff...). — Il est probable que ces deux
formes ne sont que deux états différents des leucocytes, morts
dans le premier, vivants dans le second. C'est à ces derniers,
aux corpuscules amiboïdes de Œhl, que plusieurs physiologistes
sont portés à accorder le pouvoir saccharifiant de la salive.
(Schiff, Rouget...) Voy. p. 124 et seq.

* Il est bon de rappeler que cette étude n'a pas été faite chez
l'homme ; on n'a trouvé dans la salive mixte de ce dernier que
des leucocytes identiques à ceux qu'on rencontre sur toute
surface muqueuse. (Voy. *Manuel du microscope*, de Duval et
Lereboullet, 1873.) *

* *Enduit buccal.* — Les déchets provenant de la desquamation incessante de l'épithélium buccal forment, mélangés à
de la salive, une sorte d'enduit qui revêt toute la cavité orale et
notamment la face dorsale de la langue et les gencives au niveau du collet dentaire. — L'enduit buccal est ordinairement
incolore, transparent, alcalin, assez peu visqueux. Outre des
cellules épithéliales, il renferme toujours quelques leucocytes
gonflés par la salive et présentant un noyau avec des granulations moléculaires ; presque toujours des corps étrangers (débris alimentaires, poussière, etc., et surtout des *parasites*).
— Il s'accumule à la suite de l'abstinence, d'une alimentation
épicée, l'usage de l'alcool, du tabac. — Les enduits muqueux
morbides sont souvent colorés par la bile (embarras gastrique)
et présentent, avec leurs éléments épithéliaux et leur mucus
semi-concret, une grande quantité de *leucocytes*, de *vibrions*
et d'*algues* du genre *leptothrix*. — Si cet enduit muco-épi-
thélial vient à se dessécher, il se fendille et des excoriations
surviennent ; les gouttes de sang qui s'écoulent donnent à l'enduit une teinte jaunâtre, noirâtre = *fuliginosités*. Les parasites de l'enduit buccal sont extrêmement fréquents : leptothrix, vibrions, spores de cryptococcus cerevisiæ, oidium albicans (Robin) ou syringospora Robinii (M. Quinquand), spores
ressemblant aux sporules du thricophyton de l'herpès circiné.

Ce qui distingue l'oïdium albicans du cryptococcus, ce sont les corpuscules brillants que renferment toujours les cellules de ce dernier. Les spores ressemblant au thricophyton qui ont été signalées par Maurice Richard (1859) n'ont pas été rencontrées par MM. Gallois, Balbiani, Gubler .. (Voy. *Soc. biolog.*, 1871.) — Le leptothrix buccalis est le plus fréquent des parasites de la bouche. Il hérisse habituellement les cellules épithéliales de touffes filamenteuses qui forment des « faisceaux serrés, feutrés, ondulés. Ces faisceaux sont simplement courbés en demi-cercles ou décrivent des flexuosités nombreuses entre les amas d'épithélium... Ailleurs, ils ont l'aspect de petites baguettes rigides, droites ou coudées, qui ne sont que la première période du développement de ces végétaux. Souvent ils sont détachés par les mouvements de la langue ou de la mastication avant qu'ils aient pu atteindre toute leur croissance. » (Ch. Robin.)

* Sous l'influence d'une cause traumatique, pathologique ou spécifique, etc..., la muqueuse buccale s'enflamme et l'hypérémie et la prolifération cellulaire peuvent donner naissance à diverses affections (stomatite mercurielle, gingivite des fumeurs, des verriers, etc., liséré plombique des saturnins, ulcérations du tartre stibié, stomatite aphtheuse, fausses membranes pultacées, amygdalo-pharyngiennes des fièvres graves (typhoïdes, scarlatine...), muguet, membranes diphthéritiques...

* Outre l'enduit buccal, on trouve, au niveau du collet des dents, des amas de *tartre dentaire*. Ces concrétions gri âtres, noirâtres sont composées de mucus concret uni à des phosphates et à des carbonates de chaux (salive parotidienne). (Ch. Robin.) — (Voy. Duval et Lereboullet, *op. cit.*)*

CHAPITRE II

MOUVEMENTS DE MASTICATION ET DE DÉGLUTITION

§ v. — MASTICATION

Objet. — La mastication a pour objet de rendre les substances solides et résistantes plus aptes à être attaquées par les
sucs digestifs.

Agents. — Ses agents sont les mâchoires, dont les mouvements s'associent à ceux de la langue, des lèvres et des joues
qui ramènent les aliments solides sous les dents des deux mâchoires, lesquelles les divisent, les broient, les triturent en
même temps que la salive les ramollit et les réduit en une
sorte de pâte. C'est chez les animaux qui vivent de substances
végétales — dont les enveloppes dures, réfractaires à l'action
des liquides digestifs, ont besoin d'être brisées — que la
mastication s'effectue de la façon la plus complète; elle est
très-sommaire chez les carnivores. Ces animaux ne mâchent
pas, à proprement parler; ils avalent leur proie après l'avoir
simplement dilacérée, déchirée en bouchées.

* Les appareils dentaires et masticateurs varient dans la série animale, suivant le mode d'alimentation. Les trois espèces
de dents *incisives, canines* et *molaires*, qui existent chez
l'homme, se rencontrent chez beaucoup de mammifères, mais
en présentant toujours une interruption dans la série qu'elles
forment (pachydermes, ruminants).

* Chez les vertébrés, les *mâchoires*, au nombre de deux,
sont placées l'une au-dessus de l'autre; — la supérieure, sou-
dée au crâne, est immobile dans la mastication ordinaire : nous
n'aurons donc pas à rechercher le mécanisme de ses mouvements; — l'inférieure est mobile et présente la forme d'un
arc plus ou moins recourbé.

* Suivant le mode d'alimentation, on voit varier la longueur

de la branche montante du maxillaire inférieur, la position relative de son apophyse coronoïde (point d'insertion des temporaux), la forme, la direction de son condyle et de la cavité
glénoïde qui le reçoit. Ainsi, la *branche montante* est la plus
longue chez les ruminants et les solipèdes dont la mastication
est la plus parfaite ; elle est très-longue aussi chez l'homme
et les quadrumanes, plus courte chez les rongeurs, et s'ef-
face presque chez les carnivores, dont la mastication est à peu
près nulle. — Chez les ruminants et les solipèdes, l'apophyse
coronoïde est plus rapprochée de l'articulation temporo-maxillaire que de la dernière molaire. Chez l'homme et les quadrumanes, l'apophyse coronoïde est plus près de la dernière molaire. Chez les carnivores, elle est proéminente, mais très-voi-
sine de l'articulation condylienne. Chez les rongeurs, elle arrive à surplomber la dernière molaire. C'est donc chez ces
derniers que la mastication s'effectue avec le plus de puissance,
la mâchoire représentant presque un levier du second genre,
interrésistant, tandis que chez les autres animaux le maxillaire représente ordinairement un levier du troisième genre,
interpuissant ; car le point d'appui se trouve au niveau des
condyles, la résistance entre les incisives ou les molaires, la
puissance au milieu (muscles : masséters et temporaux). On sait
que plus le bras de la résistance est court, plus le bras de la
puissance est fort ; il en résulte que pour exercer un grand
effort de mastication, il faut mettre l'aliment sous les molaires.
Entre les dernières molaires, l'aliment ou la résistance ayant
dépassé un certain nombre de fibres du masséter, le levier devient alors du second genre, condition extrêmement avanta-
geuse à l'action de la puissance.

  Quant aux diverses formes du *condyle*, dans la série animale, il nous suffira de remarquer que celui de l'homme
emprunte quelque chose à chaque type, au type allongé transversalement, demi-cylindrique, emboîté dans la cavité glénoïdienne des carnivores qui ne peuvent exécuter que des mouvements d'abaissement et d'élévation ; — au type des rongeurs
dont le condyle à grand diamètre antéro-postérieur est reçu
dans une cavité articulaire de même sens dans laquelle il glisse
d'arrière en avant ; — au type des ruminants, dont le condyle
peu développé, tourné en haut, aplati, concave, exécute hori-

zontalement des mouvements de meule de moulin. Le condyle de l'homme est mixte *.

Mouvements du maxillaire inférieur. —

a. ABAISSEMENT DU MAXILLAIRE INFÉRIEUR. — Il est produit principalement par le ventre antérieur du muscle digastrique (nerf mylo-hyoïdien de la troisième branche du nerf trijumeau), et secondairement par le muscle mylo-hyoïdien (nerf mylo-hyoïdien) et par le muscle génio-hyoïdien (nerf hypoglosse). A cet effet, l'os hyoïde prend ses points de

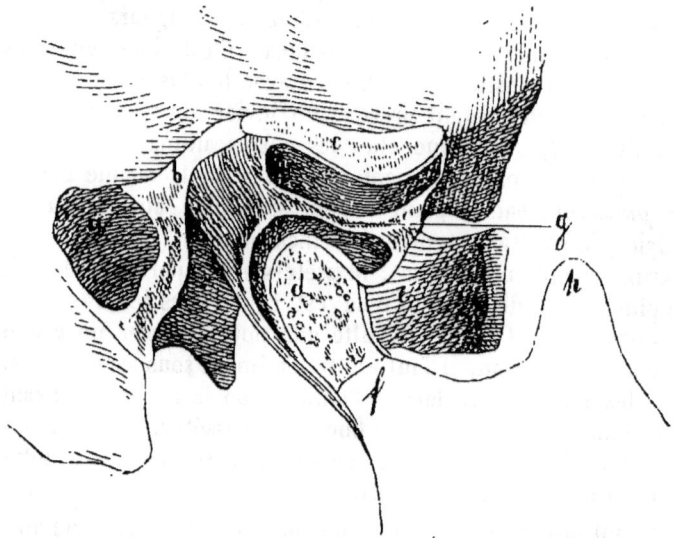

Fig. 9. — Articulation temporo-maxillaire. *a*, conduit auditif externe; *b*, fossette articulaire; *c*, tubercule articulaire; *d*, tête articulaire du maxillaire inférieur; *e*, muscle ptérygoïdien externe; *f*, col du condyle; *g*, fibro-cartilage interarticulaire; *h*, apophyse coronoïde.

fixité sur le temporal par l'intermédiaire du muscle stylo-hyoïdien et du ventre postérieur du digastrique; sur le sternum par le muscle sterno-hyoïdien, sur l'omoplate par l'omo-hyoïdien. Quand la bouche s'ouvre, la tête articulaire du maxillaire inférieur se meut (fig. 9, *d*) sur le tubercule articulaire *c*, en abandonnant la fossette glénoïdienne *b*. Entre les deux têtes *c* et *d* se trouve un cartilage interarticulaire *g*. Quand la mâchoire inférieure s'abaisse, le ménisque ligamenteux se porte sous le tubercule articulaire, en avant, et la tête articulaire, en arrière, sous la cupule que lui présente la face inférieure du ménisque interarticulaire. C'est l'inverse dans l'occlusion de la bouche.

b. ÉLÉVATION DU MAXILLAIRE INFÉRIEUR.

α) *Mouvement de bas en haut*, déterminé par muscle masséter, muscle ptérygoïdien interne, portion antérieure du muscle temporal.

β) *D'avant en arrière ;* les deux muscles ptérygoïdiens externes le portent en avant, les deux internes et la partie postérieure du temporal le retirent en arrière ;

γ) Le *mouvement de droite à gauche et de gauche à droite* est produit par le ptérygoïdien externe d'un seul côté.

* *Axe*. — Dans les mouvements limités, l'axe passe par les condyles ; ceux-ci se portant en avant dans les mouvements étendus, on a supposé qu'alors l'axe se trouve à la hauteur du trou dentaire. Longet dit qu'il n'est pas possible de préciser mathématiquement l'axe des mouvements complexes et simultanés du maxillaire inférieur : rotation du condyle, sa projection en avant, abaissement du maxillaire en totalité ; mais que si la bouche étant ouverte, on prolonge les lignes passant par l'arcade dentaire supérieure et par l'arcade inférieure, on se convaincra que ces deux lignes se rencontrent près de l'apophyse mastoïde, qui doit, en conséquence, être regardée comme l'axe des grands mouvements de la mâchoire.

9.

Influence nerveuse. — La mastication appartient à la classe des actes volontaires ; mais elle a besoin cependant d'une impression périphérique particulière ; car elle devient paresseuse, difficile et même impossible quand la salive manque ou que le corps ne réclame pas d'aliments. C'est par cet endroit qu'elle relève aussi des actes réflexes.

§ VI. — MOUVEMENTS DE LA LANGUE

Retrait en arrière. — Muscles hyo-glosse et stylo-glosse.
Issue au dehors. — Muscle génio-glosse.
Élargissement. — Muscles hyo-glosse et longitudinal.
Rétrécissement et épaississement. — Muscle transverse [1].
Élévation vers la voûte palatine. — Muscles stylo-glosse et longitudinal.
Application sur le plancher de la cavité buccale. — Muscle hyo-glosse.

§ VII. — MOUVEMENTS DE LA DÉGLUTITION

1.) Il se fait un *rapprochement entre la racine de la langue et la voûte palatine.* Cela s'opère par l'élévation de la langue, sous l'influence du mylo-hyoïdien, qui s'épaissit en se contractant ; en outre, par l'effet de la contraction des muscles de la langue qui l'épaississent et la raccourcissent à la fois, et enfin par l'action du muscle glosso-palatin.

2.) La *langue est portée en arrière* (muscles stylo-glosses) ; par suite l'épiglotte est abaissée, la cavité du larynx fermée ; en même temps la glotte se resserre.

3.) Pendant que cela se passe, le *voile du palais prend une direction horizontale* par l'action des muscles éléva-

---

[1] Les muscles longitudinal et transverse sont les muscles décrits par les auteurs français sous le nom de muscles linguaux. (Voy. Cruveilhier, Sappey, etc.)

tours du voile du palais, et en même temps il s'étale sur les côtés par l'action des muscles tenseurs du palais. Cela s'opère, en partie, par les muscles pharyngo-palatins, en partie, par la projection en avant de l'os hyoïde et du larynx (génio-hyoïdien, ventre antérieur du digastrique, mylo-hyoïdien), en partie, par la contraction des constricteurs supérieurs.

4.) La *luette est poussée en arrière* par le bol alimentaire.

De cette manière est établie une séparation entre la portion du pharynx qui se trouve au-dessus du voile du palais qu'on a appelée portion respiratoire, *pars respiratoria*, et la portion qui se trouve au-dessous, portion digestive, *pars digestiva*.

§ VIII. — MOUVEMENTS DU PHARYNX ET DE L'ŒSOPHAGE

Dès que le bol alimentaire a passé par-dessus la glotte, le larynx s'abaisse, le mouvement du pharynx suit avec une très-grande rapidité. L'œsophage, au contraire, se contracte lentement, ce qui vient sans doute de ce que le pharynx a plus de fibres striées et l'œsophage plus de fibres lisses. Parfois le bol alimentaire remonte de l'extrémité inférieure vers l'extrémité supérieure de l'œsophage, pour redescendre ensuite, et ces mouvements se répètent très-souvent dans bien des circonstances.

* Lorsque les aliments sont broyés et réduits par leur mélange avec la salive à un état de demi-liquéfaction, ils sont entraînés de la bouche jusque dans l'estomac en traversant le canal musculo-membraneux constitué par l'œsophage et le pharynx, en vertu des lois de l'équilibre des molécules liquides. — Sur le trajet que doit franchir le bol alimentaire, il y a deux écueils à éviter, l'orifice postérieur des fosses nasales, l'orifice supérieur du larynx. Les mouve-

ments de déglutition sont combinés pour que le bol alimentaire arrive à sa destination sans pouvoir revenir en
arrière vers les arrière-narines, et sans pouvoir tomber
dans la trachée.

* On a coutume de diviser l'acte de la déglutition en
3 temps. (Longet.)

* 1er TEMPS (nié par Moura, 1867). *Trajet de la cavité
buccale à l'isthme du gosier.* — La langue s'élargit, se
relève sur ses bords, applique sa pointe contre la voûte
palatine, presse d'avant en arrière sur le bol alimentaire,
qui est forcé de glisser dans la gouttière qu'elle lui forme
jusqu'à l'isthme.

* 2e TEMPS. — Arrivé à l'isthme, le bol alimentaire,
par son contact avec la muqueuse, détermine *le reflexe,*
cette série de contractions musculaires (dilatation, resserrement) qui a pour résultat de conduire les aliments vers
l'œsophage.

* 1er *moment de ce* 2e *temps.* — La base de la langue
s'élève en se portant en arrière ; en même temps, le voile
du palais qui s'élargit et se tend, l'os hyoïde, le larynx, le
pharynx subissent également un mouvement d'ascension,
la ceinture supérieure du pharynx embrasse le bord postérieur du voile palatin. Quand le bol, poussé en arrière par
la base de la langue, a dépassé les piliers antérieurs de
l'isthme, qui vient de s'ouvrir pour le laisser passer, dès
lors commence le :

* 2e *moment* du second temps de la déglutition, « pendant lequel le voile s'abaisse, l'isthme se resserre, la langue reste élevée avec le larynx et le pharynx : le voile
étant descendu, lui et les piliers postérieurs s'emparent du
bol, le serrent, le pressent, et, aidés des constricteurs,
des stylo-pharyngiens, le poussent par delà le larynx dans
l'œsophage. Puis la déglutition pharyngienne est accomplie, tout se relâche et revient au repos. » (Debrou.)

* *Pourquoi les aliments n'entrent pas dans les fosses*

nasales. — Les constricteurs supérieurs du pharynx, en embrassant le voile du palais, forment déjà une barrière sérieuse contre le reflux des aliments vers les arrière-narines, mais elle est insuffisante, comme le prouvent les exemples de paralysie du voile palatin. Celui-ci doit donc encore être fortement tendu par ses muscles propres.

* Il est une disposition très-remarquable des muscles pharyngo-staphylins (piliers postérieurs), entrevue par Albinus et Sandifort, mais que Gerdy et Dzondi ont, les premiers, bien comprise et expliquée. D'après eux, les piliers postérieurs (pharyngo-staphylins) s'insérant à des points à peu près fixes en arrière, comme en avant, ne peuvent pas se contracter sans diminuer leur courbure normale et arriver à rapprocher leurs bords, qui ne laissent vide qu'un petit espace triangulaire, en avant, espace que la luette vient combler. Par leur contraction, ces muscles forment, suivant l'expression de Gerdy, un sphincter oblique de haut en bas et d'avant en arrière, qui divise le pharynx en deux parties (nasale, buccale). Küss compare leur jeu à celui de deux rideaux qui se rapprochent. Moura le regarde comme imaginaire. Il est cependant facile de le voir en regardant, pendant un mouvement de déglutition, le fond du gosier.

* L'occlusion de l'*isthme naso-pharyngien* est absolue. Il suffit, pour le prouver, de déglutir sa salive en se serrant le nez. A la suite d'un ou deux mouvements de déglutition, l'ouïe devient un peu dure. La cloison, formée par les piliers postérieurs et le voile rapprochés, en s'abaissant à la fin du deuxième temps, a produit dans la cavité au-dessus d'elle une tendance au vide, une raréfaction de l'air, qui s'est transmise par la trompe d'Eustache (ouverte par contraction du péristaphylin externe) jusqu'à la caisse du tympan. Autre preuve : Mettez dans les narines un tube en verre qui plonge par un bout dans un vase d'eau, serrez fortement les ailes du nez sur le tube, et faites un mouvement de déglutition ; l'eau montera aussitôt dans le tube. L'air a donc été raréfié par l'abaissement de la cloison naso-pharyngienne ; cet effet serait inexplicable sans une occlusion complète.

* Telle n'était pas la manière dont Bichat comprenait le mécanisme de la protection des fosses nasales ; il pensait qu'à chaque déglutition le voile du palais se levait à la façon d'un pont-levis pour venir s'appliquer contre l'orifice postérieur des fosses nasales.

* Il est bien vrai que le voile se lève, mais ce n'est pas lui seul; car, nous l'avons dit plus haut, c'est tout l'isthme naso-pharyngien contracté qui subit ce mouvement d'élévation au début et pendant la durée du deuxième temps, pour s'abaisser ensuite. — Preuve de l'ascension de l'isthme naso-pharyngien : introduire dans les fosses nasales, jusqu'au pharynx, un stylet reposant sur le plancher des fosses nasales ; à chaque déglutition on sent la face supérieure du voile palatin venir se heurter contre le stylet dont l'extrémité extérieure s'abaisse au même instant. (Debrou.)

* *Pourquoi les aliments n'entrent pas dans la trachée?* — Parce que l'épiglotte (refoulée par base de la langue et bol alimentaire) s'applique sur l'orifice supérieur du larynx, parce que la glotte se ferme, parce que la muqueuse sus-glottique est extrêmement sensible.

* *a. Épiglotte.* — Magendie conclut d'expériences qu'il fit en 1813, que l'excision de l'épiglotte n'avait aucune suite fâcheuse pour la déglutition. Longet a prouvé que « si, en effet, les aliments solides passent facilement sans cet opercule, *il n'en est plus de même des liquides, dont la déglutition est constamment suivie de toux convulsive.* »

* L'épiglotte remplit l'office d'une digue et prévient la chute des gouttes de liquide, qui restent toujours sur la langue après que l'animal a bu, en les déviant vers les rigoles latérales du larynx.

* Les résultats contradictoires signalés en pathologie ou en physiologie expérimentale, tiennent à ce qu'on n'a pas constaté exactement si l'épiglotte était entièrement ou partiellement détruite par excision ou ulcération. (Voy. Bonnet, Pelletan, Pery, Larrey ; cas du général Murat, etc.)

· · * Schiff a démontré que l'excision, même complète de l'épiglotte, ne suffisait pas à elle seule, comme le disait Longet, pour troubler la déglutition des liquides ; il faut, de plus, que l'animal soit empêché de faire les déglutitions ultérieures auxquelles il a coutume de se livrer pour se débarrasser des dernières gouttes qui restent dans sa bouche.

* *Glotte*. — Elle est fermée. Les deux Albinus ont mentionné l'occlusion de la glotte (1754); Haller (1777), Ludwig (1785) ont insisté sur ce détail de la mécanique de la déglutition. Enfin, Magendie (1813) a reproduit l'opinion de ces physiologistes, en affirmant que l'occlusion de la glotte' dépend des muscles intrinsèques du larynx innervés, pour ce cas particulier, par le nerf laryngé supérieur (muscles ary-aryténoïdiens).

*Les expériences de Longet ont prouvé d'une façon péremptoire que l'occlusion de la glotte s'effectue, alors même que tous les muscles intrinsèques du larynx sont paralysés (résection des récurrents et laryngés supérieurs) par l'action des muscles palato-pharyngiens et notamment des constricteurs inférieurs du pharynx qui, en se contractant pour serrer et chasser le bol alimentaire, rapprochent les lames du cartilage thyroïde et, indirectement, les cordes vocales. De là cette conséquence que : « Les mouvements de la glotte qui accompagnent la déglutition (et aussi le vomissement et la rumination) sont soumis à d'autres agents musculaires que ceux qui meuvent le même orifice durant la production des phénomènes vocaux et respiratoires. » — Cl. Bernard ayant démontré que le spinal innerve les constricteurs inférieurs du pharynx, on peut ajouter, à la conclusion de Longet, que l'occlusion de la glotte est soumise à d'autres nerfs que ses phénomènes respiratoires, nouvelle preuve de l'antagonisme du spinal et du vague. (Cl. Bernard.)

* *e. Sensibilité de la muqueuse sus-glottique.* — Si l'on sectionne le laryngé inférieur, la déglutition s'accomplit sans gêne, puisque les muscles du larynx n'y jouent aucun rôle; mais si l'on sectionne le laryngé supérieur qui donne la sensibilité à la muqueuse, l'animal n'étant plus averti de la présence des corps en contact avec sa muqueuse, des parcelles d'aliments, des gouttes d'eau, pourront pénétrer jusque dans sa trachée, avant qu'il songe à les expulser par la toux.

*En résumé, la sensibilité exquise de la muqueuse sus-glottique, l'ascension du larynx en avant, combinée avec le déplacement en arrière de la base de la langue, sont les conditions essentielles de la protection des voies respiratoires ; l'épiglotte semble à peu près indispensable pour prévenir la chute des liquides. Au contraire, l'occlusion de la glotte n'est pas nécessaire absolument pour la régularité de la déglutition, puisque cette fonction s'accomplit normalement chez les animaux, dont on écarte les lèvres de la glotte avec une pince, ou chez l'homme, malgré des ulcérations profondes des cordes vocales. C'est un obstacle de précaution, pour le cas où les autres barrières viendraient à être franchies accidentellement par les aliments.

* *Influence des nerfs.* — La déglutition est un des plus beaux exemples du mouvement réflexe. Le stimulus de ce réflexe est un aliment ou la salive ; le stimulus est indispensable, on ne peut exécuter d'acte de déglutition quand la bouche est sèche. Les nerfs *centripètes* sont les nerfs sensitifs de la région : trijumeau, glosso-pharyngien et laryngé supérieur. Le centre nerveux se trouve dans le bulbe. Le cerveau n'y prend aucune part ; nous ne pouvons, par la volonté pure, exécuter un mouvement de déglutition ; il faut un stimulus matériel. On fait naître des mouvements de déglutition chez des hommes narcotisés et chez des animaux auxquels on a enlevé le cerveau. Chacun sait que souvent nous avalons, malgré nous et sans nous en apercevoir, ce que nous avons dans la bouche, et, chose singulière, dit Küss, il faut toujours « commencer la déglutition par le commencement; » en d'autres termes, si le bol alimentaire s'arrête dans le pharynx, les efforts de déglutition que nous entreprendrons pour le pousser plus avant, recommenceront toujours par l'isthme du gosier.

* Le pharynx peut être le point de départ de mouvements antipéristaltiques; c'est le glosso-pharyngien qui semble conduire plus spécialement ces sensations, d'où son nom de *nerf nauséeux.*

Maissiat a émis une théorie de la déglutition qui ne peut être soutenue (Longet). D'après lui, lorsque l'os hyoïde et le larynx se portent en haut et en avant, il y a amplification du pharynx et par suite raréfaction de l'air qui y est renfermé. Il en résulte que le bol alimentaire est lancé dans le pharynx par l'excès de pression atmosphérique qu'il subit du côté de la cavité buccale. « Ce serait là le second temps de la déglutition, celui de la saccade involontaire. » (Maissiat.)

* Il est aisé de réfuter cette hypothèse en faisant observer que la déglutition a lieu, alors même que la glotte est ouverte (expérience de Longet). Si l'on met dans la bouche une quantité d'eau, et qu'après avoir disposé le bol liquide devant l'isthme, on se pince le nez, la déglutition s'effectue cependant sans peine ; il est évident que, dans le premier cas, la raréfaction manque en arrière, et que, dans le second, il n'y a pas excès de pression atmosphérique en avant du bol alimentaire.

* **Troisième temps.** — *La progression du bol ali-*

mentaire dans l'œsophage a pour agent les plans musculaires de ce canal ; ils sont au nombre de deux : l'un extérieur, composé de fibres longitudinales ; l'autre intérieur,
formé de fibres circulaires. L'action du premier a pour
effet de diminuer la longueur du conduit œsophagien et
d'amener ses parties inférieures au-devant du bol alimentaire ; la contraction du second, qui se fait partiellement
et successivement de haut en bas, resserre le calibre du
canal et force ainsi le bol alimentaire à progresser du côté
de l'estomac.

* Quant à l'orifice cardiaque, on admet qu'il se relâche
dans l'expiration et se rétrécit dans l'inspiration ; par conséquent, l'expiration favorise le passage des aliments et
l'inspiration le retarde momentanément. (F. Longet.) *

CHAPITRE III

FONCTIONS DE L'ESTOMAC

§ IX. — CHYME

* **Développement de la portion sous-diaphrag-
matique du tube digestif**. — Le canal intestinal est
formé par deux feuillets de l'œuf : le *feuillet interne
du blastoderme* (feuillet muqueux, Pander, Baer : membrane muqueuse, Reichert ; feuillet glandulaire ou feuillet
des glandes intestinales, Remak), qui fournit l'épithélium
et les glandes de l'intestin ; et le *feuillet moyen du blastoderme* (feuillet vasculaire, Pander ; membrane intermédiaire, Reichert), dont naissent la membrane vasculaire et
nerveuse du canal intestinal, ainsi que les vaisseaux, nerfs
et enveloppes des glandes intestinales. (V. Kölliker.)

* Le tube intestinal médian et uniformément calibré à

l'origine ne tarde pas à se dilater à sa partie supérieure en un renflement dont l'axe devient oblique de haut en bas et de gauche à droite. Ainsi se forme l'*estomac*.

* Le reste du tube digestif s'allonge et, par conséquent, s'éloigne de la colonne vertébrale en décrivant une anse. De la partie la plus externe de cette anse, part un canal mettant en communication l'intestin avec la vésicule ombilicale (canal omphalo-mésentérique) ; à sa partie supérieure, une dilatation surmontée d'un prolongement tubulaire annonce la naissance du *cæcum* et de l'*appendice iléo-cæcal*. Le reste de l'anse deviendra le *gros intestin*. La partie située au-dessus d'elle se développera considérablement pour constituer l'*intestin grêle*.

* L'*épithélium* cylindrique du canal intestinal se continue avec l'épithélium pavimenteux de l'œsophage et de la peau. En végétant, il forme les *villosités* et les *glandes intestinales*. Les glandes de Lieberkühn, sont de simples dépressions en doigt de gant de la couche épithéliale ; elles se présentent dans toute l'étendue du conduit. Dans l'estomac, un très-grand nombre d'entre elles perdent leur épithélium cylindrique et se compliquent un peu (*glandes pepsiques*). Les *glandes* en grappe de *Brunner* (duodénum) résultent d'un bourgeonnement plus complexe, et le *pancréas* n'est qu'une exagération énorme de ces glandes. — Quant au foie, il est formé par des culs-de-sac semblables à ceux des glandes de Lieberkühn ; ces culs-de-sac très-longs et fort espacés vont s'enchevêtrer avec les bourgeons de la paroi de la veine omphalo-mésentérique (plus tard, veine porte). Le foie résulte donc de la réunion de deux organes : 1° le *foie biliaire*, composé de canalicules dont la surface est tapissée d'un épithélium cylindrique ; 2° le *foie sanguin*, formé par les vrais *acini* du foie, et chargé d'élaborer du sucre ou de la matière glycogène (Robin, Küss). (Voy. p. 195.) *

Composition du chyme. — L'estomac est un organe de sécrétion par sa couche muqueuse, et, par son enveloppe musculaire, un organe contractile. — Pendant la digestion, il contient la bouillie alimentaire, le *chyme*, variant pour la couleur, la consistance et la quantité, suivant la nourriture ingérée. Cette bouillie renferme :

1.) Aliments, en partie non encore modifiés ou seulement divisés mécaniquement, en partie dissous par les sécrétions de la bouche et de l'estomac ;

2.) Sécrétum buccal et stomacal ;

3.) Gaz.

§ X. — SUC ET MUCUS GASTRIQUES

Suc stomacal, succus gastricus. — Le liquide que sécrète la muqueuse stomacale et qui a la propriété de dissoudre les albuminoïdes (matières protéiques) et les substances gélatinigènes, est appelé suc stomacal, *succus gastricus.*

Siége. — Toute la muqueuse stomacale, à l'exception de la portion pylorique.

On l'obtient : 1.) Dans toute sa pureté, quand il n'y a dans l'estomac ni liquide buccal, ni aliments ; par conséquent, chez les animaux sur lesquels on a établi des fistules stomacales (Blondlot), en excitant la muqueuse stomacale avec des substances indifférentes.

2.) Au moyen des fistules gastriques qui ont pour origine une blessure (Beaumont, Bidder et Schmidt, Grünewaldt).

3.) En exprimant la muqueuse du fond et du corps de l'estomac, chez des animaux fraîchement tués qui ont été sacrifiés en pleine digestion.

4.) *Suc gastrique dit artificiel* (Eberlé). On le prépare habituellement ainsi : On détache le quatrième estomac (caillette) d'un veau, on le vide, on le lave avec de l'eau distillée jusqu'à ce qu'il ait perdu sa réaction acide ; on dissèque ensuite l'enveloppe musculaire, puis, coupant la muqueuse en un très-grand nombre de petits morceaux,

on jette le tout dans un bocal avec de l'eau aiguisée d'acide chlorhydrique (0,01 pour 100 — 1 pour 100 acide chlorhydrique). On l'y maintient pendant un jour, sous une température de 35° C., et enfin on filtre.

On peut encore se servir, toutefois, avec moins d'efficacité, à la place de l'acide chlorhydrique, de l'acide lactique et de l'acide phosphorique.

Propriétés. – Fluide presque limpide, à odeur spéciale, difficilement putrescible, à réaction acide, dissolvant et transformant rapidement en peptone, sous une température chaude, les albuminoïdes, particulièrement la fibrine du sang (voy. plus bas); de même les substances gélatinigènes. Ne sont pas dissous : mucine, tissus corné et élastique, amidon, graisse. —

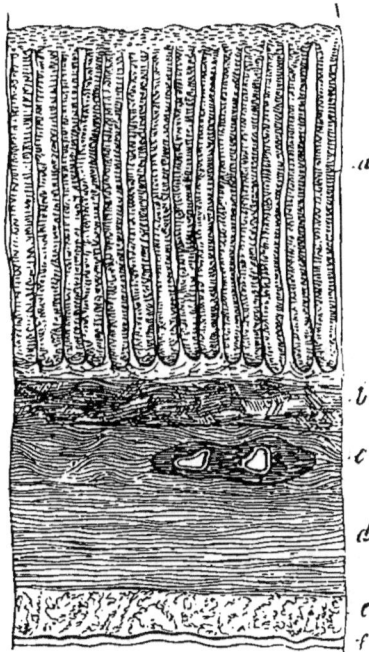

Fig. 10. — Empruntée à Kölliker. Section verticale des tuniques de l'estomac du cochon, près du pylore. Grossissement de 50 diamètres ; *a*, glandes ; *b*, couche musculeuse de la muqueuse ; *c*, tissu sous-muqueux que traversent des vaisseaux coupés en travers ; *d*, couche des fibres musculaires transversales ; *e*, couche des fibres musculaires longitudinales ; *f*, tunique séreuse.

Poids spécifique : 1,001-1,01. Le plan de la lumière polarisée est dévié à gauche par le suc gastrique.

* Le suc gastrique est un des trois liquides acides de l'économie (suc gastrique, sueur, urine), et il appartient aux humeurs excrémento-récrémentitielles. Il doit son acidité à l'acide lactique, fait soupçonné par Chevreul et démontré par Cl. Bernard. (Ch. Robin.)

* Ce n'est pas le suc gastrique qui dissout les aliments ; c'est au delà de l'estomac qu'a lieu leur *liquéfaction*. Dans ce viscère, le suc gastrique ne fait que ramollir et gonfler les substances (animales surtout) ; c'est particulièrement l'acide qui modifie ces substances et les rend aptes à absorber une grande quantité d'eau, d'où le gonflement. Ce phénomène opéré, la substance organique du suc gastrique détermine par action *catalytique* une modification *isomérique* des substances azotées des aliments (*fermentation digestive* des chimistes), par suite de laquelle elles se liquéfient au delà de l'estomac, phénomène auquel concourt le liquide résultant du mélange de la bile et du suc pancréatique. La substance organique du suc gastrique ne jouit, du reste, de cette propriété liquéfiante qu'après qu'elle a été modifiée par l'acide même du suc gastrique ; autrement elle est inerte et ne joue pas le rôle de corps catalytique. La liquéfaction n'a pas lieu sur toute la masse des aliments sans exception, car on retrouve dans les matières fécales un certain nombre de fragments de faisceaux striés des muscles non dissous. (Ch. Robin).

*D'après d'autres auteurs, la liquéfaction des albuminoïdes a lieu dans l'estomac et non dans l'intestin uniquement, comme le dit Robin. Ce serait, suivant eux, seulement sous la forme d'un liquide très-fluide que le produit de la digestion sortirait de l'estomac (Bennett, Küss). Le travail de liquéfaction, spécial au suc gastrique, est précédé d'un travail de morcellement, de porphyrisation. En effet, les albuminoïdes qui pénètrent dans l'estomac à l'état solide ou qui s'y coagulent au contact du suc gastrique (caséine — *présure*), sont tout d'abord réduits en une poussière très-ténue. Cette première élaboration n'est que le prélude de celle qui va changer les albuminoïdes en une substance isomérique, de couleur jaunâtre habituellement, d'une absorption facile et sur laquelle les réactifs ordinaires perdent leur action coagulante, la peptone. — L'action propre du suc gastrique est de rendre les albuminoïdes absorbables. — Il n'en a aucune sur les amyloïdes. Si ces substances continuent à se transformer en glycose dans l'estomac, le phénomène est dû à la salive qui accompagnait le bol alimentaire ou à celle qu'on avale à vide après le repas et surtout pendant une digestion laborieuse. — Les graisses ne sont pas modifiées dans leur nature par le suc gastrique ; elles sortent de l'estomac seulement un peu plus divisées qu'elles n'y étaient entrées. *

Quantité de suc gastrique sécrété. — Une femme affectée de fistule gastrique excrétait 580 grammes de suc gastrique, en moyenne, pendant une heure ; ce qui fait pour 24 heures 13-14 kilos, et pour 1 kilogramme du poids du corps, plus de 200 grammes.

Composition chimique. — Le suc gastrique de l'homme contient :

Eau. 99,46 0/0,
Éléments solides. . .   0,54 0/0 ;

Sur ces derniers, 0,3 organiques, 0,2 inorganiques. Parmi les organiques, il faut surtout noter la *pepsine*. Lorsqu'elle est acidulée, elle effectue la dissolution des substances protéiques. — Parmi les substances inorganiques, on trouve de l'acide chlorhydrique libre, du chlorure de potassium, du chlorure de sodium, du chlorure d'ammonium, du chlorure de calcium, du phosphate de calcium, de magnésium, d'oxyde de fer. Sur 1,000 parties de suc gastrique humain, on n'a trouvé que 0,217 d'acide chlorhydrique (chez le chien, 3,05; chez le mouton, 1,23), mais le chlorure de sodium y était, au contraire, pour 1,34.

A côté de l'acide chlorhydrique, on a rencontré aussi les

acides lactique, butyrique, acétique, qui vraisemblablement ne sont pas des substances normales.

Formation de la peptone et de la syntonine.

— On appelle *peptone* les substances protéiques qui sont dissoutes par le suc gastrique et qui se caractérisent surtout par deux propriétés, à savoir premièrement : celle de ne se pas coaguler par la chaleur et les acides minéraux, et, en second lieu, celle de se diffuser facilement (Funcke), dans le rapport avec l'albumine $= 7 : 100$. Le suc gastrique transforme la fibrine du sang en syntonine ($=$ parapeptone, Meissner). (Schwann.)

*La chimie organique a poussé très-loin l'étude des peptones ou albuminoses. (Travaux de Lehmann, Brücke, Meissner, Mülder, Schiff, etc.) On distingue aujourd'hui la peptone parfaite d'avec les peptones imparfaites : dyspeptone, parapeptone, métapeptone. La *peptone parfaite* est caractérisée physiologiquement par la propriété d'une assimilation très-prompte et si complète que lorsqu'elle est injectée dans les veines, elle ne reparaît pas dans les urines. Chimiquement, elle a des caractères non moins tranchés ; elle n'est précipitée ni par la chaleur, ni par les acides, ni par les alcalis ; seuls le bichlorure de mercure, le réactif de Millon (nitrate nitreux de mercure) et quelques autres réactifs peu nombreux ont le pouvoir de la coaguler. — La *dyspeptone* n'est que le résidu de la digestion de la caséine ; elle est insoluble, et partant point assimilable. — La *parapeptone* est précipitée, si sa solution acide est neutralisée. — La *métapeptone*, au contraire, est précipitée par l'augmentation de l'acidité de sa solution, et les acides minéraux concentrés la précipitent définitivement. — Ces peptones imparfaites sont des formes transitoires qui doivent se convertir finalement en peptone parfaite, excepté la dyspeptone, qui ne change pas, et une partie de la parapeptone, qui passe à l'état de dyspeptone. On a encore distingué, entre la métapeptone et la peptone vraie, des peptones intermédiaires A. et B.; mais leurs caractères sont peu précis; elles résulteraient particulièrement de la digestion de la fibrine (Meissner, de Bary, Thiry).

*La production des peptones vraies n'est pas le privilége exclusif du suc gastrique. On a pu en dehors de l'organisme fabriquer des peptones; mais combien les procédés mis en usage sont longs et peu certains! Ainsi Meissner est arrivé à faire de la peptone parfaitement assimilable en soumettant à une coction prolongée dans la marmite de Papin, de la chair musculaire, de la caséine, de la légumine, etc.; le blanc d'œuf donne de la métapeptone que le suc gastrique transforme aisément en peptone vraie. En faisant passer un courant d'air ozonisé à travers une solution aqueuse d'albumine (albumine de l'œuf, caséine : Gorup-Besanez) pendant 16 à 20 jours, on transforme l'albumine en une peptone imparfaite, qui, injectée dans les veines, reparait dans les urines (Schiff).

* *Acide du suc gastrique.* Quel est l'acide qui existe à l'état de liberté dans le suc gastrique? Les uns prétendent et démontrent que c'est l'*acide chlorhydrique* (Prout, Schmidt, Mülder, Brinton, Rouget, Budge, etc.); les autres, que c'est l'*acide phosphorique* sous forme de phosphore et de chaux (Blondlot, de Nancy); d'autres, enfin, et c'est aujourd'hui le plus grand nombre, admettent avec Cl. Bernard, Barreswill, que c'est l'*acide lactique.* Jusqu'à présent, nulle opinion ne peut se glorifier de reposer sur des preuves irrécusables. On objecte, en effet, que le phosphate acide de chaux de Blondlot n'a été trouvé que dans le suc gastrique de chiens préalablement nourris avec des os, et qu'il doit, en conséquence, être regardé comme un résidu des digestions antérieures. — Il est bien vrai que l'action du suc gastrique sur le zinc donne lieu à la nais-

sance d'un lactate de zinc, mais l'acide lactique de ce sel peut bien être aussi un reliquat des digestions précéden-tes. Rappelons, à ce propos, que Schiff, ayant introduit par les veines ou par l'anus une solution de dextrine, a observé que l'acidité du suc gastrique augmentait ; dans ce cas, ce surcroît d'acidité était dû, sans nul doute, à de l'acide lactique. — Quant à l'acide chlorhydrique, un fait important plaide en sa faveur. Le suc gastrique contient plus de chlore qu'il n'est besoin pour saturer le sodium présent. Le chlore en excès doit donc s'y trouver sous forme d'acide chlorhydrique ; il provient de la décomposition du chlorure de sodium dont le chlore reste dans le suc gas-trique et le sodium passe dans le sang. C'est à l'introduction du sodium qu'il faut rapporter l'augmentation d'alcalinité du sang pendant la digestion. Elle peut devenir telle, pen-dant une absorption stomacale très-active, que les urines perdent leur acidité normale (Brinton, Bence Jones). Quelle que soit la nature de l'acide du suc gastrique, il est acquis à l'observation que le liquide digestif ne peut opérer la transformation des albuminoïdes en peptone s'il n'est acide; que dans les digestions artificielles cette action se produit, quel que soit l'acide qu'on associe à la pepsine ; que l'acide ne joue pas le vrai rôle transformateur ; qu'il sert de mi-lieu, d'auxiliaire à l'action spéciale du ferment soluble qui caractérise le suc gastrique, la pepsine ou gastérase.

*Pepsine. C 56,7 — H 5,6 — Az 21,1 — O 16,5 (Vogel). La *pepsine* ou *gastérase* est le principe actif du suc gastrique. C'est un ferment soluble comme la ptyaline (voy. Salive) et présentant comme elle toutes les réactions des albumi-noïdes. On a vainement tenté de lui récuser ce caractère. (Brücke). Schwann a le premier signalé son existence, Payen l'a isolée en la précipitant du suc gastrique par l'al-cool. La pepsine toute seule est impuissante à transformer les albuminoïdes en peptones, mais associée à un acide, son pouvoir est d'une intensité prodigieuse; car il suffit d'une partie de pepsine sur 60,000 parties d'eau acidulée pour digérer parfaitement les substances protéiques (voy. Bennett). On rencontre de la pepsine dans l'urine, et Brücke en a trouvé dans les muscles.

Préparation. Faire digérer muqueuse d'estomac de porc avec acide phosphorique dilué ; traiter le liquide filtré par eau de chaux : pepsine sera entraînée avec le précipité de phosphate de chaux. Dissoudre le précipité dans acide chlorhydrique étendu ; ajouter solution concentrée de cholestérine, traiter le mélange de cholestérine et de pepsine par éther qui dissout cholestérine. Filtrer le liquide obtenu. Le filtratum renferme pepsine, qui ne donne pas de précipité avec les acides minéraux, le tannin, ni le chlorure de mercure. (Brücke.) (Voy. Budge, Bennett.)

Conditions de la formation du suc gastrique. —Plusieurs facteurs concourent à la production du suc gastrique :

1. Cellules glandulaires. — On sait qu'il y a dans la muqueuse stomacale deux espèces de glandes. Les unes, presque entièrement limitées au pourtour du pylore, sont des outres (culs-de-sac) revêtues d'épithélium cylindrique et ne semblent destinées qu'à sécréter du mucus, leurs cellules donnant la réaction de la mucine, — *glandes à mucus* (fig. 11). Le reste de la muqueuse stomacale est pourvu de glandes à suc gastrique (fig. 12 et 13), lesquelles ne possèdent d'épithélium cylindrique qu'à leur orifice seulement, mais dont la cavité est totalement remplie de cellules à suc gastrique rondes, granuleuses. On ne peut recueillir de suc gastrique qu'aux points où existent des cellules à suc gastrique. Ces glandes, ou plutôt ces cellules à suc gastrique, doivent donc en être les éléments producteurs. Pendant la digestion, une foule de ces cellules se vident et on les trouve dans le suc gastrique, d'où l'on peut conclure à une multiplication (reproduction) considérable de ces cellules.

Tandis que la pepsine s'engendre dans l'intérieur des glandes à suc gastrique, un processus purement chimique

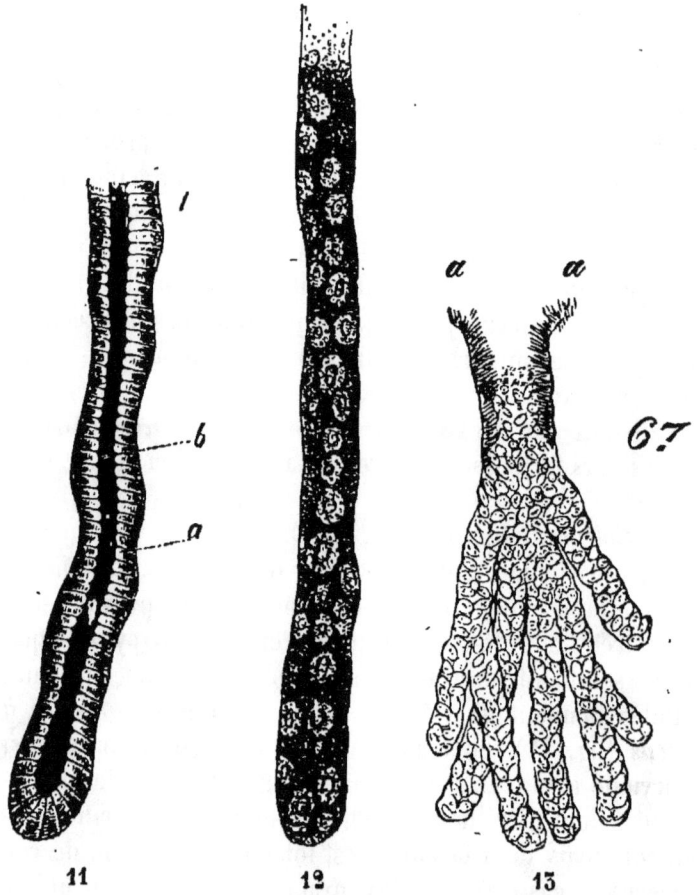

Fig. 11. — Une glande à mucus gastrique avec ses cellules cylin-driques, chez un cochon; *a*, cellules; *b*, canal.   (D'après Frey.)
Fig. 12. — Glande peptogastrique d'un homme pleine de cellules à suc gastrique. (D'après Frey.)
Fig. 13. — Glande à suc gastrique d'un chien. Grossie 67 fois.

a lieu, pendant la digestion, à leur orifice.

Il se forme en effet là, et là seulement, de l'acide chlorhydrique. Si l'on plonge du papier bleu de tournesol au
fond des glandes, il ne rougira pas, tandis qu'il deviendra
rouge à leur orifice (Brücke). Quand on injecte dans deux
veines différentes d'un animal vivant une solution de ferro-
cyanure de potassium dans l'une, d'un sel d'oxyde de fer
dans l'autre et qu'on met à mort l'animal aussitôt après,

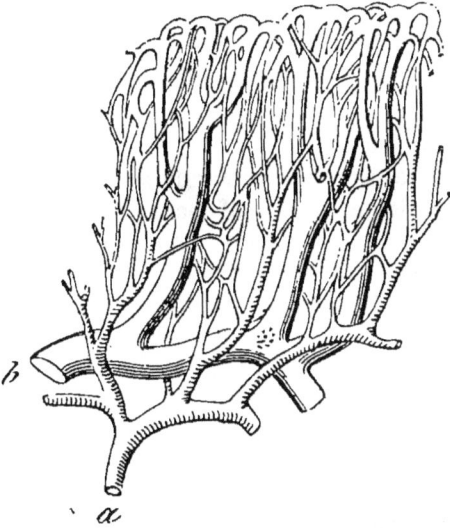

Fig. 14.— Vaisseaux de l'estomac d'un chien ; a, artères ; b, veines.

on trouve la surface des orifices glandulaires seuls colorée
en bleu de Prusse. Cela démontre que ces orifices seuls
ont une réaction acide. Car les deux substances susdites ne
se combinent que dans un liquide acide et non point dans
un liquide alcalin (Bernard). Ainsi donc, les glandes à suc
gastrique sont aptes à livrer les deux produits qui, combinés ensemble, offrent l'agent dissolvant des albuminoïdes.
Ni la pepsine, ni l'acide ne sont toutefois en état de produire par eux-mêmes seuls ce phénomène. (Découverte
d'Eberlé.)

10.

2. *Nerfs*. L'estomac vide n'excrète pas de suc gastrique,
il ne présente que du mucus ; la sécrétion se réalise à la suite
d'une excitation, qu'elle provienne soit d'un aliment, soit
d'une substance indigestible. On peut en conséquence supposer comme cause une irritation nerveuse. On n'a pas encore
éclairci si c'est le nerf vague, le sympathique, ou les nerfs
ganglionnaires qui agissent sur les glandes peptogastriques ;
il n'y a d'établi que ceci, que la digestion ne souffre cependant aucun préjudice de la section des deux nerfs vagues et
des deux nerfs splanchniques (Budge).

  * Il est admis, aujourd'hui, que la nature de l'excitant n'est
point indifférente pour la sécrétion du suc gastrique véritable.
Celui-ci n'apparaît que sous l'influence d'une matière alimentaire et surtout d'une substance albuminoïde (chair, fibrine,
albumine de l'œuf). Lorsqu'une substance azotée, c'est-à-dire
réclamant l'action du suc gastrique, a été ingérée, on voit toutes les parties de la muqueuse stomacale en contact avec les
parcelles de cette substance se congestionner et produire du
suc gastrique. L'estomac semble donc posséder une sorte de
sensibilité en vertu de laquelle il ne livre de pepsine qu'aux
aliments qui en ont besoin. Cela est si vrai, que l'estomac à
vide, ou renfermant une substance indigestible, un corps étranger, réfractaire à l'action de la pepsine, ne livre que du mucus
plus ou moins acide. On était donc bien mal inspiré, lorsque
dans les premières études du suc gastrique, on analysait le
liquide dont s'était imprégnée une éponge plongée dans l'estomac. D'après une théorie très-récente, la présence de l'albuminoïde ne suffirait pas pour déterminer la production de l'élément
pepsique ; il devrait être précédé ou accompagné dans l'estomac
par des substances dites *peptogènes*. (Voy. Peptogénie.)*

  3. *Sang*. Les artères courent très-près des glandes et
circonviennent en forme d'anneaux leurs orifices (voy.
fig. 14).
  Quelle est la signification de ce mode de distribution, on
ne l'a pas encore bien élucidée. On l'a rapporté à une fonc-

tion de résorption (Frey), ou encore à une fonction de respiration (Henle) ; on pourrait songer aussi à un rapport avec la préparation de l'acide chlorhydrique.

* *Peptogénie.* — L'étonnante particularité que présente la sécrétion du suc gastrique véritable, celle d'avoir lieu seulement en présence de certaines substances, des substances albuminoïdes, disions-nous, a été rapportée à une sensibilité particulière de l'estomac, à une sorte *d'intuition* des besoins de son contenu ; mais elle devrait être attribuée, suivant Lucien Corvisart et Schiff, à l'influence de substances toutes spéciales, qu'ils appellent *peptogènes*.

* Pour que l'estomac à jeun et épuisé par des digestions antérieures, recouvre la faculté de fournir un suc gastrique complet, capable de transformer les albuminoïdes, il faut qu'il absorbe tout d'abord certains éléments qui se changent en pepsine dans les glandes pepsiques. L'absorption de ces peptogènes est le premier anneau du processus digestif dans l'estomac.

* Dissous par le liquide purement acide qu'ils rencontrent dans ce viscère, ils ne tardent pas à passer dans le sang, qu'ils rendent apte à fournir de la pepsine aux glandes, dont le travail sécréteur est proportionnel à l'absorption des principes peptogènes. Les substances qui paraissent jouir du pouvoir peptogénique le plus avéré sont le bouillon (eau renfermant les éléments solubles de la viande) et la dextrine. Les théories nouvelles de la science donnent donc raison à l'usage ancien du potage au commencement des repas.

* La voie habituelle d'absorption des aliments peptogènes est la muqueuse stomacale. Ils peuvent cependant pénétrer dans le sang par d'autres points de l'organisme. Injectés dans le tissu cellulaire sous-cutané, dans le rectum, ils conservent entièrement leur action caractéristique. Mais il n'en est pas de même lorsqu'ils sont livrés à l'ab-

sorption dans l'intestin grêle. Schiff explique cette singularité en disant que les substances peptogènes se détruisent dans les ganglions mésentériques où les conduisent les
vaisseaux chylifères (Schiff). Quelques observations de
guérison de dyspepsie (vraie) provenant d'une paresse
digestive par insuffisance de suc gastrique, sont rapportées
par Schiff à l'appui de sa théorie. Dans son hypothèse, l'indication thérapeutique était de faire entrer dans le sang
une quantité suffisante de peptogène, pour que les glandes
stomacales pussent y trouver de quoi *se charger*. Il a donc
fait prendre à des dyspeptiques du bouillon une heure ou
deux avant les repas, — de la dextrine en potion ou en
lavement une demi-heure ou une heure également avant
les repas, et ces malades ont été rapidement guéris.

* *Absorption stomacale.* — Outre son rôle d'organe
sécréteur, la couche épithéliale de l'estomac remplirait
encore celui d'organe protecteur. L'épithélium cylindrique
empêcherait l'estomac qu'il tapisse de se digérer et de
s'absorber lui-même. La formation des *ulcères ronds* particuliers à ce viscère serait due à l'altération, puis à la disparition de l'épithélium protecteur en un point de la cavité stomacale. Cette théorie ne paraît pas facilement acceptable alors qu'il est bien avéré que le suc gastrique,
le seul capable de digérer les tuniques stomacales, est sécrété seulement pendant le séjour des aliments dans l'estomac. — Quoi qu'il en soit, il a paru positif à nombre
d'auteurs que le revêtement épithélial de l'estomac constitue, comme celui de la vessie, une barrière infranchis-
sable à l'absorption ; que l'estomac n'absorbe pas, malgré les vaisseaux sanguins et lymphatiques qui étendent
leurs nombreuses ramifications dans l'épaisseur de sa
paroi.

* La théorie de la non-absorption de l'estomac se base
sur les expériences de Bouley : Lier pylore d'un cheval,
— ingérer dans estomac une forte dose de strychnine ca-

pable de tuer promptement l'animal si elle était absorbée,
— et cependant *cheval n'est pas empoisonné*. — D'autre
part, on a vu des hommes dont l'orifice pylorique était
oblitéré, souffrir de la soif, alors que leur estomac était
plein de liquide, tandis que ce besoin était calmé par des
injections d'eau dans le rectum. — Küss cite le cas d'un
homme qui prit des quantités considérables d'opium sans
en ressentir d'effet sédatif, parce que la voie du pylore
était bouchée ; survint une débâcle, à la suite de laquelle
apparurent des phénomènes d'intoxication dus évidemment à l'absorption, par l'intestin, de l'opium accumulé
dans l'estomac.

  * Tel était l'état de la question jusqu'aux dernières
expériences de Schiff, qui ont enlevé à celle de Bouley sa
force probante. Si, au bout d'un certain temps, on coupe
la ligature placée au pylore, la strychnine qu'on supposait
capable d'empoisonner rapidement en arrivant tout entière dans l'intestin, n'y donne cependant pas lieu à des
accidents. Schiff explique ce fait nouveau en disant que
la strychnine contenue dans l'estomac y est absorbée lentement, par petites doses non toxiques qui sont éliminées
au fur et à mesure par les urines, de telle sorte que lorsqu'on ouvre la voie pylorique il ne descend pas, ou seulement une quantité très-minime, de strychnine dans le
canal intestinal. Cl. Bernard a constaté les mêmes phénomènes pour l'absorption du curare. En partant de ce fait
et de plusieurs expériences de Colin d'Alfort, Schiff admet
l'absorption par la muqueuse stomacale. (Voy. Lussana,
Cl. Bernard, etc.) — En résumé, il est douteux que l'estomac absorbe ; et en admettant qu'il jouisse d'un certain
pouvoir d'absorption, il est à croire que celui-ci est fort
limité. — Peut-être les expériences que M. Chauveau a
entreprises sur la transmission de la tuberculose par ingestion de matières tuberculeuses apporteront un jour
nouveau sur ce point de physiologie. (Voy. *Lyon médical*,

octobre 1873, *transmission de la tuberculose par les voies
respiratoires*, par Chauveau.) *

§ XI. — GAZ DE L'ESTOMAC ET DE L'INTESTIN

Production de gaz dans l'estomac. — Il y a trois
causes pour lesquelles du gaz peut se rencontrer dans l'estomac et l'intestin, savoir :

1. La pénétration de l'air atmosphérique extérieur ;
2. L'introduction des gaz du sang ;
3. Les décompositions.

L'air atmosphérique arrive dans l'estomac avec la salive,
les aliments, pendant la respiration et la déglutition. Chez
les chiens, l'estomac est souvent distendu dans des proportions énormes, le diaphragme se contractant avec une grande
rapidité et dilatant par ses piliers le canal œsophagien. L'oxygène apporté de cette manière dans l'estomac se dissipe vite
en se diffusant dans le sang. Les expériences qu'on a faites
(Magendie et Chevreul, Planer) ont démontré que le gaz déjà
pauvre en oxygène dans l'estomac (6-11 pour 100) en
manquait presque absolument dans l'intestin. La diffusion de
CO_2 hors du sang dans le canal intestinal est soumise aux
lois que nous avons examinées à propos de la respiration
(voy. p. 89). Plus grande sera la tension de l'acide carbonique existant déjà dans l'intestin, moins il se diffusera
hors du sang, mais d'autant plus vite il passera dans le
sang ; et il peut suivre de là une foule d'incommodités
qui reconnaissent pour cause une semblable accumulation
de gaz dans le reste du corps. Mais, au contraire, une
restriction de l'évaporation cutanée et, par suite, de l'exhalation de CO_2, qui est liée à ce phénomène, semble avoir
pour conséquence une augmentation de la diffusion de CO_2
du côté de la cavité intestinale.

Les décompositions des matières nutritives et leurs dissolutions amènent une formation de CO_2 et de H. Ainsi, par exemple,

1 atome de sucre. . . . $= C^6H^{12}O^6$ se décompose en :

2 atomes d'acide lactique $= 2(C^3H^6O^3)$

$$= C^6H^{12}O^6 = \begin{cases} 1 \text{ acide butyrique. } C^4H^8O^2 \\ 2\ CO_2. \ . \ . \ . \ . \ . \ C^2 \quad O^4 \\ 4\ H. \ . \ . \ . \ . \ . \ \quad H^4 \end{cases}$$

$$\overline{C^6H^{12}O^6}$$

La quantité de CO_2 existant dans l'estomac et l'intestin a toujours été rencontrée dans des proportions considérables, souvent jusqu'à 60 pour 100 et plus. Et même, le chyme d'animaux qui avaient été nourris de plantes légumineuses dégageait encore, hors du corps, une quantité considérable de CO_2 (Planer). Le dégagement d'hydrogène varie d'une façon extraordinaire, parce qu'il dépend absolument de la décomposition des matières nutritives et, par suite, de leurs combinaisons très-variables ; il varie de 2 pour 100 à 50 pour 100. Sur toute l'étendue du canal intestinal, on trouve aussi de l'azote qui provient de l'air inspiré. Il peut se développer encore dans le gros intestin du *gaz des marais ou des fosses* ($=$ hydrure de méthyle CH^4). On sait que dans un lieu fermé à l'accès de l'air et par une distillation sèche de substances organiques, ce gaz inflammable se développe. Quelles causes donnent lieu à sa formation, on l'ignore. On a rarement trouvé de l'hydrogène sulfuré SH dans le gros intestin.

§ XII. — MOUVEMENTS DE L'ESTOMAC

Muscles de l'estomac. — La cavité stomacale est enveloppée de trois couches (voy. fig. 10, p. 165) d'anneaux musculaires se dirigeant dans un sens différent (fibres longitudinales, circulaires, obliques) et dont l'action combinée détermine un rétrécissement de l'estomac. L'anneau muscu-

laire, plus épais au pylore, et les replis de la muqueuse qu'on
y rencontre (*valvula pylori*), rendent compte de l'expérience
dans laquelle on constate que, pendant la digestion, l'orifice
pylorique est plus ou moins fermé. La constriction de l'estomac alterne avec une expansion, comme c'est le cas,
d'ailleurs, pour beaucoup de mouvements (voy. *Physiologie
des nerfs*). Chez des animaux dont l'estomac a été observé
pendant le travail de la digestion (Spallanzani) on voyait
un faible gonflement et un faible resserrement se succéder,
mais rien de plus.

* Chez certains animaux qui ne mâchent pas leurs aliments
dans la bouche (p. ex. oiseaux granivores), l'estomac est formé
par une paroi musculaire très-épaisse capable de développer
une force de constriction énorme, puisqu'elle supplée la mastication orale ; mais chez l'homme, ce viscère présente des
parois trop minces pour qu'on puisse ajouter foi à certains calculs de sa force. Pitcairn évaluait la force de l'estomac à
12,951 livres, Fracassini à 117,088 livres, Wainewright à
260,000 livres.(In]Haller, *Elementa physiologiæ*, Berne, 1764.)
Chez l'homme, les mouvements de l'estomac sont si faibles et
si doux qu'on a vu des corps aigus, blessants, traverser ce
viscère sans nuire à ses parois.

* L'estomac ne se contracte normalement que sous l'influence
des substances qui impressionnent sa muqueuse (réflexe). Le but
de ses contradictions semble être d'opérer le triage des matières
qui n'ont pas besoin de séjourner dans l'estomac, comme l'eau
par exemple, ou de celles qui ont subi une action suffisante du suc
gastrique, et de favoriser le contact de ce liquide avec les éléments qu'il a pour fonction de préparer à l'absorption intestinale.

* Les liquides ne s'arrêtent pas dans l'estomac, même pendant
la digestion, car on a pu constater chez une personne dont le
duodénum communiquait anormalement avec le côlon, que des
selles liquides apparaissaient presque immédiatement après
l'ingestion d'un verre d'eau. Cette particularité semble due à
la contraction des fibres obliques de la couche musculaire
(cravate de Suisse) qui divise l'estomac en deux cavités; un
canal allant du cardia au pylore, et une poche formée par la

région de la grande courbure; les liquides suivent la cavité
supérieure (Luschka et Küss) et passent directement de l'œsophage dans le duodédum.

* Larger (1870) a vu, sur un chien, un sillon se dessiner
sur le trajet des fibres obliques de l'estomac, en même temps
que la petite courbure de l'estomac se bombait sensiblement,
par suite du relâchement des fibres circulaires dans leur portion située au-dessus de la bande des fibres obliques contrac-
tées. « Nous n'avons pas vu, dit-il, se former un canal complet,
en ce sens que les deux faces de l'estomac ne se sont pas re-
jointes inférieurement sous l'influence de la contraction des
fibres obliques. Mais les liquides eussent parfaitement pu
passer du pylore au cardia ou inversement sans se mélanger
aux aliments contenus dans leur portion cardiaque, car celle-
ci était fortement resserrée sur son contenu, et empêchait par
cette étreinte ce dernier, soit de sortir, soit de se laisser pénétrer par un liquide. »

Sens du mouvement stomacal. — Grâce à des fistules stomacales, on a constaté (Beaumont) que le mouvement se dirige du cardia au pylore, et *vice versa*. Quand on
excite le nerf vague au cou, on voit une contraction de l'estomac naitre au cardia et se propager de là au reste de
l'organe.

Les mouvements de l'estomac conduisent peu à peu les
substances ramollies jusqu'à l'intestin grêle par le pylore.
On compte en général de 4 à 5 heures pour le temps de la
digestion.

* *Vomissement.* — Le rôle mécanique de l'estomac est à
peu près complétement passif dans les phénomènes de la
régurgitation et du vomissement comme celui du méry-
cisme chez les ruminants et chez l'homme (V. Longet).
C'est la pression simultanée du diaphragme et des
muscles abdominaux qui chasse au dehors le contenu stomacal par la seule issue libre, l'orifice cardia (la valvule
pylorique résistant). — Cependant certaines expériences

de Schiff permettent d'affirmer que si l'estomac est incapable d'expulser son contenu, il en favorise toutefois la sortie en dilatant son orifice cardia. Les fibres de la région cardiaque en se contractant redréssent leur courbure et, par conséquent, élargissent l'orifice. La *presse abdominale* a besoin de ce secours pour produire le vomissement. C'est le pneumogastrique qui préside à l'association des mouvements qui déterminent simultanément la presse abdominale et la dilatation de l'orifice cardiaque.

  * Le vomissement est un acte *réflexe*. Ses agents déterminatifs impressionnent les centres nerveux, soit directement, soit indirectement par l'entremise des nerfs sensitifs : pneumogastrique, glosso-pharyngien. Ceux qui se servent de la voie du glosso-pharyngien (nerf nauséeux) sont appelés *nauséeux;* ceux qui prennent un autre chemin, sont les *vomitifs purs.* Généralement le même principe produit les deux actions. Il est cependant des substances médicamenteuses qui provoquent les deux effets par la vertu de deux principes distincts. Ainsi, dans l'ipécacuanha, l'action nauséeuse est due à une matière odorante *séparable par l'éther*, agissant sur des filets de sens spécial (glosso-pharyngiens, olfactifs) et faisant vomir au moment d'être déglutie ou même avant ; et l'action vomitive est due à l'*émétine*, substance *séparable par l'alcool* et agissant directement sur les filets sensitifs de la muqueuse stomacale (Magendie).

  * *Conditions favorables d'une bonne digestion.*—1° Température stomacale d'environ 100° Fahr. = 37°,7 cent.; — 2° Mouvement continu des parois du viscère pour présenter successivement au contact de la muqueuse et du suc gastrique les aliments ingérés ; — 3° Expulsion des parties d'aliments entièrement digérés pour permettre aux autres parties de subir à leur tour l'action du liquide stomacal ; — 4° État de division des substances digestives.

  * Ces conditions se réalisent difficilement dans les digestions artificielles ; aussi demandent-elles trois et quatre fois plus de temps.

* *La nature des aliments* influe naturellement sur la durée de la digestion. D'après les expériences du docteur Beaumont sur l'estomac de son Canadien Saint-Martin, les liquides disparaissent immédiatement ; ils sont absorbés par les vaisseaux de l'estomac, dit le physiologiste américain. (Voy. p. 170 *Absorption stomacale*). Parmi les matières solides les plus facilement digérées, Beaumont a noté le riz et les tripes, qui sont digérés en une heure. Il faut pour : œufs crus, saumons, truites, pommes mûres, venaison = 1 h. 1/2 ; — tapioca, gruau d'orge, lait, foie, stockfish = 2 h. ; — dinde, agneau, porc = 2 h. 1/2 ; — Bœuf, mouton, volaille = 3 à 3 h. 1/2 ; — veau = 4 heures. Le Canadien de Beaumont, lorsqu'il se portait bien, digérait rapidement ; en l'espace d'une heure tout un repas composé de substances animales et végétales était converti en chyme, et au bout de 2 h. 1/2 l'estomac était complétement vidé. — Il résulte des faits précédents constatés par Beaumont, que les idées vulgairement admises sur la digestibilité des aliments sont bien erronées. Nous ajouterons, d'une manière générale, que plus une viande est cuite, plus elle est difficilement digérée.

* *Autres circonstances* qui influencent la digestion stomacale : 1° Quantité de nourriture prise = l'estomac ne doit pas être surchargé ; — 2° temps écoulé depuis le dernier repas ; il doit toujours être assez long pour que l'estomac soit vidé avant de recevoir de nouveaux aliments ; — 3° l'exercice fait avant et après le repas ; modéré, il favorise, excessif, il trouble la digestion ; — 4° état de l'esprit = la tranquillité de l'âme paraît essentiellement requise pour une bonne digestion ; — 5° la chaleur du corps doit être d'environ 58° c. ; — 6° état du temps ; froid, il accélère la digestion ; — 7° Période de la vie = digestion plus active pendant la jeunesse que pendant la vieillesse. (Voy. Bennett.)

CHAPITRE IV

FONCTIONS DU FOIE

§ XIII. — VUE D'ENSEMBLE

*Structure du foie.** — Au point de vue de sa structure intime, le foie offre cette particularité que, chez les vertébrés et quelques invertébrés, il est formé de deux organes, de texture différente, associés l'un à l'autre. L'un est glycogène, et du groupe des glandes vasculaires sanguines, l'autre est biliaire et du groupe des glandes en grappes composées. (Voy. *Développement du foie*, p. 163.)

* 1. *Organe glycogène*. C'est lui qui constitue la masse principale du foie. Il est formé par les acini ou grains glanduleux du foie, polyédriques, larges de 1/2 millimètre à 1 millimètre et plus ; ils sont composés eux-mêmes de cellules immédiatement juxtaposées, entre lesquelles passent les capillaires de la veine porte, pénétrant ainsi dans l'épaisseur des acini aussi bien qu'ils en recouvrent la surface. Ce réseau très-élégant, à mailles serrées, se réunit au centre de chaque acinus en un petit tronc commun, veine intra-lobulaire, origine des veines sus-hépatiques. Entre les lobules sont de minces cloisons de fibres lamineuses dont beaucoup sont à l'état de corps fusiformes et accompagnées de matière amorphe dont la quantité diminue dans le tissu lamineux qui entoure la veine porte et les conduits hépatiques, avec lequel celui des cloisons est en continuité de substance. Les cellules propres des acini glycogènes sont polyédriques, larges de 2 centièmes de millimètre ou environ. Elles renferment un ou deux noyaux (assez souvent

deux) sphériques ou plus rarement ovales, et alors volumineux, avec ou sans nucléole, selon les individus. Autour de lui se trouvent beaucoup de granulations qui le masquent quelquefois, mais il manque rarement à l'état sain ; les cellules sont pâlies par l'acide acétique ; le noyau inattaqué devient très-évident. Il n'est pas rare de trouver, chez l'homme surtout, à l'état normal, une quantité plus ou moins grande de granulations ou de gouttes graisseuses d'un jaune verdâtre dans chaque cellule. Selon le plus ou le moins de congestion des réseaux sanguins ci-dessus, dans chaque acinus, c'est l'aspect jaunâtre dû à ces cellules épithéliales accumulées qui prédomine, ou l'aspect rouge du tissu congestionné : d'où la division, à l'œil nu, de la substance du foie en *rouge* et *jaune ;* celle-ci est d'autant plus prononcée que les cellules épithéliales renferment plus de granulations graisseuses. L'artère hépatique se distribue en entier ou à peu près sur les parois de la veine porte et des conduits hépatiques et dans le tissu lamineux qui les entoure, ou *capsule de Glisson,* mais ne sert pas à la formation des réseaux entourant les *acini.*

* 2. *Organe biliaire.* C'est une glande en grappe à petits acini en forme de feuilles de fougère à *culs-de-sac sécréteurs* peu rapprochés, acini épars le long des conduits hépatiques excréteurs, dans lesquels ils se jettent, et plongés dans le tissu lamineux dit *capsule de Glisson,* ainsi que dans les cloisons interacineuses des lobules ou grains glanduleux de l'organe glycogène. *Ces acini biliaires ne sont là que contigus aux précédents et non continus;* ils sont longs de 1 à 2 dixièmes de millimètre ; leurs culs-de-sac, longs de 3 à 6 centièmes de millimètre, sont souvent plus larges que le conduit axile qui les reçoit. Leur paroi propre est homogène, tenace, tapissée d'un épithélium à très-petites cellules pavimenteuses, incolores, bien que le cul-de-sac soit plein de matière orangée ou verdâtre. Dans les conduits excréteurs ou hépatiques proprement dits, l'épithélium est

prismatique, cilié. On trouve de ces acini épais en forme
de feuille de fougère jusqu'au canal cystique, mais non sur
le cholédoque. La masse représentée par l'organe biliaire
est petite à côté de celle qui forme l'organe glycogène ;
mais, en somme, elle est proportionnée au volume des con-

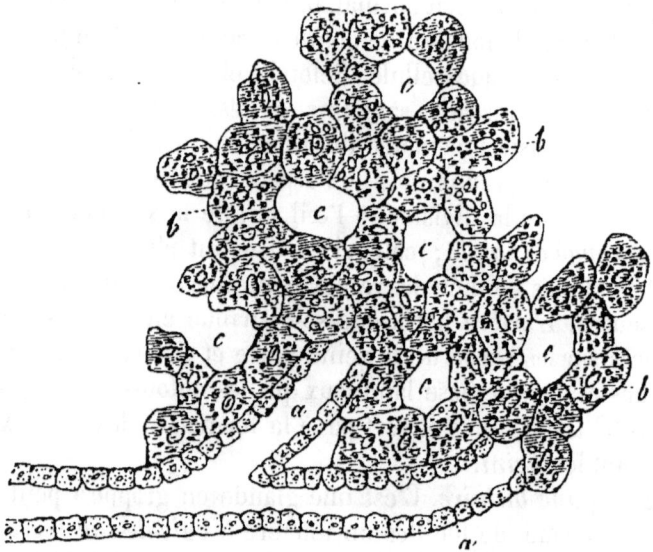

Fig. 15. — Empruntée à Kölliker. Réseau de cellules hépatiques de
l'homme d'après nature. Grossissement de 350 diamètres; *a*, cellules groupées en réseau ; *b*, conduits interlobulaires; *c*, vides
remplis par les vaisseaux.

duits excréteurs et de la vésicule ou réservoir, comparative-
ment aux autres parenchymes tels que le rein, le pancréas, etc. (Ch. Robin.)

　* Cette distinction de deux organes juxtaposés dans le foie
corrobore ses preuves tirées de l'embryologie (V. p. 163),
de l'histologie (Küss, Morel, Handfield Jones et Ch. Robin)
et de la physiologie (Cl. Bernard) de preuves empruntées à

la pathologie. Dans la *cirrhose* et dans la *dégénérescence graisseuse* du foie, la sécrétion biliaire devrait être tarie si réellement elle procédait des grandes cellules hépatiques ; car, dans le premier cas, la prolifération des éléments connectifs comprime ces cellules, et, dans le second cas, elles sont envahies par des globules graisseux à tel point qu'elles peuvent être réduites à l'état de cadavres inertes. Et cependant, dans les deux cas, la sécrétion biliaire continue ; elle est donc indépendante des cellules hépatiques, et celles-ci n'ont pas d'autre fonction que d'élaborer la matière glycogène, de détruire ou de créer des corpuscules sanguins. (Voy. Küss et Duval.)

Unité du foie. — Nombre d'histologistes se refusent à sanctionner une division aussi tranchée du foie. Ils admettent entre les origines des deux systèmes biliaire et glycogénique (Legros, Cornil, Gerlach, Andréjivié, Mac Gélavry, Chronszewszky, Herenz, Eberth, Budge) des rapports plus intimes. — Pour eux, le seul organe sécréteur est la cellule hépatique. Les canalicules biliaires et les radicules veineuses sus-hépatiques ont leur source dans les mêmes éléments, les cellules hépatiques, comme le Rhône et le Rhin, naissent du même mont pour se rendre à une destination différente.

* La feuille de fougère qu'a vue Robin, n'est que le produit d'une préparation défectueuse. Les culs-de-sac que présentent les voies biliaires sécrètent du mucus. Budge, ainsi qu'on le verra plus loin, décrit des capillaires biliaires mettant en communication les canaux biliaires avec les cellules hépatiques, avec la source de la bile. Kölliker, entre beaucoup d'autres micrographes, nie l'existence de ces capillaires biliaires. Il croit que les canalicules biliaires les plus fins aboutissent directement par des extrémités ouvertes aux cloisons des réseaux des cellules hépatiques, comme le montre la figure schématique 15 empruntée à ses *Eléments d'Histologie humaine* (Histo-

logie spéciale, S. II, p. 475), « de telle sorte que la lumière
du canal se trouve bouchée par les cellules hépatiques, ou
bien que les canaux biliaires, terminés eux-mêmes en cul-
de-sac, s'appliquent directement sur les cellules hépatiques. » Il ajoute : « Quelle que soit la manière dont on se
représente la liaison des réseaux de cellules hépatiques
avec les canaux biliaires, on ne peut cependant révoquer
en doute que cette liaison a lieu *seulement à la surface
des îlots du foie*, et non dans leur intérieur, et que par
conséquent la bile qui se forme dans les îlots, *doit passer
de cellules en cellules pour arriver au dehors.* »

   * Si les lacunes intralobulaires indiquées par Kölliker
comme origine des canaux biliaires sont pourvues d'une
paroi (Frey, Mac Gelavry), si la face interne de cette paroi
est revêtue d'un épithélium pavimenteux (Legros), si enfin
le système biliaire naît d'un réseau capillaire (Budge), cela
prouve, d'après Küss et Duval, que la conception primitive d'une glande biliaire parfaitement distincte de la
glande vasculaire sanguine est exacte, et de plus que la
pénétration de ces deux organes est encore plus intime
qu'on ne le supposait. Nous ne savons jusqu'à quel point
pareille conclusion est légitime. Nous croyons seulement
que les récentes découvertes histologiques sur lesquelles
elle s'appuie doivent, dans la pensée de ceux qui les ont
faites, servir de base à une théorie tout opposée, celle de
l'unité sécrétoire du foie. *

   Propriétés du foie. — La disposition spéciale en
vertu de laquelle les sucs qui deviennent les éléments essentiels du sang, — comme les dissolutions des substances
alimentaires existant dans l'estomac et l'intestin, comme
les matières provenant du pancréas et de la rate, lesquels
appartiennent au système veineux des organes abdominaux,
— ne se rendent pas directement au sang veineux du cœur,
mais se joignent auparavant aux éléments du foie (par l'intermédiaire de la veine porte ;) en outre, la grandeur dis-

proportionnée du foie chez l'embryon et la participation de cet organe à la circulation embryonnaire (voy. section VIII); enfin, son volume toujours considérable chez l'adulte (poids = 2000-2500 grammes) font conclure à un complexus fonctionnel important, qui n'est toutefois connu qu'en partie jusqu'à ce jour.

Produits du foie. — Il se produit dans le foie des substances azotées (acides biliaires, matières colorantes, etc.) et des substances non azotées (glycogène, cholestérine, graisse). La bile et la substance glycogène s'y forment directement, pour passer ensuite, la première dans l'intestin, la seconde dans le sang. Il n'y a pas d'organe dans lequel la graisse se sépare avec autant de facilité que dans le foie ; elle provient sans doute des albuminoïdes. On a aussi considéré le foie comme le lieu où se forment de nouveaux corpuscules sanguins.

§ XIV. — BILE

Obtention de la bile. — On se procure de la bile en vidant la vésicule biliaire d'animaux, de suppliciés qui viennent de mourir. Cette bile n'est pas pure, car elle contient du mucus de la vésicule biliaire.

Fistules biliaires. — Pour une étude plus exacte de la fonction, on établit des *fistules biliaires* par lesquelles la bile s'écoule au dehors (Schwann, Blondlot). Les animaux en supportent la soustraction complète, quand on leur donne une alimentation très-riche (plus de la moitié en plus de la ration ordinaire).

Propriétés de la bile. — La bile normale humaine est rougeâtre ou verte, a une odeur particulière, un goût très-amer, une réaction faiblement alcaline ou neutre, un poids spécifique de 1,026-1,03 ; mélangée à du mucus vésiculaire, elle se corrompt aisément ; libre de ce mucus,

11.

elle s'altère au contraire lentement. Elle nuit à la fermentation comme aussi à la digestion artificielle. Quand on mêle avec de la bile de l'huile ou de la graisse chauffée, ces substances se divisent en particules très-fines qui se maintiennent longtemps en suspension dans le liquide, il en résulte une *émulsion*. Que cette émulsion soit séparée d'une solution alcaline par une membrane, les deux liquides diffuseront l'un vers l'autre ; l'alcali ira former un savon avec l'huile et les gouttes de graisse passeront aussi. (Wistinghausen.)

Composition chimique de la bile. — L'analyse quantitative de la bile [1] d'un homme de 49 ans, décapité, a donné la composition suivante. Sur 1000 :

Eau..	822,7
Substances solides.	177,3
Cholates alcalins..	107,9
Graisse et cholestérine.. . .	47,3
Mucus et matière colorante. .	22,1
Sels inorganiques.	10,8

(GORUP-BESANEZ.)

Chez des chiens, des chats et des moutons on n'a trouvé que 5 pour 100 environ de substances solides (Bidder et Schmidt).

[1 La bile est alcaline chez les herbivores et les omnivores pendant la digestion, mais acide pendant les intervalles ; elle est toujours acide chez les carnivores (Bernard). Les principes qu'elle renferme sont, pour 100 : 1re classe. Eau, 875; sels d'origine minérale (phosphates, chlorures), 10; — 2e classe. Glycocholate et taurocholate de soude, 110 ; cholestérine à l'état normal, 0,10 ; et des traces d'autres principes gras, tels que la lécithine ; — 3e classe. Le reste est formé de *mucosine biliaire* et de *biliverdine*. C'est à tort que Rouelle et quelques chimistes après lui ont dit que la bile était un savon, car il n'y a que des traces de sels à acide gras dans cette humeur. (Ch. Robin).]

Acides biliaires. Expérience de Pettenkofer. Matières colorantes de la bile. Expérience de Gmelin. Cholestérine. Graisse. Sels. — Parmi les éléments organiques de la bile, sont connus :

1. *Les glycocholate et taurocholate de soude ;* ce dernier prédomine dans la bile humaine. Les deux acides biliaires se démontrent par l'*expérience de Pettenkofer*. On ajoute à de la bile dans une tasse de porcelaine quelques gouttes d'acide sulfurique étendu et une très-faible quantité de solution de sucre, puis on chauffe lentement. Une tache d'un beau rouge apparaît. De très-petites quantités d'acide biliaire peuvent être décelées de cette manière. Si le liquide renfermait de l'albumine, il faudrait auparavant l'éliminer par coagulation, parce que l'acide sulfurique et le sucre la font également rougir.

2. *Matières colorantes de la bile.* La principale matière colorante est rouge, *bilirubine* (*biliphéine*, *cholépyrrhine*) qu'on obtient en remuant de la bile avec du chloroforme (Valentiner). Une solution alcaline de bilirubine se colore en vert, il en naît la *biliverdine*, qui ne manque jamais dans une bile à réaction alcaline. Il se forme encore par décomposition une autre substance colorante, savoir la brucine : *bilifuscine*, *bilihumine*. La bilirubine paraît être identique avec une matière colorante qui se trouve dans les vieux extravasats de sang, ceux du cerveau par exemple, avec l'*hématoïdine*. Les matières colorantes de la bile se rencontrent dans le sang et l'urine et dans toutes les parties du corps, à quelques exceptions près, quand on a la iaunisse. De même si l'on injecte beaucoup d'eau ou un cholate alcalin dans le sang d'animaux, les matières colorantes de la bile se montrent dans l'urine. On explique cela en disant que l'eau et les cholates alcalins dissolvent la matière colorante du sang, forment de l'hématoïdine, de laquelle naît ensuite de la biliverdine.

On reconnaît les matières colorantes de la bile en faisant

l'*épreuve de Gmelin.* Dans une éprouvette contenant de la bile étendue et rendue alcaline, on laisse tomber goutte à goutte avec beaucoup d'attention une solution concentrée d'acide azotique (AzO^5) et d'acide azoteux (AzO^3) sans remuer. Quelque temps après, des cercles colorés apparaissent dans l'ordre suivant : vert, bleu, violet, rouge, jaune.

3. La *cholestérine*, appelée autrefois *graisse de la bile*, à cause de sa solubilité dans l'éther, cristallise en grandes tablettes rhomboïdes (fig. 15, p. 89).

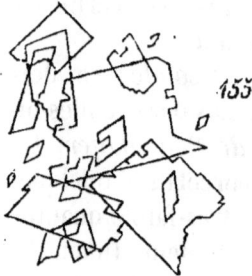

Fig. 16. — Cristaux de cholestérine tirés d'un calcul biliaire. — Grossissement 155.

Indépendamment de la forme de ses cristaux, on la reconnaît à ce qu'elle devient rouge passagèrement par de l'acide sulfurique concentré. Elle se trouve dans la plupart des calculs biliaires, d'où on l'obtient en faisant chauffer ceux-ci dans l'alcool. La cholestérine est soluble dans l'alcool *chaud*, dans l'éther, le chloroforme, le benzol et les solutions de cholates alcalins, dans la bile aussi par conséquent, mais non dans l'eau. Ses solutions dévient le plan de polarisation à gauche.

4. Des *graisses* et des *savons* en petite quantité.

5. Des *sels :* chlorure de sodium et phosphate de sodium, un peu de phosphate de calcium, d'oxyde de fer et souvent des traces de sucre.

Quantité de la bile sécrétée. — Chez un chien à fistule biliaire, en prenant la moyenne de 67 observations, il sortait par kilogramme poids du corps :

En 1 heure. .	1,025 bile fraîche.	0,049 bile sèche.	
En 24 heures.	24,55 —	1,176 —	en grammes.

(BIDDER et SCHMIDT.)

La quantité de bile excrétée par un homme qu'on suppose

peser 60 kilog. serait donc, en 24 heures : 1473 grammes bile fraîche, et 70,5 bile sèche ; par conséquent environ 2 – 3 livres de bile fraîche. Une riche alimentation animale augmente la sécrétion ; le pain et la graisse avec une faible ration de viande la diminuent. Elle commence à monter quelques heures après l'ingestion des aliments et croît encore d'heure en heure (pendant 8 heures, Kölliker et Müller), pendant 15 heures même (Bidder et Schmidt). La sécrétion semble donc dépendre de l'arrivée des aliments dans le duodénum.

Action de la bile. — Les effets connus de la bile sont les suivants :

1. Qu'on mette en rapport de la bile, des acides biliaires, ou des cholates alcalins avec des corpuscules du sang ; ceux-ci se dissoudront (Hünefeld), et l'on peut avec une quantité suffisante de bile faire disparaître tous les corpuscules d'une certaine quantité de sang.

2. La bile ou les acides biliques, portés sur des nerfs moteurs ou des muscles, les excitent ; il en résulte d'abord des mouvements spasmodiques (Budge) et plus tard de la paralysie par excès d'excitation. Quand il n'arrive pas assez de bile dans l'intestin, ses mouvements sont ralentis.

3. La propriété émulsive de la bile a été mentionnée plus haut.

4. La matière colorante de la bile colore les excréments et contribue essentiellement à leur odeur spéciale.

La matière colorante de la bile se précipite avec la cholestérine (matière excrémentielle provenant probablement, d'après Flint, de la destruction des éléments nerveux) ; le reste des principes de la bile est repris par l'absorption, non en nature, mais modifié, puisqu'on ne retrouve pas les acides biliaires dans le sang. *

5. Le sodium des combinaisons des acides biliques forme des savons avec les acides gras. Le suc pancréatique dé-

composant les graisses, la bile intervient pour former des savons.

6. Chez les animaux dont toute la bile s'écoule par des fistules établies, on note une grande débilité, de la constipation, de la gloutonnerie ; la graisse est diminuée dans le chyle, tandis que les excréments en regorgent.

Les poils de l'animal deviennent ternes, atrophiés et tombent. Cela vient de ce qu'une grande quantité de soufre (essentiel à toutes les productions épidermiques) est éliminée avec la taurine de la bile qui se perd par les fistules.

*D'après Küss, la bile ne remplit pas dans la digestion intestinale tous les rôles qu'on lui prête : émulsion et dédoublement des graisses, obstacle à la fermentation putride des matières; excitation de la muqueuse et des muscles de l'intestin, etc., parce que d'une part la bile est *neutre* et non point alcaline et que, d'autre part, elle n'arrive dans l'intestin que lorsque l'absorption est à peu près entièrement terminée; enfin l'érection de la muqueuse et les mouvements de l'intestin se produisent aussi bien lorsque la bile est détournée par une fistule. Pour cet auteur, la bile servirait essentiellement à renouveler le revêtement épithélial qui s'use à chaque digestion; elle entraîne les cellules épithéliales déjà détachées, accélère la chute de celles qui tiennent encore, produisant ainsi « un véritable balayage de cet atelier où vient de se produire le travail si laborieux de l'absorption », puis elle active par son contact la végétation de nouvelles cellules épithéliales pour une nouvelle absorption (des graisses spécialement). *

§ XV. — SUBSTANCE GLYCOGÈNE

On peut extraire du foie un corps non azoté susceptible d'être changé en dextrine et en sucre de raisin

par divers ferments (salive, sérum du sang, acide sulfurique étendu, extrait aqueux de foie). (Bernard.) Cette
transformation ne semble pas s'opérer dans le foie même,
à l'état normal. Car si, mettant rapidement à mort un animal sain, on jette une portion de foie dans de l'alcool
bouillant, et que pour d'autres portions de foie on procède
de même, mais seulement quelques instants après la mort
de l'animal, on ne pourra montrer de sucre dans la première
portion (Pavy), tandis que le sucre se décèlera très-mani-
festement pour les secondes. Mais le sucre se montre immédiatement après la mort et peut-être même pendant la
vie, dans le sang de la veine cave inférieure. Le glycogène
se perd par l'abstinence ; sa formation est surtout sollicitée
par l'usage des albuminoïdes associés à l'amidon. L'amidon
seul ne suffit pas, mais l'alimentation animale suffit pour
engendrer cette substance dans le foie [1].

   * *Glycogénie hépatique.* — Magendie avait découvert du
sucre dans le sang ; mais on en ignorait l'origine. Il appartenait à Cl. Bernard de l'indiquer. On peut dire, avec juste
raison, que la glycogénie est la propriété de l'illustre physiologiste du Collége de France, car l'histoire de ses nombreux
travaux est celle de cette importante question.

   * En 1848, Cl. Bernard découvre du sucre dans le parenchyme hépatique (les veines sus-hépatiques contiennent
une certaine quantité de sucre, tandis que la veine porte
en présente à peine des traces : donc le sang s'est chargé
de sucre en traversant le foie). La présence du sucre y est
constante, quelle que soit la nourriture, albuminoïde ou
amylacée, ingérée par l'animal. Ce sucre est identique

_____

[1] Le glycogène est un principe blanc, pulvérulent, amorphe,
neutre, sans odeur ni saveur, donnant sur la langue la sensation de
l'amidon. Il est coloré en violet ou en rouge violacé par l'iode :
il ne réduit pas le tartrate cupro potassique et ne fermente pas au
contact de la levûre. La matière glycogène est insoluble dans l'eau
chaude et non dans l'alcool. Elle est dextrogyre et isomère avec la
glycose ($C^{12}H^{12}O^{12}2HO$). (Ch. Robin.) *

à celui qu'on trouve dans les urines du diabète ; le diabète n'est donc que l'exagération pathologique d'une fonction physiologique. En 1855, il démontre que le sucre du
foie n'est pas une production directe, qu'il dérive d'une
matière spéciale qui se forme directement dans le foie,
de la *matière glycogène* (*inuline* de Schiff, *zoamyline* de
Rouget), qu'il parvint à isoler en 1857, et à laquelle il reconnut tous les caractères de l'amidon végétal ; comme
l'amidon végétal, elle se transforme en dextrine puis en
glucose sous l'influence d'un ferment.

   * Le ferment qui transforme dans le foie le glycogène en
sucre est fourni sur place par cet organe, ou y est amené
par le sang. — Il remarque que plus on est éloigné de la
mort de l'animal, plus le foie renferme de sucre, parce
que l'action du ferment s'est exercée plus longtemps sur
le glycogène.

   * En 1859, il découvrit le glycogène dans les organes pla-
centaires des mammifères, dans la membrane vitelline des
oiseaux et chez les larves de certains animaux inférieurs.
Chez les embryons des mammifères, les cellules glycogéniques se rencontrent d'abord sur la face interne de l'amnios, elles y forment des papilles très-développées au
milieu de la gestation et *disparaissent* plus tard *à mesure
que la fonction glycogénique se localise dans le foie*
(à partir de trois à quatre mois). Chez les embryons des
oiseaux, les cellules glycogéniques apparaissent d'abord
sur le trajet des veines omphalo-mésentériques, plus tard
elles se groupent aux extrémités des veines vitellines en
formant ainsi de véritables villosités glycogéniques, qui
flottent dans le jaune de l'œuf. — Cl. Bernard conclut donc,
de cette étude, que la fonction glycogénique *diffuse*, tout
d'abord, *dans les organes embryonnaires*, se localise ultérieurement dans le foie qui en devient le siége permanent.
La glycogénie animale n'est, du reste, qu'une évolution chimique des principes amidonnés, identique à celle qu'offre

l'amidon dans les organismes végétaux. (Voy. Cl. Bernard, *Cours de* 1872.)

* *Réaction contre la glycogénie hépatique.*— La glycogénie est donc, d'après Cl. Bernard, une fonction particulière au foie. L'auteur de tant de belles découvertes, s'exagérant ce rôle de l'organe hépatique, en arriva à prétendre que le sucre était un élément indispensable, que des solutions de sucre donnaient naissance spontanément à des organismes, que les animaux auxquels on avait sectionné les deux vagues mouraient, parce que le foie cessait alors de fournir du sucre.

* La glycogénie, vivement défendue par son auteur jusqu'à l'exagération et par Lehmann, Poggiale, fut attaquée avec vigueur par Figuier, Colin, Sanson, Chauveau, Rouget... Ce dernier démontra que la *zoamyline* (substance glycogène de Cl. Bernard) n'est pas un produit spécial au foie, et qu'il résulte simplement de la nutrition des tissus. On le rencontre chez les fœtus tout d'abord dans les cartilages d'ossification, puis dans les muscles (plasma musculaire), les épithéliums (depuis l'épithélium placentaire jusqu'à l'épiderme), les vésicules pulmonaires, les glandes de Lieberkühn, l'épithélium vaginal. La glycogénie n'est donc qu'un fait général de la vie des tissus, et son exagération dans le foie n'est qu'un accident de la nutrition de cet organe. (Voy. Vulpian, *Cours de* 1872.)

* *Conclusion.* — Il résulte de l'étude précédente que si la glycogénie hépatique n'a plus le droit de conserver le rôle physiologique immense que lui attribuait Cl. Bernard, il faut toujours cependant placer au premier plan le rôle fonctionnel du foie, dans la pathogénie du *diabète*.

* *La matière glycogène se transforme-t-elle incessamment en sucre dans le foie?* — Cl. Bernard le prétend et il affirme, nous l'avons vu, que le diabète n'est que l'exagération de ce travail constant. Beaucoup d'auteurs ont soutenu le contraire. D'après eux, le foie frais enlevé à un animal qui vient d'être abattu (Porry, Schiff, Ritter), ou qui est arraché à un animal vivant encore (Meisner, Jæger), ne renferme pas de sucre; il ne présente que de la matière glycogène (voy. plus haut, p. 195). — Cette conclusion est trop absolue. Car Dalton, physiologiste américain, expérimentant dans les mêmes conditions, a trouvé que le foie vivant contient du sucre, en quantité si faible, il est vrai, qu'une observation peu attentive peut facilement la méconnaître.

Le foie produit donc de la matière glycogène, qui s'y transforme en sucre sous l'influence d'un ferment encore mal défini. Ce sucre passe dans le sang et va se brûler dans les poumons ou dans d'autres régions de l'économie par oxydation ou tout autre processus destructeur. Il reste donc une quantité extrêmement petite de sucre dans le sang normal. Dans certaines conditions, la proportion de sucre peut s'élever; lorsqu'elle demeure au-dessous de 3 pour 100 du résidu solide du sang, il y a *glycémie;* quand cette proportion est dépassée, c'est-à-dire lorsqu'elle atteint 2 à 3 grammes par kilogramme d'animal, le sucre passe dans les urines, il y a *glycosurie, diabète* (Kühne).

* *Diabète expérimental.* — Comme preuve de la fonction glycogénique du foie, nous rapporterons les principales expériences dans lesquelles on provoque artificiellement le diabète : 1° injections de matières irritantes dans la veine porte éther (Harley), chloroforme, curare (?), matières putrides. Ces dernières fournissent probablement du ferment transformateur. — Toutes les conditions qui favorisent ou arrêtent la fermentation, en général, exercent la même influence sur la fermentation hépatique. Winogradoff coupe court au diabète chez des grenouilles en les plaçant dans un milieu assez froid pour que toute fermentation soit impossible, et il rend ces animaux de nouveau diabétiques en les plaçant dans un milieu, dont la température favorise la fermentation.

* 2° Piqûre du quatrième ventricule. Si l'on pique plancher du quatrième ventricule, entre racines des nerfs auditifs et celles des pneumo-gastriques, on trouve sucre dans urines au bout d'une heure et même moins (Cl. Bernard). Une piqûre plus haut détermine glycosurie avec polyurie; un peu plus haut encore de l'albuminurie.

* L'irritation de cette piqûre agit bien sur le foie; car elle est sans effet, si le foie a été enlevé (Winogradoff) et si le foie a été rendu inapte à faire du sucre par l'acide arsénieux.

* L'influence du quatrième ventricule parvient à la glande hépatique par la voie centrifuge du grand sympathique et non du pneumo-gastrique (Cl. Bernard, Schiff, Moos). Si tous les nerfs sympathiques sont liés : irritation du quatrième ventricule, galvanisation de la moelle, restent sans effet.

* On a pensé que cette influence s'exerçait en donnant lieu à une forte hypérémie du foie. (Si, en effet, la veine cave est liée au-dessus du foie, cet organe se congestionne, et il y a diabète.) On croit aujourd'hui que la piqûre du quatrième ventricule ne détermine pas la glycosurie, simplement en paralysant les nerfs vaso-moteurs, par hypérémie névroparalytique; que, dans cette expérience, il y aurait plutôt *excitation* de certains filets marchant de pair avec ceux du grand sympathique et répondant à ceux de la corde du tympan pour la glande sous-maxillaire. (Cl. Bernard, Voy. page 140.) *

§ XVI. — GRAISSE

Il n'y a pas de foie dont les cellules ne renferment plus ou moins de gouttelettes adipeuses. Le défaut de mouvement et une riche alimentation les augmentent énormément. On peut les rencontrer dans l'état fœtal même le plus récent. L'engraissement du foie assurément ne dérive pas uniquement des graisses de la nourriture ni des graisses

emmagasinées dans le corps ; il ne suit pas non plus avec
rapidité l'action de certaines substances (arsenic, phosphore)

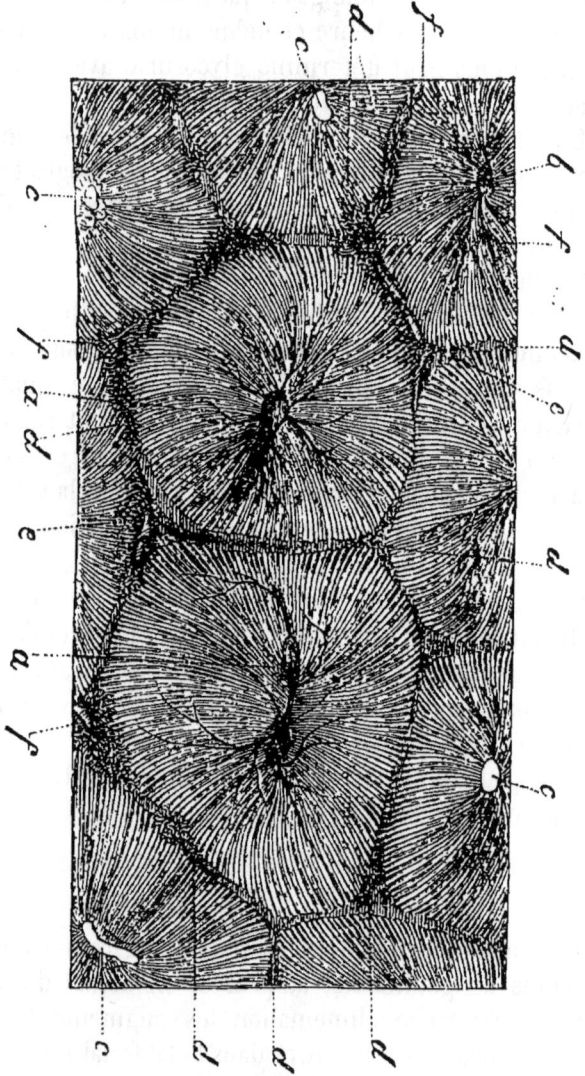

Fig. 17. — Morceau de foie d'un lapin. Grossissement 40 fois. *ab*, veines intralobulaires ; *c*, coupe de ces veines ; *d*, veines interlobulaires ; *e*, veines sublobulaires ; *f*, canaux bilifères.

seulement, mais encore l'usage d'un mélange de matières

alimentaires qui contiennent beaucoup d'albumine et peu
de graisse.

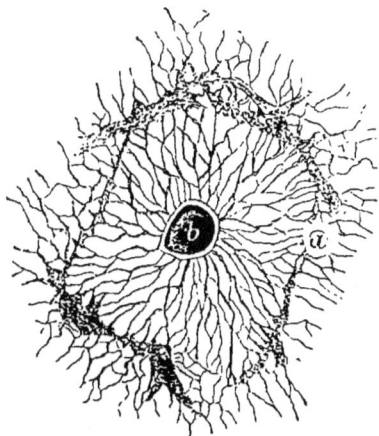

Fig. 18. — Lobule hépatique d'un lapin
injecté, grossi. *a*, veine interlobulaire; *b*, veine intralobulaire

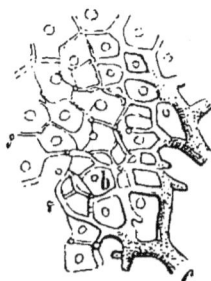

Fig. 19. — Capillaires biliaires partant de bran-
ches des canaux bilifè-
res, *a*, qui s'étendent
autour des cellules hé-
patiques. Ces dernières
b se font distinguer par
leur noyau.

§ XVII. — FACTEURS DES PRODUITS HÉPATIQUES

**Veine porte, cellules hépatiques, capillaires
biliaires.** — On sait que le foie se divise en un très-
grand nombre de parcelles mesurant environ 1-2 millimètres.

Leur délimitation est établie par les ramifications de la
veine porte, de l'artère hépatique et des canaux bilifères
(comparez avec p. 184 et suiv.). Ainsi se constituent les *lobules* ou *îlots hépatiques*. Indépendamment de nerfs et de
vaisseaux lymphatiques dont la distribution est peu connue, ces lobules présentent trois éléments à remarquer :

1. Vaisseaux capillaires, appartenant principalement à la veine porte et débouchant dans la veine centrale, veine intralobulaire (voy. fig. 18).

2. Cellules hépatiques.

3. Les origines des vaisseaux biliaires découvertes par *moi*, et désignées sous le nom de *capillaires biliaires* (voy. fig. 19), entourent chaque cellule hépatique. Pour leurs rapports avec ces cellules, comparez les travaux de *Hering*, de *Kölliker* et autres.

Le sang de la veine porte diffuse dans les cellules hépatiques et leur fournit la matière de trois produits : 1. de la bile, 2. du glycogène, 3. de la graisse. — Sur quel processus repose la séparation ou la formation de ces substances, on ne l'a pas encore élucidé. La bile pénètre dans les capillaires biliaires et de là se rend aux canaux bilifères. Parmi les éléments essentiels de la bile, on a jusqu'à présent vainement cherché les acides biliques dans le sang (Liebig, Hoppe). On ne les y a même pas trouvés après l'extirpation du foie (Kunde, Moleschott). Il devient dès lors vraisemblable que les cellules hépatiques ne reçoivent pas du sang les cholates alcalins pour les livrer aux capillaires biliaires, mais que ces sels se forment primitivement dans les cellules par la vertu propre de ces dernières. Les matières colorantes, au contraire, paraissent provenir de la matière colorante du sang, dans les cellules hépatiques. Les corpuscules sanguins pouvant dans certaines conditions sortir des capillaires, il serait donc possible que de la matière colorante du sang parvînt ainsi dans les cellules hépatiques. Mais, d'un autre côté, de la bile peut aussi diffuser dans le sang, et de la matière colorante dissoute en revenir aux cellules hépatiques. — De quelle façon se produit l'événement, on l'ignore.

CHAPITRE V

FONCTIONS DE LA GLANDE SALIVAIRE VENTRALE [1]

XVIII. — STRUCTURE DU PANCRÉAS ET OBTENTION DE LA SALIVE ABDOMINALE [2]

* **Structure du pancréas.** — Le pancréas est une glande en grappe composée ou acineuse. Chaque acinus se compose de culs-de-sac courts, arrondis, larges, de 5 centièmes de millimètre, à paroi mince et friable, entourés d'une quantité de tissu lamineux très-peu considérable. Ils sont tapissés d'un épithélium pavimenteux, à cellules souvent pourvues de deux noyaux, molles, faciles à écraser, souvent fort granuleuses. Le canal central de ces culs-de-sac est fréquemment rempli d'une matière demi-liquide, très-granuleuse, foncée. Ces acini sont beaucoup moins transparents, accompagnés de moins de tissu lamineux, et offrent un épithélium plus volumineux que dans les glandes salivaires ; ils n'ont pas avec ces derniers la similitude qu'on a souvent voulu établir. Ils diffèrent encore davantage du cul-de-sac des glandes de Brunner. (Ch. Robin.)

*L'identité du pancréas avec les glandes salivaires au point de vue histologique est également repoussée par Giannuzi, qui, d'après ses récentes recherches, le compare à la glande hépatique. *

Obtention de la salive abdominale. — 1. Chez les chiens, au moment de la digestion, on cherche le

[1 Pancréas.]
[2 Suc pancréatique.]

grand canal excréteur du pancréas, on l'incise et dans l'incision on introduit une canule. Quand la salive abdominale a cessé de couler, on panse la blessure (Cl. Bernard). *Fistule temporaire.*

2. On établit une *fistule permanente* qui débouche au dehors (Ludwig et Weinmann).

5 On prépare un *infusum* froid de la glande, qui a été extirpée récemment de la cavité abdominale d'un animal abattu six heures environ après un repas copieux.

§ XIX. — PROPRIÉTÉS ET FONCTIONS DE LA SALIVE ABDOMINALE

Propriétés. — C'est un liquide clair, sans éléments morphologiques, de goût salin, à réaction alcaline. L'infusum seul présente une réaction acide, parce que le pancréas contient de la graisse et que celle-ci se décompose (voy. plus bas). La salive abdominale qu'on vient de recueillir dans la glande extirpée est visqueuse, elle contient 1,0-1,1 pour 100 d'éléments solides ; celle, au contraire, qui s'obtient à l'aide des fistules permanentes est fluide, ne renferme que moitié ou même moins de parties solides.

Pouvoir saccharifiant et émulsif, décomposition des graisses. — Toute salive abdominale transforme promptement, comme le liquide buccal, l'amidon en dextrine et en sucre de raisin (voy. plus haut, page 125), mais elle a de plus la remarquable propriété de décomposer les graisses neutres en leurs éléments constitutifs : acides gras et glycérine. C'est pourquoi, ainsi que nous l'avons fait observer plus haut, l'infusum pancréatique rougit par lui-même la teinture de tournesol, parce qu'il y a toujours de la graisse dans le pancréas et par suite des acides mis en liberté. — La salive abdominale peut, en outre, comme la bile, diviser la graisse et en faire une émulsion.

* Il paraît, d'après Küss, que cette propriété n'appartient qu'au suc pancréatique altéré, et que de plus elle n'atteint son but qu'à la condition d'une violente agitation du suc pancréatique avec les graisses. C'est pourquoi il récuse ,au suc pancréatique le pouvoir émulsif et dédoublant sur les graisses, dans l'organisme. *

Dissolution des albuminoïdes. — La salive abdominale fraîchement recueillie, comme celle, du reste, qu'on retire d'un infusum du pancréas, dissout, la chaleur du corps aidant, les albuminoïdes, particulièrement la fibrine, sans cesser d'être alcaline ; toutefois l'adjonction d'un peu d'acide exalte cette action. — Les albuminoïdes dissous ne peuvent plus, il en est ainsi de la peptone (voy. plus haut, page 168), se coaguler par la chaleur, etc.

* L'action de la salive abdominale sur les albuminoïdes diffère de celle de la pepsine en ce qu'elle les liquéfie du premier coup, sans les faire passer par le stade de porphyrisation. Nous verrons (p. 207) que ce pouvoir dépend d'une influence toute mystérieuse de la rate (Schiff.)*

§ XX. — PRINCIPES CHIMIQUES DE LA SALIVE ABDOMINALE

1. *Eau* 90-92 p. 100 dans la salive fraîche ; 95 p. 100 et plus dans celle qui provient de fistules permanentes ;

2. *Albumine* ordinaire et *albuminate* de potassium ;

3. *Leucine* et, quand la salive entre en décomposition, de la tyrosine, de l'acide lactique, etc.

4. Un *ferment* métamorphosant l'amidon : on l'obtient de la même manière qu'on obtient celui du liquide buccal (Cohnheim).

5. *Pepsine pancréatique*, qu'on se procure en traitant

par le collodion le sécrétum pancréatique étendu d'eau.
Le précipité qui en résulte étant bien lavé, on le sèche,
le collodion est dissous dans de l'éther d'alcool et la
matière incolore qui reste est délayée dans de l'eau (Danilewsky).

6. Des *sels*, principalement du chlorure de sodium, du
chlorure de potassium, du carbonate de sodium, du phosphate de calcium.

§ XXI. — SÉCRÉTION

Les éléments sécréteurs sont les cellules glandulaires.
Le pancréas est abondamment pourvu de nerfs (plexus
hépatique, splénique, mésentérique supérieur) et de vaisseaux. On peut découvrir au microscope de la graisse neutre dans les éléments fibrillaires du pancréas. La quantité
de salive sécrétée dépend beaucoup de la nourriture, en
sorte que, par exemple : chez des chiens affamés il n'y en
a pas $1/2$ gramme de sécrété en une heure, tandis qu'a-
près un repas copieux, il y en a près de 100 grammes
(Weinmann).

*On trouve dans le produit de sécrétion du pancréas des
débris de cellules provenant de cet organe. La sécrétion
résulterait donc ici, comme pour la salive, d'une fonte des
éléments glandulaires de l'épithélium.

*Cl. Bernard a constaté que, chez les animaux dont l'esto-
mac est vide (pendant le sommeil hivernal ou à jeun), les
cellules glandulaires ne contiennent pas de pancréatine.
Mais sitôt que les animaux ont ingéré des aliments, sitôt
que la digestion commence, elles se remplissent de pancréatine. Il en infère qu'il y aurait dans la glande création
de pancréatine sous l'influence des nerfs, ou bien que l'action nerveuse ferait affluer, par le sang, dans la glande, la
matière pancréatique (1872).

* *Pancréatogénie.* La sécrétion du pancréas s'active lors-

que les aliments arrivent dans l'intestin. Il se produit donc
un réflexe dont le point de départ est l'impression faite par
les aliments sur la muqueuse, mais dont on ne connaît
parfaitement ni les voies centripètes ni les voies de retour.
On a constaté toutefois que la section des vagues arrête la
sécrétion pancréatique.

* Indépendamment de l'influence nerveuse, il y a pour déterminer le travail sécréteur de la glande que nous étu-
dions, des influences analogues à celles qui président à la
sécrétion du suc gastrique (pepsine). L. Corvisart a établi
que des principes *pancréatogènes* sont indispensables à la
sécrétion pancréatique, comme il établit plus tard que l'estomac réclame des *peptogènes* (voy. plus haut, p. 175).
C'est le sang qui apporte à la glande les matériaux aptes à
donner naissance au suc pancréatique, en lui apportant des
peptones déjà élaborées par l'estomac.

* Schiff a poussé la théorie plus loin. Le pancréas n'emprunte pas simplement au sang des pancréatogènes ; il
faut, dit-il, de plus, l'*intervention de la rate* pour que la pancréatine soit sécrétée. Schiff a vu, après l'extirpation de la
rate, le suc pancréatique perdre absolument le pouvoir de
modifier les albuminoïdes.

* Mais, chose étonnante, il a reconnu qu'alors, comme à
titre de compensation, la sécrétion et la *puissance digestive
du suc gastrique augmentaient* considérablement :: 8 : 3.
Il explique ainsi la gloutonnerie des animaux dératés.

* Autre conséquence encore bien mystérieuse de la
suppression de la rate : L'action du suc pancréatique sur
les substances grasses et amyloïdes grandit proportionnellement à l'abaissement de son pouvoir sur les matières azotées. Cette singularité a été signalée par Vulpian
(1846).

* Comment *expliquer* ces phénomènes étranges? Il faut
se rappeler que les recherches de Kühne, Danilewsky,
Hoppe-Seyler ont fait connaître que la *pancréatine renferme*

trois ferments possédant chacun une action propre. Le 1er
(précipité par magnésie calcinée) agit sur les principes gras;
— le 2e (entraîné par collodion...) détruit les albuminoïdes;
— le 3e, analogue à la ptyaline (précipité par alcool concentré), transforme les amylacés. — Eh bien, la rate n'aurait d'influence que sur le ferment modificateur des albuminoïdes. L'action de ce ferment disparaissant, celle des
deux autres persiste et s'accroît en raison directe de l'affaiblissement de celle du ferment pepsique. « Y aurait-il,
se demande Vulpian, augmentation de l'action du suc pancréatique sur les matières grasses, ou les résultats que je
vais citer, d'après Schiff, tiendraient-ils uniquement à l'activité plus grande de la digestion gastrique? Toujours est-
il que Stinstra, dans une thèse faite sous la direction de
Van Deen, admet qu'il y a un dépôt de graisse plus abondant dans toutes les parties du corps, chez les animaux
privés de rate. D'autre part, au dire de Schmidt, dans certaines contrées de l'Angleterre, les fermiers auraient coutume d'extirper la rate des veaux, de façon à les faire devenir plus rapidement gras. » *

CHAPITRE VI

FONCTIONS DE L'INTESTIN GRÊLE

§ XXII. — VUE D'ENSEMBLE

**Suc intestinal. Résorption de la graisse. Mo-
tus peristalticus**. — On peut résumer sous les chefs
suivants les fonctions de l'intestin grêle :

1. Sécrétion du liquide existant sur la muqueuse intestinale : *suc intestinal*, succus enterricus, et *mucus intestinal*, provenant vraisemblablement des glandes de Brunner et des glandes de Lieberkühn ;

2. Résorption de la graisse par les villosités, — des substances dissoutes par les vaisseaux capillaires, les villosités et les vaisseaux lymphatiques ;

3. Mouvements, *motus peristaltici* ;

4. En outre, production considérable possible de cellules lymphatiques par les glandes solitaires et les glandes de Peyer, etc.

§ XXIII. — SUC INTESTINAL

Obtention du suc intestinal. — 1. On l'obtient pur par le procédé suivant : On tire hors de la cavité abdominale ouverte d'un chien une *anse d'intestin*, qu'on sectionne à ses deux extrémités, sans l'isoler de ses vaisseaux ni de ses nerfs, puis, rendant une extrémité imperméable, et mettant l'autre en contact avec la paroi abdominale pour qu'elle y adhère par cicatrisation, on rapproche par une suture les bouts d'intestin entre lesquels l'anse a été prise, et enfin on réunit, *lege artis*, les parois abdominales. Dans de bonnes conditions, les animaux en expérience peuvent vivre longtemps. On obtient du suc intestinal en irritant la muqueuse de l'anse d'intestin béante au dehors, souvent 4 grammes par 30 centimètres carrés de surface, en une heure (Thiry).

2. En établissant des *fistules intestinales*, après avoir bouché le canal cholédoque et le canal pancréatique (Bidder et Schmidt, Lander).

Propriétés du suc intestinal — Le suc intestinal est un liquide jaune, clair, alcalin, qui peut dissoudre les albuminoïdes, notamment la fibrine et qui semble avoir aussi une action saccharifiante. — Son poids spé-

cifique est de 1,0115 (Thiry) ; il contient 2,5 pour 100
d'éléments solides, sur lesquels environ un tiers albumine, un tiers autres substances organiques, un tiers
cendre (carbonate de soude).

Sécrétion. — Le suc intestinal n'est sécrété qu'à la
suite d'une irritation de la muqueuse, sinon celle-ci demeure sèche. Il reste donc à se demander s'il est, en général, un secretum normal.

*On sait que certaines impressions morales, la peur, par
exemple, provoquent l'afflux de liquides dans la cavité intestinale (diarrhée séreuse). Ce phénomène qui accuse si
manifestement l'influence du système nerveux sur la sécrétion de l'intestin grêle, trouve son explication dans la paralysie réflexe des nerfs de cet organe et particulièrement
des vaso-moteurs. Preuve : Comprendre entre deux liga-
tures anse d'intestin, sectionner tous les nerfs s'y rendant,
en respectant les vaisseaux ; on trouvera le lendemain,
l'anse pleine de suc entérique. Contre-épreuve : Ne pas
sectionner les nerfs se distribuant à l'anse ; celle-ci ne
renfermera pas de liquide, sera collante, presque sèche,
comme elle est sur l'animal à jeun. (Armand Moreau.)*

§ XXIV. — ABSORPTION PAR LES VILLOSITÉS ET LES CAPILLAIRES
DE LA MUQUEUSE INTESTINALE

**Villosités. Absorption de la graisse. Mouve-
ments des villosités. Chyle.** — Des millions de
petits fils (villosités), longs de 0,2-1 millimètre, s'élèvent
à la surface de la muqueuse de l'intestin grêle depuis le
duodénum jusqu'au cæcum. Chaque villosité est enveloppée
comme d'un manteau par une couche de cellules épithéliales (voy. fig. 19) ; et de nombreuses ramifications vasculaires répondent aux processus importants qui se passent
dans les villosités. La graisse du contenu intestinal se rend
dans les cellules épithéliales. On les trouve en effet, au

moment de la digestion, remplies d'une foule innombrable
de gouttelettes adipeuses (Goodsir),
fig. 20, *c*. A la base de chaque cellule se trouve un ourlet épais qui
les ferme, pour ainsi dire, à la façon d'un couvercle (*fig.* 20, *a*) et
peut se détacher dans diverses
circonstances, même simplement
par l'action de l'eau. Cet ourlet est
abondamment pourvu de raies
(Kölliker, Funcke), qui sont regardées par Kölliker et autres comme
des canaux poreux. En outre, on
trouve encore une autre espèce
de cellules épithéliales, opaques,
claviformes et fréquemment munies
d'un orifice, *b* (cellules caliciformes de Henle ; vacuoles de Let-
zerich). Maintenant, si la graisse
pénètre par les canaux poreux, par
les orifices des cellules caliciformes, après enlèvement du couvercle, si la graisse pénètre dans les
cellules épithéliales comme graisse
neutre, ou si, ce qui est peu vraisemblable, la graisse se change en
savon et se transforme de nouveau,
dans ces cellules épithéliales, en
graisse neutre, ou si enfin les cellules épithéliales n'ont pas de
paroi pendant la vie et par suite
peuvent s'imprégner de graisse, il
n'est pas possible, jusqu'à présent,
de le dire avec certitude.

Du manteau épithélial la masse

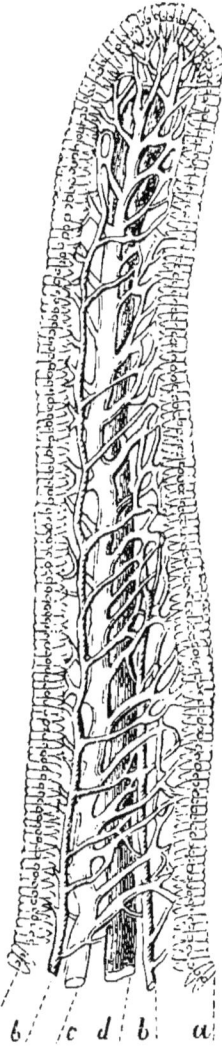

Fig. 20. — Villosité intestinale d'un chien ; *aa*,
manteau épithélial ; *bb*,
artères ; *c*, veine ; *d*,
chylifère.

adipeuse chemine dans l'intérieur de la villosité et parvient
à un canal central qui, d'après des recherches récentes (de
Recklinghausen), est limité par de l'épithélium et constitue
l'origine des vaisseaux lymphatiques.

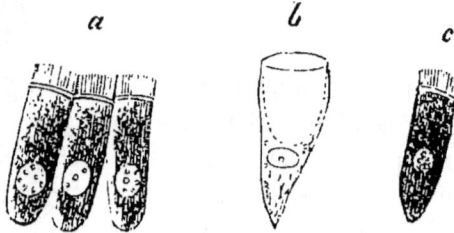

Fig. 21. — Cellules épithéliales de l'intestin grêle. *a*, cellules avec
leur ourlet rayé ; *b*, cellules caliciformes de Henle ; *c*, cellule
entièrement pleine de graisse.

Pendant la digestion, les villosités se raccourcissent
(Gruby et Delafond) par l'action de fibres musculaires
(Brücke) qui dépendent de la couche musculeuse de la
muqueuse (Kölliker). Les muscles de l'intestin se trouvant
presque constamment, pendant la vie, en oscillation continue de faibles contractions et de faibles dilatations
(voy. *Physiologie des nerfs*), il est à présumer que les
choses se comportent ainsi dans les villosités et que le passage de la graisse est principalement sollicité par ce mécanisme.

Mais les solutions d'albuminoïdes et d'hydrates de carbone parviennent aussi dans les villosités : les vaisseaux
lymphatiques de l'intestin emportent donc une véritable
émulsion, mélangée de cellules lymphatiques, c'est ce
qu'on nomme *suc laiteux* ou *chyle*.

Il s'établit un courant de diffusion entre les substances
dissoutes de l'intestin grêle (peptone, sucre de raisin,
sucre de lait, savons, solutions salines) d'une part, et le
sang d'autre part, échange dans lequel ce dernier, toute-

fois, reçoit toujours plus d'éléments qu'il n'en cède. (Voy. *Résorption*.)

* Suivant J. Béclard, le courant endosmotique d'absorption serait déterminé par la *différence de la chaleur spécifique* des liquides miscibles qui se trouvent en présence, de chaque côté de la couche épithéliale à traverser. Les tableaux dressés par cet auteur sont parfaitement d'accord avec les faits.

* Toutes ces théories physico-chimiques d'absorption par osmose, capillarité, etc., sont repoussées par Küss dans leur applicabilité à l'absorption intestinale. Il lui répugne d'admettre que les cellules épithéliales de l'intestin se comportent comme une membrane inerte. C'est en vertu de leur nutrition, c'est par un acte de leur vie qu'elles se gorgent du produit de la digestion stomacale et le transmettent aux éléments globulaires, aux cellules plasmatiques du corps de la villosité, et tandis que l'épithélium épuisé ou mieux usé par l'effort qu'il vient de faire tombe et cède la place à de nouvelles cellules, le corps de la villosité, s'éclaircit et se vide. Les éléments qui lui sont parvenus passent par diffusion dans les vaisseaux de la villosité sanguins et lymphatiques. (Voyez Küss.) « D'après de nouvelles recherches encore inédites, écrit Claude Bernard dans son livre *De la physiologie générale* (1872), je pense que l'absorption digestive est d'une tout autre nature que les absorptions ordinaires. J'ai vu, chez la grenouille, des glandes pyloriques disparaître pendant l'hiver quand la digestion cesse, et se régénérer au printemps quand la digestion recommence. Je suis porté à admettre, d'après mes expériences, qu'il y a à la surface de la membrane muqueuse intestinale une véritable génération d'éléments épithéliaux qui attirent les liquides alimentaires, les élaborent et les versent ensuite par une sorte d'endosmose dans les vaisseaux. La digestion ne serait donc pas une absorption alimentaire simple et directe. Les aliments

dissous et décomposés par les sucs digestifs dans l'intestin
ne forment qu'un blastème générateur dans lequel les éléments épithéliaux digestifs trouvent les matériaux de leur
formation et de leur activité fonctionnelle. Je ne crois pas,
en un mot, à ce qu'on pourrait appeler la *digestion directe*. Il y a un travail organique ou vital intermédiaire. Ce
n'est pas une simple dissolution chimique, comme l'a-
vaient cru la généralité des physiologistes. » — « Les cellules qui sont à la surface de l'intestin s'atrophient très-
rapidement quand elles sont soustraites au travail digestif.
J'ai vu par exemple qu'en isolant une anse intestinale de
façon à ce que les aliments n'y passent plus, il y a une
atrophie rapide de la membrane muqueuse, bien que la
circulation continue à s'y faire d'une façon normale. »

   * D'après la théorie cellulaire, les graisses sont portées en
nature aux vaisseaux d'absorption. Ce fait ne serait point
isolé. Ne voyons-nous pas, en effet, les cellules plasmatiques ou embryonnaires de la couche muqueuse du derme
s'infiltrer de corpuscules adipeux, lorsque le sang en a
reçu surabondamment d'une alimentation trop riche? Et
lorsque l'animal vient à maigrir, ne voit-on pas ces cellules
se décharger de leur graisse et recevoir à la place un liquide séreux qui disparaît à son tour en les laissant à l'état
de cellules embryonnaires? Ces phénomènes sont des
actes d'absorption et d'excrétion des substances grasses
par les cellules. On peut supposer, dit Küss, que les principes adipeux forment avec les albuminoïdes des combinaisons spéciales comparables à celles de la substance médullaire dans les nerfs. Nous avons vu que les voies d'absorption principales et non uniques sont : pour les matières
grasses, les chylifères ; pour les matières albumineuses et
amylacées, les veines et les chylifères.

   * Les matières toxiques ayant un effet prompt doivent
être absorbées par les veines. Les sels métalliques entraînés par les diverses voies de l'absorption intestinale s'ac-

cumulent dans le foie. Ce fait est donné comme preuve du passage et du séjour des substances alimentaires dans le foie, et spécialement des albuminoïdes, qui sont modifiées par l'action des cellules hépatiques.

*Bien des incertitudes régnaient sur l'influence de certains médicaments appelés cholagogues, du mercure en particulier. Le comité d'Edimbourg (1866) se forma, à l'instigation de Bennett, pour étudier la question. La conclusion de ces recherches fut que le mercure et les autres agents réputés cholagogues, apportés dans le foie par l'absorption intestinale ne font, en aucune occasion, augmenter la sécrétion biliaire. Les purgations produisent invariablement une diminution de la sécrétion biliaire, conclusion d'une grande importance au point de vue thérapeutique. (Voy. Bennett : *Experiments of the Edinburgh Committ.*)*

§ XXV. — MOUVEMENTS DE L'INTESTIN GRÊLE

Muscles intestinaux et leurs contractions. Mouvements péristaltique et antipéristaltique. — La muqueuse du canal intestinal est entourée d'une forte couche interne de fibres musculaires à direction circulaire et d'une couche externe de fibres longitudinales. La contraction des premières amène le rétrécissement, la contraction des dernières, le raccourcissement de l'intestin. Ces modifications n'intéressent pas toutes les parties en même temps, mais seulement une certaine section. Pendant la vie, à l'état sain, ainsi qu'on l'a observé sur les entrailles d'animaux à travers le péritoine sous une température chaude, le mouvement est continu, il est vrai, mais très-faible et, de temps en temps seulement, il s'anime et devient un peu plus fort. Une foule de circonstances cependant provoquent un mouvement dit *péristaltique* (vermiculaire). Il y en a deux à noter, savoir : et d'abord les causes qui dégradent la nutrition générale, par exemple, la compression de l'aorte abdominale (Schiff), l'invasion de la mort, surtout une narcose malheureuse au chloroforme, etc. Cette sorte d'augmentation de mouvement dépend d'un état du système nerveux ganglionnaire, dont la prépondérance s'accuse après la paralysie plus ou moins complète du système nerveux cérébro-spinal (voy. *Physiologie des nerfs*). La seconde espèce de causes est une irritation de l'intestin, qu'elle procède de la muqueuse par le fait du contenu intestinal, des aliments, de substances étrangères irritantes, de l'air, etc., ou qu'elle procède de la couche musculeuse, par exemple, à la suite d'une électrisation ; en ce cas, les fibres circulaires se contracteront toujours beaucoup plus. Il dépend des obstacles que le mouvement se dirige vers le gros intestin ou vers l'estomac ; le premier est la règle ; mais il se produit aussi des mouvements *antipéristaltiques*, comme l'apprend l'observation.

Le *plexus solaire* est probablement le centre nerveux du réflexe des mouvements péristaltiques du canal intestinal. Il semble d'ailleurs se développer indépendamment de la moelle épinière. Mais il ne tarde pas à s'unir à elle par les nerfs pneumo-gastriques et grands splanchniques. Les expériences de Pflüger ont paru montrer que les grands splanchniques seraient aux intestins ce que le vague est au cœur, des *nerfs d'arrêt*. Car l'excitation des premiers suspend les mouvements intestinaux, et celle du second les active.

Mais les expériences d'Onimus et Legros ont donné des résultats différents. En électrisant avec des courants interrompus le nerf vague, ils ont vu les mouvements de l'intestin s'arrêter, non point en contraction, mais dans l'état de relâchement le plus complet. La pointe écrivante de leur enregistreur traçait un abaissement très-notable. « Il est important, disent-ils, de rapprocher ce fait de l'arrêt du cœur *en diastole*, et de l'arrêt des mouvements respiratoires *en inspiration*, lorsqu'on électrise le pneumo-gastrique avec des courants interrompus. »

CHAPITRE VII

FONCTIONS DU GROS INTESTIN

La fonction essentielle du gros intestin consiste dans l'entraînement et l'expulsion des excréments.

Lorsque le contenu de l'intestin grêle arrive dans le gros intestin, les actes de la digestion et de l'absorption intestinales sont terminés. Le gros intestin n'a pas d'action à produire sur le résidu du travail que vient d'achever l'intestin grêle. Il est cependant capable d'absorber. Des injections rectales de matières grasses sont parfaitement absorbées, puisque les vaisseaux lymphatiques nés de la région ne tardent pas à se charger d'un liquide blanc laiteux. Du reste, chez les herbivores, le cæcum très-développé ne sert-il pas comme de second estomac où sont élaborés, absorbés tous les principes nutritifs des végétaux.

§ XXVI. — EXCRÉMENTS

Leur quantité varie entre 67 et 306 grammes, elle est de 150 en moyenne. Ils renferment de l'eau, 75 pour 100, des résidus d'aliments, de la cellulose, de la graisse, des fibres ligneuses et des produits de décomposition de la bile, savoir : de la dyslysine, de l'acide choloïdique, du cholate, de la matière colorante altérée, de la cholestérine et une matière extractive : l'*excrétine* (Marcet) *et encore la *stercorine* (Austin Flint)*. La cendre représente 1,9 pour 100 et contient des carbonates, des phosphates, des sulfates et des combinaisons de chlore, de la terre ferrugineuse et siliceuse.

S. BUDGE.   15

* Outre les parties non assimilables des aliments, les fèces renferment les débris de l'épithélium intestinal qui se détache après chaque digestion.

* On sait que le *méconium* est uniquement composé de déchets épithéliaux teints en jaune par la bile dont la couleur n'est pas altérée. Chez l'adulte, en certaines circonstances, ils constituent à eux seuls les déjections alvines (Küss).

* L'odeur particulière des fèces a soulevé de nombreuses discussions ; nous dirons simplement qu'on l'a attribuée tantôt à la décomposition de la bile, tantôt à une sécrétion spéciale. (V. Bennett.)

§ XXVII. — DÉFÉCATION

À cette fonction incombe :

1) Que les fèces soient entraînées jusqu'au bout du rectum ;

2) Qu'elles y soient retenues ;

3) Qu'elles puissent être évacuées volontairement.

La presse abdominale qui s'exerce de dehors en dedans sur les entrailles, et les muscles des intestins eux-mêmes, concourent à la progression des excréments. Quand les excréments sont arrivés à l'anus, le sphincter se contracte par effet réflexe ; les fèces sont ensuite expulsées par le releveur de l'anus, dont l'action s'ajoute à celle des muscles intestinaux et de la presse abdominale. Le muscle sphincter externe n'est pas constamment fermé (Budge) ; son occlusion, comme pour d'autres sphincters, n'a lieu qu'à la suite de l'affluence des excréments et par l'intervention de la volonté. Quand le mouvement de l'intestin est très-fort, le mouvement réflexe aussi bien que le volontaire sont vaincus.

* Le réflexe de la défécation a pour centre nerveux la région inférieure de la moelle épinière, comme le prouvent les faits pathologiques. Son point de départ est une sensation vague de pesanteur au périnée, sensation de besoin, qui a le rectum pour siége; les autres parties du gros intestin sont insensibles. On a cependant observé la sensation du besoin se produire aussi, mais faiblement, au moment où les matières arrivent à l'orifice de sortie dans les anus contre nature. Il suffirait donc, pour qu'elle apparaisse, que les matières réunies en masses impressionnent par leur poids un point quelconque du gros intestin (P. Bert).

* Si l'on résiste à ce besoin en contractant le sphincter anal, des mouvements antipéristaltiques font rétrograder le bol fécal vers l'S iliaque, d'où il ne tardera pas à redescendre. Si l'on résiste une nouvelle fois et ne cède qu'à la dernière extrémité, et si l'on prend ainsi l'habitude de retarder la satisfaction de ce besoin, la sensibilité du rectum s'émousse, et bientôt la constipation en est la suite fatale ; on sera forcé ensuite, pour provoquer le réflexe expulseur, d'employer des moyens artificiels : suppositoires, etc. Si le besoin est écouté, les mouvements décrits plus haut s'accomplissent.

* Lorsque les matières fécales sont purement liquides, le rectum suffit à la tâche et la volonté n'intervient que d'une façon négative ; elle s'abstient de mettre obstacle à l'issue des fèces. Lorsque les matières sont solides, la volonté commande le phénomène de l'*effort*.

* La glotte se ferme et le poumon rempli d'air fournit un point d'appui solide à l'action des muscles abdominaux et diaphragme, qui se contractent simultanément avec ceux du périnée (releveur de l'anus) pour expulser le bol fécal. Le sphincter se laisse dilater, n'oppose plus aucune résistance au passage. *

TROISIÈME SECTION

LYMPHE ET SANG

* La lymphe et le sang sont des humeurs constituantes formées d'éléments anatomiques (hématies, globules blancs) tenus en suspension dans un plasma. Les plasmas sanguin et lymphatique offrent seuls des principes immédiats dans les proportions et dans les conditions d'association moléculaire qui caractérisent l'état d'organisation. Ils sont également les seuls qui soient en voie de rénovation moléculaire continue, de manière à servir de milieu, nonseulement aux éléments anatomiques qu'ils tiennent en suspension, mais encore de milieu intérieur aux éléments des tissus placés hors des parois qui les contiennent et dans l'enceinte desquelles ils progressent. Proportions à peu près égales de principes immédiats des trois classes dans les plasmas, avec prédominance pourtant des substances coagulables ; absence de rapport entre la composition immédiate du fluide et celle des éléments constituant la paroi qui les contient ; instabilité de leur constitution moléculaire en dehors de certaines conditions déterminées ;

voilà autant de particularités qui donnent aux plasmas sanguin et lymphatique un caractère d'individualité propre (Robin).

CHAPITRE PREMIER

LYMPHE

§ I. — GÉNÉRALITÉS

Définition. — On appelle *lymphe* un liquide clair qui renferme de l'albumine, de la substance fibrinogène (voy. chap. II) et des corpuscules lymphatiques. Il se compose donc d'un liquide, *liquor seu plasma lymphæ*, et de corpuscules solides, *cellulæ lymphæ*.

Comment se présente la lymphe. — Elle se présente : 1) unie à de la substance fibrino-plastique et susceptible de se coaguler : dans les vaisseaux lymphatiques ;

2) Sans ou avec une faible quantité de substance fibrino-plastique et sans mucine : dans les sacs séreux, en tant que liqueur du péricarde, de la plèvre, du péritoine, de même dans l'espace sous-arachnoïdien.

3) Sans substance fibrino-plastique, avec de la mucine : dans les sacs synoviaux, vraisemblablement aussi dans la conjonctive du bulbe oculaire et sur les membranes muqueuses. Quand elle est mélangée avec une grande quantité de mucine, on l'appelle : mucus.

4) Elle est renfermée dans le sang, où elle est apportée par le canal thoracique, et, dans certaines circonstances, elle peut s'épancher hors des vaisseaux capillaires. D'où la possibilité qu'à la suite d'une inflammation, elle apparaisse dans tous les tissus sous forme de pus et que, dans les conditions normales, les corpuscules muqueux pro-

viennent peut-être du sang par issue des cellules lymphatiques (Cohnheim).

Sources de la lymphe. — Le liquor de la lymphe a sa source dans les aliments qui ont été mis en contact avec les villosités du canal intestinal et dans les liquides des tissus. Les cellules de la lymphe proviennent de certaines glandes qu'on nomme glandes conglomérées ou folliculaires.

§ II. — CHYLE

Propriétés du chyle. — Le liquide existant dans les vaisseaux lymphatiques du canal intestinal et du mésentère s'appelle *chyle* ou *suc lacté*. Il a reçu ce dernier nom, parce qu'après l'ingestion de substances grasses, et de lait aussi évidemment, il présente un aspect blanc. La coloration blanche provient des globules graisseux en suspension dans le liquide. La réaction du chyle est alcaline; son poids spécifique est de 1,012 – 1,022. Il change l'amidon en dextrine et en sucre de raisin; il a la propriété, quand il demeure quelque temps en repos, de se coaguler en formant un caillot blanc, *placenta* du chyle, et un liquide, *sérum* du chyle.

Éléments morphologiques. — Les substances morphologiques qu'on y observe au microscope sont :

1. Des globules adipeux qui sont tous entourés d'une mince membrane albumineuse (membrane haptogène [1]) ; c'est pour cette raison que le chyle n'est point décoloré par

---

[1] Le docteur Ascherson, de Berlin, est le premier qui ait découvert (1840) ce fait important, à savoir : que le simple contact de l'huile avec de l'albumine suffit pour déterminer la coagulation de cette dernière sous la forme d'une membrane. Il donna à cette membrane le nom de *membrane haptogène*, de αππομαι, se mettre en contact. (Voy. Bennett.)

l'éther, avant que cette membrane ait été dissoute par une
addition de soude, comme c'est précisément le cas pour le
lait. La graisse existe dans le chyle sous forme de particules très-fines, pulvérulentes.

2. Des cellules de chyle ou cellules lymphatiques (voy. §3);

3. Dans le canal thoracique on trouve encore habituellement des corpuscules sanguins.

* Leur présence ne peut s'expliquer que par une transformation dans le système lymphatique des globules
blancs en globules rouges. On rencontre, du reste, dans
la lymphe, toutes les formes intermédiaires à ces deux
éléments figurés. (Voy. p. 241.)*

Composition chimique. — Les éléments chimiques
sont :

1. Eau, 95 pour 100 environ ;

2. Graisse, en partie à l'état neutre, proportionnellement
à la graisse alimentaire ingérée, en partie à l'état de savon ;

3. De la substance fibrinogène et fibrino-plastique
(voy. chap. II) ;

* La fibrine de la lymphe se coagule lentement (*Bradyfibrine* : Polli, Virchow) par dédoublement plus ou moins
spontané de la plasmine de Denis (de Commercy). *

4. Albumine, et les espèces d'albumine qui se présentent
dans le sang. Quoiqu'il se trouve encore de la peptone dans
le chyle, la plus grande partie cependant en est déjà changée
en albumine ;

* La lymphe contient moins d'albumine que le sang.
Elle doit donc être constituée par le liquor du sang que la
nutrition des tissus n'a pas utilisé. *

5. Du sucre et de l'urée en faible quantité ;

* Mais en proportion plus grande que dans le sang, et
équivalant à peu près à la différence en moins de l'albumine dans la lymphe relativement au sang. *

6. Des lactates alcalins ;

7. Parmi les substances inorganiques, le chlorure de

sodium occupe la première place ; on observe ensuite :
potasse, soude, phosphate, chaux, magnésie, traces de fer.

* 8. Gaz du sang. Hammarsten a trouvé que la lymphe
renferme moins de CO_2 que le sang veineux ; ce ne serait
donc pas dans les éléments histologiques qu'il faut placer
le siége des oxydations organiques. (V. *Chaleur animale.*) *

Différence entre le chyle et la lymphe. — Le
chyle se distingue clairement de la lymphe des autres régions, par exemple de celle du cou ou des extrémités, en
ce qu'il a reçu des sucs extraits des substances alimentaires,
savoir : de la graisse, de l'albumine et des sels, et qu'il
doit aussi renfermer plus d'albumine. On peut envisager la
lymphe comme du sérum sanguin filtré dans lequel sont
passés beaucoup d'eau et peu d'albuminates. Deux analyses
de chyle et de lymphe du cheval nous serviront d'exemple
(C. Schmidt).

* Les anciens avaient établi une distinction trop absolue
entre le chyle et la lymphe (vaisseaux lactés d'Aselli et de
Pecquet ; vaiss. séreux d'Olaüs Rudbeck). Les différences
entre ces deux liquides sont purement quantitatives, et
n'existent qu'au moment de l'absorption intestinale. Elles
disparaissent chez les oiseaux, en vertu de dispositions
toutes particulières (Cl. Bernard). *

1,000 GRAMMES RENFERMENT :

	LYMPHE		CHYLE (DU CANAL THORACIQUE.)	
	SÉRUM.	CAILLOT.	SÉRUM.	CAILLOT.
Eau.	957.61	907.52	958.50	887.59
Substances solides. . .	42.39	92.68	41.50	112.41
Graisse.	1.23	—	0.50	1.54
Savons.	—	48.65	0.28	0.27
Fibrine.	—	54.56	—	58.95
Albumine.	52.02	(Graisse incluse.)	30.85	65.96
Matières extractives. .	1.78	—	—	2.05
Hématine.	—	—	—	(y inclus 0.14 de fer)
Sels.	7.56	9.66	7.55	5.46
Chlorure de sodium. .	5.65	6.07	5.95	2.50
Soude.	1.50	0.60	1.17	1.52
Potasse.	0.11	1.07	0.11	0.70
Sulfates.	0.08	0.18	0.05	0.01
Alcalis sous forme de phosphates. .	0.02	0.15	0.02	0.85
Phosphate de calcium. . .	0.20	1.59	0.20	0.25
Phosphate de magnésium. . .			0.05	0.05

§ III. — CELLULES LYMPHATIQUES

Siége. Dans le sang, comme corpuscules incolores du
sang ; dans le mucus, comme corpuscules muqueux ; dans
le liquide buccal, comme corpuscules salivaires ; dans le
pus, comme corpuscules du pus ; dans la lymphe, le chyle,
les glandes lymphatiques, les corps de Malpighi et la pulpe
de la rate, dans les glandes salivaires et les glandes de
Peyer, en général dans toutes les glandes folliculaires, de
même enfin sous l'épithélium de beaucoup, peut-être de
toutes les membranes muqueuses.

Propriétés. Ce sont des globules protoplasmatiques dépourvus d'enveloppe, ayant la plupart 1/200‴ environ de

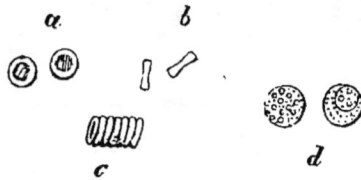

Fig. 22. — *a*, Corpuscules du sang vus de face ; *b*, par le bord ;
c, agglutinés en pile d'écus ; *d*, cellules lymphatiques.

diamètre, mais beaucoup étant plus petits encore et descendant jusqu'à 1/400‴, résistant à l'eau, à l'alcool, aux
acides, à la bile (?), ayant la plupart du temps un, souvent
deux et plusieurs noyaux, que l'acide acétique rend plus
visibles, spécialement quand il s'agit des globules sanguins
incolores (voy. fig. 22, *d*).

Origine. On montre dans les glandes désignées précédemment un tissu réticulé, *reticulum*, dans les mailles duquel
se trouvent un nombre énorme de cellules lymphatiques,
substance adénoïde (His), *substance connective, cytogène*
(Kölliker). Elles se multiplient vraisemblablement dans ces
espaces par fragmentation. De là elles sont transportées

dans le sang par voie directe à travers la rate, et indirectement par les vaisseaux lymphatiques. Le nombre extraordinaire des lieux d'incubation des cellules lymphatiques
dans le corps permet de conclure à une importance de ces
éléments telle qu'on ne l'a point encore pressentie.

§ IV. — FONCTIONS DE LA RATE

Structure de la rate. — La rate présente une char-
pente consistant en fibres émises par la face interne de sa
membrane d'enveloppe, fibres qui deviennent de plus en
plus petites et forment à la fin un réseau (réticulum,
Billroth) composé de fibrilles extrêmement ténues (voy.
fig. 23). Les pores de cette espèce d'éponge délicate sont
principalement remplis, d'abord de vaisseaux (avec des
fibres nerveuses), et en second lieu de cellules lymphatiques. Ce contenu des pores s'exprime de la rate sous
forme de bouillie (*pulpa lienis*).

Les veines extrêmement fines qui composent un riche
plexus se distinguent parmi les vaisseaux, au point de vue
physiologique, spécialement en ce qu'elles sont ou complétement dépourvues de parois, ou qu'à la place de celles-ci,
elles n'ont qu'une délimitation épithéliale (Billroth, Frey,
Kölliker). Elles sont donc en communication immédiate
avec le réticulum ; les fibres de celui-ci constituent leur
entourage et les cellules qu'il renferme peuvent se mélanger
au sang veineux. Qu'il existe une disposition en vertu de
laquelle les cellules spléniques puissent pénétrer dans le
sang veineux, on peut l'augurer de ce fait, que dans le
sang de la veine splénique, il y a relativement beaucoup
de corpuscules lymphatiques (presque une fois et demie pour
cent en plus que de rouges).

* Le sang artériel qui entre dans la rate, contient 1 globule blanc sur 220 rouges ; le sang veineux qui en sort,

renferme 1 leucocyte sur 60 hématies (His) et même 1 sur 5 ou 4 (Vierordt et Funke). *

Les cellules lymphatiques et peut-être les corpuscules du sang naissent dans la rate. — Les cellules spléniques sont manifestement des corpuscules lymphatiques à divers degrés de développement, quant à la grosseur, la forme et la composition. Elles sont petites, granuleuses, jaunâtres, d'une couleur telle qu'il est souvent fort difficile de les distinguer des cellules du sang. C'est pour cela que Kölliker les tient absolument pour des cellules sanguines en voie de développement. Si l'on réfléchit qu'un nombre considérable de cellules lymphatiques passent

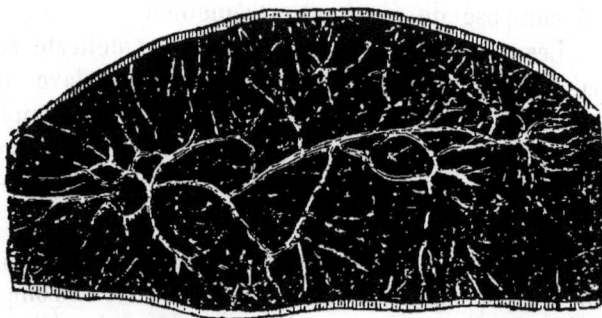

Fig. 25. — Empruntée à Kölliker. Coupe transversale faite vers la partie moyenne de la rate du bœuf adulte. Figure destinée à montrer les trabécules spléniques et leur disposition. Grandeur naturelle.

continuellement de la rate dans le sang, que ces cellules présentent divers degrés d'évolution, que dans beaucoup de maladies (leucémie) la rate devient énorme et qu'avec cela, le sang regorge de cellules lymphatiques (Virchow), on trouvera bien justifiée l'opinion qui veut que *la rate soit un des principaux lieux de formation des cellules lymphatiques, et peut-être des nouveaux corpuscules du sang.*

Corpuscules de Malpighi. — On trouve sur la paroi des artères des épaississements, à forme globuleuse, appelés *corpuscula Malpighiana*(fig.24),ayant environ $0^{mm},2-0^{mm},5$ de diamètre, se présentant à l'œil nu comme de petites vésicules blanches. Ce sont des hypertrophies de la paroi des artères, faisant partie du réticulum de la rate et contenant dans leur intérieur des cellules lymphatiques de grandeur variable, qui sont également couchées dans les mailles d'un fin réseau. Leur fonction n'est pas encore nettement définie. Beaucoup les regardent comme analogues aux glandes lymphatiques.

Extirpation de la rate. — Comme il y a encore

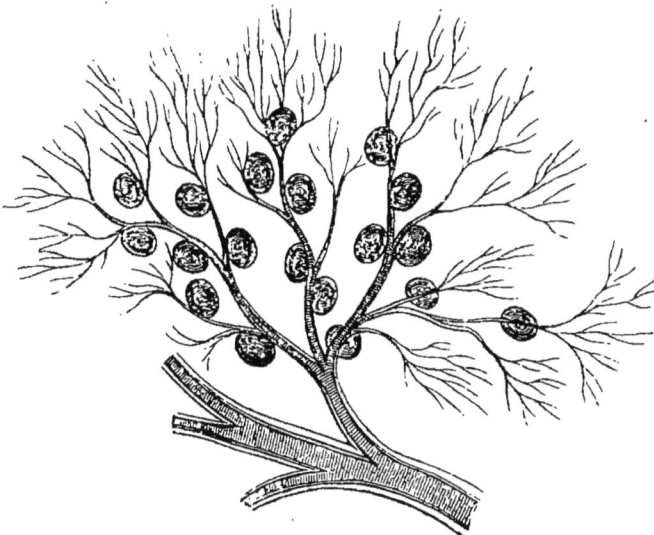

Fig. 24. — Portion d'une petite artère de la rate du chien, avec les corpuscules de Malpighi qui reposent sur des rameaux. Grossissement de 10 diamètres. (Kölliker.)

plusieurs autres organes (particulièrement les glandes lymphatiques) qui produisent des cellules de la lymphe, il n'est pas étonnant qu'on puisse extirper la rate à des animaux, sans que pour cela leur vie soit en péril. Toutefois, après cette opération, le pancréas ne serait plus apte à digérer l'albumine (Schiff). (Voy. *Pancréatogénie*, p. 207.)

* Lorsque la rate a été enlevée ou détruite, les autres organes hématopoiétiques s'hypertrophient par excès d'activité pour suppléer la rate dans la formation des globules blancs (Fuhrer). *

Composition chimique de la rate. — Avec la production de cellules lymphatiques et sanguines vont de pair dans la rate des modifications chimiques du sang splénique, et il se forme dans cet organe des substances dont voici les principales :

1. Azotées : un albuminate ferrugineux, de la xanthine, de l'hypoxanthine, de la leucine, de l'acide urique ;

2. Non azotées : de l'inosite en grande quantité, de l'acide lactique ; en outre, des acides gras volatils : formique, acétique, butyrique ;

3. Inorganiques : soude, potasse, acide phosphorique, oxyde de fer, chaux.

Sang veineux de la rate. — Le sang veineux de la rate (peut-être à cause de sa plus forte proportion de cellules lymphatiques) est plus riche en fibrine et en eau que le sang artériel de la rate (Gray, Funke).

Destruction des corpuscules sanguins dans la rate. — Bon nombre d'observateurs pensent, à tort toutefois, que non-seulement les corpuscules du sang se forment dans la rate, mais encore qu'ils s'y détruisent. On a conclu cela de ce que fort souvent on rencontre dans la rate des monceaux de corpuscules sanguins agglutinés qui sont enveloppés d'une espèce de membrane et qui peuvent se décomposer et se transformer en pigment. Le sang pouvant se répandre avec une si grande facilité dans le tissu de la rate, cette transformation, qu'on rencontre dans d'autres organes, dans le cerveau par exemple, quand le sang s'y est épanché, n'a rien de surprenant. Les corpuscules du sang sont quelquefois englobés par les cellules lymphatiques ; ce qu'il faut vraisemblablement expliquer par le mouvement dont ces cellules sont capables et par leur manque absolu d'enveloppe (voy. chap. V).

*Béclard (comparaison du sang de la veine jugulaire et de celui de la veine splénique) a soutenu que les globules rouges se détruisent dans la rate. On a observé, en effet, que les animaux dératés supportent plus longtemps l'inanition que les animaux possesseurs de leur rate. Qu'est-ce à dire? Sinon que les premiers doivent leur force de résistance à la cessation du rôle de la rate qui ne détruit pas chez eux les hématies, et par suite les éléments de vie, comme chez les seconds. Des observateurs prétendent même avoir constaté de l'hyperglobulie chez les animaux dératés.

* Nul doute que la rate comme tout organe, tout tissu dont la nutrition est active, ne soit le siége de la destruction des globules rouges. Dans les cas pathologiques où la fonction de cette glande est suractivée (cachexie palustre), on rencontre, à la vérité, dans la rate des débris considérables de pigment sanguin. Mais il n'est pas moins certain qu'à l'état normal, la rate produit plus de globules rouges qu'elle n'en détruit, et qu'elle est surtout un organe hématopoiétique. A côté des leucocytes qu'on y rencontre en grand nombre, on trouve des globules intermédiaires et des globules rouges jeunes, c'est-à-dire plus petits, plus épais, plus réfractaires à l'action de l'eau, etc., que les hématies ayant leur développement complet. *

§ V. — GLANDES LYMPHATIQUES ET ORGANES SIMILAIRES

Structure des glandes lymphatiques. — Les glandes lymphatiques renferment dans leur intérieur des espaces, sinus lymphatiques, où débouchent les vaisseaux qui se rendent aux glandes et d'où partent les vaisseaux

efférents. Ces sinus lymphatiques sont tapissés d'un tissu à
mailles serrées semblable au réticulum de la rate, dans
lequel on trouve un très-grand nombre de cellules lymphatiques. Comme les vasa afferentia, quand ils n'ont pas déjà
traversé une glande lymphatique, ne charrient pas ou très-
peu de cellules lymphatiques, et que c'est tout le contraire
pour les vasa efferentia, il faut que les cellules contenues
dans ces derniers naissent du réseau des sinus lymphatiques.
Jusqu'à présent, on n'a pu démontrer si le lieu de procréa-
tion, c'est-à-dire de reproduction des cellules lymphatiques,
se trouve originairement dans les sinus, ou si, ce qui est
plus vraisemblable, il faut le chercher dans la substance
glandulaire qui environne de toute part le sinus et dans
laquelle circulent d'ailleurs des vaisseaux capillaires qui
semblent manquer dans les sinus.

    * Les ganglions lymphatiques développés sur le trajet des
vaisseaux de ce système sont primitivement des plexus capillaires, formant par leur pelotonnement un parenchyme
destiné à retarder le cours de la lymphe et à charger cette
humeur des globules blancs qu'il produit en grand nombre. Les anciens et tous les anatomistes d'une époque encore peu éloignée, avaient ainsi compris la structure des
ganglions. Les recherches modernes ont démontré que
ces organes sont essentiellement constitués par un tissu
connectif à mailles plus ou moins grandes, à lacunes plus
ou moins spacieuses. La lymphe apportée par les vaisseaux
afférents s'infiltre dans ce tissu spongieux, semblable à celui qui lui a donné naissance (voy. plus loin, p. 236) et
en sort par des chemins analogues en entraînant les leucocytes formés dans le tissu du ganglion par prolifération
de ses cellules plasmatiques, tout comme les globules du
pus naissent par prolifération des cellules du tissu conjonctif (voy. S. IV, § 5.). Nouvelle analogie entre les globules
du pus et les leucocytes. On sait que Virchow rejette les
théories admises, surtout en France, sur la pyohémie et l'in-

fection purulente ; que ces redoutables complications sont dues, pour lui, à l'exagération de la fonction leucocyto-poïé-tique des ganglions qui inondent le système vasculaire de globules blancs, que les observateurs inattentifs ont regardé comme résultant d'une pénétration des éléments du pus dans les vaisseaux voisins des plaies.

* Il y a entre le tissu connectif proprement dit et les gan-glions lymphatiques, des tissus intermédiaires. Ainsi, d'a-près His, le tissu connectif de la muqueuse intestinale se-rait le tissu rudimentaire d'un ganglion étalé, dont la substance en se condensant plus ou moins sur une étendue plus ou moins grande, forme les follicules isolés ou les plaques de Peyer. *

Follicules. — Les follicules de la conjonctive de l'œil appelés glandes de Trachom, les follicules de la lan-gue, des amygdales, du palais, des glandes solitaires et des glandes de Peyer, qu'il faut vraisemblablement tous considérer comme des organes préparant des cellules de la lymphe, présentent une structure semblable à celle des glandes lymphatiques. On compte aussi parmi ces or-ganes le thymus, dont la structure n'est pas encore com-plétement découverte.

* Bennett compte encore parmi les organes hématopoié-tiques, les capsules surrénales, la glande pituitaire et la glande pinéale. (V. Bennett, Chylification and sanguinifi-cation, p. 205 de Text-Book of physiology.)

* Newmann a avancé qu'il existe, dans la moelle des os, des *globules rouges à noyaux*. Ces éléments seraient, d'a-près lui, un des stades de la transformation des globules blancs en globules rouges.

* M. Morat (de Lyon) a repris la question dans sa thèse sur la moelle des os. Ce micrographe expérimenté n'a pu retrouver les globules rouges à noyaux, annoncés par New-mann. Son étude l'a conduit aux conclusions suivantes : La moelle des os est un tissu très-riche en vaisseaux ;

cette abondance considérable de vaisseaux est due au développement d'un réseau veineux très-riche, qui se rapproche beaucoup des réseaux lymphatiques. Enfin, la moelle des os peut être rangée *parmi les organes hématopoiétiques*, sans qu'on puisse préciser davantage, dans l'état actuel de la science, le rang qu'elle y occupe et les fonctions qui lui incombent (1873).

* ORIGINES DES LYMPHATIQUES. Il n'est peut-être pas de question plus controversée en physiologie que celle du *mode de naissance des vaisseaux lymphatiques*. On peut résumer les diverses opinions qui ont surgi dans la science sous les chefs suivants :

* 1° *Bouches absorbantes*. Opinion la plus ancienne (Hunter, Hase, etc.). Les lymphatiques commencent par les pores des tissus aussi bien dans la profondeur qu'à la surface de l'économie. C'est dans une forme moins savante l'opinion des Allemands (3° et 4°).

* 2° *Réseaux capillaires.* — Dans les séduisantes théories de Küss, le système lymphatique est regardé comme une annexe des fonctions épithéliales. Il a pour mission d'entraîner les déchets des celulles profondes des couches épithéliales qui ne peuvent, comme les cellules superficielles, se déverser au dehors (desquamation furfuracée de l'épiderme, mucus des muqueuses, synovie des synoviales). On ne sait pas encore bien exactement, dit-il, les origines des *capillaires lymphatiques*, mais il est probable que leurs réseaux primitifs sont si superficiels que le cône lymphatique a réellement pour base les membranes épithéliales. A la vérité, toutes les membranes épithéliales n'ont pas de réseaux lymphatiques. Ainsi la vessie n'en possède pas bien certainement (Sappey); ceux de la conjonctive palpébrale et oculaire ne sont pas admis par Sappey, dont l'autorité est grande en semblable matière. Nonobstant, le professeur de Strasbourg maintient son système, en repoussant hautement l'existence d'autres ré-

seaux que ceux qui sont sous-jacents aux épithéliums.
Car, dit-il, les lésions des muscles, des os, des tissus conjonctifs ne retentissent pas dans le système lymphatique,
tandis que la plus légère offense des épithéliums se révèle
immédiatement par de la lymphite, de l'adénite.

*Les nouveaux procédés d'investigation (et particulière-
ment les injections de nitrate d'argent) ont démontré,
contrairement à l'opinion de Küss, qu'il existe non-
seulement des réseaux lymphatiques sous-jacents aux épithéliums, mais encore d'abondants réseaux dans les différentes espèces de tissus conjonctifs figurés ou diffus. Les
réseaux sous-épithéliaux n'ont pas non plus avec l'épithélium des rapports aussi immédiats que le suppose Küss.

*On a pensé aussi que les vaisseaux lymphatiques nais-
saient, par des prolongements, en culs-de-sac semblables
aux capillaires, dont parle Küss, et plongeant dans les
villosités, les papilles de la langue, etc. (Mascagni, Panizza,
Cruveilhier, Sappey, Ch. Robin).

*Voici quelle est la structure des réseaux et des prolon-
gements capillaires des lymphatiques. Leur paroi est composée uniquement d'une simple couche de cellules épithéliales (endothélium) (Ch. Robin). Ce n'est que dans les gros
capillaires voisins des vaisseaux efférents que l'on rencontre des fibres annulaires et une membrane hyaline
parsemée de noyaux. Le réseau fermé des capillaires lymphatiques admet les liquides, placés en dehors de lui, par
des phénomènes d'osmose, et ramène ainsi dans le sang
les éléments qui proviennent de la désassimilation des
tissus, et ceux que la nutrition n'a pas entièrement employés. Onimus est porté à croire que les capillaires lymphatiques, dont les réseaux entourent les vaisseaux sanguins jusqu'à leur composer une gaîne, en certaines
régions, ont encore pour mission de recueillir l'excès de
plasma sanguin, chassé de ces vaisseaux à chaque systole
cardiaque.

* 3° *Prolongements des corpuscules du tissu conjonctif* (Virchow). — Les réseaux capillaires dont il vient d'être question ne sont pas l'origine réelle des lymphatiques. Leurs radicules plongent dans la cavité des corpuscules (cellules plasmatiques) du tissu conjonctif, ou mieux elles sont la continuation des plongements de ces éléments (Virchow, Leydig, Heidenhain). — Après ses recherches sur les lymphatiques de la queue du têtard, Leydig s'est rattaché à cette opinion.

* 4° *Lacunes du tissu conjonctif*. — Recklinghausen place les origines des lymphathiques dans un système de canaux qu'il appelle *tubes plasmatiques* (il les a injectés dans la cornée) et qui seraient des *lacunes spéciales* du tissu conjonctif. His, Tomsa, Schweiger-Seidel ont adopté et défendu cette opinion de Recklinghausen, qui ne diffère qu'en apparence de celle de Virchow. La divergence porte sur les mots et non sur les choses. Ce que Recklinghausen appelle *tubes plasmatiques*, *lacunes*, est précisément ce que Virchow dénomme *corpuscules du tissu conjonctif*, *cellules plasmatiques;* ce qui pour l'un est *intra-cellulaire*, est pour l'autre *intercellulaire* (V. Kölliker).

* Le tissu conjonctif est donc la principale origine des lymphatiques, et le tissu cellulaire pris dans son ensemble peut être considéré, par exemple, comme un vaste réservoir plein de sable imbibé d'eau qui s'épanche par les canalicules lymphatiques. L'anatomie comparée présente des exemples de circulation lacunaire (siponcles), qui ressemblent aux origines des lymphatiques. Les sinus caverneux, les origines lymphatiques chez les animaux inférieurs, sont comme les traces de cette circulation propre à certains animaux inférieurs. L'anatomie pathologique (Ranvier) et l'étude du développement des vaisseaux lymphatiques et des tissus dits lymphoïdes (corpuscules de Malpighi, ganglions lymphatiques, sacs où réservoirs lym-

phatiques des grenouilles), en fournissent de nombreuses preuves.

*Nous n'avons pas à rapporter les expériences dans lesquelles Recklinghausen et, après lui, Ludwig, Schweiger-Seidel, Dybkowsky, Dogiel, Rouget, Ranvier, ont vu manifestement des liquides gras, du lait, des matières colorantes injectés dans le péritoine pénétrer par des lacunes intercellulaires dans les lymphatiques. — Les recherches de Ranvier ne permettent plus d'affirmer que les lacunes absorbantes sont toujours béantes; elles ne s'ouvrent probablement qu'au moment du passage des particules absorbées. — On avait cru apercevoir des orifices d'absorption sur toute l'étendue du péritoine, même sur le mésentère (Schweiger-Seidel, Dogiel); mais Ranvier a démontré tout récemment que le mésentère ne possède ni bouches absorbantes ni stomates, que les orifices décrits sont simplement des trous perçant de part en part cette portion du péritoine, et ressemblant à ceux qu'il a signalés dans l'épiploon.

*__Rapports des lymphatiques avec les vaisseaux sanguins__. — « ..... L'examen des lymphatiques injectés au nitrate d'argent et observés sur des coupes transparentes, montre nettement qu'ils ne siégent pas absolument à la surface du derme au-dessus des réseaux sanguins, comme leur injection avec distension exagérée par le mercure le faisait croire. Teichmann et Belajeff ont bien démontré que le réseau capillaire sanguin est dans son ensemble toujours superposé aux lymphatiques d'origine, qui, par leur ensemble aussi, forment le réseau tégumentaire le plus superficiel. » (Ch. Robin.) Les lymphatiques des parties minces de la peau du lapin, et de quelques points de la muqueuse uréthrale chez l'homme, font exception à cette règle.

*Si les réseaux lymphatiques sont généralement sousjacents aux réseaux sanguins, cela ne veut pas dire que

ces deux systèmes n'aient pas de rapports intimes. En
quelques régions, les vaisseaux lymphatiques embrassent
la moitié ou les deux tiers de la circonférence du vaisseau
sanguin. Alors, « le lymphatique représente un vaisseau
qui n'a de paroi que d'un côté, les autres parties étant limitées par la paroi même du capillaire sanguin. » (Onimus.)
C'est dans l'encéphale que cette disposition s'accuse le plus.
Robin (1858) et His (1865) ont signalé autour des vaisseaux
de cet organe des *espaces périvasculaires*, des *gaînes
lymphatiques*. Ces conduits bien délimités, d'aspect hyalin,
se rencontrent autour des vaisseaux jusqu'aux plus fins capillaires, dans les substances blanche et grise des centres
encéphalo-rachidiens et dans la pie-mère. Leur contenu,
formé d'un liquide tenant en suspension des noyaux sphériques (globulins), leur aspect, tout semble indiquer qu'ils
appartiennent aux origines des lymphatiques. « Car, autrement, dit Ch. Robin, ils constitueraient un quatrième
système vasculaire dont l'aboutissant et la nature reste-
raient à déterminer, à côté des systèmes lymphatique, artériel et veineux. Mais il faut reconnaitre aussi qu'avant
d'être absolument sûr que ce sont là des lymphatiques, il
reste encore à les suivre depuis leur origine, qui est connue, jusqu'aux troncs efférents qu'ils doivent former en se
réunissant, et à déterminer le trajet de ceux-ci jusqu'à
leur terminaison ganglionnaire, comme on l'a fait pour
toutes les autres portions du système lymphatique. » On a
jusqu'à ce jour vainement (Fohmann et Arnold, Mascagni)
cherché la terminaison de ces vaisseaux. *

§ VI. — CIRCULATION DE LA LYMPHE

**Absorption de la lymphe par les vaisseaux
lymphatiques**. — En quel lieu se fait l'absorption de
la lymphe par les vaisseaux lymphatiques, ce point est
déterminé par la connaissance des origines périphériques

de ces vaisseaux. Celles-ci ne sont toutefois pas encore fixées partout avec certitude. On sait cependant que dans les séreuses, il y a entre les cellules épithéliales des espaces qui communiquent directement avec les vaisseaux lymphatiques. Si, par exemple, on injecte du lait dans la cavité abdominale d'un animal, ce lait pénètre par ces espaces dans les vaisseaux capillaires du revêtement péritonéal du diaphragme. (Découverte de de Recklinghausen). La même chose se présente dans la cavité pleurale (Dybkowsky). Il y a vraisemblablement aussi dans le tissu conjonctif des bouches béantes de vaisseaux lymphatiques.

Dans les villosités, les cellules épithéliales se remplissent de graisse divisée très-menu et d'autres substances dissoutes, et à chaque contraction des villosités, le contenu des cellules est poussé dans l'intérieur des villosités, jusqu'à ce qu'il parvienne au canal central (voy. fig. 20 et 21). A ce canal se rattachent les lymphatiques intestinaux pourvus de parois.

Forces d'impulsion. — On ne sait pas encore parfaitement quelles sont les forces qui font pénétrer les liquides dans les origines des vaisseaux lymphatiques et les poussent par cette voie jusqu'au canal thoracique. Que ces forces, en partie du moins, agissent de la phériphérie vers le cœur, cela ressort de ce qu'une compression exercée sur un vaisseau lymphatique détermine une intumescence de celui-ci en deçà de la compression. La pression sous laquelle s'opère le mouvement de la lymphe est très-faible en général ; ainsi, par exemple, au tronc lymphatique du cou, chez des chiens, la pression latérale a été 5-20 millimètres d'une solution de carbonate de soude ; elle est plus forte dans le canal thoracique. Cette faible pression n'exige que des forces propulsives relativement faibles, d'autant plus que les nombreuses valvules des vaisseaux lymphatiques empêchent le reflux de la lymphe. Les muscles voisins, aussi bien que la pression latérale des

vaisseaux sanguins du voisinage, agissent dans le même
sens ; car le courant de la lymphe s'accélère avec un mouvement plus fort et avec une augmentation de la pression
du sang. L'entrée des liquides dans les bouches des vaisseaux lymphatiques doit se faire de cette manière, surtout
aux extrémités. Dans les cavités thoracique et abdominale
il peut se produire un afflux de liquide aux origines des
vaisseaux lymphatiques par effet de la pression que les liquides existant constamment dans ces cavités (liquor
pleuræ, etc.), éprouvent pendant l'expiration (Dybkowsky,
Ludwig et Schweiger-Seidel). Si, de plus, la tunique musculeuse des lymphatiques est comme celle des artères soumise pendant la vie à des alternatives de dilatation et de
contraction, on ne peut jusqu'à présent émettre qu'une
simple hypothèse sur cette question. Enfin, la succion en
vertu de laquelle le sang veineux est attiré vers le cœur
pendant l'inspiration, influe également sur le contenu du
canal thoracique, ce vaisseau lymphatique débouchant
dans la veine sous-clavière gauche.

Issue de la lymphe hors du sang. — La lymphe
introduite dans le sang ne peut y rester comme telle, sans
quoi la quantité des corpuscules lymphatiques entrant à
chaque flot de lymphe surchargerait le sang. Il faut, ou
que la lymphe avec les cellules lymphatiques abandonnent le sang, ou qu'il s'opère une métamorphose des cellules lymphatiques, ou que les cellules lymphatiques se détruisent. D'où la possibilité que celles-ci demeurent en
général dans un rapport à peu près constant avec les corpuscules rouges du sang (0,2 pour 100).

Il est démontré que, dans les inflammations, les corpuscules incolores du sang, qui sont identiques aux cellules
de la lymphe, sortent, proportionnellement au degré de l'inflammation, hors des vaisseaux capillaires en passant entre
les cellules épithéliales qui constituent la membrane interne, intima, de la paroi des vaisseaux, en général, et

forment à elles seules les canaux capillaires. (Découverte de Cohnheim.) Il est tout naturel, après cela, de penser que, dans les conditions normales, quand le sang a reçu une plus grande quantité de cellules lymphatiques, que celles-ci abandonnent le sang par la voie que nous avons indiquée plus haut et que de cette manière se produisent dans les sacs séreux ces transsudats qui ne sont rien autre que du liquide riche en eau et renfermant des cellules lymphatiques ; que, de plus, les corpuscules salivaires et muqueux prennent de la même façon origine sur les membranes muqueuses, et que dans les cas pathologiques les globules du pus naissent par un semblable processus. On ne sait pas si les cellules lymphatiques se détruisent en partie dans les transsudats ; il est sûr, au contraire, que les cellules de la lymphe abandonnent en grande partie le corps par les muqueuses, surtout par la muqueuse intestinale (on les retrouve dans les excréments), et même fréquemment, chez les animaux sains (chiens), par la muqueuse de l'urèthre.

Ainsi est démontrée l'existence d'une circulation de la lymphe et de ses corpuscules.

Métamorphose des corpuscules lymphatiques en corpuscules du sang. — On a souvent émis l'opinion que les corpuscules de la lymphe se changent en corpuscules du sang ; et cette métamorphose aurait été vue dans la rate par plusieurs observateurs (Funke, Kölliker). De Recklinghausen prétend avoir remarqué dans le sang de la grenouille, même hors de l'organisme, une formation de corpuscules rouges du sang aux dépens des cellules de la lymphe. Toutefois on n'a pas encore réussi à observer dans le sang avec une certitude suffisante le changement des cellules lymphatiques en corpuscules sanguins.

*Les tendances actuelles de la science sont en faveur de Kölliker, Funke, Recklinghausen. Les constatations *di*-

rectes de ces auteurs sont confirmées par tout ce qu'a appris l'étude du sang dans la série animale. Rouget a trouvé chez des invertébrés, les siponcles, toutes les transitions entre les deux espèces de corpuscules. Kölliker et Rouget ont vu chez le têtard la matière colorante se déposer d'abord sous forme de granulations à la surface des leucocytes, puis pénétrer uniformément dans la masse de ce globule et le transformer ainsi progressivement en corpuscule rouge. — Les mêmes modifications du leucocyte ont été suivies par Rouget sur des embryons de lapin. Seulement ici le noyau disparait à mesure que la matière colorante envahit le globule, tandis qu'il persiste chez la grenouille. — Enfin, Kölliker a trouvé de jeunes globules rouges dans le canal thoracique et les veines pulmonaires.

*Mais, du reste, si les globules blancs ne se métamorphosent pas en globules rouges, que deviennent les globules blancs et d'où viennent les globules rouges? Les organes hématopoiétiques versent continuellement dans le torrent circulatoire des globules blancs, et cependant le nombre de ces corps n'augmente pas dans le sang. Or, ils ne s'y détruisent pas; nous ne connaissons aucun déchet résultant de leur destruction; il faut donc qu'ils disparaissent en se transformant.

*D'où viendraient les globules rouges, s'ils n'étaient le résultat de la transformation des globules blancs, qui sont des cellules jeunes, tandis que les globules rouges sont des éléments cellulaires vieux; ils ont perdu leur noyau, ils sont envahis par du pigment, tous signes de vétusté. On comprendrait la *genèse* des globules blancs, parce que ce sont des cellules jeunes; mais ce processus ne peut s'appliquer aux corpuscules rouges, qui sont des éléments vieux. « L'état jeune des globules rouges, dit Küss, ne peut nous être représenté que par les globules blancs.» *

Importance des cellules de la lymphe. — Par

ce qui précède on voit qu'on n'est pas encore bien fixé sur toute l'importance des cellules lymphatiques. Qu'elle doive être très-grande, on peut l'inférer de l'étendue de leur siége dans le corps. Il serait permis de croire que semblables aux cellules embryonnaires, elles peuvent se transformer ultérieurement en toutes les parties du corps et qu'elles opèrent ainsi la régénération constante des organes.

CHAPITRE II

SANG

§ I. — PROPRIÉTÉS GÉNÉRALES ET PRINCIPES DU SANG COMPOSITION DU SANG, POIDS SPÉCIFIQUE

Définition. — On a défini le sang un *milieu intérieur* (voy. Cl. Bernard, *Propriétés des tissus vivants*); mais cette définition est trop générale; car tous les tissus peuvent jouer les uns par rapport aux autres le rôle de milieu intérieur.

* Robin le range parmi les *humeurs constituantes* (v. p. 7). Frey, Rouget et nombre d'histologistes le regardent comme un tissu, un *tissu cellulaire avec substance intercellulaire liquide* [1]. *

Poids spécifique, chaleur, réaction, sang vivant, sang mort. Le sang (poids spécifique : 1,045-

---

* [1] « Il rentre ainsi, dit Küss, dans l'une des quatre grandes classes de tissus :

* 1° Tissus cellulaires avec peu ou pas de substance intercellulaire : épithélium et leurs dérivés (ongles, poils, émail, cristallin) :

1,075, chaleur : 36-39° C, réaction alcaline), tel qu'il coule
dans les vaisseaux ou *sang vivant*, est composé d'un liquide, *plasma sanguinis*, et de nombreux corpuscules
très-petits en suspension dans ce plasma (voy. page 220).
Quand le sang a abandonné les vaisseaux ou qu'il ne circule plus, il se coagule et s'appelle *sang mort*. Celui-ci se
compose d'une masse compacte, rouge, assez ferme, *caillot* du sang, *placenta seu coagulum seu crassamentum sanguinis*, et d'un liquide, *serum sanguinis* (ne pas confondre
avec le plasma) dans lequel flotte le caillot.

Fonction du plasma. — Tous les organes puisent
dans le plasma ce dont ils ont besoin en oxygène, en albumine et autres substances oxydables ; et il en reçoit en
retour CO_2 et autres substances oxydées.

Fonction des corpuscules du sang. — Les corpuscules du sang sont des magasins de l'oxygène qui est
continuellement absorbé et exhalé par eux ; ils opèrent
des séparations de certaines parties constitutives du sang
et sont les excitateurs essentiels des combustions.

§ II. — COAGULATION DU SANG

**Séparation du plasma d'avec les corpuscules
du sang**. — Les éléments constitutifs du sang vivant,
plasma et corpuscules sanguins, ne se laissent point séparer
l'un de l'autre par filtration, sans plus de formes. Il faut au

---

* 2° Tissus cellulaires avec substance fondamentale liquide (sang,
lymphe, chyle). »
* *N. B.* Ce sont les humeurs constituantes de Ch. Robin (v. p. 7).
* 5° Tissus cellulaires avec substance fondamentale abondante,
muqueuse, hyaline ou fibreuse (cartilage et tous les tissus, collagènes ou conjonctifs).
4 Tissus formés par des globules ayant donné lieu par leur juxtaposition à des formes de fibres ou de tubes (muscles, nerfs, vaisseaux, etc. » (Comparez p. 7 et p. 11.) *

contraire pour obtenir ce résultat mettre divers moyens en œuvre. On y parvient, pour le sang de la grenouille, en employant plusieurs sortes de papier à filtrer, préalablement imprégné d'eau sucrée à $1/_2$ p. 100. Les corpuscules restent sur le filtre ; il passe un liquide clair dans lequel on peut quelque temps après soulever avec une épingle de blancs flocons coagulés (J. Müller). — Tirez du sang à un mammifère dans un vase à moitié rempli d'une solution concentrée de sel de Glauber[1], et laissez-le en repos, les corpuscules se déposeront, quelque temps après, au fond du vase, et par-dessus se trouvera un liquide assez clair. Si maintenant on ajoute à ce liquide de l'eau de fontaine, une masse fibrineuse s'en séparera (Denis). D'autres sels, comme le sel de cuisine, déterminent des phénomènes semblables. — Le sang de cheval, reçu dans un vase froid, sépare de lui-même le plasma limpide qui se place au-dessus des globules sanguins, et quelque temps après coagule en un bouchon de la forme du vase.

Fibrine. — Substance fibrinogène. Substance fibrino-plastique. — Il ressort de là que la coagulation du sang provient d'une substance qui est renfermée dans le plasma et se fige dans le sang mort.

Liquide, on l'appelle *fibrinogène ;* figée, elle reçoit le nom de *fibrine.* Les corpuscules du sang s'attachent à la fibrine tout d'abord granuleuse, gélatineuse, puis fibreuse et très-élastique, et il en résulte le caillot du sang, qui se concrète de plus en plus, à cause de l'élasticité de la fibrine, et exprime le liquide qui maintenant a perdu sa substance fibrinogène et prend le nom de sérum. Déjà, quelques minutes après que le sang humain a quitté les vaisseaux, il commence à devenir ferme ; 12-14 heures après il est habituellement séparé en placenta et en sérum. La fibrine, comme cela se présente quelquefois dans certains états

[1 Sulfate de soude.]

14.

morbides, vient-elle à coaguler plus lentement, alors les corpuscules du sang, qui ont un poids spécifique plus élevé, précipitent avec une partie de la fibrine, pendant que dans le sérum qui est au-dessus, une partie de la fibrine coagule peu à peu et forme une blanche couverture, croûte phlogistique, *crusta phlogistica*.

A la surface, où le caillot est en contact avec l'air atmosphérique, sa matière colorante s'oxyde 'et devient rouge clair ; à l'intérieur, il présente une coloration rouge sombre.

Mais la fibrinogène n'est pas seulement contenue dans le plasma, elle l'est aussi dans les liquides des cavités séreuses, par conséquent dans celui du péricarde, du péritoine, de la vaginale, du testicule, etc. A l'état sain, ces liquides sont parfaitement clairs ; dans une foule de maladies, ils présentent des grumeaux, c'est-à-dire que la fibrinogène s'est changée en fibrine.

Mais il y a une substance qui peut faire coaguler celle-ci très-rapidement, c'est la *globuline* ou *paraglobuline* ou *substance fibrino-plastique*.

On peut la tirer de diverses parties du corps, par exemple des corpuscules du sang, du sérum, de la lentille cristallinienne, du lait, du chyle, de la cornée, etc. On l'obtient avec la plus grande facilité, quand on fait passer, pendant un certain temps, CO_2 dans du sérum fortement étendu d'eau ; ce sérum se trouble et il se forme un sédiment blanc.

Bien qu'il existe dans le plasma une substance coagulable (fibrinogène), ainsi qu'une substance coagulante (globuline), il ne se coagule point cependant à l'intérieur des vaisseaux vivants. Il est donc vraisemblable que, pendant la vie, les parois vasculaires sécrètent une substance, ou d'une façon générale exercent une action qui prive la globuline de son pouvoir coagulant (Brücke) ; ou bien que la globuline ne se forme de substances similaires que dans le sang mort. Jusqu'à présent on ignore la cause de la coagulation.

*Le sang contenu dans les vaisseaux ne se coagule pas immédiatement après la mort. Le revêtement endothélial des vaisseaux subsistant longtemps après la mort de l'animal, son pouvoir d'empêcher le dédoublement de la plasmine continue son action. C'est au centre de la colonne sanguine que la coagulation commence, et grâce au temps considérable pendant lequel le sang reste fluide après la mort, la séparation de la fibrine et des globules peut s'opérer. C'est pourquoi les caillots *post mortem* sont couenneux, purement fibrineux au centre et entourés plus ou moins d'une gaine de globules rouges réunis par de la fibrine. Caillots mixtes. Dans les parties les moins déclives se rencontrent des caillots composés entièrement de fibrine, caillots blancs. *

Retard de la coagulation. — Les moyens qui retardent la coagulation sont les suivants : alcalis caustiques en très-faible quantité ; carbonates alcalins, sulfate de sodium, salpêtre, chlorure de sodium, chlorure de potassium, eau sucrée, congélation du sang, séjour du sang mort dans le cœur et les vaisseaux.

Accélération de la coagulation. — La coagulation est hâtée par l'abord de l'air, par une température un peu supérieure à la chaleur du corps, par l'agitation du sang hors de l'économie.

§ III. — ÉLÉMENTS MORPHOLOGIQUES DU SANG

Éléments morphologiques du sang. — **Corpuscules rouges, cellules incolores, granules élémentaires**. — Les *éléments morphologiques du sang vivant* sont si petits, qu'ils ne sont reconnaissables qu'avec un fort grossissement et que, par suite, ils ne présentent qu'une faible résistance aux forces qui les chassent dans les vaisseaux. On distingue :

1) Les *corpuscules rouges du sang*, composant de beaucoup la plus grande partie des éléments solides. Ce sont de petits disques plats, lisses, très-élastiques qu'on peut comparer à des pièces de monnaie, en se représentant celles-ci creusées d'une dépression en leur milieu. Ils sont plus larges (en moyenne $0,0076^{mm} = 1/131^{mm} = 1/300'''$ environ) qu'épais ($0,0017^{mm}$, environ $1/1600'''$).

Quand ils reposent sur leurs bords, ils ont l'aspect d'un bâton ; couchés à plat, ce sont des cercles. Souvent ils s'agglutinent ensemble et présentent la forme dite en pile d'écus (voy. fig. 22). Vus séparément, ils apparaissent jaunes, quelquefois d'une couleur tirant sur le vert ; vus en grand nombre et juxtaposés, ils sont rouges. Leur grande élasticité se constate aisément dans le sang en circulation, surtout chez les grenouilles, où on les voit changer de forme dans les canaux étroits qui ne leur présentent pas une place suffisante.

Leur poids spécifique est plus élevé que celui du liquide, aussi vont-ils au fond.

* Les corpuscules du sang sont formés, dans l'embryon, à l'intérieur des cellules de la couche vasculaire de la membrane germinative.

* Chez l'adulte, nous l'avons vu, ils sont produits par les divers organes hématopoïétiques.

* Les globules rouges du fœtus humain possèdent un *noyau qu'ils perdent* dans la seconde moitié de la vie intra-utérine.

* « *Corpuscules sanguins des animaux*. — Les corpuscules sanguins des mammifères adultes sont tous *dépourvus de noyau* et ont la même forme que ceux de l'homme; seuls ceux du chameau et du lama sont elliptiques et mesurent $0^{mm},008$ de longueur. Ils sont, en général, plus petits que chez l'homme; ceux du chien ont

$0^{mm},0065$; ceux du lapin, du rat, $0^{mm},006$; ceux du cochon, $0^{mm},0056$; du cheval, du bœuf, $0^{mm},0052$; du chat, $0^{mm},005$; du mouton, $0^{mm},045$; les plus petits sont ceux du cochon d'Inde ($0^{mm},002$). Rarement les corpuscules sont plus gros que chez l'homme; ceux de l'éléphant, cependant, ont $0^{mm},01$. — Tous les *vertébrés d'un ordre inférieur*, à très-peu d'exceptions près, ont des corpuscules *elliptiques munis d'un noyau* de la forme d'une graine de courge.

Les corpuscules des *oiseaux* ont de $0^{mm},009$ à $0^{mm},018$ de longueur et un noyau sphérique; ceux des *reptiles* mesurent de $0^{mm},018$ à $0^{mm},052$ de longueur, et renferment des noyaux sphériques ou elliptiques; *les plus volumineux sont ceux des amphibies nus* (grenouille, $0^{mm},025$ à $0^{mm},028$ de longueur sur $0^{mm},015$ à $0^{mm},18$ de largeur; protée, $0^{mm},054$ de longueur sur $0^{mm},035$ de largeur; salamandre, $0^{mm},05$ de longueur.) — Les corpuscules des *poissons*,

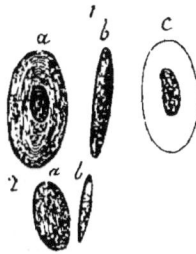

Fig. 25, empruntée à Kölliker. — 1. Cellules sanguines de la grenouille; *a*, vues de face; *b*, vues de côté, décolorées par l'eau. — 2. Cellules sanguines du pigeon; *a*, vues de face; *b*, de profil.

enfin, ont en général $0^{mm},012$ à $0^{mm},015$ de longueur; ceux des plagiostomes seuls mesurent $0^{mm},02$ à $0^{mm},052$; ceux des lépidosirens, $0^{mm},042$ en longueur et $0^{mm},025$ en largeur. Les globules de la myxine et du pétromyzon ont $0^{mm},01$ de diamètre; ils sont arrondis et légèrement concaves sur les deux faces. L'amphioxus n'a point de corpuscules, et le leptocéphale n'a que des globules blancs. — Les corpuscules sanguins des animaux *invertébrés* ressemblent aux globules blancs des animaux supérieurs et sont presque toujours incolores. » (Kölliker.) Rouget a démontré, contrairement à l'opinion reçue, que les invertébrés ont aussi des globules colorés; ces élé-

ments présentent, chez eux, les particularités suivantes :
ils sont granuleux, dépourvus d'enveloppe, leur matière
colorante (hématine), au lieu de faire un corps homogène
avec les autres principes des globules, est répandue par
petites masses distinctes. Les siponcles font exception à
cette règle. Leurs globules sont entourés d'une enveloppe
épaisse, à double contour, et renferment une matière
homogène, rosée, très-réfringente. *

**Stroma et hémoglobine. Éléments méca-
niques des corpuscules du sang**. — Tout corpuscule du sang se compose d'une substance fondamentale incolore qu'on appelle son *stroma* et d'une substance colorante, l'*hémoglobine*. On peut séparer la dernière de la
première assez complétement pour que le stroma reste
seul. On y parvient avec de l'eau, par des décharges électriques, par l'application d'un froid intense (Rollet), avec
l'acide acétique, l'éther, le sulfocyanure de potassium, le
sulfure de carbone, etc. On n'a pas encore pu bien déterminer si les petits corps qui demeurent possèdent ou non
une membrane, si, généralement, il faut attribuer une enveloppe au corpuscule sanguin intact. Les observations
d'après lesquelles ces corpuscules traités par l'urée (Kölliker), soumis à des congélations et à des caléfactions réi-
térées (Rollet), exposés à une chaleur dépassant 50° C.
(M. Schultze), tombent en morceaux ; ces observations
parlent dans un sens contraire. Jusqu'à présent, la membrane des corpuscules du sang n'est pas encore démontrée
pour les mammifères.

*Les expériences rappelées contre l'existence d'une mem-
brane enveloppante donnent de semblables résultats sur
le corps des infusoires (Rouget). A-t-on le droit pour cela
de refuser une enveloppe à ces animalcules? Ils en possèdent une manifestement ou tout moins une couche corticale. L'action de l'acide picrique ou chromique rend,
d'ailleurs, la membrane très-évidente ; et, chez les batra-

ciens, elle apparaît avec une netteté frappante, lorsque, durant l'hibernation, il se forme, dans les globules sanguins, soit des vacuoles incolores, soit des morcellements radiés de la substance colorante. (Rouget.) *

Coagulation des globules du sang. — Les corpuscules du sang se ratatinent et semblent se coaguler par l'alcool, l'acide tannique, la créosote, l'acide nitrique ; ils sont dissous par les alcalis et par les acides biliaires. Une foule de substances, le cyanure de potassium, par exemple, réduisent l'hémoglobine en petits granules qui s'échappent du stroma en s'animant d'un mouvement moléculaire.

2) Les *corpuscules blancs* ou incolores du sang ou de la lymphe (voy. plus haut, p. 226), petits globules non colorés, ayant en moyenne $0,011^{mm} = 1/200''' = 1/88^{mm}$ de diamètre, ne contenant pas d'hémoglobine comme les rouges, mais présentant un noyau et une masse contractile finement granuleuse (protoplasma). Chauffés, les corpuscules blancs fraîchement recueillis changent leur forme ronde, deviennent dentelés, envoient des prolongements, à l'instar des amibes et s'emparent même des molécules de cinnabre, etc., mises à leur portée (M. Schultze).

* « *Structure des corpuscules du sang* (Bennett). Les opinions émises sur cette question sont trop nombreuses pour être seulement énumérées. Nous ne pouvons rappeler que les principales : 1. Les corpuscules colorés du sang sont des animalcules (Kircher, Borelli) ; — 2. Des globules de graisse (Malpighi) ; — 3. Sont formés de 6 parties, dont chacune est composée de 6 parties également (Leuwenhoeck). Cette opinion était la base de la célèbre théorie de l'*error loci* mise en avant par Boërhaave. — 4. Le corpuscule du sang est un anneau (de la Torre). — 5. Une vésicule contenant un noyau mobile et libre (Hewson) ; — 6. Un corps fibrineux solide de forme biconcave (Young, Hodgkin, Lister, Gulliver) ; — 7. Une

vésicule renfermant un noyau entouré d'air (Schulz); —
8. Une vésicule contenant une matière colorante semi-fluide
(Donné); — 9. Une cellule organisée contenant 6 noyaux ;
— 10. Un corps renfermant un filament spiral, base élémentaire de tous les tissus (Martin Barry); — 11. Une
vésicule contenant un noyau fixé sur elle par ses deux pôles
et entouré d'un liquide coloré (Rees et Lane); — 12. Une
vésicule ayant une double enveloppe (Roberts, Hensen); —
13. Un corps homogène sur le vivant, se coagulant en
partie, lorsqu'il abandonne l'organisme, et devenant solide
surtout à son centre. (De Blainville, Mandl, Savary.)

« De toutes ces opinions, dit Bennett, la dernière est celle
qui me paraît le plus près de la vérité. Je crois que les corpuscules du sang des mammifères consistent en une membrane et en un certain contenu solide. J'ai réussi, en plus
d'une occasion, lorsque j'examinai des globules de sang très-
frais, à dilacérer la membrane et à voir alors le liquide
renfermé s'échapper au dehors. Si l'on soumet des globules et particulièrement ceux du lézard d'eau à l'action
d'un coagulant, on peut apercevoir des rides à la surface de
la membrane. Le contenu fluide se coagule et probablement
comme le croyait de Blainville, plus spécialement au centre, ainsi que cela se présente dans le cristallin et dans la
moelle des tubes nerveux. Cette hypothèse s'harmonise
très-bien avec la grande élasticité du corpuscule sanguin
vivant, — son pouvoir endosmo-exosmotique, — l'influence
des réactifs sur lui, — sa proéminence centrale démontrée par le professeur Fren, de Chicago, et l'issue d'une
matière gluante, capable de se charger de pigment après
addition d'acide tannique. »

* *Vie des corpuscules du sang.* — Comme tout ce qui a
vie, les corpuscules sanguins naissent, vivent et meurent.
Nous avons vu précédemment leur origine (v. p. 242). —
Leur vie et leur forme sont entretenues par l'oxygène; si on
les prive de cet élément, ils se dissolvent. — Comment

meurent-ils? c'est un mystère. On ne rencontre pas dans le sang des éléments qu'on puisse appeler les détritus des corpuscules rouges disparus. Mais il est des organes où la présence de ces détritus semble manifeste. Le sang qui sort de la rate contient 1/2 moins de cruor, et la pulpe splénique est certainement composée en grande partie des corpuscules vieux et déchus du sang.

*Nous avons vu précédemment (p. 189) que le foie fabrique des corpuscules rouges. Les raisons qu'on allègue à l'appui de cette opinion sont plus spécieuses que vraies.

· *Sans doute les veines sus-hépatiques contiennent 1/2 et même 2/3 (317 parties de globules rouges pour 1,000 parties de sang; en poids, au lieu de 141, Lehmann) plus de globules rouges que la veine porte. Mais cette augmentation n'est qu'apparente; elle résulte de la concentration du sang, dont le plasma est absorbé en grande quantité par la sécrétion biliaire. Dans le liquor du sang sus-hépatique la proportion d'eau est descendue à 68 0/0, au lieu de 77 0/0, et ses corpuscules se trouvent réduits en nombre dans le rapport de 1 gl. bl. pour 170 rouges, au lieu de 1 gl. bl. pour 740 rouges, rapport de ces éléments dans la veine porte (décharge de la V. splénique). En faisant abstraction de la concentration du plasma dans le foie, comment expliquer l'augmentation des globules blancs dans le sang sus-hépatique, si ce n'est par une production réelle de ces éléments, ou par la destruction d'un grand nombre de globules rouges. Aucun physiologiste n'a émis la pensée que le foie produisît des corpuscules rouges. Il est donc vraisemblable que ces derniers se détruisent dans la glande hépatique. Cette conclusion est tout à fait en harmonie avec les notions chimiques que nous possédons sur la matière colorante de la bile. Elle paraît identique avec l'hématoïdine, un dérivé de l'hématine du sang. Ce seraient donc les produits de la destruction des corpuscules rouges dans le sang qui coloreraient la bile. On a objecté que la bile des invertébrés à sang incolore est néanmoins colorée. Cette objection tombe devant les découvertes de Rouget, qui a constaté chez ces animaux des corpuscules colorés, et devant celles de Fumouze qui a démontré, par l'analyse spectrale, que chez les invertébrés dont le sang est réputé incolore, l'hémoglobine se trouve à l'état de dissolution dans le sérum.

En résumé, le foie peut être considéré plutôt comme un atelier de destruction que de formation des corpuscules rouges. (V. Küss.)

Il y a dans le sang environ 1 globule blanc contre 500 rouges. Après l'usage de substances nutritives, de médicaments toniques ; mais surtout dans les hypertrophies de la rate, ils augmentent considérablement. Ils naissent dans les glandes conglomérées (Voy. p. 228 et seq.), et ils sont vraisemblablement soumis à un grand nombre de métamorphoses. On pense qu'ils se changent en corpuscules rouges du sang (de Recklinghausen).

3) De *petits corpuscules poussiéreux*, de couleur sombre, vraisemblablement de la graisse divisée et des débris de corpuscules sanguins. On les appelle *granules élémentaires*.

§ IV. — COMPOSITION CHIMIQUE DU SANG [1]

Il y a dans le sang des substances provenant de trois sources différentes :

1) Celles qui sont apportées par le canal thoracique et les veines caves ;

---

*[1] Voici la composition du sang dans les vaisseaux, d'après Charles Robin :

*A. *Éléments anatomiques en suspension*, en moyenne, 141 p. 1000 chez l'homme, et chez la femme 127 pour 1000. Ce sont : 1° des hématies ; 2° des leucocytes.

*B. *Plasma*, distinct du sérum en ce que la fibrine à l'état liquide en fait partie. Sa composition est complexe. Il renferme : PRINCIPES

2) Celles qui naissent dans le sang même, en vertu de processus chimiques ;

3) Celles qui y pénètrent par diffusion hors des tissus.

On trouve dans le sang, abstraction faite des gaz (savoir : CO_2, O et Az), des éléments azotés, non azotés et minéraux, mais dans d'autres rapports que dans les aliments, où les substances non azotées figurent pour 4 environ et les azotées pour 1. Dans le sang, il n'y a pour substance non azotée que de la graisse et une faible quantité de sucre (Cl. Bernard). La graisse n'y est même répandue que par-

DE LA PREMIÈRE CLASSE : 1° oxygène rendu à l'état gazeux, 24 centimètres cubes pour 1000 dans le sang artériel ; 11 centimètres cubes dans le sang veineux ; 2° hydrogène, quelquefois des traces ; 3° azote, 13 centimètres cubes pour 1000 dans le sang artériel, et 15 centimètres cubes dans le sang veineux ; 4° acide carbonique, 64 centimètres cubes pour 1000 dans le sang artériel, et seulement 55 centimètres cubes pour 1000 dans le sang veineux; 5° Eau, 779 en poids pour 1000 chez l'homme, 791 chez la femme ; 6° chlorure de sodium, 3 à 4; 7° chlorure de potassium ; 8° chlorhydrate d'ammoniaque ; 9° sulfate de potasse ; 10° sulfate de soude ; 11° Carbonate de soude ; 12° de potasse ; 13° de chaux ; 14° de magnésie ; 15° phosphate de soude ; 16° de potasse ; 17° de magnésie ; 18° de chaux des os 0,55 pour 1000 ; 19° Silice probablement ; 20° phosphate de fer, probablement des traces ; 21° cuivre, plomb et manganèse, des traces à un état de combinaison qui n'est pas connu.— PRINCIPES DE LA DEUXIÈME CLASSE. — *Première tribu* : 1° lactate de soude; 2° Lactate de chaux probablement ; 3° hippurate de soude ; 4° pneumate de soude; 5° urate de soude ; 6° urate de potasse probablement ; 7° urate de chaux ou d'ammoniaque probablement ; 8° acétate de soude probablement. — *Deuxième tribu* : 9° urée ; 10° créatine ; 11° créatinine. — *Troisième tribu* : 12° oléate de soude; 13° margarate de soude; 14° stéarate de soude; 15° Valérate de soude ; 16° butyrate de soude ; tous ces sels ou acides gras dans la proportion de 1 pour 1000 ; 17° oléine ; 18° margarine ; 19° stéarine dans la proportion de 1, 60 pour 1000, soit unis aux savons, soit en suspension à l'état de gouttelettes blanchissant le serum; 20° matière grasse phosphorée, 0,48 pour 1000 ; 21° Séroline, 0,02 pour 1000 ; 22° cholestérine, 0,08 pour 1000. — *Quatrième tribu* : 23° glycose. — PRINCIPES DE LA TROISIÈME CLASSE. — 1° Fibrine, 250 p. 1000 ; 2° albumine, 69 pour 100 chez l'homme, 70 chez la femme; 3° albuminose; 4° Biliverdine; des traces.*

cimonieusement. Sur 1,000 parties de sang, elle forme environ 1,6-1,9 (Becquerel et Rodier), et se présente dans le plasma en partie sous forme de graisse neutre, en partie sous forme de savon. Sur 1,000 parties de sang, on trouve, au contraire, 200 parties environ d'albuminoïdes. On peut présumer que la graisse se dissout très-rapidement dans le sang ou qu'elle s'en élimine avec une très-grande promptitude.

Produits de décomposition. — On peut encore montrer dans le sang des produits de décomposition, comme de l'urée, de l'acide urique, de l'acide hippurique, de la créatine, de la créatinine, toutefois en quantité extrêmement faible, de telle sorte qu'il est à présumer qu'ils s'éliminent du sang avec une rapidité extraordinaire.

Albuminoïdes. — On trouve plusieurs espèces d'albuminoïdes dans le sang :

1. Fibrinogène ou fibrine du plasma ;

2. Globuline ou substance fibrino-plastique (V. p. 245) du plasma et du sérum ;

3. Albuminate de soude ou caséine du sérum (Panum), précipitable dans le sérum par une faible quantité d'acide acétique ;

4. Albumine proprement dite du sérum. Elle se distingue de l'albumine de l'œuf, en ce que cette dernière coagule par l'éther et présente sur le plan de polarisation une déviation à gauche plus faible que celle de l'albumine du sérum. Celle-ci se distingue de la globuline en ce qu'elle se trouble, il est vrai, par la chaleur, mais ne forme pas de coagulum et qu'elle est précipitée par le gaz CO_2 ;

*L'albumine du sérum transsude normalement des vaisseaux. Elle en sort en très-grande quantité lorsque le cours du sang est arrêté par une ligature ou une compression. Le but physiologique de cette issue du sérum et de l'albumine qu'il renferme est bien certainement la nutrition des tissus, mais il ne faudrait pas croire, d'après Küss, que c'est l'albumine elle-même qui nourrit les éléments histologiques; ce sont les peptones (v. plus bas) contenues avec elle dans le sérum exsudé qui remplissent ce rôle; elles sont éminemment aptes à se transformer en tissus. Pour lui, l'albumine du sérum n'aurait pas d'autre fonction que d'empêcher le sang d'adhérer aux parois des vaisseaux. *

5. Hémoglobine des corpuscules du sang (V. p. 262).

6. Une forme d'albuminoïde semblable à la peptone, non précipitable par la chaleur, *bioxyde de protéine* (Mulder) et une substance qui se comporte comme le *protagon* (L. Hermann).

Éléments minéraux du sang. — La moitié environ de la cendre du sang se compose de sel de cuisine, lequel revient en majeure partie, en totalité peut-être, au sérum, tandis que le chlorure de potassium se rencontre en quantité plus grande dans les corpuscules. Ces derniers, à l'instar des muscles, renferment généralement plus de potassium; le sérum contient plus de sels de soude. Il est digne de remarque que, dans la cendre du sang des animaux qui se nourrissent de matières végétales, il y a moins de potasse et moins d'acide phosphorique que chez les omnivores et les carnivores.

* Si les éléments figurés du sang renferment la majeure partie des sels de potasse trouvés dans cette humeur constituante, il est donc bien indiqué de mettre surtout ces sels en usage, lorsqu'on a à combattre une affection qui intéresse directement les corpuscules sanguins (*aglobulie, acruorie*).

* Toutefois, les sels de potasium ayant la propriété de ralentir les mouvements du cœur, il convient de les administrer à des doses prudentes (Rabuteau). *

Il est bien peu de métaux dont on n'ait pas soupçonné l'existence dans le sang : le fer, le manganèse *(travaux de Gromier, de Lyon)*, le cuivre, etc.

§ V. — QUANTITÉ DES PRINCIPES LES PLUS IMPORTANTS

DANS 1000 PARTIES DE SANG SONT CONTENUS D'APRÈS C. SCHMIDT :

	EAU.	SUBSTANCES SOLIDES.	HÉMOGLOBINE.	ALBUMINOÏDES ET SUBSTANCES EXTRACTIVES.	FIBRINE.	SELS.
Corpuscules.. 513.04	549.71	165.55	159.59			5.74
Plasma.. . . 486.96	459.00	47.96		39.89	3.95	4.14
	788.71	211.29				7.88

EN CHIFFRES RONDS, LE SANG CONTIENT AU TOTAL :

		C	Az
78 0/0	Eau.		
16 0/0	Hémoglobine, où entrent.	8.67	2.56
4 0/0	Albumine..	2.14	0.62
0.4 0/0	Fibrine.		
0.2 0/0	Graisse.		
0.8 0/0	Sels.		

Il y a dans le sérum 8-9 0/0 d'albumine, dans les corpuscules 50 p. 100 d'hémoglobine.

§ VI. — FIBRINE

Préparation. — On prépare la fibrine coagulée en battant du sang frais ou en lavant le caillot du sang. On pétrit le caillot dans l'eau jusqu'à ce qu'il soit blanc, puis on le traite avec de l'acide chlorhydrique étendu (on choisit cet acide à cause des phosphates doubles de chaux et de magnésie).

Propriétés. — A l'état humide, elle est très-élastique, blanche, amorphe — ou bien se compose, lorsqu'on l'a pré-

parée en fouettant le sang, de filaments confus — et se
corrompt assez vite; à l'état sec, elle est grise et très-roide.
Elle contient toujours des éléments inorganiques qui restent dans le creuset après la calcination. Elle est insoluble
dans l'eau, l'alcool et l'éther; soluble dans les alcalis, dans
l'acide acétique également; elle décompose l'hyperoxyde
d'hydrogène. La fibrine coagulée du sang de l'homme et
de quelques animaux (non de tous), du porc, par exemple,
est transformée par l'eau de nitre chaude (30-40° C), comme
aussi par la putréfaction, en albumine; et, en résumé, elle
a avec cette dernière des liens de parenté très-étroits.

  *L'histoire de la fibrine n'est point encore assise, c'est
dire qu'elle a suscité de nombreuses hypothèses.

  *On croyait autrefois que la fibrine provenait des globules
du sang, et qu'elle se rencontrait à l'état liquide dans le
sang, grâce aux propriétés fluidifiantes du chlorure de sodium ou de l'ammoniaque. Verdeil et Robin ont démontré
en 1851, que la fibrine ne préexiste pas dans le sang comme
substance concrète, que son état normal est l'état liquide,
état qu'elle ne perd qu'au dehors de l'organisme.

  *Béchamp et Estor ont inventé une théorie qui paraît
étonnante jusqu'à preuves péremptoires. D'après eux, la fibrine ne serait pas un corps inerte; elle résulterait du
groupement de molécules organiques vivantes, de *microzymas*.

  *Quant au rôle de la fibrine, il était pour les physiologis-
tes d'une époque encore peu éloignée, d'une importance
capitale, puisque cette substance, en sa qualité d'albumine
perfectionnée, était la substance nutritive par excellence.

  *Actuellement, les idées sont toutes différentes sur la na-
ture et le rôle de la fibrine. On a constaté que les substances les plus nutritives contiennent peu de fibrine et que,
chez un sujet donné, cet élément azoté n'est nullement en
rapport avec la force et la vigueur de l'organisme. Tous les
anatomo-pathologistes ne savent-ils pas aujourd'hui que le

jeûne, la fatigue, les maladies cachectiques, toutes les influences débilitantes entraînent l'augmentation de la fibrine, que l'adulte en possède plus que l'enfant, qu'elle se
reproduit très-vite après la saignée, et enfin qu'elle ne vient
pas du dehors, qu'elle naît dans l'économie ? Et puisque la
fibrine se forme par excès, lorsque l'organisme s'use rapidement (fièvre, inflammation), n'est-on pas en droit de la
regarder comme un déchet de la nutrition des tissus ?
Brown-Séquard a remarqué que les muscles produisent
beaucoup plus de fibrine que les autres tissus, et qu'ils en
fournissent en quantité d'autant plus grande qu'ils ont exécuté plus de mouvements. La fibrine est donc comme CO^2
un produit excrémentitiel de la nutrition des tissus. Elle
donne lieu à la formation d'urée, d'acide urique dont
l'apparition dans les urines coïncide avec la présence
en excès de la fibrine dans le sang (inflammation, fièvre). L'hypérinose est toujours la conséquence de l'inflammation, et non sa cause. Virchow, dans sa Pathologie
cellulaire, enseigne que les épanchements inflammatoires
dont les cavités viscérales sont le siége, ne résultent pas,
comme le prétend l'école de Vienne, d'une exsudation de
la fibrine du sang au travers des parois capillaires, mais
reconnaissent pour cause une suractivité nutritive des éléments cellulaires, laquelle donne lieu à une quantité de déchets organiques, c'est-à-dire de fibrine trop grande pour
qu'elle soit emportée tout entière, comme à l'état normal par
la circulation. Voyons les idées admises, à l'heure qu'il est,
sur l'origine de la fibrine. En deux mots, on la considère avec
Denis (de Commercy) et Schmidt, comme le produit d'un
dédoublement. Suivant ces auteurs, la partie albumineuse du
sang est composée de deux substances : 1° La *Sérine* (52 pour
1,000 de sang), coagulable par la chaleur et les acides
seulement ; 2° la Plasmine (25 pour 1,000 de sang), *coagulable par le chlorure de sodium, et pouvant se redissou-
dre dans 10 à 12 fois son poids d'eau.* — Cette solution

de plasmine comme la plasmine normale, peut se séparer spontanément en deux parts, l'une coagulée est la *fibrine concrète* (3 à 4 pour 1,000 de sang), l'autre demeurant dissoute (mais pouvant être coagulée par le sulfate de magnésie), est la *fibrine dissoute* 22 pour 1,000).

* Il résulte de ces faits, que la coagulation du sang est tout simplement le dédoublement de la plasmine en fibrine concrète et en fibrine dissoute.

* Les composés de la fibrine suivent une progression inverse dans leurs variations ; plus la fibrine concrète augmente, plus la fibrine dissoute diminue et réciproquement.

* La nouvelle méthode d'investigation a permis de déceler la présence de la fibrine dans le sang sus-hépatique et de prouver que certaines inflammations dont les caillots sont faibles, n'échappent pas à la loi commune de l'*hypérinose*. Il suffit, en effet, de soumettre le sang qui sort du foie (avoir soin de le préserver de tout mélange avec la bile — Vulpian) à l'action coagulante du chlorure de sodium, de dissoudre ensuite le coagulum obtenu dans 10 à 15 fois son poids d'eau, puis d'exposer la solution à l'air ou de la battre, pour voir que le sang sus-hépatique réputé sans fibrine, renferme bien la proportion normale de fibrine concrète (2 à 4 pour 1,000). Les mêmes moyens appliqués au sang de certaines inflammations *hypinosiques* en apparence, y révèlent une augmentation de fibrine réelle. — Dans le sang sus-hépatique comme dans le sang des inflammations dont il vient d'être parlé, une cause inconnue empêchait le dédoublement de la plasmine.

* Germain Sée croit donc que dans les maladies en général comme dans les anémies, il ne saurait être question à proprement parler, d'excès ou de défaut de fibrine. Il faut dire que la plasmine est plus ou moins parfaite, que ses deux éléments constitutifs la partagent d'une façon plus ou moins inégale et qu'ils se dissocient avec plus ou moins de facilité.

15.

* Vulpian regarde la partie albumineuse du sang, comme formant un tout composé dont la sérine, la plasmine (fibrine concrète et fibrine dissoute) sont un produit de dédoublement, de même que l'alcool et CO^2 sont le produit du dédoublement du sucre. « Cette manière de voir, dit Küss, jette un grand jour sur la pathogénie des albuminuries et particulièrement des albuminuries par altération de l'albumine du sang, et des albiminuries expérimentales par injection ou ingestion d'albumine (même d'albumine retirée préalablement du sang de l'animal. — Expériences de Cl. Bernard, de Stokvis, de Calmette). »*

§ VII. — HÉMOGLOBINE

Synonymes : Hématoglobine, hémato-cristalline, autrefois *cruor*, rouge du sang.

Propriétés. — L'hémoglobine dégage rapidement de l'oxygène, comme le noir de platine, en présence du superoxyde d'hydrogène. Cette propriété est abolie dans le sang qui renferme de l'acide bleu[1] (Schönbein).

Des corpuscules sanguins baignés d'eau lui abandonnent l'hémoglobine qui colore cette eau en rouge. En couches minces, l'hémoglobine paraît verte. Elle est donc dichroïtique. Au point de vue physiologique, elle se distingue par trois propriétés :

1. Par sa proportion de fer ;
2. Par son aptitude à cristalliser (Reichert) ;
3. Par sa grande capacité d'oxydation.

Composition — Dans 100 parties d'hémoglobine, il y a 0,42 fer (en outre, $C\,54,2 - H\,7,2 - Az\,16,0 - O\,24,5 - S\,0,7$).

Le fer n'est pas décelé dans le sang frais par les réactifs habituels du fer.

---

* [1] Acide prussique ou acide cyanhydrique. *

Si l'on chauffe de la cendre de sang[1] avec de l'acide muriatique, la solution filtrée sera colorée en bleu par le ferro-cyanure de potassium, en rouge par le sulfo-cyanure de potassium. Mettez du gaz chlore dans du sang, il se formera de grosses bulles, le sang se décolorera, deviendra gris blanc ; le liquide jaunâtre filtré réagit sur le fer. D'autres substances organiques, quand elles sont rendues alcalines, ne permettent pas non plus de reconnaître le fer. Si l'on colore de l'eau sucrée dans un vase à réaction avec une goutte d'une solution d'hydrochlorate d'oxyde de fer, et qu'après y avoir ajouté quelques gouttes d'ammoniaque, on remue, le liquide brunâtre ne sera pas modifié par les réactifs habituels du fer. Ceux-ci n'agiront qu'après l'addition d'un peu d'acide (Rose). Il y a dans le sang environ 0,08 pour 100 de fer, par conséquent 4,8 grammes sur 12 livres. Le fer existe dans la cendre, vraisemblablement sous forme d'oxyde.

Cristaux du sang. — *Les cristaux d'hémoglobine* s'obtiennent du sang à l'aide du procédé suivant : Mêler avec un volume égal eau et 1/2 volume alcool, du sang battu et laisser en repos pendant vingt-quatre heures à 0°. Les cristaux présentent des prismes à quatre pans. Ils se forment fréquemment dans le sang des chiens qui a tout simplement reposé longtemps sans plus de préparation.

Les cristaux d'hémoglobine, la plupart rhomboédriques, se rencontrent souvent en grand nombre dans l'estomac des sangsues qui ont sucé et qui ont été conservées de 8-14 jours environ.

Les cristaux d'hémoglobine sont, d'après C. Schmidt, doublement réfringents et pléochromatiques ; en d'autres termes, un rayon lumineux qui les traverse se divise en deux rayons, et les cristaux présentent trois couleurs de face

[1] On découvre à peine des traces de fer dans la cendre du serum sanguinis.

différentes et trois couleurs d'axe différentes. A l'appareil spectral, les solutions étendues d'hémoglobine offrent deux raies sombres, dites lignes d'absorption ou bandes spectrales, dans le vert et le jaune du spectre, entre les lignes D et E de Frauenhofer.

Dédoublement de l'hémoglobine. — L'hémoglobine se décompose par les alcalis et les acides en hématine et en substance albumineuse. L'*hématoïdine* qu'on trouve dans les extravasats anciens, dans l'estomac après des hémorrhagies, est vraisemblablement identique à la bilirubine (V. page 191). L'*hématine* est bleu noir, insoluble dans l'eau, l'alcool et l'éther, laisse après calcination 12,8 pour 100 de fer, se dissout facilement dans les acides et les alcalis. Ces dernières solutions sont brun rouge sous une lumière qui se réfléchit à leur surface, vertes avec une lumière qui les traverse.

On tire l'hématine ou de l'hémine (V. plus bas) ou directement du sang fouetté en traitant avec du carbonate de potassium.

Hémine. — L'*hémine* est une combinaison d'hématine et d'acide muriatique. Elle a une grande importance pratique pour reconnaître les taches de sang. Elle cristallise en minces lamelles rhomboïdales. Pour démontrer l'hémine du sang, il faut broyer un peu de sang desséché avec une très-petite quantité de sel de cuisine sur un verre de montre, ajouter du vinaigre et chauffer doucement, jusqu'à ce que des bulles se forment dans le liquide et que de petites pellicules surnagent à sa surface. C'est dans ces pellicules que se trouvent en masse granuleuse les cristaux bruns (voy. fig. 26).

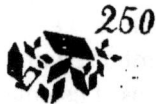

Fig. 26. — Cristaux d'hémine.

L'albumine de l'hémoglobine est très-proche parente de la globuline, ce qui avait été soutenu déjà par Berzelius, qui regardait les corpuscules du sang comme de l'hématoglobuline.

Oxyhémoglobine. — L'hémoglobine telle qu'on l'obtient des corpuscules du sang par l'eau, la congélation, les décharges électriques, renferme O lâchement combiné. Les substances non réductibles, comme le sulfure d'ammonium, le tartrate de fer ammoniacal, lui enlèvent O ; H, AzO, CO^2 font de même en réduisant ; l'oxyde de carbone aussi s'empare complétement d'O et se combine intimement avec l'hémoglobine, d'où son action toxique. L'hémoglobine libre de gaz présente au spectre une seule ligne sombre (d'absorption) dans le jaune[1], celle qui contient des gaz en présente deux.

  Analyse spectrale du sang. Une des plus belles applications de la découverte de Kirchhoff et Bunsen, c'est l'analyse spectrale du sang. Elle a été faite par Hoppe-Seyler (1862) et Valentin en Allemagne, Hokees et Sarby en Angleterre ; Bert, Cl. Bernard, Benoît et Fumouze en France, etc. Si l'on regarde à travers un prisme une solution étendue du sang artériel ou d'hémoglobine oxygénée sous la lumière du soleil ou d'une lampe, on ne voit pas le spectre lumineux ordinaire, mais un spectre présentant 2 larges bandes obscures entre les raies D et E′, et l'extinction à peu près absolue des rayons les plus réfrangibles à partir du bleu de l'indigo.

  *Une solution de sang veineux (sang désoxygéné), ou d'hémoglobine dépouillée de son O par un agent de réduction quelconque, ne donne pas le même spectre. Les deux raies se sont fondues en une seule, dite *Bande de réduction de Stokes*, et l'ombre qui recouvrait les parties les plus réfrangibles a reculé vers le violet.

  *Chose étonnante, l'oxyde de carbone en se combinant avec l'hématoglobuline, donne un spectre qui ne diffère de celui du sang oxygéné que par une position plus à droite des 2 raies noires. Mais ce qu'il présente de particulier

———

[1] Bande de réduction de Stokes.*

et d'important au point de vue de l'intoxication par l'oxyde de carbone, c'est que nul agent réducteur n'est capable de le modifier, d'amener la fusion des deux raies, de produire la bande de réduction de Stokes.

*Il n'est pas besoin d'insister sur les services que peut rendre cette méthode nouvelle d'analyse. Nous avons déjà fait entrevoir qu'elle permet de reconnaître si un empoisonnement a eu pour cause les vapeurs du charbon ou un autre agent toxique. Nous ajouterons qu'elle peut déceler des taches de sang déjà fort anciennes sur un morceau de bois, de fer, de linge, etc... Valentin a parfaitement trouvé le spectre du sang dans le liquide où il avait fait macérer des éclats d'une vieille planche de dissection hors d'usage depuis 3 ans.

Cette méthode d'analyse offre les plus grandes chances de certitude. Car le spectre du sang n'a pas d'égal, et il est d'une sensibilité extraordinaire ; lui seul présente les 2 raies sombres caractéristiques, et surtout lui seul peut donner, après réduction de son oxygène, la raie noire de Stokes. Quant à sa sensibité, elle est extrêmement délicate, puisque Valentin a obtenu les raies caractéristiques avec une solution de sang au 7 1000ᵉ vue sous une épaisseur de 15 millimètres.

Ozone. — On sait que l'oxygène ordinaire peut, à l'aide de certains moyens, par exemple, grâce à des décharges électriques, à la combustion du phosphore, subir une modification appelée du nom d'*ozone*, lequel offre à un degré beaucoup plus élevé que l'oxygène habituel l'aptitude à l'oxydation. Les corps qui contiennent cet oxygène actif attaquent les bouchons de liége, blanchissent les matières colorantes et colorent en bleu la teinture de résine de gaïac. Tel est le cas, par exemple, pour l'essence de térébenthine qui est restée longtemps exposée à la lumière et à l'air ; elle change une partie de l'oxygène ordinaire en oxygène actif ; mais elle le retient si étroitement combiné que ses propriétés oxydantes ne se manifestent que lentement. Il y a, au contraire, des substances qui, mises en contact avec les corps fixateurs d'ozone, rendent l'ozone libre et dévoilent aussitôt son action oxydante. On appelle ces substances *ozonifères*. Parmi elles, on compte le noir de platine, le protoxyde de fer, les corpuscules du sang aussi, soit l'hémoglobine. Quand donc on mêle de la vieille huile de térébenthine avec de la teinture de gaïac seulement, on voit une coloration bleue se dessiner très-lentement ou pas du tout ; mais dès qu'on ajoute des globules de sang, une tache bleue apparaît à la place de chacun d'eux. L'iode colore l'amidon en bleu, mais non l'iodure de potassium. Fait-on agir de l'ozone sur un papier amidonné et imprégné d'iodure de potassium, ce papier bleuit. C'est pour cela qu'on l'emploie comme moyen propre à signaler la présence de l'ozone. De la vieille huile de térébenthine détermine très-promptement le bleuissement du papier décrit plus haut, quand on y ajoute des globules de sang (Schönbein). Mais l'hémoglobine n'est pas seulement ozonifère, elle présente encore les réactions de l'ozone, et, par suite, contient de l'ozone ; elle a enfin la faculté de changer l'O ordinaire en O actif. Placez une solution de gaïac sur du papier et laissez-la s'évaporer, puis ajoutez une solution concentrée d'hémoglobine, vous obtiendrez ainsi une coloration bleue (A. Schmidt).

§ VIII. — SANG ARTÉRIEL ET SANG VEINEUX

Le sang artériel est plus riche en gaz généralement, et spécialement en O et Az, plus pauvre en CO^2 que le sang veineux.

100 volumes de sang contiennent d'après Schöffer :

Artériel : 45,57 gaz = 14,60 O — 2,02 Az — 29,99 CO^2
Veineux : 41,24   » =   9,05 O — 1,52 Az — 34,40 CO^2

Le sang artériel coagule plus promptement, il est rouge clair, deux choses qui sont vraisemblablement la conséquence de sa plus grande proportion d'oxygène ; le sang veineux coagule plus lentement, il est rouge bleu. En couches épaisses le sang veineux est rouge sombre, en couches minces il est vert, par conséquent il est dichroïtique (Brücke).

Pendant le mouvement musculaire, le sang veineux perd O et gagne CO_2, sans devenir pour cela véritablement plus sombre (Ludwig et Szelkow).

§ IX. — COULEUR DU SANG

L'hémoglobine dont procède la couleur du sang est modifiée par plusieurs espèces de gaz. L'oxygène la colore en rouge clair, CO_2 en rouge sombre, l'oxyde de carbone et le gaz oléfiant en rouge cerise, les acides minéraux en rouge brun. Les substances qui dilatent les corpuscules du sang, comme l'eau, rendent le sang plus sombre, tandis que celles qui les resserrent, comme la plupart des sels, rendent le sang plus clair. Dans ce dernier cas, les corpuscules du sang ressemblent à des miroirs concaves et réfléchissent la lumière ; dans le premier cas, les éléments colorants pouvant mieux percer deviennent visibles ; en même temps les corpuscules du sang devenus sphériques agissent à la façon des miroirs convexes (Henle).

L'eau dissolvant l'hémoglobine, le sang additionné d'une grande quantité d'eau devient transparent et prend une couleur de laque. La raison en est dans ce que ces corpuscules étant la cause de l'opacité du sang, toutes les substances, par conséquent, qui dissolvent les corpuscules du sang (V. § 6), feront naître cette couleur de laque.

La différence de coloration du sang artériel et du sang veineux tient à ce que l'oxygène du sang artériel rapetisse les globules, les aplatit et les rend plus clairs, plus rouges. Le CO_2 du sang veineux fait prendre aux globules une forme plus arrondie, plus sphérique.

*Toutefois, cette différence de couleur ne procède pas uniquement des modifications de forme, que les globules subissent dans le sang artériel et dans le sang veineux. Nous avons vu que le spectre du sang veineux ne ressemble pas à celui du sang artériel. Chaque nature de sang a son spectre et sa coloration particuliers. Il est donc probable que le phénomène spectral et la coloration qui apparaissent dans les mêmes conditions, reconnaissent la même cause, l'état d'oxydation ou de réduction de l'hématoglobuline du sang (voy. *Analyse spectrale du sang*, p.265).*

§ X. — QUANTITÉ DU SANG

*Diverses méthodes ont été mises en usage pour arriver à l'évaluation de la masse totale du sang.

*1° *Saignée à blanc* (Herbert, Heidenhaim). — Elle ne donne pas la quantité exacte du sang, car il reste toujours du sang dans les vaisseaux, après une saignée à blanc.

*2° *Injection complète de tout le système vasculaire.* — Ne donne que des résultats approximatifs; car l'injection n'est pas complète, ou est excessive, jamais elle n'est parfaite.

*3° *Méthode de Valentin* — Étant connue par l'émission d'une quantité donnée de sang, 10 grammes par exemple, la proportion de solide et de liquide que le sang d'un animal contient ($= 1 : 4$), calculer la totalité du sang, d'après le degré de dilution que lui fait subir l'injection d'une quantité déterminée d'eau, 10 grammes par exemple. Il suffit d'établir une simple proportion. L'inconvénient de cette méthode réside en ce que, durant l'intervalle des deux saignées, le sang emprunte des liquides aux tissus ambiants.*

4° *Méthode du lavage.* — Pour déterminer la quantité de sang d'un animal, on a, dans ces derniers temps, employé la méthode suivante (Welcker). Une petite quantité de sang (A) est tirée de la veine de l'animal dont on veut déterminer la quantité de sang, puis elle est défibrinée par battage, mesurée, pesée, et divisée en plusieurs portions égales. Une portion est laissée sans mélange d'eau, une deuxième contient 1/8 d'eau, 7/8 de sang, une troisième 2/8 eau, 6/8 sang, et ainsi de suite. La coloration des divers mélanges est naturellement différente et nettement saisissable. L'animal est ensuite mis à mort par saignée, le sang (B) recueilli est pesé. Le contenu de l'estomac, de l'intestin, de la vésicule biliaire, de la vessie, est vidé ; puis l'animal haché et délavé dans une quantité d'eau pesée. Le sang qui se trouvait encore retenu dans le corps rougit cette eau. L'intensité de la couleur du liquide de lixiviation comparée à celle des liquides d'expérience obtenus auparavant avec le sang A, permet de reconnaître la quantité de sang qu'il contient. On a trouvé par cette méthode que le sang chez les chiens équivaut à 7,5 pour 100 du poids de leur corps ; chez les suppliciés le rapport a été 7,7 pour 100 (Bischof). On peut déduire de là qu'un homme adulte a 10-12 livres de sang environ. Dans 12 livres (6,000 grammes) de sang, il y a à peu près (V. § 5) :

Eau.	4.680 grammes.			
Hémoglobine. .	960	—	contenant 520, C	155,6Az
Albumine. . .	240	—	— 128,4C	37,2Az
Fibrine. . . .	24	—	— 10,8C	5,7Az
Graisse.. . . .	12	—	— 6,4C	1,9Az
Sels.	48	—	— 25,6C	7,4Az

Suivant les opinions anciennes, la totalité du sang s'élevait à 20 livres.

*Cette méthode du lavage, le meilleur, incontestablement, n'est pas à l'abri de tout reproche. Le lavage des tissus entraînant non-seulement le sang, mais encore les particules colorantes des muscles, de la moelle des os, de la rate, etc., conduit forcément à un chiffre exagéré de la masse du sang.

* La quantité du sang est sujette à des variations continuelles tenant à l'état de jeûne ou de réplétion, de santé ou de maladie des animaux. Cl. Bernard a constaté directement, en décapitant deux chiens dont l'un était à jeun et l'autre en pleine digestion, que la masse du sang était deux fois moins considérable chez le premier que le second. Il a expérimenté, en outre, qu'il faut, pour tuer un animal en pleine digestion, une dose de poison, de strychnine, par exemple, double de celle qui est nécessaire pour l'empoisonner à jeun.

* C'est qu'alors la grande abondance du sang a saturé l'organisme de liquides et l'a rendu moins apte à l'absorption. Autre preuve de la diminution de la masse du sang, à jeun. Il faut enlever 30 grammes de sang à un lapin bien nourri pour le tuer, par hémorrhagie ; après trois jours d'inanition, il suffit de lui tirer 7 grammes seulement, pour que la saignée soit mortelle (Collard de Martigny). « On comprend, dit Küss, quelle importance a ce fait pour le médecin, au point de vue des saignées pratiquées au début d'une maladie, ou après plusieurs jours de diète. »

* L'augmentation de la masse du sang pendant l'absorption intestinale, est due à la grande quantité de lymphe qui est alors versée dans le torrent de la circulation. Sur une vache (Colin d'Alfort) a recueilli par une fistule du canal thoracique jusqu'à 95 litres de lymphe en 24 heures.
— La masse du sang ou mieux le liquor du sang peut donc se reconstituer assez promptement, après une saignée, grâce à l'apport de lymphe et des liquides d'imprégnation des tissus ; mais il n'en est pas de même du cruor, il lui faut beaucoup plus de temps pour réparer ses pertes. Remarque importante pour les saignées successives.*

« *Tableau général des maladies du sang.*

* 1. Augmentation ou diminution du sang : *Pléthore*, *spanhémie*.

* 2. Augmentation ou diminution des corpuscules colorés: *Polypyrenhémie* (πυρην, nucleus), *oligopyrenhémie*.

* 3. Augmentation des corpuscules incolores : *Leucocythémie*.

* 4. Augmentation des molécules adipeuses : *Lipémie*.

* 5. Augmentation de la fibrine : dans les *inflammations*.

* 6. Diminution de la fibrine : dans les *fièvres, exanthèmes, purpura hæmorragica, scorbut*.

* 7. Augmentation de l'albumine ; dans la *scrofule*, le *cancer* et les *tumeurs morbides*.

* 8 Diminution de l'albumine : dans la *maladie de Bright*, l'*hydropisie cardiaque* et la *fièvre puerpérale*.

* 9. Augmentation de l'acide urique : *Urémie* dans les derniers stades de la *maladie de Bright*, dans le *rhumatisme*, la *goutte* et la *lithiase urique*.

* 10. Augmentation ou diminution des sels terreux : dans le *rachitisme*, l'*ostéomalacie*, la *lithiase phosphatique*.

* 11. Augmentation du sucre : *Glycohémie* dans le *diabète*, la *lithiase oxalique*.

* 12. Augmentation de la bile : *Cholémie* dans *ictère*.

* 13. Poisons de différentes espèces : *Toxihémie*, divisée en :

* *a*. Poisons animaux, tels que *pus putride* ou *ichorhémie* (communément appelée *pyohémie*) ; *syphilis*, *variole, scarlatine, rougeole, érysipèle, morve, peste*, etc.; *morsure d'animaux venimeux*, etc.

* *b*. Poisons végétaux, tels que *opium, belladone, aconit, fève de Calabar, strychnine*, etc., etc.

* *c*. Poisons minéraux, tels que *gaz, acide carbonique*,

vapeur sulfureuse, mercure, arsenic, etc., etc. (Bennett).[*]»

Dénombrement des corpuscules du sang. — Le dénombrement des corpuscules d'une petite quantité donnée de sang se fait, à l'aide du microscope, sur une table de verre portant des divisions (Vierordt). Il a donné pour 1 millimètre cube de sang, 4-5 1/2 millions de cellules sanguines environ.

CHAPITRE III

CIRCULATION DU SANG

§ X. — DESCRIPTION DE LA CIRCULATION

Grande circulation. — Le sang se rend du ventricule gauche dans l'aorte et ses branches et, sans interrompre son cours, passe des plus fines artères aux capillaires, pour de là revenir dans les veines par un cours également ininterrompu. Le sang devient noir dans les vaisseaux capillaires. Le sang des veines, qui doivent être envisagées comme des prolongements directs des capillaires émanés des artères, se ramasse en définitive dans deux grosses veines, veine cave supérieure (20 millimètres de diamètre) et veine cave inférieure (30 millimètres de diamètre). Toutes deux se jettent dans l'oreillette droite par sa face postérieure. Les veines du cœur se terminent directement dans cette oreillette sans passer par les veines caves. Le circuit que décrit le sang du ventricule gauche à l'oreillette droite s'appelle la *grande circulation*.

Petite circulation. — De l'oreillette droite, le sang passe dans le ventricule droit, de celui-ci dans l'artère pulmonaire, se distribue par les ramifications de ce vaisseau dans les capillaires du poumon, y reprend sa couleur rouge clair, puis, redevenu sang artériel, retourne à l'oreillette gauche, dans laquelle s'ouvrent les quatre veines pulmonaires. Le trajet que le sang décrit en allant du ventricule droit à l'oreillette gauche s'appelle la *petite circulation*.

Circulation de la veine porte. — Enfin on a coutume de parler d'une circulation dite de la veine porte, entendant par ce mot le chemin que fait le sang veineux de la rate, de la majeure partie des intestins, des petits rameaux de la vésicule biliaire et des canalicules bilifères avant d'arriver à la veine cave inférieure. Il se rend tout d'abord par la veine mésentérique supérieure, la veine splénique, la mésentérique inférieure et la veine coronaire stomachique dans la veine porte, ensuite par les capillaires émanant de la veine porte, il se distribue dans le foie et il parvient enfin par les veines hépatiques dans la veine cave inférieure.

§ XII. — BUT DE LA CIRCULATION

Il faut que le sang arrive à toutes les parties du corps, l'épiderme et l'épithélium exceptés, en laissant son plasma et ses gaz passer au travers des canaux capillaires. D'un autre côté, les liquides et gaz intervasculaires diffusent à leur tour dans le sang. Il y a par suite un double courant, savoir : 1° un écoulement par le lit des vaisseaux, et 2° un courant de diffusion au travers de leurs parois.

§ XIII. — CONDITIONS DU MAINTIEN DE LA CIRCULATION

Différence de pression. — Pour que le mouvement du sang soit possible, il faut, comme d'ailleurs pour le mouvement de tous les autres liquides, qu'il soit conduit du point d'une pression plus forte au point d'une pression plus faible ; en d'autres termes, il faut qu'il existe constamment une différence de pression. A l'origine du système vasculaire, c'est-à-dire là où les artères émergent des ventricules, la pression est plus grande qu'à la fin, c'est-à-dire là où les veines versent leur contenu dans les oreillettes. Lorsque la contraction du cœur a chassé des particules de sang, il y a chez elles tendance à se délivrer de la pression et, par conséquent, à se porter où elles seront exposées à une pression moins forte. La différence de pression se balance donc par un mouvement ; elle a pour cause des forces motrices. Les forces qui entrent en jeu dans la circulation sont :

1. La contraction des fibres musculaires du cœur ;
2. L'élasticité des artères ;
3. La contractilité des artères ;
4. La pression atmosphérique.

§ XIV. — FONCTIONS DU CŒUR

Structure. — Les fibres musculaires des oreillettes n'ont pas de connexion musculeuse avec les fibres musculaires des ventricules, ce dont on se convainc parfaitement sur un cœur cuit. Au contraire, les fibres d'un côté se rendent à l'autre, aussi bien dans les oreillettes que dans les ventricules. C'est dans les ventricules que se trouve le point de départ et de terminaison des fibres musculaires du cœur, c'est-à-dire les fibro-cartilages situés aux orifices des ventricules; et, en second lieu, les extrémités des muscles papillaires.

Pour chaque ventricule existent deux orifices : l'un conduit de l'oreillette dans le ventricule, l'autre de celui-ci dans l'artère correspondante (*fig.* 27) ; l'orifice de l'artère pulmonaire et l'orifice auriculo-ventriculaire droit sont plus éloignés l'un de l'autre que les orifices correspondants du côté gauche. En effet, une valve de la valvule mitrale se

continue sans interruption avec la paroi de l'aorte au point
où se trouve le sinus de la valvule. Aussi ne voit-on sur un
cœur cuit dont on a enlevé les débris de valvule, que trois
orifices, l'orifice de l'aorte ne constituant qu'une baie de
l'orifice auriculo-ventriculaire gauche.

Les fibres du cœur composées de cellules à noyau sont
striées transversalement. Leurs cellules s'envoient des anastomoses qui donnent aux faisceaux musculaires leur aspect
réticulé et rendent compte de la synergie et du synchro-
nisme des contractions du myocarde.

Les trois temps du mouvement cardiaque.
— Le RHYTHME CARDIAQUE présente trois temps :

1. *Systole des oreillettes*, pendant laquelle les deux
oreillettes se contractent simultanément et très-vite, dans
la direction qui va des bouches des veines aux orifices ventriculaires ;

2. *Systole des ventricules*, qui suit immédiatement la
première systole, ou, plutôt, commence avant qu'elle soit
entièrement achevée et dans laquelle les ventricules se
contractent simultanément.

3. *Une courte pause.*

Lorsque 70 pulsations s'exécutent par minute, il s'écoule
entre le commencement de l'une et celui de la suivante un
intervalle de temps évalué à 0,857 de seconde, sur lesquels
2/6 environ pour la systole des oreillettes, 3/6 pour la systole des ventricules, 1/6 pour la pause (Donders et Landois).

Pouls cardiaque. — Au moment de la contraction
des ventricules on sent la pulsation du cœur, *pulsus cordis*, entre la cinquième et la sixième côte. Le pouls cardiaque résulte de ce que la forme oblongue des ventricules
se change en une forme plus arrondie, de ce que son diamètre en épaisseur augmente. Voilà pourquoi la paroi
thoracique est ébranlée, pourquoi la pointe se rapproche de
la base et vient heurter un espace intercostal. Toutes les

parties des ventricules du cœur se meuvent dans une direction qui répond au septum dans le voisinage des orifices artériels ; et à cause de la musculature 2 1 /2 — 3 fois plus forte du cœur gauche, il s'opère une rotation de gauche à droite. Ainsi se produit un choc contre les parties ambiantes.

Le pulsus cordis se fait encore sentir lorsque la cavité

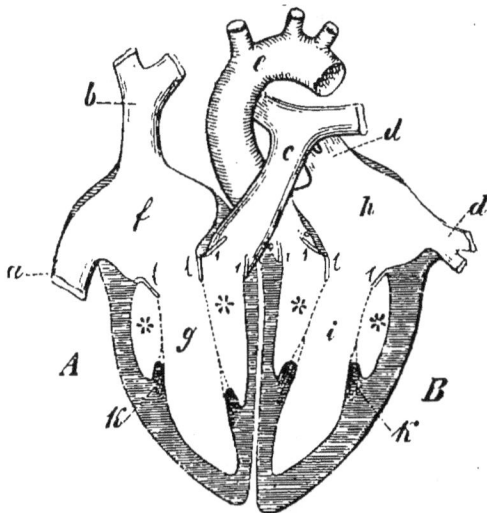

Fig. 27. — Représentation schématique des deux moitiés du cœur. A, moitié droite ; B, moitié gauche ; *a*, veine cave inférieure ; *b*, veine cave supérieure ; *c*, artère pulmonaire ; *dd*, veines pulmonaires ; *e*, aorte ; *f*, oreillette droite ; *g*, ventricule droit ; *h*, oreillette gauche ; *i*, ventricule gauche ; *k*, muscles papillaires ; *l*, valvules auriculo-ventriculaires.—Les lignes ponctuées indiquent les cordes tendineuses ; 1,1, les valvules semi-lunaires. Les trous à côté d'elles, à l'origine de l'aorte, simulent les artères coronaires.

thoracique est ouverte. L'action de la systole des oreillettes consiste à exercer une pression sur le sang contenu dans les oreillettes. Ce sang fuit à la fois du côté des veines et du côté des ventricules ; mais en quantité plus grande du côté des ventricules, parce que, d'une part, leur ori-

16

fice est plus grand, et que les bouches contractiles des
veines se resserrent, et, d'autre part, parce que la pression
est plus élevée dans les veines pleines que dans les ventricules qui sont vides, en majeure partie. Au moment de
la systole des ventricules, le sang ne peut fuir que dans les
artères, parce que les orifices auriculo-ventriculaires sont
fermés par les valvules.

Valvules auriculo-ventriculaires. — Le cœur
n'est jamais vide de sang pendant la vie, pas plus que le
système vasculaire tout entier. Il y a du sang, en effet,
dans l'espace situé entre les valvules auriculo-ventriculaires
et la paroi des ventricules (voy. fig. 27), même au temps
qui précède la diastole des ventricules. Dès que les ventricules sont pleins de sang, les valvules (*ll*) sont fermées par
la pression sanguine, ainsi que cela se passe, quand on
remplit d'eau par les artères un cœur mort. La pression de
l'eau n'est pas en état de pousser dans l'oreillette les lames
si facilement mobiles des valvules, les filaments tendineux,
chordæ tendineæ (fig. 27, lignes ponctuées), qui s'attachent d'une part aux valvules, d'autre part aux muscles
papillaires, y mettant obstacle. La traction des cordages est
juste aussi forte que la pression de l'eau sur les valvules,
= la pression sur les muscles papillaires (*k*).

Pendant la systole des ventricules, la tension du sang
augmente, proportionnellement à la contraction musculaire des ventricules. Mais les muscles papillaires composent une partie de la paroi musculaire des ventricules
et leur contraction est juste aussi forte que celle des
ventricules en général. Plus ces derniers se contractent,
plus grande, par suite, est la tension du sang ; d'autant
plus aussi les muscles papillaires se contractent, d'autant
plus vigoureusement les cordages sont tirés vers le centre
de la cavité ventriculaire et par suite l'entrée du sang
dans les oreillettes empêchée. Pour l'intelligence parfaite
des choses, il faut encore remarquer que les valves des

valvules n'appartiennent pas aux ventricules, mais bien aux oreillettes et que celles-ci ne renferment que très-peu de fibres musculaires.

Valvules semi-lunaires. — Le sang des ventricules étant soumis, au moment de la systole ventriculaire, à une plus forte pression que celui du reste de la colonne sanguine, il s'échappe dans les artères et ouvre les valvules semi-lunaires (1,1). Parfois les orifices des artères coronaires (fig. 27, à côté de 1,1), se trouvent entre la paroi externe de ces valvules et la paroi artérielle. Dans ce cas, le sang qui remplit l'espace que nous venons d'indiquer, suffit à alimenter les artères coronaires, ce dont on peut se convaincre en injectant un cœur mort. L'opinion d'après laquelle le cœur ne serait pourvu de sang que pendant la diastole (*Autonomie du cœur*, Fantoni, Brücke) n'est pas fondée. Quand la systole est finie, le sang s'ensache dans les espaces sacculaires des valvules sigmoïdes, et les bords de celles-ci s'appliquent exactement l'un contre l'autre, de telle sorte que le sang ne peut refluer dans les ventricules.

Les deux bruits du cœur. — Au moment de l'ampliation des valvules auriculo-ventriculaires, par conséquent, au moment du choc du cœur et de la systole des ventricules, le premier bruit du cœur, plus long et plus sourd, s'entend habituellement très-distinctement, au-dessous de la quatrième côte. Le second bruit, plus court et plus faible, s'entend au moment de l'ampliation des valvules semi-lunaires, qui, du côté droit, répondent à l'extrémité sternale du deuxième espace intercostal, et du côté gauche, répondent à la face postérieure de l'articulation sternale de la troisième côte et de la portion du sternum qui y touche.

Force et fréquence des contractions du cœur. — Le sang ne circule pas seulement, lorsque les ventricules se contractent ; mais aussi pendant la diastole, comme on le voit sur les artères ou les veines ouvertes d'un animal ou d'un homme vivant. Chaque partie du corps est ainsi continuellement traversée par une masse de sang et de cette manière la dépense de force que le cœur doit faire pour y maintenir ce liquide en mouvement est beaucoup plus faible que si le sang s'arrêtait après chaque contraction ventriculaire. La force agissante propulsive qui se manifeste entre-temps, c'est l'élasticité des artères, dont il sera question plus loin. Elle fait sentir son action jusqu'à ce que les ventricules se contractent de nouveau ; et de plus elle est proportionnelle à la force de leur contraction. Plus celle-ci a d'intensité, plus forte, plus prolongée est l'action de l'élasticité artérielle. — La contraction musculaire est, *cæteris paribus*, en rapport exact avec l'épaisseur des parois, c'est-à-dire, avec le nombre des fibres musculaires ; c'est pourquoi l'entre-temps des pulsations du cœur sera d'autant plus long que les parois cardiaques seront plus épaisses. Il faut ici naturellement avoir égard encore à la longueur du chemin à parcourir par le sang. La force élastique qui, dans le chemin plus long de la grande circulation, suffit à maintenir le sang en mouvement pendant l'entre-temps, cette force doit donc être plus grande que pour le chemin plus court de la petite circulation. C'est pourquoi l'épaisseur des parois du ventricule gauche est plus considérable (environ 3 fois plus) que l'épaisseur des parois ventriculaires droites. — La force des battements peut être suppléée par la plus grande fréquence des contractions, en ce sens que celle-ci maintiendra la continuité de la circulation.

La plus grande ou la moindre fréquence des battements du cœur n'est autre chose que l'alternance plus ou moins précipitée d'une contraction avec une dilatation des ventricules. La contraction est le produit de la force contractile de leurs fibres musculaires. Le myocarde est d'ailleurs très-élastique, et plus ses fibres se contractent, plus son élasticité s'accuse et s'efforce de ramener le cœur au repos. Il faut

supposer que, durant toute la vie, une force agit sur le
muscle cardiaque pour le pousser à se contracter (voyez
Physiologie des nerfs). L'élasticité agit en sens contraire
Plus faible est la contraction, plus faible est l'action de
l'élasticité, et plus vite revient l'état de repos, qui est constamment troublé par l'incitation motrice constamment
agissante. La masse musculaire, comme chez les enfants
ou les petits animaux, n'est-elle pas considérable, ou
a-t-elle souffert de maladie, les battements cardiaques s'accé-
léreront, s'il ne survient aucune complication du côté du
système nerveux, par exemple. — Chez les nouveau-nés
le chiffre des pulsations du cœur est en moyenne de 136,
dans l'âge moyen de 70 environ, un peu plus dans un âge
plus avancé ; le pouls cardiaque est en général plus rapide
chez le sexe féminin que chez le sexe masculin, chez les
sujets de petite stature que chez ceux de grande taille.

Il y a des agents indispensables au maintien de la contractilité musculaire, des agents qui l'augmentent et *vice
versâ*. Le cœur arraché de la poitrine continuant longtemps encore à battre, on peut procéder à de semblables
expériences. Les mouvements persistent beaucoup plus
longtemps dans l'oxygène que dans l'azote ou l'hydrogène.
C'est pour cela aussi qu'un cœur qui contient du sang
bat plus longtemps qu'un cœur vide. Une caléfaction modérée excite les battements du cœur, une température
trop élevée (au-dessus de 40° C) paralyse le muscle cardiaque ; les sels de potasse (Grandeau et Bernard), la bile
(Budge) affaiblissent les mouvements du cœur, l'excitation électrique du muscle les augmente. — Pour l'influence des nerfs sur les mouvements du cœur, voy. Section VI ; pour l'action de la pression atmosphérique,
voyez plus haut.

Force du cœur. — Le travail que le ventricule gauche accomplit consiste à lancer dans l'aorte les 180 grammes de sang environ qui sont chassés à chaque contraction.

16.

Si la pression sanguine dans la portion moyenne de la carotide répond à environ 150 millimètres Hg, on peut
estimer celle de l'origine de l'aorte à 250 millimètres Hg
= 3400 millimètres eau = 3 mètres 238 millimètres
sang. 0,180 × 3,23 kilogrammètre = 0,58 kilogrammètre, c'est-à-dire que le ventricule gauche du cœur soulève
*à chaque systole 2 livres de sang à un demi-mètre de hau-
teur.*

§ XV. — MOUVEMENT DU SANG A L'INTÉRIEUR DES ARTÈRES

Fonctions des artères. — Dans le passage du sang
par les artères, trois objets importants sont atteints, savoir :

1. Le sang est porté par les divisions multiples de ces
vaisseaux à tous les points du corps, qui doivent recevoir
du sang ; et par là même il se produit un ralentissement
circulatoire qui est d'une si grande importance pour l'accomplissement des fonctions des capillaires ;

2. Un mouvement ininterrompu succède au mouvement
intermittent résultant des contractions ventriculaires ;

3. Le sang en traversant les organes peut mieux et se
rassembler et se vider, circuler et plus lentement et plus
rapidement.

Le premier objet est atteint par les *obstacles* opposés
au mouvement, le second par l'*élasticité* des artères, le
troisième par la *contractilité musculaire* de ces mêmes
artères. Ainsi les artères préparent le rôle dont l'exécution incombe aux capillaires.

Structure des artères. — Leur structure répond à
leurs fonctions. Dans le but de fournir largement à l'entretien des diverses parties du corps par la voie des artères,
la nature a établi non-seulement des divisions, mais encore des anastomoses de ces vaisseaux entre eux. Il y a à

peine une portion d'organe qui ne soit pourvue d'artères au moins de deux côtés. Les rameaux qui naissent d'un même tronc ont ensemble, règle générale, un diamètre beaucoup plus grand que le tronc. Ainsi, par exemple, l'artère sous-clavière a environ 9-10 millimètres d'épaisseur ; mais ses 9 branches prises ensemble en ont 20. Les artères sont constituées par trois membranes. La plus interne, qui est en contact immédiat avec le sang, est recouverte d'une couche composée de cellules fusiformes et par conséquent très-lisse, raison pour laquelle le frottement est beaucoup diminué. Les trois membranes ont des fibres élastiques, mais ce tissu est développé surtout dans la tunique moyenne ou annulaire des grosses artères. Dans la même tunique (il y en a peu dans l'*intime*) se rencontrent constamment aussi des fibres musculaires, toutefois en plus grande quantité dans les petites que dans les grosses artères, en sorte qu'on peut dire que l'élasticité prise en totalité diminue et la contractilité augmente en allant vers les capillaires.

Résistances que le courant sanguin rencontre, sa rapidité dans les artères. — Les divisions des artères et l'augmentation du diamètre total qui en résulte sont, ainsi que nous l'avons déjà dit, la raison essentielle des résistances que rencontre le mouvement dans les artères.

Une condition nécessaire pour la régularité de la circulation, c'est que, dans un espace de temps donné, une minute par exemple, il s'écoule des deux veines caves dans l'oreillette droite une quantité de sang juste aussi grande que celle qui est lancée, dans le même temps, du ventricule gauche dans l'aorte. Mais le diamètre de chacune des deux veines caves est, au moins, aussi grand que celui de l'aorte. Il s'ensuit que le sang coule avec une rapidité beaucoup moindre dans l'oreillette qu'il ne sort du ventricule. Le rapport est exactement le même entre l'artère et les veines pulmonaires. Il faut donc qu'il y ait des obstacles pour diminuer la rapidité du courant sanguin. Ils se trouvent dans le *frottement*.

Si lisse que soit la surface interne des artères, il y a, quand même, comme sur toute surface lisse, des inégalités contre lesquelles le sang en circulation se heurte et auxquelles il adhère. Qu'on imagine le calibre de l'artère rempli d'anneaux de liquide ; l'anneau qui sera le plus près de la paroi artérielle se mouvra avec le moins de rapidité. Plus on se rapproche de l'axe du vaisseau, plus le mouvement s'accélère, et, dans l'axe même, il est à son maximum. Mais, indépendamment de l'inégalité de la paroi, le liquide lui-même exerce aussi une grande influence sur la force des résistances nées du frottement. Certaines expériences permettent de conclure que le frottement du sang est environ quatre fois plus grand que celui de l'eau (Young). L'*obstacle-frottement* croît naturellement avec l'augmentation des surfaces pariétales, et par suite avec la division des artères. Par lui se fait une perte de force motrice qui se transforme en chaleur. La rapidité du cours du sang est donc considérablement amoindrie, quand il arrive aux artérioles. En faisant couler pendant un certain temps le sang hors de l'artère d'un animal vivant, on a mesuré la rapidité de sa course à l'aide de divers appareils pourvus d'un enregistreur (Hémodromomètre de Volkmann, Hémotachomètre de Vierordt, Horloge des courants de Ludwig). La rapidité moyenne s'élève chez les chiens à 261 millimètres dans la carotide ; dans l'artère mésentérique, à 56 millimètres par seconde.

Pression du sang. — Lorsque la force motrice s'affaiblit, non-seulement la rapidité du courant diminue, mais aussi la pression.

La tension des particules sanguines est proportionnelle à la grandeur de la force motrice. Ces particules ont naturellement d'autant moins de propension à se délivrer de la pression qui les pousse les unes contre les autres que cette pression est plus faible. Mais la satisfaction de cette tendance n'est autre chose que la rapidité du courant, qui baisse, avons-nous dit, avec la division des artères.

Bien que la tension puisse être plus grande ou plus petite suivant la grandeur de la force motrice, elle doit cependant exister partout où existe un mouvement. Car celui-ci repose sur des différences de tension ; ces différences disparaissent-elles, le repos s'établit. Mais cependant la tension peut quelquefois augmenter en des points déterminés du système artériel, bien que la force motrice n'ait pas augmenté, savoir, quand l'équilibre entre les particules sanguines plus ou moins tendues est empêché par des obstacles locaux. Ainsi, ce cas se présente, lorsqu'une artère est ligaturée ou lorsque les corpuscules du sang stagnent dans les petits rameaux, comme cela se voit dans l'inflammation, etc. Comme signe de l'augmentation de tension, on sent une pulsation plus énergique en avant de l'obstacle, entre l'obstacle et le cœur.

La tension des molécules sanguines ou la pression du sang ne se manifeste pas seulement suivant la longueur, mais aussi contre les parois des vaisseaux. Car d'après des lois de physique connues, les corps fluides transmettent dans tous les sens également toute pression qui s'exerce sur une partie de leur surface. Par conséquent, les particules sanguines d'un point donné sont chassées avec une pression égale dans le sens de la longueur comme dans le sens du diamètre, c'est-à-dire contre les parois. Si donc on connaît la force de la pression sur un point donné d'une artère, on sait par là même la pression qui s'exerce sur toute la colonne sanguine, située en amont de ce point. On y arrive en plaçant un manomètre à mercure (Hématodynamomètre, Poiseuille) dans l'artère d'un animal vivant, ou bien dans l'extrémité des artères d'un membre amputé (Faivre) et en lisant la hauteur de la colonne mercurielle.

La pression sanguine a été trouvée, chez les chiens, dans la carotide, = 150 millimètres en moyenne (Ludwig, Volkmann); chez des hommes, dans la brachiale = 110-120 millimètres (Faivre); dans l'artère pulmonaire d'un chien, trois fois plus faible que dans l'artère carotide (Beutner).

Pour déterminer graphiquement la pression du sang, on a placé sur l'artère ou bien le manomètre mis en rapport avec un appareil à écrire (Kymographion de Ludwig combiné par Fick avec le manomètre à aiguille de Bourdon), ou bien un levier écrivant qui passe contre une plaque (Vierordt), ou bien le sphygmographe de Marey.

Élasticité du pouls artériel. Pouls dicrote. — La paroi artérielle se dilate sous l'effort de la pression du sang. On appelle la dilatation ou la diastole des artères : *Pouls artériel*. Pendant la diastole artérielle, la force élastique s'accroît. Cette force ne commence à se manifester que lorsque la systole des ventricules cesse, et elle le fait en ramenant la lumière de l'artère au même diamètre qu'elle avait avant la systole cardiaque. En vertu de cette contraction élastique de l'artère, une pression s'exerce sur le sang, qui fuit où il peut fuir, c'est-à-dire vers la périphérie, parce que, en effet, après la systole complète des ventricules, par conséquent, après le début de l'action de l'élasticité, — les valvules semi-lunaires se ferment et empêchent le retour du sang. Néanmoins le sang vient se heurter contre les valvules, et il en est repoussé. C'est pourquoi l'on voit habituellement dans les courbes du pouls, et, dans beaucoup de maladies, spécialement sur la ligne de descente, une seconde élévation : *Pouls dicrote*.

L'action de l'élasticité est très-importante pour la circulation du sang. Si les tuniques artérielles étaient rigides, il en résulterait ceci : pendant le temps où le ventricule ne se contracte pas, le sang ne resterait en mouvement qu'un temps fort court immédiatement après la systole, puis il entrerait en repos et demeurerait immobile près d'une 1/2 seconde : les tissus alors ne seraient pas alimentés (pendant 10 secondes environ par jour) ; la nutrition en souffrirait, sans parler de la plus grande dépense de force que le cœur aurait à faire, comme nous l'avons remarqué plus haut. — Plus l'élasticité rapproche l'artère de son diamètre naturel, c'est-à-dire de son état de repos relatif, plus faible est la tension élastique. Quand on ouvre l'artère d'un animal vivant, le sang jaillit à chaque contraction ventriculaire par gros jet, et, quand la contraction est achevée, par jet plus petit, jusqu'à ce qu'une systole suivante renouvelle le jeu. — L'hématodynamomètre nous apprend la même chose.

Mouvement cursif et mouvement ondulatoire. — L'espèce de mouvement du sang est modifiée par la paroi élastique des artères. Si les parois artérielles étaient rigides, il en résulterait un mouvement uniforme se propageant dans e sens de la longueur. Mais le contenu liquide des ventricules s'appuyant, au contraire, contre une paroi élastique, il y a, avec un mouvement de courant, un mouvement de flot, qui, partant de la paroi et se propageant sur elle, se communique au sang. Les *flots du pouls* s'étendent du lieu de leur origine, c'est-à-dire du commencement de l'aorte, à travers le système artériel, en devenant de plus en plus petits, et se perdent enfin. Mais les particules de sang qui sont contenues dans les flots ne peuvent plus revenir à la place que ces derniers ont abandonnée, comme c'est le cas, du reste, pour les autres flots ; il faut qu'elles avancent d'un degré de plus, parce que une nouvelle masse de liquide est lancée dans le système vasculaire à chaque contraction des ventricules et que ce liquide ne peut, à cause de l'occlusion des cavités ventriculaires par les valvules sigmoïdes, refluer dans le cœur. Le sang est donc aussi sollicité vers la périphérie par les flots du pouls (flots montueux).

Les artères après la mort. — Après la mort, quand le cœur a cessé de battre, l'élasticité étreint le sang et le chasse dans les veines. Les parois artérielles sont affaissées l'une sur l'autre. Vient-on à les couper, elles demeurent béantes, parce que l'air y pénètre.

Contractilité musculaire des artères. — Pendant que l'élasticité intervient activement dans l'accomplissement de la circulation générale, il y a des dispositions particulières pour les répartitions locales du sang. Elles consistent dans le rétrécissement et l'élargissement lents, mais continus des artères. Les petites artères au-dessous de 2,2–2,8 millimètres, jusqu'aux capillaires ont une tunique moyenne purement musculaire sans le plus léger mélange de tissu conjonctif ni d'éléments élastiques. Les fibres-cellules sont unies en couches membraniformes (Kölliker). Elles sont sous l'influence des nerfs sympathiques. Si l'on sectionne ces derniers, les artères se dilatent très-vite. Il s'ensuit que si ces nerfs ne sont pas privés de l'action qu'ils empruntent à la moelle épinière, ils détermineront constamment une contraction à laquelle succédera une dilatation. On peut observer sur l'oreille d'un lapin cette tuméfaction et ce retrait périodiques des vaisseaux. (Schiff.) Grâce à cette disposition des petites artères, une partie du corps peut être passagèrement pourvue d'une quantité de sang plus grande, comme l'estomac pendant la digestion, le cerveau au moment de grands efforts intellectuels, l'œil quand la vue est appliquée. (V. plus loin *Physiologie des nerfs*.)

§ XVI. — FONCTION DES CAPILLAIRES

Structure. — Les capillaires sont de fins canalicules composés uniquement de cellules. (Découverte d'Auerbach et Eberth.) Ils sont donc en quelque sorte le prolongement de l'épithélium de l'intime. Il n'est pas encore bien démontré que cet épithélium repose ou non sur une membrane, en tout cas fort mince.

Diffusion interépithéliale. — Il se fait au travers

des canalicules interépithéliaux une diffusion avec les parties environnantes, ce qui a lieu difficilement dans les artères, à cause de leur plus grande épaisseur.

Cours du sang dans les capillaires. — Le cours du sang est infiniment plus lent dans les capillaires que dans les artères. Il a été fixé dans la rétine de l'homme à 0,75 de millimètre (Vierordt), dans la queue des têtards à 0,57 de millimètre (E. H. Weber), par seconde. Le sang séjourne donc plus longtemps dans les capillaires. En outre, ces derniers sont extraordinairement extensibles, beaucoup plus que les artères et beaucoup plus que les veines, ainsi que le montrent les injections. Il est vraisemblable que l'élasticité de ces vaisseaux est aussi fort grande. Grâce à la résistance considérable que les capillaires opposent au courant (d'après un calcul approximatif, le diamètre de tous les capillaires du corps réunis est 800 fois plus grand que celui de l'aorte (Vierordt), ce courant ne semble plus, comme dans les artères, renforcé rhythmiquement, mais uniformément continu. L'action de la force cardiaque et celle de l'élasticité sont devenues également grandes ; mais sitôt que de la stase sanguine se produit en un point, la tension augmente et l'on observe un flux continu, il est vrai, mais pulsatif des corpuscules du sang, lequel se change finalement en un mouvement propulsif saccadé.

§ XVII. — CIRCULATION DANS LES VEINES

La *structure* des veines ressemble en général à celle des artères. Elles s'en distinguent par les particularités suivantes :

1. L'épithélium n'est pas fusiforme, mais consiste en petites plaques plus rondes ;

2. Le tissu élastique et les fibres musculaires existent en quantité moindre dans la tunique moyenne. Les der-

nières manquent dans les petites veines. Les veines les plus petites, la portion de la veine cave qui touche au foie et les grosses veines hépatiques manquent de tunique moyenne ;

3. L'adventice est la tunique la plus développée dans les veines. Elle renferme dans les grosses veines beaucoup de tissu musculaire, conjonctif et élastique ;

4. Les veines sont beaucoup plus extensibles et bien moins friables que les artères ;

5. Dans les veines de grandeur moyenne, il y a des valvules, qui font défaut dans les veines plus petites et plus grosses, dans les veines du système porte, dans les veines du poumon et du cerveau.

La *pression* sur les parois veineuses est, d'après des expériences manométriques, d'environ dix fois plus faible que sur les artères.

Le *cours du sang* dans les veines est favorisé par les muscles ambiants.

(Voir pour l'influence du système nerveux sur la circulation, les paragraphes 32 et 36 de la VIe section.)

Circulation du sang dans les capillaires vue au microscope. — On peut observer la circulation du sang dans les capillaires sur les parties transparentes d'animaux vivants, et surtout de ceux qui ont été empoisonnés avec du curare. Les grenouilles s'y prêtent tout particulièrement.

Voici ce qu'on a observé :

1. Il reste sur les bords un ourlet très-étroit, diaphane, *l'espace de Poiseuille*, libre de corpuscules sanguins. Ceux-ci coulent surtout dans l'axe du vaisseau ;

2. Sur les bords, les corpuscules lymphatiques ronds, incolores, roulent lentement ; souvent ils demeurent longtemps immobiles en un point ;

3. Les corpuscules du sang de la grenouille qui présentent un noyau distinct, hors des vaisseaux, n'en laissent pas voir quand ils circulent dans les vaisseaux ;

4. Si la partie à examiner se dessèche, et souvent sans cela, à la suite du grand repos de l'animal, le sang circule plus lentement et stagne en certains points ;

5. Avant que la stase s'établisse, les corpuscules s'amassent en quelques vaisseaux. Il en résulte un mouvement intermittent concordant avec la contraction cardiaque ;

6. Le sang court plus vite dans les petites artères que dans les veines, qui sont plus larges et contiennent plus de globules.

QUATRIÈME SECTION

NUTRITION

CHAPITRE PREMIER

PHÉNOMÈNES GÉNÉRAUX

§ I. — OBJET

Définition. — On entend par nutrition le complexus des phénomènes qui embrassent la formation et l'entretien des organes nécessaires à la vie individuelle[1].

Comment s'opère la nutrition. — C'est grâce aux mouvements qui accompagnent la nutrition que les organes peuvent accomplir le travail qui, leur est dévolu dans le but de la conservation de l'organisme tout entier. Ce travail exige tout d'abord la transmission des forces de la nature externe aux forces cellulaires et la transmission de celles-ci aux forces de la nature externe, puis des appareils propres au déploiement des forces, c'est-à-dire à la production des mouvements.

---

[1] Bien que, d'après cette définition, la formation des organes aux dépens de l'œuf soit aussi un acte de nutrition, on a cependant coutume de la traiter séparément dans l'histoire du développement. (V. section 8.)

§ II. — A. MOUVEMENTS MOLÉCULAIRES DES LIQUIDES

Aperçu des mouvements moléculaires mécaniques. — Les liquides, et notre attention doit s'attacher ici particulièrement à l'eau avec les substances qu'elle tient en dissolution, les liquides offrent des mouvements en vertu desquels ils se mélangent avec d'autres liquides hétérogènes, bien qu'ils semblent rester juxtaposés dans un repos complet. Ces mouvements moléculaires se présentent :

1. Quand deux liquides hétérogènes, mais miscibles, se trouvent l'un au-dessus de l'autre ou l'un à côté de l'autre, sans qu'il y ait entre eux de corps étranger interposé : *Diffusion* ;

2. Quand un liquide vient à se trouver en contact avec un corps relativement sec, sans subir de compression : *Imbibition et gonflement* ;

3. Quand, les conditions ci-dessus restant les mêmes, il y a de plus une compression : *Filtration* ;

4. Quand deux liquides dissemblables miscibles touchent les deux faces d'une substance susceptible d'imbibition : *Osmose*.

Rapidité des mouvements moléculaires. — La rapidité de ces mouvements moléculaires dépend essentiellement de deux conditions différentes, savoir :

1. De la température ;

2. De la nature des liquides.

On distingue sous ce dernier rapport les *cristalloïdes*, qui diffusent facilement d'avec les *colloïdes*, qui ne cristallisent pas et diffusent mal (Graham). L'hémoglobine, bien qu'elle cristallise, forme la transition des colloïdes aux cristalloïdes.

I. — DIFFUSION

Marche de la diffusion. — Lorsque deux liquides miscibles, par exemple de l'eau distillée et une solution saline, sont placés l'un au-dessus de l'autre, il s'établit un courant réciproque, partant de la couche par laquelle les liquides différents se touchent, et s'étendant peu à peu aux autres couches jusqu'à ce que les deux liquides soient entièrement mélangés. On peut se représenter l'eau distillée d'un côté et la solution saline de l'autre, comme formées d'un grand nombre de couches superposées. Dans les deux couches par lesquelles les liquides hétérogènes sont en contact et que nous appellerons aq et s, les particules d'eau aq qui sont plus mobiles se rendent aux particules de la solution saline s, qui sont moins mobiles et celles-ci s'insinuent à leur tour dans la couche aq. Cette couche devient donc plus riche en sel, l'autre s plus pauvre. C'est pourquoi il s'établit un courant de aq vers la couche d'eau qui maintenant n'est plus de même nature que aq, et derechef un courant de s vers la couche aq, qui est devenue plus riche en sel, mais qui l'est moins encore que les couches de la solution saline ; et ainsi de suite jusqu'à parfaite équilibration, jusqu'à ce que chaque couche contienne une égale quantité de sel.

Rapidité de la diffusion. — Les exemples qui suivent montrent la rapidité du mouvement des courants. Ont diffusé, en l'espace de 8 jours, sur 20 parties anhydres de :

Chlorure de sodium. .	58, 5 grains.
Urée.	58, 5 —
Sulfate de magnésie. .	27,42 —
Sucre de canne. . . .	27,74 —
Albumine.	5,08 —

(GRAHAM.)

Par une température de :

14,8° — 15,8° C ont diffusé 9,67
20 — 21°. . . . . 11,89 grains de chlorure de sodium.

(FICK.)

Importance du gonflement dans l'organisme.
— Les liquides, et spécialement l'eau, pénètrent dans
les pores des corps solides. Ces pores peuvent, ou rester
béants, comme, par exemple, sur un cylindre d'argile,
ou bien avoir leurs parois appliquées, comme, par
exemple, sur les substances organiques desséchées. On
a coutume d'appeler *imbibition* la pénétration de l'eau dans
les corps poreux, et la tuméfaction qui l'accompagne reçoit
le nom de *gonflement*, lequel s'observe sur la colle, le blanc
d'œuf, les muscles, les membranes, etc..., à l'état de siccité.
Il est vraisemblable qu'on peut rapporter ces phénomènes
à la pression de l'eau. Le gonflement joue un grand rôle
dans le corps vivant. Quelques organes, la rate, par exemple,
peuvent se tuméfier et se réduire passagèrement, selon
qu'ils reçoivent plus ou moins de liquide. La capacité d'imbibition et de gonflement plus grande ou plus faible dépend de diverses circonstances :

1. *De la concentration du liquide.* Le mouvement des
molécules d'un liquide moins concentré est plus considérable que celui d'un liquide plus concentré. Ainsi, par
exemple, une vessie de bœuf sèche absorbe :

Eau pure . . . .   340 parties en poids.
Solution de sel de cuivre à 9 0/0 288   —
    —   —   à 18 0/0 218   —

(DE LIEBIG.)

2. *De la nature du liquide.* Une solution de sel de Glauber ne se comporte pas comme une solution de sel marin.

3. *De la nature de la substance sèche.* Ainsi il y a une
différence entre le péricarde et la vessie, et même entre
les deux faces de la même membrane.

Toutes les parties du corps sont imbibées d'un liquide

qu'on appelle *liquide d'imprégnation*, et qu'on en peut tirer par pression. La proportion d'eau contenue dans le corps s'élève à 75 pour 100 environ.

Filtration vers le sang et hors du sang. — Quand une pression s'exerce sur le liquide imbibant une substance organique, on appelle cela *filtration*. Ainsi, par exemple, la partie liquide du sang filtre au travers des vaisseaux capillaires. La pression agissante procède principalement de la force cardiaque. Quand, au contraire, la pression est plus grande sur la paroi externe des vaisseaux que la pression supportée par leur paroi interne, la filtration se fait dans l'intérieur des vaisseaux.

Filtration des cristalloïdes et des colloïdes. — Lorsque des solutions salines filtrent au travers des membranes animales, il y a dans le filtratum presque autant de sel que dans le liquide jeté sur le filtre. Lorsque, au contraire, un colloïde, par exemple, des solutions de blanc d'œuf, filtre, la membrane le retient et le filtratum est aqueux. L'imbibition se fait mieux par une température élevée que par une basse ; et avec une pression plus considérable, le filtratum contient plus de substance colloïde que par une pression moindre (W. Schmidt).

Les cellules épithéliales paraissent entraver la filtration de l'albumine. — La quantité d'albumine qui se filtre dans le corps vivant semble dépendre des organes. Ainsi la proportion d'albumine qui se sépare dans les organes à épithélium est plus faible que dans les organes sans épithélium ; par exemple, les exsudations des sacs séreux et les éliminations des glandes renferment moins d'albumine que le suc des muscles et des nerfs. (Dans le liquide péritonéal, il y a de 0,6 à 0,7 pour 100 d'albumine, dans le liquide cérébro-spinal 0,8, dans l'humeur aqueuse 1,22, dans le liquide des chairs 2 - 3 pour 100), Ainsi il semble que les cellules épithéliales mettent obstacle au passage de l'albumine.

IV. — OSMOSE

Endosmose. Exosmose. — Une cloison sépare-t-elle deux liquides dissemblables, mais miscibles, ceux-ci la traversent des deux côtés et il s'établit de la sorte un courant de diffusion entre les deux liquides : *endosmose*, *exosmose*.

Équivalent endosmotique. — Pour avoir une mesure de la rapidité avec laquelle diffusent les différents liquides, *Jolly* fit l'expérience suivante. Il introduisit un poids déterminé d'une substance sèche, du sel de cuisine, par exemple, dans un tube de verre recourbé et bouché à son extrémité avec un morceau de vessie de cochon, puis il plaça le tube dans un vase rempli d'eau distillée. L'eau chemina au travers de la vessie du côté du sel marin et le dissolvit. Il s'établit naturellement un courant entre cette solution du tube et l'eau du vase qui chaque jour était vidée et remplacée par de l'eau fraîche. Le poids du tube varia tant que dura le courant. Mais lorsque toute l'eau salée eut passé dans le vase et eut été jetée et qu'il ne se trouva plus dans le tube et dans le vase que de l'eau pure, alors le poids du tube resta invariable, parce que la diffusion avait cessé. L'expérience était ainsi terminée. Donc, plus lent sera le passage d'une substance à l'eau, plus il passera de cette dernière dans le tube, plus celui-ci sera lourd. Voici les résultats qu'on a ainsi obtenus : pendant que, par exemple, 1 gramme de sel de cuisine passait dans l'eau, au contraire 4 gram., 3 d'eau se rendaient dans le tube. Le chiffre qui donne la quantité d'eau en poids traversant la vessie contre une quantité en poids de la substance à déterminer, s'appelle l'*équivalent endosmotique*. Il est élevé pour les sub-

17.

stances qui diffusent lentement, faible pour celles qui diffu
sent vite ; par exemple, il est pour

Sel marin.	4,5
Sucre..	7,1
Sulfate de magnésie.. .	11,7
Hydrate de potasse. . .	215,»

L'équivalent endosmotique varie toutefois avec le degré de concentration (Ludwig). Une solution de sel de
4,6 pour 100 a un équivalent de 1,5, une solution de
26,5 pour 100, un équivalent de 3.

De l'endosmose dans le tube digestif. — Lorsque
des aliments salés ont été ingérés, il s'établit déjà sur la
langue, mais avec plus d'intensité dans l'estomac et l'intestin, un courant de diffusion entre le liquide du sang et
le sel. Le sang devient plus riche en sel, puis le sel diffuse
du sang dans les tissus, par exemple, dans les muscles
pauvres en sel.

Quand on donne à des animaux qu'on empêche de boire
de l'eau, plus de sel que d'habitude, il s'établit un couran
de diffusion plus actif, il passe des tissus dans le sang plus
d'eau et du sang dans les tissus plus de sel ; l'urine est plus
riche en eau (Voit).

B. PROCESSUS CHIMIQUES

Les processus chimiques qui ont lieu dans la nutrition
peuvent se rapporter essentiellement aux métamorphoses
successives des principales matières nutritives en produits
terminaux, qui abandonnent le corps. Ces substances nutritives sont :
1. Albuminoïdes ;
2. Graisses et hydrates de carbone ;
3. Substances inorganiques.
Leurs produits terminaux les plus importants sont :

1. Urée et acide urique ;
2. Acide carbonique ;
3. Substances inorganiques.

L'accès de 'l'oxygène est la condition nécessaire de la naissance et de la continuation de ces processus chimiques. La combustion de C. donnant CO^2 a déjà été examinée dans la *première Section*.

§ III. — MÉTAMORPHOSES DES ALBUMINOÏDES

Tout l'azote ingéré s'élimine par les urines et les fèces. — Les albuminoïdes de nos aliments contiennent pour 100 environ : 53,5 C, – 7 H, – 15,5 Az, - 22,4 O, - 1,6 S. L'azote qu'ils renferment, comme celui des substances collagènes, est, dans les conditions normales, entièrement éliminé par l'urine et les excréments [1]. (Découverte de Voit.) Si donc, par exemple, un adulte sain consomme en un jour 130 grammes d'albuminoïdes secs (dans lesquels il y a 20,2 Az et 69,55 C), cette quantité d'azote se retrouvera à peu près en entier dans les excréments et dans l'urine ; du C, il ne s'y trouvera au contraire que 30 grammes environ. Le reste $= 39,55$ C s'élimine par la peau et les poumons sous forme de CO^2 (39,55 C $+$ 105,46 O $= 145$ CO^2 = environ la sixième partie de CO^2 exhalé par jour) (voy. Respiration).

La majeure partie de l'azote est contenue dans l'urée ; sur 20 Az, 17 passent à l'urée : la quantité d'azote et, par suite, d'urée monte et baisse avec la quantité des albuminoïdes ingérés.

---

[1] Voy. Respiration. Une faible partie d'Az s'élimine par les poumons.

ALIMENTATION.	Az DES ALIMENTS (en grammes.)	O INSPIRÉ.	URINE ÉVACUÉE.	Az DE L'URINE ET DES EXCRÉMENTS.	C DE L'AIR EXPIRÉ.
Régime riche en albumine.					
1er jour. *Repos.*	42.61	830	55.80	28.71	275.6
2° —	42.50	876	69.7	56.14	285.1
Régime mixte. Repos. (Moyenne de trois expériences).	19.48	851.6	56.6	19.47	255.1
Régime mixte. Travail. (Moyenne de deux expériences).	19.4	980	56.8	19.28	520.1
Régime non azoté. Repos. . .	1.29	808	27.7	15.45	228.8
Jeûne. Repos. (Moyenne de deux expériences).	—	766.25	26.5	12.59	195.4
Jeûne. Travail.	—	107.18	25	12.55	525.9

(DE PETTENKOFER et VOIT.)

Dans la première des expériences rapportées plus haut, la quantité d'azote éliminé est inférieure à celle que contenait la nourriture; le deuxième jour cependant elle était plus considérable. Il faut donc supposer que, pour un régime aussi riche en albumine, les métamorphoses ne s'accomplissent pas assez rapidement dans le corps.

Rapport entre la grandeur du travail et le besoin d'Az. — Le besoin d'albuminoïdes croit avec la grandeur du travail effectué par le corps. Les soldats, c'est un fait d'expérience, ont besoin en campagne de 30 à 60 grammes d'albuminoïdes en plus par jour qu'en temps de paix (Playfair). Les animaux que l'on applique au travail, les chevaux, par exemple, fournissent beaucoup moins d'efforts, lorsqu'ils manquent d'albuminoïdes. Avec une alimentation non azotée, il se produit facilement un état nerveux, qu'annonce un manque de capacité effective, ce que l'on appelle l'exagération d'irritabilité. Les albuminoïdes sont donc nécessaires au travail corporel (voy. p. 27).

Consommation d'azote pendant le travail. — On a fait (Voit) cette observation remarquable que, pendant le travail, la combustion de carbone augmente seule, mais non la quantité d'azote éliminé, et que c'est tout le contraire pendant le repos qui suit; ainsi, par exemple, 3,31 azote sont éliminés pendant l'ascension d'une haute montagne, des albuminoïdes ayant été ingérés 17 heures auparavant, la dernière fois; pendant la nuit suivante, 4,8 azote sont éliminés (Fick et Wislicenus). On ne peut pas supposer que la consommation d'azote ne soit pas accrue par le travail, mais bien plutôt que les produits décomposés s'emmagasinent dans le corps. Au moment du travail, il se fait un afflux de sang plus considérable vers la peau et, par conséquent, un afflux moins abondant a lieu du côté des reins, et la sécrétion sudorale verse sur les téguments une plus grande quantité d'eau. Maintenant, que de l'urée s'élimine par la sueur, c'est problématique.

Où se forme l'urée? — On ne sait pas où se forme l'urée, si c'est dans le sang, dans les tissus, dans les reins. On n'en trouve pas trace dans les muscles (de Liebig), mais on en rencontre dans différentes glandes, surtout dans le foie (Meissner). Elle n'existe dans le sang qu'en minime quantité, à l'état normal. Elle y augmente après l'extirpation des reins (Prévost et Dumas). La destruction des albuminoïdes semble très-active dans le foie. Si, par exemple, on consomme avec la nourriture environ deux grammes de soufre par jour et l'on produit dans le même temps 1000 grammes de bile dans le foie, il y a dans ce chiffre au moins 0,9 S répondant à environ 56 grammes d'albuminoïdes qui se sont par conséquent décomposés dans le foie. C'est chose très-importante; dès lors que 130 grammes d'albuminoïdes environ sont absorbés dans la nourriture quotidienne.

Rapport de l'urée avec les albuminoïdes. — Il est douteux que l'urée naisse directement des albuminoïdes. On connaît diverses substances azotées, qu'on doit vraisemblablement considérer comme des degrés intermédiaires sans qu'on puisse encore jusqu'à présent démontrer la transition pour toutes. La créatine renferme 32,06 pour 100 Az, l'acide urique 33,33, la xanthine 36,84, la créatinine 37,18, la sarcine 41,18, l'urée 46,6. Toutes ces substances ont moins de C que les albuminoïdes. D'un autre côté, la leucine, dont la présence est si fréquente dans le corps et la tyrosine également se distinguent par leur proportion de carbone.

Leucine. . . 54,96 C, — 9,92 H, — 10,69 Az, — 24,43 O sur 100
Tyrosine. . 59,67 C, — 6,08 H, — 7,73 Az, — 26,52 O —

tandis que :

Urée. . . . 20, C, — 6,66 H, — 46,66 Az. -- 26,66 O —

En tout cas, nous l'avons déjà remarqué, du carbone devient libre dans la métamorphose des albuminoïdes en urée et abandonne le corps sous forme d'acide carbonique.

Formation de graisse aux dépens des albuminoïdes. — Des observations rendent vraisemblable que CO_2 ne naît pas directement des albuminoïdes, que de la graisse se forme tout d'abord. Voici les preuves de cette formation de graisse aux dépens des albuminoïdes :

1. Dans les parties inactives, par exemple, dans des nerfs sectionnés, des muscles paralysés, etc..., il se forme, au sein des tissus, des globules graisseux : *dégénération graisseuse*, qui naissent vraisemblablement des parties azotées des tissus ;

Les cadavres qui séjournent longtemps sous l'eau se changent en une sorte de produit graisseux qu'on appelle *adipocire*, substance blanche qui renferme 94–97 pour 100 d'acides gras ;

3. Quand on place un cristallin, un morceau d'os, etc. dans la cavité abdominale d'un animal vivant, ces matières s'imprègnent en grande partie de graisse qui vient remplacer les pertes de substances qu'elles éprouvent (R. Wagner). Ce n'est point là cependant une preuve péremptoire, parce qu'on a observé (Burdach) que des morceaux de moelle de sureau traités de cette manière se remplissaient également de graisse ;

4. Les oiseaux, on le sait, deviennent très-gras au régime de la viande dépouillée de graisse ;

5. Le beurre du lait augmente considérablement avec une alimentation purement animale (Scubotin, Kemmerich) ;

6. Le glycogène se forme dans le foie, même lorsque les animaux reçoivent une nourriture exclusivement animale (Bernard) ;

7. Le fromage de Roquefort qui est demeuré quelques jours enfermé dans une cave, s'y couvre d'une espèce de champignon et perd en caséine pendant que sa proportion de graisse augmente.

ÉLÉMENTS CONSTITUTIFS.

Du fromage frais.		Deux mois après.
Caséine. . . .	85,45	43,28
Graisse. . . .	1,85	32,31
Eau.	11,84	19,26
		(Blondeau.)

Facilité de décomposition des albuminoïdes.
— Des agents d'oxydation énergiques transforment, hors
du corps, les albuminoïdes en acides gras, qui, du reste,
se trouvent en partie dans le corps, comme l'acide formique, l'acide acétique etc., puis en aldéhydes de ces acides,
en ammoniaque et en bases organiques instables. — Les
acides, les alcalis, la putréfaction donnent aussi, aux dépens
des albuminoïdes, naissance aux substances qui se trouvent dans le corps sous forme d'acides gras instables, de
leucine, de tyrosine, etc.

Rôle des albuminoïdes. — Les albuminoïdes remplissent dans le corps une double fonction : ils servent,
en effet :

1. De ferment, en quelque sorte, ou, si l'on veut, ils
provoquent des processus organiques par leurs métamorphoses chimiques. Pendant que les processus organiques
s'accomplissent, pendant que, par suite, l'urée se forme
aux dépens des albuminoïdes après une série de transfor-
mations intermédiaires, le carbone s'oxyde, de la chaleur
se développe et des mouvements cellulaires sont déterminés.
Les albuminoïdes donnent lieu à des conversions constantes
de forces différentes;

2. Les organes augmentent en tous les sens par absorption des albuminoïdes.

§ IV. — MÉTAMORPHOSES DES SUBSTANCES NON AZOTÉES

Jusqu'à présent, notre attention s'est fixée principalement
sur les métamorphoses de l'azote ; ici, c'est le carbone qui
réclame notre examen spécial.

Origine des substances non azotées dans le corps. — Les substances non azotées, hydrates de carbone et graisses, sont en partie introduites par la nourriture, en partie formées dans le corps. Lorsque les hydrates de carbone que renferment les aliments se trouvent dans un organe quelconque, comme, par exemple, le sucre de raisin et la dextrine dans les muscles, on ne peut décider s'ils sont sortis du sang ou s'ils se sont formés là de toutes pièces. Quant au glycogène du foie (voy. p. 189 et seq.), il est sûr qu'il s'y produit primitivement. La graisse qui se rencontre dans le corps n'est pas précisément celle qui existe dans la nourriture ; celle-ci doit donc se transformer dans le corps. Nous avons déjà fait observer que la graisse de l'économie pouvait encore se former aux dépens de l'albumine. Néanmoins l'espèce de graisse absorbée, lorsqu'elle est ingérée en grande quantité, a de l'influence sur celle qui se dépose dans le corps. Des cochons, par exemple, absorbent-ils beaucoup de graisse fluide, la graisse de leurs cellules adipeuses sera plus fluide que dans d'autres circonstances.

Conversion des substances non azotées en substances azotées. — Des substances non azotées portées dans l'économie peuvent y entrer en combinaison avec des substances azotées. Ainsi, par exemple, l'acide benzoïque, l'acide de cannelle ($C^9 H^8 O^2$), le toluène ($C^7 H^8$), l'huile d'amandes amères ($C^7 H^8 O$), l'acide quinique ($C^7 H^{12} O^6$), se changent en acide hippurique et apparaissent sous cette forme dans l'urine.

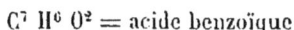

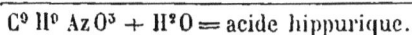

$$C^7 H^6 O^2 = \text{acide benzoïque}$$
$$C^2 H^5 Az O^2 = \text{glycocolle}$$

$$C^9 H^0 Az O^3 + H^2O = \text{acide hippurique.}$$

Combinaison de la graisse avec des éléments azotés. — La graisse aussi se combine dans le corps

avec des substances azotées. On la trouve formant partie constituante de la plupart des organes. Le protagone,
élément principal du cerveau, a, sans aucun doute, besoin
pour se former de l'apport de la graisse.

**Les tissus contiennent très-peu d'hydrates de
carbone.** — Les hydrates de carbone ne forment qu'une
faible partie du sang et des tissus, bien que les aliments en
renferment une grande quantité. Il est vraisemblable qu'ils
ne se brûlent pas du tout, ou seulement en petite quantité
pour former de l'acide carbonique, mais qu'avant tout ils se
métamorphosent en graisse. En tout cas, cette métamorphose
peut s'opérer dans le corps. Un porc ayant mangé en
treize semaines 333 livres de pois et 2,275 livres de pommes de terre, aliments qui ne renfermaient en somme que
8 livres, 6 de graisse, ce porc s'engraissa, dans ce temps,
de 23 livres, 4. Il faut donc que la graisse se soit formée
aux dépens de la farine d'amidon. Les abeilles font de la
cire avec le sucre du miel (Huber, Gundlach). Toutefois,
ainsi que nous l'avons indiqué plus haut, la formation de
la graisse exige la présence des albuminoïdes.

**Causes de l'augmentation et de la diminution
de la graisse.** — La graisse se présente dans le corps
en partie sous forme de graisse neutre, en partie sous
forme de savon. Son augmentation dans l'économie nécessite trois facteurs, qui doivent agir ensemble :

1. Réception insuffisante d'oxygène :

2. Consommation trop faible d'azote (moins de mouvement musculaire. — Action nerveuse diminuée).

3. Introduction de C trop considérable.

Aucun de ces facteurs n'agit isolément. Dans les conditions opposées, la graisse se consomme. Ainsi, par exemple, le coussinet graisseux sous-cutané diminuera vite si
l'on retranche de la nourriture. On n'a pu décider si, en
pareil cas, la graisse neutre peut passer dans le sang ou
s'il se fait une saponification, grâce à l'alcali du sang, et

si, par cette voie, les acides gras se versant dans la circulation, brûlent en formant de l'acide carbonique.

Rôle de la graisse. — Les graisses, indépendamment de leur utilité mécanique, servent principalement
d'agents de la respiration, à laquelle les albuminoïdes ne
contribuent que pour une faible part. Si le corps ne renferme que des albuminoïdes et pas de graisse ou d'hydrates de carbone, il en faut une quantité beaucoup plus grande
pour entretenir la vie normale. Un chien, qui recevait 500
grammes d'aliments albuminigères, éliminait par les urines plus d'azote qu'il n'y en avait dans sa nourriture. Ce
plus devait donc être fourni par la chair de son propre
corps pour compléter la quantité de carbone nécessaire.
Si, au contraire, on ajoutait aux 500 grammes de viande
autant de graisse qu'il en faut pour la respiration, la quantité d'azote de l'urine répondait à celle de la viande (Bischoff et Voit).

C. — FORCES ORGANIQUES ET CELLULAIRES

Parties constituantes de la cellule. — Une cellule ressemble originairement à un corpuscule mou se composant essentiellement de deux parties, l'une appelée *protoplasma* (une sorte de matière germinative capable de
mouvement), l'autre appelée *noyau*. Celui-ci manque souvent et alors le protoplasma constitue à lui seul la cellule.
Ce protoplasma est une substance qui paraît homogène,
sans structure, fréquemment granuleuse. A la circonférence
externe, il y a très-souvent, peut-être n'est-ce qu'un épaississement du grumeau protoplasmatique, une membrane ;
et, en outre, il se forme entre les cellules des végétations
spéciales qu'on nomme *substance intercellulaire*, et qu'il
faut peut-être envisager comme un produit du protoplasma
au dehors. Les cellules sont ainsi plus ou moins séparées
les unes des autres.

Dans les organismes inférieurs, les hydres, par exemple, il n'y a pas de séparation de ce genre, toute la masse du corps est homogène ; on l'appelle *sarcode* (Dujardin). Ce n'est au fond pas autre chose que du protoplasma. Il n'est pas invraisemblable que le noyau de la cellule soit un épaississement de la substance protoplasmatique au point central. Les parties constituantes de la cellule complète sont donc : enveloppe, protoplasma, noyau et nucléole.

*Cette conception de la cellule appartient à Schwann. Dans ces dernières années, la définition de la cellule a été profondément modifiée par les travaux de Max Schultze, de Recklinghausen, Kühn, L. Beale, etc. Un très-grand de cellules, par exemple, les globules blancs, les cellules embryonnaires, n'ont pas de membrane ; il en est de même des cellules de la moelle des os, dans la couche de développement et des cellules mères qui se rencontrent dans le même point. Ces cellules qui n'ont pas de membrane possèdent un protoplasme qui présente des mouvements amiboïdes. « La définition de la cellule se trouve ainsi réduite à *une masse de protoplasma renfermant un noyau*. » (Cornil et Ranvier.)*

PHÉNOMÈNES DES CELLULES

Les principaux phénomènes qui ont été observés jusqu'à ce jour dans les cellules consistent en :

1. Croissance, multiplication et leurs suites ;
2. Affinité pour certains éléments du sang et action fermentative sur eux ;
3. Mouvements.

§ V. — ACCROISSEMENT, MULTIPLICATION DES CELLULES ET LEURS CONSÉQUENCES

Différence de grandeur des cellules aux différents âges. — On entend par croissance un agrandis-

sement dans le sens transversal et le sens longitudinal. Si
l'on compare, par exemple, les cartilages d'un adulte avec
ceux d'un enfant, on en constate la différence considérable
au premier regard. La substance intercellulaire augmente
également.

Des coupes musculaires longitudinales et transversales
montrent la même chose, chez les enfants et les adultes.
Il faut en conclure que le protoplasma de ces cellules est
en état de s'assimiler des éléments provenant du sang.

Croissance. — Les cellules ne croissent pas toutes.
A cette catégorie appartiennent, par exemple, les corpuscules
du sang, les épithéliums qui ne sont pas plus gros chez les
adultes que chez les enfants. Jusqu'à quarante ans le corps
augmente en longueur et en poids ; à partir de cet âge,
jusqu'à la fin de la vie, il perd. Un garçon nouveau-né mesure en moyenne 1/2 mètre, une fille $0^m,49$. Le poids du
premier s'élève, en moyenne, à $3^k,20$, celui de la seconde
à $2^k,91$. A 40 ans, un homme mesure $1^m,68$, une femme
$1^m,579$; le poids moyen de celui-là est de $63^k,67$, de
celle-ci $55^k,23$.

Le poids et la longueur de chaque organe en particulier
croissent d'une façon correspondante jusqu'à l'âge moyen
de la vie. Plusieurs organes doivent même s'accroître toute
la vie ; le cœur, par exemple.

Formation de nouvelles cellules. — La croissance d'un organe ne repose pas simplement sur l'accroissement de chaque cellule en particulier, mais encore sur
la production de nouvelles cellules. Que cette multiplication de cellules, une véritable génération, par conséquent,
ait lieu, on en a de nombreux exemples dans les observations suivantes :

1. *Le processus de la segmentation.* Dans le développement de l'œuf, on remarque des cellules qui présentent
des étranglements, de telle sorte qu'à côté de cellules
simples, on en voit 2, 4, 8 et plus réunies dans une seule

capsule. Il faut donc supposer que la première cellule s'est divisée en 2, etc. La division doit toujours commencer ici par le noyau. (Voy. fig. 4, des Éléments d'histologie de Kölliker.)

On voit sur les cartilages des cellules simples les unes à côté des autres, puis d'autres qui se tiennent deux dans une même capsule, séparées par une ligne étroite ; souvent il y en a trois et même plus dans une seule capsule, d'où l'on a conclu à une segmentation, bien qu'on n'ait pas encore d'observation positive à cet égard. (Voy. fig. 6, des Éléments d'histologie de Kölliker.)

2. Les glandes lactées sont des glandes en grappe qui, comme toutes les glandes, se composent d'une membrane amorphe tapissée à sa face interne d'un épithélium glandulaire. A la fin de la grossesse, il se forme de la graisse dans les cellules épithéliales, ces cellules se détachent, pénétrent, après la parturition, dans les canaux excréteurs des glandes, crèvent et déversent leur contenu, le *lait*.

La sécrétion lactée peut être entretenue pendant des années, et il serait absurde de supposer que le nombre des cellules de l'état de virginité a suffi pour livrer cette grande quantité de lait. Quand une vache laitière peut sécréter en dix mois 3,000 kilogrammes de lait et par là même environ 120 kilogrammes de graisse ; et quand cela se répète d'année en année, on a la preuve suffisante d'une formation nouvelle de cellules.

3. Chaque jour, la rate livre au sang un grand nombre de cellules lymphatiques, pendant que, proportionnellement, il en entre peu dans la rate avec le sang qui s'y rend.

Dans l'artère splénique, il y a 1 corpuscule incolore, pour 2,200 roug.
Dans la veine splénique, — 1 — 60 —
(HIRT.)

4. On a constaté par la numération directe des fibres des muscles (gastrocnémiens) d'une jeune et d'une vieille gre-

nouille que les fibres musculaires se multiplient (vraisemblablement par scission) (Budge).

5. Un grand nombre de néoformations pathologiques.

Le processus par lequel la multiplication des cellules a
lieu est toujours enveloppé de ténèbres. Il n'y a de sûr que
ceci, c'est qu'elles naissent comme tous les autres organismes de cellules préexistantes. Cependant on ne connaît
pas encore tous les modes de reproduction.

*ORIGINE DES CELLULES. — PROLIFÉRATION ET BLASTÈME.

* Remack, Virchow. — Envisageant l'ovule comme une
cellule dont l'enveloppe est représentée par la membrane vitelline, le contenu par le vitellus, le noyau par la vésicule germinative, et le nucléole par la tache germinative, Remak a constaté
que l'embryon est formé par la segmentation de cet ovule. Après
la fécondation, le vitellus se partage en deux, chaque moitié
se divise à son tour, et ainsi de suite, jusqu'à ce que le vitellus soit transformé en une masse de sphères qui lui donnent un aspect mûriforme. Les sphères ou cellules qui résultent de la segmentation du vitellus vont tapisser la face interne de la membrane vitelline de manière à former trois couches qui constituent les trois feuillets du blastoderme. C'est
par de nouvelles divisions des cellules de ces feuillets que prennent naissance les cellules dont se composent les divers tissus
de l'embryon.

*Toutes les cellules naissent donc de cellules préexistantes,
et leur généalogie remonte jusqu'à l'ovule. Remak les a vu
naître suivant trois modes : *scission ou scissiparité,* par
bourgeonnement et par *formation endogène.* Telle fut l'œuvre de Remak, le père de la théorie de la prolifération.

* Virchow n'a fait que transporter dans le domaine patholo-
que ce que Remak avait découvert dans la physiologie du développement des animaux. En établissant que toute formation
nouvelle de cellules; que toute néoplasie repose sur la prolifération de cellules préexistantes, il a réuni par de nouveaux
liens la pathologie et la physiologie.

« *Omnis cellula e cellulâ,* » tel est l'axiome qu'il s'efforça
de graver sur le frontispice de la science. A cet axiome fondamental, indiscutable, suivant lui, il en ajouta un autre non
moins absolu, l'*irritabilité* (intravasculaire pour Broussais) des
êtres vivants. Cette propriété générale se manifeste de trois
façons : l'irritabilité *fonctionnelle,* l'irritabilité *nutritive,* l'irritabilité *formatrice.* Ainsi, par exemple, l'inflammation n'a
pas d'autre cause qu'une irritation d'abord fonctionnelle, puis
nutritive et enfin formatrice des cellules, et la suppuration est
ainsi ramenée à la prolifération des cellules plasmatiques du
tissu conjonctif. Les cellules des néoplasmes pathologiques
naissent également par la division de cellules préexistantes dans
le lieu même où siége la tumeur, et les tissus nouvellement
formés par elles *se substituent* à une certaine quantité de
parties normales du corps. Toute néoplasie est la conséquence
d'une irritation particulière des éléments cellulaires. (Voir pour
plus de détails la *Pathologie cellulaire* de Virchow, le *Manuel d'histologie pathologique,* de Cornil et Ranvier, le
Traité d'histologie pathologique, de Rindfleisch, etc.)

Schwann, Robin. — La théorie de la prolifération avait
été précédée par celle de la génération spontanée des cellules
dans un milieu liquide ou semi-fluide appelé *blastème* ou *cysto-
blastème.* Le blastème existe au sein des cellules déjà existantes ou dans les espaces qui les séparent.

Schwann appliqua à l'étude des tissus animaux les découvertes de Schleiden dans les tissus végétaux, en d'autres termes il démontra que l'animal comme le végétal est un composé
de cellules. Ces éléments naissent, d'après lui, de la façon
suivante : Au milieu du blastème apparaissent des granulations moléculaires qui s'agglomèrent et s'entourent d'une
membrane. Le noyau est ainsi formé. Ce noyau agit sur le
blastème environnant comme un centre d'attraction; de nouvelles molécules viennent se déposer sur le noyau, puis il se
forme une membrane qui complète la cellule.

*Malgré la grande autorité de Virchow, malgré l'engouement
qui rendit prépondérantes, pendant une dizaine d'années surtout, les doctrines du célèbre histologiste de Berlin, la doctrine de la genèse ne périt pas. De puissantes intelligences
l'ont défendue et la soutiennent encore. Nous n'osons pas af-

firmer qu'elle est à la veille de triompher ; mais nous pouvons dire qu'elle sort de l'oubli.

* **Broca** professe la *théorie du blastème* dans son *Traité des tumeurs.* Pour lui, « cette substance émane directement du sang, dont elle se sépare en traversant par exsudation les parois des dernières ramifications vasculaires. Elle commence donc par être liquide, mais plus tard elle passe à l'état solide. Ce changement d'état peut s'effectuer de deux manières : tantôt il est le résultat d'une coagulation pure et simple qui précède le moment de l'organisation proprement dite, et tantôt il marche de front avec l'organisation elle-même.

* « Pendant la période courte ou longue qui précède cette solidification, la substance du blastème s'infiltre par imbibition dans les espaces intervasculaires , si le lieu où elle a été séparée du sang est très-rapproché de la face libre d'une membrane, elle peut transsuder à travers cette membrane et se répandre en couche à sa surface ; si elle est sécrétée au contact d'un tissu privé de vaisseaux, elle peut s'imbiber dans l'épaisseur de ce tissu. C'est par ce dernier mécanisme que les organes non-vasculaires reçoivent le blastème normal indispensable à leur accroissement et à leur nutrition ; et les éléments pathologiques qui se forment quelquefois dans ces organes prouvent que les blastèmes anormaux peuvent y pénétrer aussi par la même voie. »

* Mais le plus illustre et le principal représentant actuel de la théorie du blastème est **Ch. Robin**, notre savant micrographe, le père et le propagateur de l'histologie en France.

* « Pendant la rénovation moléculaire continue ou nutrition, l'acte d'assimilation consiste, comme on le sait, en une formation dans l'intimité de chaque élément anatomique de principes immédiats qui sont semblables à ceux de la substance même de ce dernier; ils sont pourtant différents de ceux du plasma sanguin (notons ce point de divergence avec l'opinion de Broca) qui en a fourni les matériaux avec transmission endosmo-exosmotique de chaque élément à ceux qui l'avoisinent et réciproquement. Alors que cette formation assimilatrice l'emporte sur la décomposition désassimilatrice, elle amène l'augmentation de masse de l'élément ; mais, fait capital, cette formation de principes s'étend bientôt au delà, au dehors même de cet élément, en

18

ce que, dès qu'il a atteint un certain degré de développement, l'excès des principes qu'il assimile suinte en quelque sorte hors de chacun de ces éléments et s'interpose à eux. Ce sont là ces principes immédiats qui, envisagés synthétiquement dans leur ensemble et dans leur association en tout organisé, liquide ou demi-liquide, et n'ayant qu'une courte existence distincte de celle des parties ambiantes, reçoivent le nom de *blastème.* »

' Le blastème est donc un produit exsudé des éléments anatomiques. C'est le plasma élaboré par ces éléments. Il en résulte qu'il doit varier d'un individu à l'autre, selon l'état du sang et des tissus.

* Quelle est la composition du blastème? Il y a autant de blastèmes que de tissus. Celui qu'on peut le mieux recueillir et examiner, le blastème des plaies se présente, vu au microscope, « à l'état de matière homogène déjà parsemée de fines granulations moléculaires, la plupart grisâtres et d'autres jaunâtres graisseuses. Bientôt, dans ce blastème et à ses dépens, naissent des noyaux embryoplastiques d'abord, des fibres lamineuses et des capillaires.

* « Il y a là génération d'individus nouveaux qui ne dérivent d'aucun autre directement. Ces éléments nouveaux n'ont, pour naître, besoin de ceux qui les précèdent ou les entourent au moment de leur apparition que comme condition d'existence et de production ou d'apport des principes qui s'associent entre eux, d'où les termes *genèse, naissance,* etc...

* « Partout où existent des éléments anatomiques végétaux ou animaux en voie de rénovation moléculaire active, on peut saisir sur le fait l'apparition ou la génération d'autres éléments anatomiques. On n'a encore vu cette génération que là ; par suite, si la genèse des éléments anatomiques est une *génération spontanée* en ce qu'elle consiste en une apparition de particules formées de substance organisée, alors qu'elles n'existaient pas là quelques instants auparavant, on voit aussi que par les conditions dans lesquelles a lieu cette apparition, cette genèse est nettement distincte de l'hétérogénie, dite génération d'êtres dans des milieux cosmologiques et non organisés. »

' Les principes renfermés dans les blastèmes sont entraînés par *l'affinité chimique* à se grouper moléculairement pour for=

mer « une genèse, ou génération, de nouvelles particules élémentaires de substance organisée amorphe ou figurée. »

*« Il est important de remarquer que c'est par un phénomène de genèse que débute l'apparition du premier élément anatomique figuré qui prendra part à la constitution du nouvel être, en un lieu où nul autre élément figuré n'existait, et où on ne peut le faire provenir d'une scission prolifiante de quelque chose d'antécédent. — Fait capital, ce n'est pas la *segmentation du vitellus* qui est le phénomène initial par lequel débute l'indication de la constitution de cette individualité nouvelle (vitellus fécondé) ; celle-ci est, au contraire, annoncée par un acte de genèse, celui de la génération autonome du *noyau vitellin* au sein d'une masse homogène en voie de rénovation moléculaire continue, le vitellus fécondé. *Ce n'est que postérieurement à l'autogenèse de ce noyau que commence la segmentation, tant de ce dernier même que du vitellus*, segmentation qui a pour résultat l'individualisation de la masse vitelline en cellules blastodermiques ou embryonnaires. » (Lisez art. Blastème dans le t. IX du *Dictionnaire encyclop. des sciences médicales*.)

* Les cellules embryonnaires résultant de la segmentation du vitellus ne tardent pas à se ramollir puis à se liquéfier.

* Le liquide qu'elles forment en se fondant, est le *blastème*, — où apparaissent bientôt des *noyaux embryoplastiques* mesurant de $0^{mm},004$ à $0^{mm},006$ au début, et atteignant rapidement de grandes dimensions, $0^{mm},008$ à $0^{mm},010$. De ces noyaux, les uns restent libres, les autres s'entourent de granulations moléculaires et s'élèvent à des formations supérieures, cellules, tubes, fibres, etc.

*Telle est l'origine des cellules, et telle l'origine de l'embryon.

* La formation par genèse se présente surtout : 1° pour la formation de l'ovule femelle ou mâle ; 2° pour la production du noyau vitellin et des tissus de l'embryon par le blastème résultant de la fonte des cellules blastodermiques ; 3° chez l'animal développé, pour la production et le renouvellement des épithéliums et de l'épiderme ; 4° enfin, presque tous les néoplasmes doivent leur origine à ce mode de génération. Dans la plupart des autres cas, la théorie cellulaire est acceptée. Robin n'est donc pas exclusif.

*Quant à l'*irritabilité* de Virchow, voici comment elle est jugée par Robin : ...« Les expressions *irritabilité* et *irritation nutritive, plastique, formatrice* des cellules, des fibres, etc., *irritabilité* ou *irritation fonctionnelle*, ne représentent qu'une conception ontologique, une entité, une création de l'esprit par laquelle on attribue à la substance organisée une propriété qu'elle n'a pas, à moins qu'on ne désigne par ces mots, les propriétés mêmes de nutrition, de développement, de génération, de contractilité, d'innervation ou la possibilité de leurs variations corrélatives aux conditions moléculaires et physiques d'existence intrinsèque et extrinsèque des éléments anatomiques, conditions dites de milieu tant extérieur qu'intérieur. »

*En 1867, Legros et Onimus ont fourni de nouvelles armes à la théorie de Robin en publiant leurs *Expériences sur la genèse des leucocytes.*

*D'après ces observateurs, si l'on introduit sous la peau d'un lapin de petits sacs en baudruche remplis de sérosité de vésicatoire préalablement filtrée, on trouve, vingt-quatre heures après, cette sérosité trouble et contenant un grand nombre de leucocytes. N'est-il pas évident alors que les leucocytes se formeraient spontanément dans un liquide amorphe et vivant ?

*Lortet, de Lyon, et après lui Cornil et Ranvier ont objecté que les leucocytes, au lieu de se former aux dépens de la sérosité renfermée dans la baudruche, provenaient du dehors ; que, grâce à leurs mouvements amiboïdes, ils traversaient la membrane animale. Onimus y a répondu par des expériences dans lesquelles il s'est servi de membranes très-résistantes, comme le papier-parchemin, et dans lesquelles la génération des leucocytes se produisait cependant.

*Si l'on voulait faire bénéficier la théorie du blastème des coups portés à la théorie de la prolifération, on pourrait rappeler que la foi d'un certain nombre des disciples les plus ardents de Virchow, a perdu de sa ferveur primitive. Billroth, après avoir cru, a voulu voir si réellement les cellules se divisaient, proliféraient comme l'enseigne la doctrine, et il n'a rien vu. Cohnheim a prouvé que toute néoformation pathologique ne reconnaissait pas pour cause une prolifération sur place, en établissant que les globules du pus ne se forment pas *in situ*, mais ne sont que les globules blancs du sang colligé, en un point, par suite de leur migration et de leur sortie des vaisseaux sanguins. Hayem et Vulpian (1870) ont répété les expériences de Cohnheim et ont constaté comme lui que les globules du pus proviennent du sang dont ils représentent les leucocytes ; pour eux, la théorie de Cohnheim « est la seule qui ait en sa faveur des faits nets, précis, bien vérifiés. » Il s'agit de la suppuration.

* *Adhùc sub judice lis est.*

* Voyez dans *Text Book of physiology by John Hughes Bennett* l'exposé des théories de Goodsir (noyaux, centres de nutrition ou de germination), de Huxley (plasma homogène, vacuoles, périplaste, endoplaste), de Beale, etc.

* Voici la théorie émise par Bennett en 1855. « Les parties ultimes de l'organisme ne sont ni des cellules ni des noyaux ; mais ce sont les fines molécules dont ces éléments sont formés. Elles ont des propriétés vitales et physiques particulières qui les rendent aptes à s'unir et à se grouper de façon à produire des formations supérieures, des noyaux, des cellules, des fibres et des membranes. Le développement et l'accroissement des tissus organiques sont dus à la formation successive de molécules histogénitiques et histolytiques. La destruction ou la solution d'une substance est souvent la condition nécessaire de la formation de l'autre ; de telle sorte que les molécules histolytiques ou désintégratives d'une période deviennent les molécules histogénitiques ou formatives d'une autre. »

* Bennett peut donc être rangé parmi les partisans de la doctrine de Robin. *

Augmentation de la masse et expulsion des cellules. — La multiplication des cellules a pour conséquence, ou bien une augmentation de la masse de l'organe, ou bien leur élimination hors de l'organe. — Sont expulsées : les cellules de la glande mammaire ; pendant la digestion, les cellules gastriques ; pendant la fécondation, les cellules séminales ; puis l'épiderme, les cellules épithéliales des muquéuses, etc.

Liquide d'imprégnation. — On n'a pas le droit de supposer que l'augmentation de la masse des organes re-

18.

pose absolument sur la croissance et la multiplication des
cellules, car elle repose aussi également sur l'augmentation
du *liquide d'imprégnation*, c'est-à-dire du liquide toujours
existant entre les cellules. Il filtre constamment hors du
sang un liquide dans lequel baignent les cellules et leurs
produits et qui leur fournit les matériaux nécessaires au
déploiement de leurs forces.

Fluidification des substances solides. — De leur
côté aussi, les éléments solides se fluidifient. On a découvert dans les extraits aqueux de viande un produit ressemblant à la pepsine, au point de vue de son action (Brücke).
Quand des tumeurs osseuses se dissipent, il faut supposer
la fluidification non-seulement des substances terreuses,
mais encore des substances organiques ; le dépérissement
des organes par le jeûne parle dans le même sens.

§ VI. — AFFINITÉ ET POUVOIR FERMENTATIF DES CELLULES

**Affinité des cellules pour certaines sub-
stances.** — Si l'on réfléchit que maintes substances introduites dans le corps sont facilement absorbées et éliminées par un organe sécréteur, difficilement par un autre,
on conclura à l'affinité de certaines cellules pour des substances chimiques déterminées. Ainsi, par exemple, l'iode
s'élimine plus facilement par les glandes salivaires que par
les reins.

On pourrait également rappeler ici l'action des agents
spécifiques pour certains organes dans les cas pathologiques.
Cela vient à l'appui de l'hypothèse des *cellules spécifiques*.

Action fermentative des cellules. — Nous en-
tendons ici par action fermentative l'influence que les cellules ont par leur contact sur la décomposition des éléments
du sang. Cette conception hypothétique facilite tout au
moins l'intelligence d'une foule de sécrétions. Ainsi, par
exemple, on pourra se figurer que l'albumine du sang, en

se mettant en contact avec les cellules hépatiques, subisse par le fait de ces dernières une décomposition en vertu de laquelle se forment les acides biliaires.

100 parties contiennent :

Albumine. . . . . . 53,5 C, 7,0 H, 15,5 Az, 22,4 O, 1,6 S
Acide taurocholique.. 60,5 C, 8,73 H, 2,81 Az, 20,74 O, 6,21 S

— 7,0 C, — 1,73 H, + 12,69 Az, + 1,66 O, — 4,61 S.

Les acides taurocholique et glycocholique, pauvres en azote, se séparent, dans le foie, de l'albumine, riche en azote. On doit aussi regarder comme résultant d'une action fermentative la séparation de mucine, substance également pauvre en albumine, qui se fait aux dépens de l'albumine, dans les cellules épithéliales des membranes muqueuses.

Mucine.. . . . = 48,94 C, 6,81 H, 8,50 Az, 35,75 O,
Albumine. . . = 53,50 C, 74,00 H, 15,50 Az, 22, 4 O, 1,6 S

+ 4,56 C, + 0,19 H, + 7,00 Az, — 13,35 O, + 1,6 S.

MOUVEMENTS CELLULAIRES

On distingue :

1. Mouvements amiboïdes et granulaires ;
2. Mouvements vibratiles ;
3. Mouvements musculaires ;
4. Mouvements moléculaires des nerfs ;

Il sera question des deux derniers dans la *Section suivante.*

§ VII. — MOUVEMENTS AMIBOÏDES ET GRANULAIRES

Mouvements amiboïdes. — Les amibes sont des organismes inférieurs de la classe des rhizopodes, dont les corps simples se composent uniquement de substance protoplasmatique. Le corpuscule rond peut changer complétement de forme en émettant des prolongements qui lui donnent un aspect radié, expansions à l'aide desquelles il peut se mouvoir de place, en quelque sorte en glissant d'arrière en avant ; ses prolongements peuvent recevoir dans leur sein un corps étranger et se nourrir de la sorte. Les amibes sont comparables à des cellules dépourvues d'enveloppe. On a observé de ces mouvements amiboïdes dans les corpuscules incolores du sang, les corpuscules du pus et du mucus, dans les cellules hépatiques, les cellules pigmentaires, dans celles du tissu connectif, etc... On a même vu des migrations de cellules de la cornée, de cellules du pus, des acceptions de corps étrangers par ces cellules.

On doit croire que pour toutes ces cellules il s'agit d'un protoplasma dépourvu d'enveloppe. Il a déjà été démontré plus haut que, dans toutes les formations protoplasmatiques, il y a un antagonisme entre la périphérie et le centre ; une tendance à la concentration des molécules vers le milieu où le noyau s'est formé, puis une séparation d'enveloppe et de substances intercellulaire à la périphérie. Ces forces convergentes et divergentes peuvent présider aux mouvements dont il a été question précédemment.

.Quand l'enveloppe est épaissie, on remarque des mouvements granulaires dans le protoplasma, comme cela est facile à constater sur les corpuscules de la salive (Brücke).

§ VIII. — MOUVEMENTS VIBRATILES

Certaines cellules émettent à leur base des prolongements capilliformes qui présentent un mouvement vibratile. A cette catégorie appartiennent les *épithéliums vibratiles*, pourvus généralement, de plusieurs filaments, et les *cellules séminales*, qui n'en ont qu'un seul. (Voy. fig. 6.)

On rencontre le *mouvement vibratile*, chez l'homme, à la surface :

1. De toute la muqueuse respiratoire, c'est-à-dire de la muqueuse nasale, à l'exception de la région dite *olfactive*, la muqueuse du sac lacrymal et du conduit lacrymal, des cavités accessoires du nez, de la trompe d'Eustache, de la caisse du tympan, de la portion respiratoire du pharynx, la muqueuse du larynx, à l'exception des parties qui revêtent la région vocale (les cordes vocales), la muqueuse de la trachée-artère, des bronches, tant que celles-ci conservent encore une couche musculaire.

2. De la muqueuse des organes génitaux internes de la femme, de ceux où l'œuf chemine et se développe, c'est-à-dire les trompes, l'utérus, jusqu'au milieu du col;

3. De la muqueuse des organes qui offrent les restes du corps de Wolf : ce sont, chez l'homme, les vaisseaux efférents du testicule, les cônes vasculaires [1] et l'épididyme jusqu'en son milieu; chez la femme, les canaux de l'épiovaire (2) (Becker) ;

4. Du canal central de la moelle épinière, du sinus rhomboïdal (3), de l'aqueduc de Sylvius, des ventricules latéraux.

Les cils d'où partent les mouvements oscillent de dedans en dehors dans les organes respiratoires et génitaux. Leur rôle n'est pas encore complétement éclairci (Voy. p. 65). Il n'est pas vraisemblable que le mouvement parte de l'intérieur des cellules, mais bien qu'il procède des filaments eux-mêmes. On ne sait pas si ces derniers contiennent du protoplasma.

Tandis que chaque cellule épithéliale vibratile est, du moins habituellement, pourvue de plusieurs filaments (jus-

[1 C'est ce que nous appelons *tête de l'épididyme*.]
[2 C'est ce que vous appelons *organe de Rosenmüller*.]
[3 Partie postérieure du quatrième ventricule ou ventricule cérébelleux; il est formé par l'élargissement du canal central de la moelle épinière.]

qu'à 30), on ne trouve dans le *semen* que des cellules ou plutôt des noyaux ayant un seul filament vibratile.

CHAPITRE II

QUELQUES PHÉNOMÈNES DE NUTRITION EN PARTICULIER

§ IX. — RÉSORPTION

Voie de la résorption. — L'absorption de matières par le sang, se nomme *résorption*. — La voie par laquelle cet événement se produit, est, ou directe par endosmose, au travers de la paroi des capillaires sanguins et des veines, ou indirecte par les capillaires lymphatiques. A l'occasion, la substance connective qui se trouve entre les cellules formant la paroi des capillaires, peut aussi être traversée et, par là même, des matières solides, menues, peuvent s'introduire. Toutefois, cette théorie n'est pas confirmée (voy. page 240).

Matières résorbées. — Les matières qui pénètrent par endosmose dans les vaisseaux capillaires sont :

1° *Gaz*. — Ainsi O venant par les poumons et la peau, CO^2 venant des tissus, le gaz se formant dans les canaux tapissés d'une muqueuse, l'intestin, par exemple ;

2° *Liquides*. — *a*. Matières albuminoïdes dissoutes (*Peptone-Solutions gélatineuses*) et autres matières du canal intestinal ;

b. Substances dissoutes dans le liquide d'imprégnation de tous les organes. Les tuniques des veines sont aussi pénétrables pour les liquides. On peut empoisonner des animaux avec une solution de strychnine, déposée sur une veine entièrement isolée (Magendie).

Les *vaisseaux lymphatiques* absorbent :

a. Graisse neutre, surtout par les villosités, liquides aqueux ;

b. Probablement aussi des corps étrangers divisés très-menu. On a observé que du charbon pulvérisé, très-fin, se retrouvait dans le sang, lorsqu'on l'avait placé sur la langue (Œsterlen).

Quant à la résorption par la peau, voir plus loin la *Sécrétion cutanée*.

Les corps résorbent, à l'état sain comme à l'état pathologique, les matières solides, lorsqu'elles ont été dissoutes auparavant ou qu'elles se sont changées en graisse. Ainsi se résorbent dans la vieillesse les alvéoles de la mâchoire, après la naissance, la glande thymus ; ainsi les tumeurs pathologiques, etc.

La quantité de matière résorbée dépend des résistances plus ou moins grandes, qui s'opposent à leur pénétration. Ce sont :

1° *La pression du sang*. — Avec l'augmentation de laquelle la résorption est plus faible. L'accumulation du sang dans un organe, — ainsi qu'elle peut se produire, à la suite, par exemple, de la dilatation des vaisseaux sous l'influence nerveuse, — empêche la résorption.

2° *L'altération du sang*. — Le sang est-il pauvre en eau, le courant de diffusion qui s'établit de son côté sera plus fort que dans le cas inverse. — Il va de soi qu'il peut y avoir des circonstances, dans lesquelles la résorption d'eau ne peut en couvrir l'issue, comme, par exemple, dans le choléra. — Si vous mettez de la graisse dans la ration d'un animal, l'absorption de cette matière atteindra bientôt ses limites : villosités, vaisseaux lymphatiques et sang n'en peuvent admettre qu'une quantité déterminée (Boussingault). — Le sang peut, après un copieux repas, regorger d'albuminoïdes, etc., et par suite, la sensation de la faim s'éteindre. — Mais, en toutes circonstances,

l'absorption demeure dans un rapport exact avec l'exosmose du sang.

3° *La cloison*, — Qui existe entre les vaisseaux capillaires et le liquide à résorber. Ce sont ici les téguments
superficiels qui semblent offrir en maint endroit une
résistance considérable. Il ne pénètre, au travers du tégument externe, à ce qu'il paraît, que des gaz et des matières volatiles. L'épithélium de la muqueuse stomacale, de
la vésicule biliaire et de la vessie interdit la pénétration
de ces organes par leur contenu, en majeure partie du
moins. On n'a pas encore décidé si cette propriété appartient uniquement à l'épithélium vivant (comme l'a prétendu
Susini pour la vessie). La muqueuse stomacale résorbe
très-difficilement le curare et l'émulsine. Quand on porte
de l'émulsine dans l'estomac et qu'on injecte de l'amyg-
daline dans le sang d'un animal, celui-ci reste sain. Quand,
au contraire, on fait avaler, un autre jour, à ce même
animal de l'amigdaline et qu'on lui injecte de l'émulsine,
il meurt très-rapidement, parce que les deux substances
se rencontrent, et que leur combinaison donne naissance
à de l'acide prussique (Bernard).

§ X. — ASSIMILATION

On entend par assimilation l'aptitude des organes à se
reconstituer aux dépens du sang, puisqu'ils s'usent et se décomposent continuellement. L'assimilation n'est pas autre
chose en petit que la reproduction d'un organisme entier.
Comme pour celle-ci, il faut pour la reproduction cellulaire trois facteurs :

1° Excitation (c'est-à-dire fécondation) ;
2° Substance germinative ;
3° Fond de culture.
Nous avons pour cela :
1° Les nerfs ;

2° Les cellules ;

5° Le liquide d'imprégnation et le sang.

§ XI. — RÉGÉNÉRATION

Toute l'économie du corps demande incontestablement aux cellules reproductrices, que la restauration puisse s'effectuer dans toutes les parties qui ont subi une perte de substance. Elle n'a cependant pas été réellement constatée partout, et dans certains organes, elle s'effectue plus facilement que dans d'autres. On a observé la régénération :

a. Dans les *produits épidermoïdaux :* épiderme, épithélium, ongle, poils, tant que la matrice, le derme, le lit onguéal, les bulbes pileux sont demeurés intacts ;

b. Dans *le cristallin,* tant que la capsule cristalline a persisté ;

c. Dans *les os.* Leur régénération dépend essentiellement du périoste (Duhamel), à la face interne duquel se forment de nouvelles cellules dont naissent les cellules osseuses. Il se produit de l'os même sur un morceau de périoste qui a été détaché et porté sur un autre point du corps (Ollier);

d. Dans *les nerfs.* Ils se réunissent rapidement, lorsque leur séparation a été produite par un instrument bien affilé. Les contusions ou les blessures avec perte de substance ont, au contraire, la conséquence suivante. La portion de nerf qui n'est plus en rapport avec les organes centraux subit la dégénérescence graisseuse, tandis que sa portion centrale se maintient dans son intégrité. Dans la section des racines nerveuses postérieures, sur les grenouilles, le bout qui n'est plus en connexion avec le ganglion spinal dégénère. Mais si la section est pratiquée de telle manière que le ganglion spinal reste au nerf, aucune des fibres de ce dernier ne dégénérera, tandis que l'autre bout qui communique avec la moelle épinière, il est vrai, mais non avec le

ganglion, subit la régression (Waller). On a cependant observé dernièrement que les nerfs séparés des parties centrales subissent, il est vrai, la métamorphose graisseuse, mais
que, plus tard, il se développe en eux des fibres nerveuses
normales, sans qu'il se soit rétabli de communication avec
les centres (Vulpian, Philippeaux). On a aussi vu quelquefois des ganglions se régénérer (Valentin), et le cerveau
même semble pouvoir se reformer partiellement (Voit).

e. La *cornée* peut aussi se régénérer partiellement.

f. Dans *le tissu conjonctif*. De toutes les parties du
corps, le tissu conjonctif qui communique partout avec
lui-même, se régénère avec le plus de facilité. Il comble
toutes les lacunes et prolifère là où d'autres parties périssent ou souffrent dans leur développement.

g. Dans *le tissu musculaire*. Dans des blessures faites à
dessein, les muscles striés se sont régénérés complètement au bout de quatre semaines (O. Weber). Il en est
de même chez les grenouilles au printemps, tandis que,
pendant le sommeil hivernal, beaucoup ont subi la dégénérescence graisseuse (de Wittich). — Il se forme des fibres musculaires lisses dans l'utérus gravide.

Dans les points, où il ne se fait pas de restauration,
comme c'est la règle pour la peau et les glandes jusqu'à
présent, les lacunes sont comblées par le tissu conjonctif.

§ XII. — RÉTENTION

Un corps bien nourri emmagasine une certaine provision de matériaux alimentaires qui fournit à des besoins
plus considérables, anormaux. Cette retenue de matières,
ce capital de réserve, en quelque sorte, pour des dépenses
extraordinaires, peut être désigné du nom de *rétention*.
On observe donc des dépôts de graisse dans un corps, qui
reçoit par l'alimentation plus de carbone qu'il n'en brûle,
par exemple, à la suite d'un grand repos musculaire, ou

d'inactivité dans la vie nerveuse, si ce repos, cette inactivité sont accompagnés en même temps d'un régime copieux. — A l'état de repos, pendant le sommeil, on absorbe, la plupart du temps, beaucoup plus d'oxygène que pendant le jour, pour le consommer le lendemain.

L'albumine aussi s'amasse dans le corps et s'use, quand l'apport du dehors diminue. Un animal reçoit-il, par exemple, une nourriture albuminifère abondante et vient-on à lui supprimer tout aliment, la quantité d'urée évacuée, le premier jour d'inanition, sera plus considérable chez lui que chez un animal mal nourri. Ainsi la quantité en a été :

LE PREMIER JOUR DE :   APRÈS INGESTION DE :
     60,1   2,500 grammes de viande
     29,7   1,500   —   —
     19,8   800   —   — 200 de graisse.
                              (Voir.)

Si l'on nourrit un chien avec une quantité croissante de viande, et que la consommation soit plus que couverte, il reste de l'albumine dans le corps. Un chien :

Recevait 1,500 gr. de viande par jour ; il éliminait 106 gr. d'urée
     2,000   —   —   141   —
     2,660   —   —   181   —
 1,500 gr. de viande = 51 Az   106 denrée = 49,04 azote
 2,000   —   = 68 —   141   —   = 67,10 —
 2,660   —   = 90,4 —   181   —   = 84,54 —
                              (Voir.)

D'où il peut arriver que si une influence débilitante s'exerce sur le corps, les suites ne s'en feront pas habituellement sentir immédiatement, chez l'homme qui a des réserves, mais seulement quelques jours après. Le corps vit, en attendant, sur ses provisions.

§ XIII. — DISPOSITIONS VICARIANTES

Bien que chaque partie du corps ait sa fonction spéciale,

il peut y avoir cependant plus ou moins de suppléances, en cas de perte, et de cette façon, la vie et la santé peuvent rester intactes, même quand des organes très-importants ne fonctionnent plus. Ainsi, on a extirpé, sans inconvénient, toutes les glandes salivaires de la bouche (Budge), le pancréas même, très-souvent la rate ; de gros vaisseaux (aorte abdominale, veine porte) peuvent devenir imperméables, sans grand dommage, parce que la circulation se rétablit par les anastomoses. Les différentes espèces de salive et même le mucus, le chyme, le suc intestinal, présentent la propriété diastatique ; la bile et le suc pancréatique ont le pouvoir émulsif ; le suc gastrique, la salive abdominale, le suc intestinal même jouissent de la propriété de former la peptone. La rate peut être remplacée par les glandes lymphatiques. Les muscles qui ont une fonction semblable reçoivent fréquemment leurs nerfs de côtés différents. — Cela revient à dire que le corps s'accommode très-bien des matériaux dont il peut disposer. Ses opérations peuvent se réduire à ce qu'il y a de plus pressé pour le maintien de l'indispensable (circulation et respiration).

§ XIV. — INANITION

On appelle *inanition* l'état dans lequel se trouve le corps auquel toute espèce de nourriture est retranchée. Les phénomènes en ont été observés sur des animaux (Chossat, Bidder et Schmidt, Bischoff, Voit). La suppression des aliments tue le corps, mais pas aussi vite que la soustraction d'oxygène, parce que, dans le premier cas, le corps, les muscles même et la graisse, s'épuisent pour suppléer la nourriture qui devait venir du dehors. Tous les phénomènes vitaux sont concentrés dans les mouvements respiratoires et cardiaques. Leur entretien dépend avant tout de l'excitabilité de certaines parties nerveuses, laquelle a besoin d'oxygène et de sang. Mais c'est également à ces deux mêmes travaux musculaires qu'appartiennent l'oxygène et le sang, et dans le sang une substance azotée et une substance non azotée, l'albumine et la graisse, l'agent plastique et l'agent respiratoire. Ainsi les nerfs, les muscles cardio-respiratoires et le sang constituent les trois conditions solidaires de leur mutuelle intégrité. — Pour remplir ces conditions, il faut :

1° Une *température constante*, c'est-à-dire une formation, proportionnelle au poids du corps, de CO_2, laquelle constitue le moment le plus essentiel de la production de la chaleur. — Le carbone de CO_2 provient de la graisse existant dans le corps, en majeure partie ; — de l'albumine, pour une plus faible part (voy. plus haut § 3). Plus il s'use de graisse, plus il se consomme d'albumine. De là vient que « pendant la première moitié de la durée de l'inanition une unité poids d'animal expire quotidiennement un quantum égal de carbone, pendant la seconde moitié un quantum quotidien croissant » (Bidder et Schmidt). La plupart des parties du corps, devenant plus petites, à la suite de leur dépense en graisse et en albumine, reçoivent aussi moins de sang, et par suite d'O, parce que le diamètre total des vaisseaux diminue forcément quand l'organe entier se rapetisse. Avec la dépense moindre d'O, le besoin d'O qu'éprouvent les cellules ganglionnaires de la moelle allongée diminue parallèlement (voy. p. 83 et seq.). La fréquence de la respiration et du pouls sont en rapport avec le poids du corps.

2° La *décomposition des albuminoïdes*, et finalement une formation d'urée. — Sans ces processus chimiques, il ne peut y avoir de combustion de C, ni même s'engendrer la minime, mais indispensable cependant, force motrice dont la vie a besoin. — Les premiers jours d'inanition, la quantité d'urée excrétée est plus grande, ensuite elle se maintient en rapport avec le poids du corps (Bidder et Schmidt). Plus l'animal a mangé avant l'inanition, plus ses « provisions d'albumine » étaient considérables, plus grande aussi est la quantité d'urée éliminée les premiers jours (Voit).

L'animal auquel on supprime la nourriture ne peut assouvir sa faim avec son propre corps, parce que la fluidification des parties ne se fait que lentement. Les albuminoïdes ne sont pas soumis à l'action du suc gastrique, etc... Voilà pourquoi la sensation pénible de la faim persiste et pourquoi il s'excrète déjà, le premier jour, beaucoup moins d'urée qu'avec une alimentation copieuse. Ainsi, par exemple, un homme de peine bien nourri excrète 37 grammes d'urée avec un régime mixte et le repos, 28 grammes s'il jeûne et se repose.

3° Chaque jour les mouvements du cœur, chaque jour les mouvements respiratoires deviennent plus faibles ; enfin, les matériaux ne sont plus suffisants pour entretenir l'excitabilité nerveuse, l'impulsion générale s'arrête. La mort clôt la scène. Dans les derniers jours de l'inanition, la formation de CO_2, la chaleur, la fréquence de la respiration et du pouls, l'excrétion de l'urée, baissent disproportionnellement.

Il est digne de remarque « qu'au commencement de la durée de l'inanition, une faible partie seulement de la bile sécrétée est expulsée avec les fèces ; ce n'est qu'à partir du dixième jour que la bile est complétement évacuée. » (Bidder et Schmidt.)

D'après les recherches de Voit, l'inanition fait perdre p. 100 à :

Graisse	79,0	Peau et poils	20,6
Rate	66,7	Intestin vide	18,0
Foie	53,7	Poumons	17,7
Testicule	40,0	Pancréas	17,0
Muscles	30,5	Os	13,9
Sang	27,0	Cerveau et moelle épin.	3,2
Reins	25,9	Cœur	2,6

§ XV. — ÉCHANGE DE MATÉRIAUX (STOFFWECHSEL)

Le *stoffwechsel* comprend :

1. Métamorphose des substances nutritives et de l'air en sang ;

2. Du sang en tissus et en liquide d'imprégnation ;

3. Décomposition de ces derniers ;

4. Balance entre les recettes et les dépenses.

UN ADULTE SAIN, PAR JOUR ET EN GRAMMES :

	EAU.	ALBUMINE.	GRAISSE.	HYDRATE DE CARBONE.
Ingère, environ..	3.000	150	84	400
		urée	acide carbonique	
Élimine par l'urine. . . .	1.500	54-57		
Élimine par la peau et les poumons..	1.500		800	

CHAPITRE III

ÉLECTRICITÉ

Il y a dans le corps des courants électriques qui se manifestent d'une manière évidente dans les muscles, dans les nerfs et dans la peau de la grenouille. — Ils ont vraisemblablement une part importante dans le dévelop-

pement des forces actives du travail musculaire, nerveux
et glandulaire.

On reconnaît l'existence de l'électricité à l'aide du *multiplicateur* et à l'aide de la *cuisse de grenouille galvano-
scopique*.

Multiplicateur. — Le multiplicateur se compose essentiellement de : 1) Deux aiguilles magnétiques parallèles
placées l'une au-dessus de l'autre, et reliées entre elles par
une baguette verticale. Le pôle nord de l'une et le pôle
sud de l'autre sont dirigés du même côté, disposition qui
diminue l'influence du magnétisme terrestre. (Astasie des
aiguilles aimantées.)

2) D'un fil d'archal enroulé un très-grand nombre de
fois, une des aiguilles étant suspendue entre les tours du
fil métallique, l'autre se trouvant au-dessus.

Quand un courant électrique passe dans les aiguilles aimantées, celles-ci l'accusent par une déviation. Cette déviation est différente suivant l'entrée de l'électricité, de
telle sorte que, si, par exemple, l'électricité positive entre
par le pôle nord et sort par le pôle sud, l'aiguille magné-
tique tournera d'un autre côté que si l'électricité positive
entrait par le pôle sud et sortait par le pôle nord. L'in-
struction bien connue d'Ampère sert à reconnaître la direction du courant par le sens de la déviation. (V. fig. 28.)

Le multiplicateur est, tant par son astasie que par ses
nombreux tours de fils métalliques, extraordinairement
sensible, même pour des courants électriques faibles, et,
grâce à lui, on peut non-seulement les reconnaître en général, mais encore savoir la direction des courants qui
existent dans le corps ; et en même temps le multiplicateur
peut, dans des conditions spéciales, servir à mesurer la
force du courant, ce que, du reste, d'autres appareils,

particulièrement la boussole tangente, indiquent aussi.

Dans l'emploi du multiplicateur, il importe essentiellement qu'il n'y ait pas d'autres sources d'électricité qui agissent sur lui, et que les courants développés dans les parties animales puissent seuls être reconnus. Comme, lorsqu'on plonge des fils de cuivre dans de l'eau, il se forme des courants qu'un multiplicateur sensible accuse par un trébuchement de l'aiguille, l'hydrogène se rendant au pôle négatif, l'oxygène au pôle positif (courant de polarisation), les vases et les liquides avec lesquels les parties animales sont en contact doivent être de ceux dont on sait par expé-

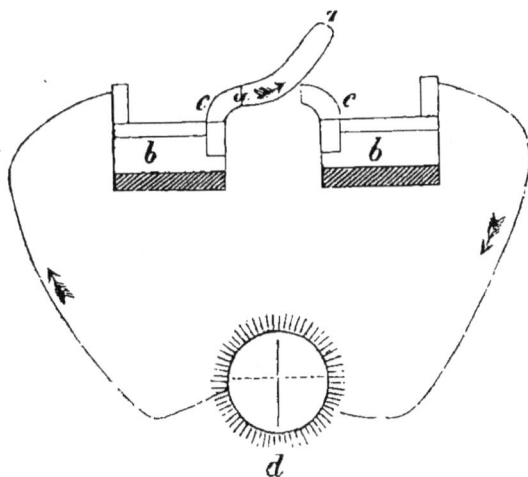

Fig. 28. — Dessin schématique pour faire comprendre le courant musculaire ; b, vases de zinc ; c, coussinets ; a, coupe transversale artificielle du muscle r, qui repose par l'équateur de sa section longitudinale sur un des coussinets, tandis que la section transversale a appuie sur l'autre coussinet ; d multiplicateur.

rience qu'ils ne souffrent aucune décomposition. D'après ce principe, on emploie des vases de zinc amalgamé, en ayant la précaution d'imprégner d'une solution presque concentrée de sulfate de zinc les coussinets de papier sur lesquels sont placées les parties animales (Dubois-Reymond).

Cuisses de grenouilles galvanoscopiques. — Les nerfs des grenouilles ont sur le multiplicateur l'avantage de déceler beaucoup plus vite la tension de l'électricité par les contractions des muscles qui sont en rapport avec eux ; toutefois, ils ne sont pas aussi sensibles que cet instrument.

§ XVII. — COURANT MUSCULAIRE

Section longitudinale. Section transversale. Équateur d'un muscle. — On appelle la surface externe d'un muscle, composé de fibres parallèles, sa *section longitudinale naturelle ;* les tendons auxquels s'attachent ces fibres musculaires sa *section transversale naturelle ;* la section pratiquée dans le sens de l'épaisseur du muscle, sa *section transversale artificielle.* La ligne géométrique qui partage en deux moitiés l'axe longitudinal du muscle, s'appelle son *équateur.*

Si l'on place un muscle composé de fibres parallèles, par exemple le couturier d'une grenouille, sur les coussinets (fig. 28, c), de telle sorte que sa section transversale a touche l'un d'eux et que sa section longitudinale repose exactement par l'équateur sur l'autre, l'aiguille aimantée déviera, comme si le pôle positif avait été mis en rapport avec a, le pôle négatif avec c, c'est-à-dire que le courant électrique du muscle va de la section longitudinale à la section transversale dans le multiplicateur et dans le muscle lui-même de la section transversale à la section longitudinale, comme l'indiquent les flèches de la figure 28. — A cette ordonnance forte succédera l'ordonnance faible, si l'on met en communication deux points seulement de la section longitudinale ou deux points de la section transversale. Le trébuchement de l'aiguille sera, dans ce cas, d'autant plus faible que les points en expérience seront plus également éloignés de l'équateur ou du point milieu de la section transversale (Découverte de Dubois – Reymond).

Si, à la place d'un muscle à fibres parallèles, on en prend un qui soit construit comme le gastrocnémien ; si, par exemple, on prend sur la grenouille justement ce gastrocnémien, le tibial antérieur, le péronier, on peut faire naître tous ces phénomènes, si l'on expérimente la moitié qui regarde les orteils, c'est-à-dire, pour les gastrocnémiens, l'extrémité qui s'attache au tendon d'Achille; il n'en est pas de même à l'extrémité supérieure, pour laquelle le trébuchement, qui indique un courant dans le sens de la section longitudinale à la section transversale, se montre toujours beaucoup plus faible et souvent en sens inverse (Budge).

Le courant des muscles dans lesquels on reproduit artificiellement le schéma naturel des muscles que nous venons de décrire, en pratiquant une coupe transversale oblique (rhombe musculaire), Dubois-Reymond l'appelle courant d'inclinaison, et il cherche à démontrer qu'on doit le rattacher aux lois sur lesquelles reposent les courants dans les muscles parallèles. Il doit, en effet, s'associer au courant ordinaire un autre courant encore allant de l'angle aigu à l'angle obtus du rhombe musculaire.

D'après mon opinion, cette différence, dans les muscles en question, repose sur ce qu'au courant habituel s'en joint un second qui se rend de l'extrémité inférieure à l'extrémité supérieure, et, par suite, renforce le courant dans la moitié inférieure et l'affaiblit dans la moitié supérieure.

Dubois suppose les fibres musculaires constituées par des molécules en forme de cylindre présentant de l'électricité négative à leurs bases, de la positive à leur surface de hauteur, et étant entourées d'un liquide indifférent. Il en résulte donc un courant qui, dans le conducteur électrique, va de la surface de hauteur positive (section longitudinale) à la base négative (section transversale). Parce

que fréquemment l'extrémité tendineuse (section transversale naturelle) ne présente pas la négativité, Dubois suppose près du tendon encore une couche propre qui aurait de
l'électricité positive et qu'il nomme couche *parélectronomique*. D'après les premières observations de cet expérimentateur, cette couche prenait une épaisseur énorme;
d'après de plus récentes, elle peut s'étendre très-loin dans
le muscle. (Voy. encore Section V.)

§ XVIII. — COURANT NERVEUX

Il s'établit un courant entre deux sections longitudinales
des nerfs, lorsque les deux points sont inégalement distants de l'équateur des fragments de nerf en expérience.
De même, il n'y a qu'un effet faible, lorsque les deux sections transversales sont adossées. Le courant le plus fort se
manifeste entre une section longitudinale et une section
transversale, et il a comme dans les muscles une direction allant, à travers le fil du multiplicateur, de la section
longitudinale à la section transversale. — Mais le courant
des nerfs demeure bien en arrière du courant des muscles.

XIX. — COURANT DE LA PEAU DES GRENOUILLES

Faites un petit rouleau avec un morceau de peau de
grenouille dont la face externe est tournée en dehors;
vous verrez naître en même temps des courants forts et
des courants faibles. Les courants faibles proviennent de
deux points de la surface externe ou de deux points de
la section transversale. Ils augmentent dans la mesure
où l'un des deux points est plus rapproché de la section transversale. Les courants forts se montrent, quand
la surface externe et la section transversale sont en rapport avec le multiplicateur. Leur direction est inverse de

celle des muscles et des nerfs, c'est-à-dire que, dans le fil du multiplicateur, ils vont de la section transversale à la section longitudinale. (Budge.) Il existe aussi un courant au travers de l'épaisseur de la peau. (Dubois.)

CHAPITRE IV

CHALEUR

§ XX. — GÉNÉRALITÉS

Ce n'est que dans les limites d'une certaine température que les parties du corps conservent leurs propriétés chimiques, physiques et organiques. Si elles sont exposées à un degré plus élevé ou plus bas, elles perdent rapidement la faculté de fonctionner. C'est pourquoi il y a dans l'organisme des dispositions qui ont pour effet de maintenir dans une marge déterminée cette constance de température.

Degré de la température propre. — Chez tous les animaux à sang chaud, la température du corps demeure à peu près à la même hauteur et n'est sujette à des oscillations que dans de faibles limites. Chez l'homme, dans la cavité buccale, dans le creux axillaire, dans le creux du genou, et dans toutes les parties qui ne sont pas comme les téguments extérieurs soumis à un refroidissement continuel, elle s'élève à 35°-37°,5 C., 28°-50° R., 95°-99° F. La température de l'air ambiant a une certaine influence, mais une influence très-faible. Pendant l'été, la chaleur propre est un peu plus élevée qu'en hiver. Dans les climats brûlants, la température est pour le même individu plus élevée d'environ 1/2° C. que dans les climats chauds. Les hommes peuvent supporter pendant quelques instants une atmosphère artificiellement chauffée à 99·44 C. (Blagden.) Les animaux exposés à une température de 44° C. meurent au bout de quelques heures (Obernier, Ackermann); ils périssent également lorsqu'ils sont refroidis jusqu'à 18° C. (Bernard, Walther). Chez les animaux qui vivent près des pôles, chez le renard polaire, par exemple, la température du corps a été trouvée +40° C., la température de l'air étant — 25 jusqu'à — 30° C. Chez des lapins soumis à une chaleur de 50 à 90° C., la température n'est montée que de quelques degrés (Delaroche et Berger).

§ XXI. — DÉTERMINATION DE LA TEMPÉRATURE DU CORPS

Sensibilité. Thermomètre. Thermomultiplicateur. — Le degré de température peut être déterminé par les nerfs de sentiment, mais seulement d'une façon approximative; avec le thermomètre et le thermomultiplicateur on exprime en chiffres la température. Le dernier appareil ne sert qu'à comparer l'un avec l'autre deux points du corps d'inégale température. Quand deux bâtonnets métalliques, composés chacun de deux métaux soudés ensemble, sont réunis par un arc fermé, et qu'un point de soudure est plus chauffé que l'autre, il se forme du métal plus chaud au métal moins chaud un courant qu'accuse l'aiguille aimantée d'un thermomultiplicateur intercalé dans la chaîne [1], s'il est formé de quelques tours seulement d'un fil d'archal épais. Pour entreprendre des expériences de ce genre sur une partie animale, on fait construire deux aiguilles composées toutes les deux de fer et de cuivre, ou mieux de fer et de maillechort, et on les

[1] Courant fermé, le thermomultiplicateur est intercalé entre les deux électrodes, qui ferment le courant galvanique.

met en rapport avec le multiplicateur. Il suffit de toucher
du doigt le point de soudure d'une aiguille pour faire dé-
vier l'aiguille aimantée. Si l'on plante une aiguille dans
une partie du corps et l'autre dans une autre, il se produit une déviation, quand le point de soudure est plus
chauffé que l'autre, par suite de la différence de température existante. On peut encore de cette manière s'assurer,
par exemple, si peut-être le muscle atteint un degré de
chaleur plus élevé pendant le mouvement.

§ XXII. — PRODUCTION DE LA CHALEUR CORPORELLE

Formation de chaleur par CO_2 **et** H_2O. — La chaleur est un mouvement de l'éther. D'après la loi de la
constance de la force, elle naît des résistances que rencontre une force motrice, et, comme d'ailleurs à chaque
mouvement sont liées des résistances, elle accompagne
chaque mouvement dans les proportions de la grandeur
des résistances. Dans les mouvements musculaires, suivant
l'excitation directe des muscles (Becquerel), ou des nerfs
(Helmholtz), dans le travail glandulaire, par exemple, la
sécrétion de la salive (Ludwig), pendant la digestion, —
la température s'élève. La combinaison de l'O avec le C
et l'H constitue la source essentielle de la chaleur du corps :
et les éléments nutritifs non azotés qui se décomposent
dans le corps et livrent leur C et H aux combinaisons de l'O,
semblent avant tout y être consacrés. On a cherché à se
rendre compte, par des expériences sur les animaux, si,
par la combustion de l'H et du C introduit dans le corps
par la nourriture et de l'O inspiré, il s'engendrait assez de
chaleur pour maintenir une température constante de 37° C.
On a trouvé de cette manière que cette combustion développait de 90-92 p. 100 de la chaleur du corps.

Les différences qu'on a particulièrement observées dans
le sang de certains vaisseaux viennent en partie de ce que

les vaisseaux sont situés plus ou moins superficiellement, et que, par conséquent, leur contenu peut être plus ou moins facilement refroidi, en partie de ce que le sang coule à travers des organes dans lesquels l'assimilation se fait avec plus ou moins de rapidité. Le sang de la veine porte et de la veine hépatique est plus chaud que le sang de l'aorte, parce qu'il se passe plus de combinaisons chimiques dans l'intestin et dans le foie. Le sang de la veine cave inférieure est plus chaud que celui de la veine cave supérieure (Cl. Bernard); les muscles, à cause de leurs échanges de matières plus nombreux, sont plus chauds que le tissu conjonctif. Le sang du cœur droit est, d'après Liebig et Bernard, plus chaud que celui du gauche, ce qu'on attribue au refroidissement occasionné par l'air des poumons sur le sang de ce dernier. Toutefois ce résultat a été mis en doute récemment (Jacobson et Bernhard). La température du corps baisse un peu dans la privation de nourriture, dans le manque d'O, par conséquent, dans l'inspiration rare, dans le repos, dans le sommeil. On a observé une chute de la température pendant la durée d'un bain froid (Virchow). Cependant il se produit assez de chaleur pour que la perte soit insensible (Liebermeister).

§ XXIII. — TRANSMISSION DE LA CHALEUR

Au fond, le point originaire de la chaleur est partout où du C et de l'O se rencontrent, dans le sang et à la périphérie des vaisseaux. Le sang porte la chaleur à toutes les parties du corps. La chaleur dépend donc, en grande partie, de la quantité de sang qu'il contient, par suite, du calibre plus ou moins grand des vaisseaux. Le rétrécissement des artères amène du refroidissement, leur dilatation une augmentation de chaleur. L'irritation des artères ou des nerfs vaso-moteurs rétrécit les artères, et la paralysie des nerfs vaso-moteurs les dilate.

§ XXIV. — PERTE ET RÉCUPÉRATION DE LA CHALEUR

Le corps, dans son ensemble, étant à une température égale, il faut que les pertes de chaleur se réparent constamment. La majeure partie se perd par le rayonnement et l'évaporation à la surface extérieure du corps ; on évalue cette perte à 77,5 p. 100 de la chaleur engendrée dans l'économie (Helmholtz). Outre cela, l'air inspiré et la nourriture froide ingérée prennent du calorique, les matières excrémentitielles, emportent également de la chaleur, et, enfin, si à chaque travail, il est vrai, de la chaleur s'engendre, il est probable qu'il s'en perd encore plus par la peau.

Les mouvements, ou, si l'on veut, la multiplication des obstacles, sert essentiellement à la récupération de la chaleur perdue ; dans ce travail, la part principale revient, il est vrai, aux mouvements musculaires, mais l'augmentation de l'apport d'O y a bien sa part aussi.

Les nerfs sensitifs sont aptes à un haut degré, surtout ceux de la tête et des poumons, à percevoir la chaleur propre du corps. L'abaissement de la température exerce, par l'intermédiaire de ces nerfs, une influence sur la moelle allongée, et, par suite, sur la respiration. L'augmentation de l'O inspiré amène une augmentation de formation de chaleur. L'organe central de la sensibilité et de la respiration se trouve dans la moelle allongée. La température extérieure vient-elle à monter, la peau se dilate, et il sort au travers des pores une plus grande quantité de liquide. L'évaporation augmente, et, par là même, la chaleur baisse.

— Quand le corps est placé quelque temps sous une température froide, la respiration et le mouvement cardiaque réclament une force musculaire plus considérable, l'activité nerveuse souffre, et il se déclare une exagération d'irritabilité. Pour ramener les choses à l'état normal, on a pratiqué la respiration artificielle longtemps prolongée et même dans une atmosphère plus froide que la température de l'animal engourdi (Walther).

§ XXV. — QUANTITÉ DE CHALEUR

Unité de chaleur. Calorie. — Si l'on veut chauffer 1 gramme d'eau à 1° C., on a besoin, suivant les différentes substances, d'une quantité différente de chaleur ; ainsi, par exemple, 1 gramme d'eau à 0° et 1 gramme de mercure à 15° forment un mélange de 1/2° C. Quand on brûle 1 gramme C avec 2,666 O pour former CO^2, il se dégage assez de chaleur pour porter 8,080 grammes d'eau à 1° C.; la combustion de 1 gramme d'H en dégage assez pour élever 34,462 grammes d'eau à la même température. On appelle la quantité de chaleur qui est nécessaire pour élever la température de l'unité de poids eau à 1° C., *unité de chaleur ou calorie.* Elle est pour $C = 8080$, pour $H = 34462$.

Si un homme élimine par l'expiration, sous forme de CO^2, 2,000 grammes de C, par exemple, qui sont brûlés, par conséquent, il s'engendre assez de chaleur pour élever $2000 \times 8080 = 16160000$ grammes d'eau de 0° à 1° C. — On peut, d'après cela, calculer, en se basant sur la quantité CO^2 et H_2O produits par l'oxydation dans un corps, les unités de chaleur que ce corps dépense. Ce calcul a été fait, il y a quelque temps, par Helmholtz, récemment par J. Ranke ; il en résulte que chaque jour un homme sain dépense environ 2200000 unités de chaleur, plus avec un régime azoté qu'avec un régime non azoté. Cette chaleur peut élever 22 *kilogrammes d'eau de 0° à 100° C.*

CHAPITRE V

SÉCRÉTION

§ XXVI. — GÉNÉRALITÉS

Ce qu'il faut pour une sécrétion. — On entend par sécrétion le processus en vertu duquel, au moyen de cellules, des liquides, ou ces cellules elles-mêmes, se séparent des organes. Ces organes se nomment *organes de sécrétion*, et glandes, lorsqu'ils ont une structure compliquée. Les organes de sécrétion et toutes les glandes aussi, par conséquent, possèdent deux éléments essentiels ; une membrane fondamentale (basement membrane) et des cellules sécrétantes (ou des glandes). Le sang et les nerfs font nécessairement partie de leur appareil fonctionnel, les lymphatiques aussi, et quelquefois des fibres musculaires. (Voy. p. 157 et seq.).

Les cellules sécrétantes, par suite l'épithélium des glandes, ont très-peu de substance intercellulaire ; elles ne se continuent pas en filaments : par exception seulement, elles sont munies de prolongements, et habituellement elles sont entourées de riches plexus nerveux et surtout de nombreux vaisseaux.

Elles sont vraisemblablement spéciales pour chaque organe de sécrétion. Cependant il y a encore là-dessus beaucoup de ténèbres.

Division des sécrétions. — On peut diviser en deux catégories les sécrétions, mais sans prétendre toutefois les enfermer dans une classification trop rigoureuse :

1) Celles qui consistent surtout en cellules, et

2) Celles qui consistent surtout en éléments du sang et en leurs dérivés.

Très-fréquemment les deux produits sont mélangés.

Ad. 1) Les cellules qui se décollent pour constituer une sécrétion peuvent

a) Se former sur les surfaces unies des membranes; la couche la plus superficielle se détache, et, dans la couche profonde il naît continuellement de nouvelles cellules. Ce sont les téguments superficiels, l'épiderme sur la peau, l'épithélium sur les muqueuses et les membranes séreuses. On regardait autrefois les téguments superficiels comme provenant du derme cutané ou du derme muqueux, etc... Mais ils ne se régénèrent pas dans le derme même; car ils ont leur matrice sur lui dans une couche qu'on connaît dans l'histoire du développement, sous le nom de feuillet corné.

Les téguments superficiels n'ont pas de nerfs; il servent, d'une part, l'épiderme surtout, de moyens protecteurs pour les parties sous-jacentes, très-riches en nerfs; d'autre part, ils séparent un liquide, et, en cela, ils appartiennent à notre deuxième classe. La desquamation est très-différente, suivant le siége et suivant les individus. Dans le canal alimentaire, depuis la langue jusqu'à l'anus, elle est très-abondante, beaucoup moindre dans ses glandes accessoires, comme aussi dans le canal génito-urinaire, dans les articulations. L'épiderme desquame facilement à la tête, dans l'oreille (où il constitue de beaucoup la majeure partie du cérumen), aux pieds, surtout chez certains individus. La desquamation est très-faible sur les membranes séreuses.

b) Les cellules s'éliminent par des organes compactes, les glandes dites conglomérées, la rate, les ganglions lymphatiques, etc... L'élimination périodique de cellules germinatives (ovulum) par l'ovaire appartient aussi à cette catégorie; de même, les cellules séminales et leurs filaments (v. plus bas).

Ad. 2) Les cellules servant à la séparation d'un liquide présentent des nuances très-manifestes, qui se distinguent par leur manière différente de se comporter à l'égard du sang.

a) Beaucoup ne laissent passer qu'une quantité extrèmement faible d'albuminoïdes, et le liquide qu'elles sécrètent est essentiellement de l'eau, dans laquelle sont dissous les sels du sang. Ces derniers ne le cèdent pas beaucoup, pour la quantité, à ceux du liquide du sang (0,8—0,9 p. 100).

Ainsi : sur 1000 parties :

	EAU.	ALBUMINOÏDES.	SELS.
Liquide cérébro-spinal.	987.49	1.62	10.52 (avec des mat. ext.). (HOPPE.)
Eaux de l'amnios. . .	991.40	0.82	7.10 (SCHERER.)
Humeur aqueuse. . .	986.87	1.22	7.69 (LOHMEYER.)
Larmes.	982.00	5.00	12.02 (LERCH.)

Ces liquides servent tous à lubrifier les parties.

b) Il faut y joindre les cellules épithéliales, qui filtrent une plus grande quantité d'albumine, ce qu'on nomme les transsudats de la plupart des cavités closes.

Sur 1000 parties :

	EAU.	ALBUMINOÏDES.	SELS.
Liquide du péricarde.	955.45	25.49	7.10 (GORUP-BESANEZ.)
— de la plèvre..	956.00	55.40	7.40 (C. SCHMIDT.)
— de l'hydrocèle.	954.00	51.70	9.20 (W. MULLER.)

Quant à la manière dont se comporte l'épithélium dans la sécrétion urinaire, voy. plus bas, § 27, et sécrétion cutanée, § 29.

c) Les épithéliums qui préparent de la mucine sur les membranes muqueuses (voy. sect. 4). Les cellules de la conjonctive oculaire forment la transition de *a*) et *b*) à *c*), au point de vue physiologique. Au point de vue anatomique, il faut les ranger ici.

d) Cellules, qui séparent dans le foie les acides biliaires et la matière glycogène.

e) Ferments formant des cellules dans les glandes salivaires, dans l'estomac, dans l'intestin.

f) Cellules dans lesquelles l'albumine est employée à former de la graisse, particulièrement dans les glandes mammaires, les glandes de Meibomius, les glandes sébacées, cérumineuses.

g) Enfin, il faut encore ajouter les cellules adipeuses, sur la situation physiologique desquelles on ne peut encore rien dire de positif.

Secreta. — Excreta. — On appelle suivant l'ancien usage *secretum* une *sécrétion* qui est encore employée à d'autres fins physiologiques, par exemple, la salive, le sperme ; l'*excretum* est une *sécrétion* qui ne peut plus être utilisée dans l'économie, l'urine, par exemple.

Pendant l'acte de la *sécrétion*, les vaisseaux se dilatent et le sang est moins sombre dans les veines.

§ XXVII. — SÉCRÉTION URINAIRE

Urée dans le sang. — La substance essentielle qui se trouve dans l'urine de l'homme et des animaux carnivores, c'est l'urée. On la rencontre en très-faible quantité dans le sang sain ; mais elle y augmente considérablement, lorsque chez des animaux, on a extirpé les deux reins, ou lorsque ceux-ci ont été détruits par une maladie. D'où il faut conclure que l'urée est déjà formée dans le sang et

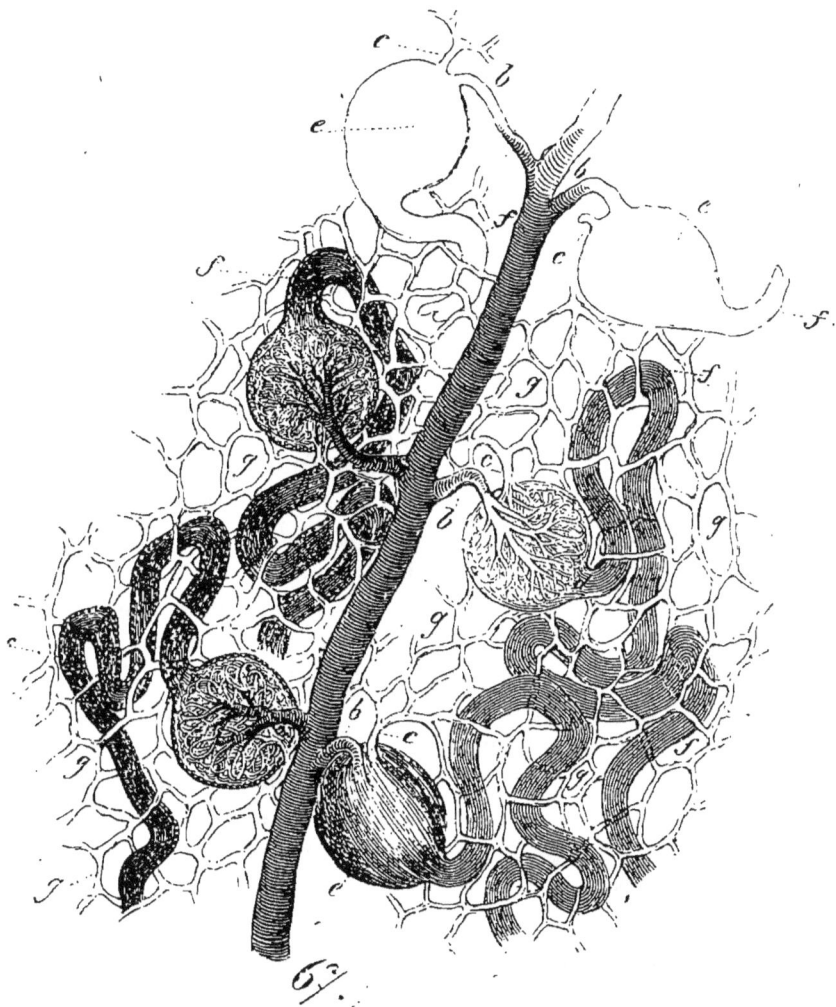

Fig. 29. — Coupe d'un rein de mouton chez lequel une injection
de colle et de carmin faite par l'artère rénale avait bien réussi.
Une branche artérielle passe au milieu ; *a*, d'elle se détachent :
b, les vaisseaux afférents ; *c*, les vaisseaux efférents ; *d*, glomérule, *e*, capsule ; *f*, canalicule flexueuse ; *g*, réseau capillaire. —
Grossissement de 67 fois.

qu'elle n'est, et toujours, que simplement éliminée par les reins. (Prévost et Dumas.)

Structure des reins. — La structure des reins s'approprie mieux que celle d'aucune autre glande du corps à la transsudation des liquides du sang. Il y a dans la substance corticale des reins un très-grand nombre de canalicules flexueux, larges de 1/60 — 1/40‴ (tubuli uriniferi contorti, fig. 29) qui sont recouverts de cellules à l'intérieur. Leur origine est constituée par une ampoule (*la capsule*), de telle sorte que de chaque capsule part un canalicule urinaire. Chaque capsule est traversée par un petit tronc vasculaire entrant et sortant, *b* et *c*. Le *vas afferens* est un rameau d'une branche artérielle, et le *vas efferens* se perd dans le réseau capillaire. Entre le vaisseau afférent et le vaisseau efférent, se trouve une pelote ronde *d* de rameaux vasculaires enchevêtrés. On appelle cette pelotte un *glomérule* (glomerulus). Il est entouré de la capsule du canalicule urinaire. Capsule et glomérule portent le nom de corps de Malpighi (*corpus malpighianum*). Les nombreux corpuscules de Malpighi apparaissent à l'œil nu comme des points rouges dans la substance corticale des reins.

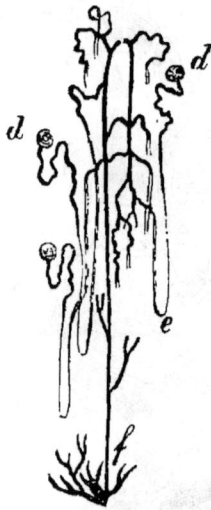

Fig. 50. — Représentation schématique des canalicules urinaires; *d*, glomérules; *e*, anses; *f*, tube collecteur.

Dans la substance médullaire, les canalicules courent en droite ligne (tubuli uriniferi recti) et souvent se réunissent deux ensemble pour n'en former qu'un. Après s'être dirigé un certain espace vers la substance médullaire, le canalicule flexueux se contourne en anse (découverte de Henle), voy. fig. 30, *e*, puis se rend, après plusieurs flexions, dans un tube dit tube collecteur *f*, dans lequel de diffé-

rents côtés viennent déboucher des canalicules urinifères
flexueux. D'autres tubes collecteurs se réunissent à celui-ci
et tous se terminent dans les papilles.

Pression et rapidité du sang dans le rein. —
La pression du sang à l'intérieur des corpuscules de Malpighi est, à cause de l'accroissement en diamètre, considérablement augmentée, et la rapidité du courant sanguin
diminuée; d'où il suit que la transsudation du liquide du
sang peut être très-grande. Le liquide sortant est aussitôt
recueilli par la capsule. Il est digne de remarque que,
dans les rapports normaux, malgré la pression considérable, il ne se trouve cependant pas d'albumine dans
l'urine. *Si la raison de ce fait réside en ce que les parois
vasculaires ne permettent pas le passage, ou en ce que
les cellules absorbent l'albumine, cela n'est pas tranché.*

Propriétés de l'urine. — L'urine saine présente
essentiellement, par son contenu en sels acides, phospha-
tiques (de Liebig), une réaction acide; suivant la quantité
d'eau et de matière colorante, elle est plus ou moins jaune;
elle a, la plupart du temps, un poids spécifique de
1,03-1,05. Son odeur aromatique vient peut-être de
l'acide phénique, à côté duquel on a également trouvé,
dans de l'urine de vache, les acides taurylique, damalu-
rique, damalique (Stœdler). La réaction de l'urine devient alcaline par l'usage de sels alcalins végétaux. Si l'urine
fraîche demeure exposée à l'air, elle devient nuageuse
(épithélium, corpuscules muqueux, masse granuleuse confuse), et aussitôt survient la fermentation dite acide, dans
laquelle la matière colorante de l'urine, probablement sous
l'influence du mucus vésiculaire jouant le rôle de champignon fermentatif, se transforme en acide lactique, qui
décompose les urates. Les cristaux rhomboïdes de l'acide
urique et les octaèdres de l'oxalate de chaux apparaissent
dans le sédiment de l'urine. La fermentation acide est
suivie tôt ou tard de la fermentation alcaline, liée pareil-

20

lement à une formation de champignon (torula). L'urée se
décompose en carbonate d'ammoniaque.

Composition de l'urine. — L'urine contient environ 93 p. 100 d'eau et 7 p. 100 de substances solides. Les
substances solides sont l'urée, l'acide urique, des traces
d'acide hippurique, de la créatinine, de la xanthine, une
matière colorante jaune et l'*indican*. Parmi les substances
non azotées, signalons : une petite quantité de glycose et
d'acide lactique ; en outre, du chlorure de sodium, du
chlorure de potassium, des phosphates de terre de chaux
et de talc, une très-faible quantité d'oxyde de fer et de
silice ; d'après Schœnbein, des azotates de potasse et de
l'hyperoxyde d'hydrogène aussi ; enfin, des gaz, O, Az
et CO^2.

§ XXVIII. — PARTIES CONSTITUANTES DE L'URÉE, EXPULSION DE L'URINE

Urée. — Elle est légèrement soluble dans l'alcool et
l'eau ; elle cristallise en aiguilles incolores, se forme artificiellement par une combinaison d'acide cyanique et d'ammoniaque, de même dans la décomposition de l'acide
urique par l'acide nitrique.

Préparation. — On la tire de l'urine, en concentrant
celle-ci jusqu'à consistance sirupeuse et en ajoutant poids
égal d'eau et d'acide nitrique. Les cristaux d'azotate
d'urée qui se formeront seront dissous, puis l'urée sera
séparée par du carbonate de baryum.

Méthode titrée. — Pour la détermination de la
quantité d'urée, on emploie une solution titrée d'azotate
de mercure. Ce dernier se combine avec l'urée pour former un sel triple insoluble. La solution est titrée, de telle
sorte qu'on a besoin pour 0,1 gramme d'urée juste de
10 c.c. de cette solution (de Liebig). Dès que, par conséquent, il ne se forme plus de précipité, on est sûr qu'il

n'existe plus aucune trace d'urée dans le liquide à examiner. Quand ce moment est arrivé, l'adjonction de carbonate double de sodium détermine une coloration brune,

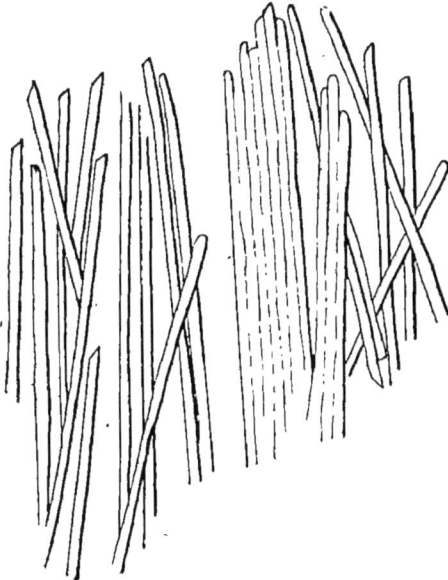

Fig. 51. — Cristaux d'urée.

l'acide azotique se combinant avec le sodium et le mercure étant mis en liberté. Avant de procéder à la détermination de l'urée dans l'urine, il faut tout d'abord chasser
les chlorures alcalins par une solution d'azotate d'argent,
les sulfates et les phosphates par de l'eau de baryte et une
solution d'azotate de baryum.

**Urée, agent le plus important de l'élimina-
tion de l'azote**. — L'urée est parmi les produits terminaux qui résultent de la destruction des substances
azotées introduites dans le corps par la nourriture ; c'est-
à-dire des albuminoïdes, — l'urée est de beaucoup le plus
important et le plus essentiel. Sa quantité dépend essentiellement de la quantité des aliments azotés.

Quantité d'urée. — Pendant que, par exemple, avec
une nourriture purement animale 53 grammes d'urée sont
éliminés en 24 heures, la quantité de celle-ci ne se monte
avec une alimentation mixte qu'à 32 grammes ; avec une
alimentation végétale, à 22, avec une alimentation non
azotée, à 15 grammes. Si le corps ne reçoit aucune nourriture, la sécrétion urinaire ne cesse pas cependant, ni
même dans l'inanition complète ; elle ne fait que diminuer
considérablement (Lassaigne). L'addition d'une plus grande
quantité de sel de cuisine à la nourriture élève la quantité
d'urée, et, par suite, la dépense d'azote.

Chez les enfants, il y a environ 0,81 grammes d'urée,
chez les adultes seulement 0,42 par kilogramme poids du
corps. On excrète pendant la nuit près de 1/5 en moins
d'urée que pendant le jour. Si l'on prend uniquement des
substances azotées, on excrétera plus d'urée que si, avec la
même quantité d'aliments azotés, on absorbe en même
temps du sucre et de la graisse. Cela provient de ce que,
dans ce dernier cas, plus d'acide carbonique peut se former et que la formation de CO^2 favorise la réparation des
tissus. L'exercice musculaire n'influence pas directement
l'augmentation de l'urée. Si l'urine séjourne longtemps dans
la vessie, la quantité d'urée est diminuée par décomposition (voy. page 298).

Vraisemblablement l'urée ne se forme pas seulement
aux dépens des tissus déjà organisés, mais aussi du liquide
d'imprégnation. Cela résulte de ce que peu d'heures après
l'absorption de substances azotées, l'urée augmente visiblement, tandis que d'autres expériences démontrent que la
formation des diverses parties du corps n'a lieu que lentement. La sécrétion urinaire varie aux divers moments de
la journée, soit qu'on prenne de la nourriture, soit qu'on
n'en prenne pas. En général, elle monte du matin jusqu'après midi, ensuite elle baisse.

Acide urique. — On obtient l'acide urique en versant goutte à goutte dans l'urine de l'acide chlorhydrique, qui le précipite. Il faut pour dissoudre l'acide urique 10,000 parties d'eau froide et 1,800 d'eau chaude. Sa solubilité est considérablement augmentée par du phosphate de sodium. Ce sel se trouve constamment dans l'urine. En moyenne, les adultes excrètent en 24 heures de 0,5 — 1,18 grammes d'acide urique, avec une alimentation ordinaire. La quantité en augmente avec une alimentation animale, et baisse avec un régime végétal.

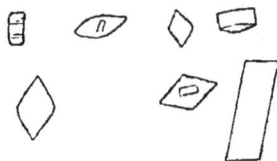

Fig. 52. — Cristaux d'acide urique.

L'acide urique cristallise en prismes rhomboïdaux et en tablettes rectangulaires. Quand on le trouve cristallisé dans l'urine, il apparaît en partie sous forme de losanges, en partie sous forme de petits barillets, et coloré en jaune par la matière colorante de l'urine. Un tel précipité se dissout complétement dans une lessive chaude de soude.

Fréquemment les urates forment un précipité dans l'urine, surtout après des indigestions, après des exercices violents, dans la fièvre. Ce sédiment a généralement une coloration jaune ou brune ; il est dissous par l'eau chaude, et paraît amorphe au microscope. Il consiste généralement en urate de soude. L'acide urique et les urates se laissent aisément reconnaître, si l'on chauffe lentement dans une écuelle de porcelaine cette poudre avec quelques gouttes d'acide azotique, et y adjoint une faible quantité d'ammoniaque. Il en résulte une tache rouge purpurin, du *murexide* (purpurate acide d'ammoniaque); par la potasse il devient bleu.

20.

Acide hippurique. — L'acide hippurique existe, la plupart du temps, en faible quantité dans l'urine des adultes, en plus grande dans celle des enfants. On l'obtient en broyant avec de la poudre de baryte le reliquat de l'urine évaporée et en mêlant et évaporant, au bain-marie, l'extrait alcoolique avec de l'acide oxalique en excès. Il en résulte de l'éther mélangé de 1/6 d'esprit-de-vin, d'acide oxalique et d'acide hippurique. Si maintenant on fait bouillir la solution concentrée avec du lait de chaux, l'oxalate de chaux se précipitera et l'on tirera du liquide filtré l'acide hippurique, à l'aide du chlorure de sodium.

Sucre. — Il n'y a habituellement dans l'urine normale qu'une faible quantité de *sucre de raisin*. On traite l'urine par du sucre de plomb [1] et du vinaigre de plomb [2] et précipite le filtratum avec de l'ammoniaque. Tout le sucre existant est enfermé dans le précipité. Beaucoup de rapports encore inconnus font que maintes fois, tantôt la quantité de sucre est extrêmement petite dans l'urine, tantôt clairement démontrable (Brücke).

Substance colorante, rouge, bleue, brune. — On distingue une substance colorante ferrugineuse rouge qui, provient vraisemblablement des globules rouges du sang, et une substance colorante brune, qui procède vraisemblablement de la substance colorante de la bile. On a découvert à plusieurs reprises dans l'urine une substance indigogène (indican), qui peut être décomposée par les acides en sucre et en indigo. Son origine est inconnue.

Chlore. — La proportion de *chlore* dans l'urine augmente suivant la quantité de chlore contenue dans la nourriture. Quand on écarte le plus possible tout le chlore, l'urine se montre néanmoins encore chlorée. Il ne s'en

[1] Acétate de plomb monobasique = PbO, $C^4H^3O^3 + 5HO$.
[2] Acétate de plomb tribasique = $3PbO \cdot C^4H^3O^3$.

dégage que peu à peu. En général, il se règle, les rapports restant les mêmes, sur la quantité d'urine excrétée. Il compose à peu près 1/2-3/4 p. 100 de l'urine. On évalue la quantité de chlore, qui se montre principalement sous forme de chlorure de sodium, au moyen d'une solution titrée d'azotate d'argent.

Acide sulfurique. — L'*acide sulfurique* est combiné dans l'urine avec le potassium et le sodium, et en constitue environ 1/5 p. 100.

Phosphates terreux et alcalins. — Des phosphates terreux et alcalins, savoir du phosphate de chaux, du phosphate de magnésium, de potassium, de sodium, se présentent dans l'urine. Les derniers varient à peu près dans le même rapport que l'urée ; ils diminueraient pendant le sommeil, alors que, dans le même temps, les phosphates terreux augmentent (Bocker). Une addition d'ammoniaque à l'urine rend celle-ci trouble ; le phosphate de chaux dissous devient basique et, par là même, insoluble ; le phosphate de magnésie se combine avec l'ammoniaque pour former le sel triple insoluble : le phosphate ammoniaco-magnésien qui cristallise en prismes.

L'acide phosphorique que l'on prend dans la nourriture, est en grande partie (12/13) éliminé par l'urine (E. Bischoff). — Environ deux grammes d'acide phosphorique sont excrétés par l'urine et les fèces. La détermination s'en fait au mieux avec une solution titrée de nitrate d'uranium (Neubauer).

Quantité d'eau dans l'urine. — La quantité d'eau dans l'urine dépend :

1) De la quantité d'eau absorbée ;

2) De l'abondance des autres sécrétions, avec lesquelles elle se trouve en rapport inverse.

Avec une alimentation azotée la quantité d'urine paraît en rapport avec le poids des corps et, par suite, la quantité d'eau semble être plus grande qu'avec une alimentation végétale. Avec l'alimentation ordinaire, 2 à 3 livres d'eau environ sont éliminées chaque jour par les urines.

Collection et expulsion de l'urine. — Pendant que dans les canalicules urinaires (fig. 30), la pression du liquide incessamment sécrété chasse l'urine jusqu'aux papilles, une force musculaire commence à agir dans celles-ci. Les calices rénaux qui embrassent étroitement les papilles forment autour d'elles un sphincter (Henle), et, à partir de là, des faisceaux de fibres circulaires et longitudinales vont composer calices, bassinet, uretère et vessie. Ces canaux musculaires se trouvent pendant toute la vie animés d'un mouvement faible, il est vrai, mais continuel, mouvement dans lequel ils oscillent entre une constriction et une dilatation, un raccourcissement et un allongement. C'est ainsi que le liquide sortant des papilles est, comme par un mouvement de pompe, conduit par les uretères dans la vessie. Sur des hommes mal conformés auxquels manque la paroi antérieure de la vessie, on remarque un suintement presque continuel de l'urine par les orifices béants des uretères, quelquefois aussi un écoulement par petit jet.

L'urine se rassemble dans la vessie. Tant que le fond dans lequel débouchent les uretères est seul plein, une dépression se creuse entre le fond et le col, cavité dont le contenu presse sur l'origine de l'urèthre. Mais la raison essentielle pour laquelle l'urine ne s'écoule pas de la vessie est double : raison mécanique, raison organique. Que la première existe, cela est démontré par le fait que la vessie morte peut encore contenir une grande quantité d'urine sans que celle-ci s'échappe. Dans toute l'étendue du canal de l'urèthre, depuis le col de la vessie jusqu'à la portion cutanée du canal existe une grande quantité de tissu élastique qui oppose à la coupe une résistance considérable. Les parois du canal se touchent mutuellement, et lorsqu'elles ont été éloignées l'une

de l'autre, elles reviennent sur elles-mêmes. Cette grande
élasticité empêche l'écoulement. — Pendant la vie, les
sphincters qui entourent le commencement du canal de
l'urèthre agissent, aussi bien dans la portion glandulaire
de la prostate que dans la portion membraneuse. L'instinct (action réflexe) et la volonté les contractent et l'u-
rine peut être ainsi retenue. (Voy. *Physiologie des nerfs*.)
— L'expulsion de l'urine se fait par l'action des muscles
de la vessie et à la vérité par l'action combinée des fibres
longues (detrusor) et des fibres circulaires agissant simultanément avec le muscle dit sphincter de la vessie. L'opinion d'après laquelle le sphincter de la vessie retient l'urine
dans la vessie est erronée. Les dernières gouttes d'urine
sont expulsées par la contraction du muscle bulbo-caverneux.

§ XXIX. — SÉCRÉTION DE LA PEAU

Quatre produits sont sécrétés par la peau :
1) Epiderme,
2) Sébum cutané,
3) Sueur,
4) Gaz.

Épiderme. — La composition chimique de l'épiderme
comme des ongles et des cheveux est à peu près celle-ci :

50 à 51	0/0 de carbone,
6 à 7	0/0 d'hydrogène,
17 à 17 1/2	0/0 d'azote.
20 à 25	0/0 d'oxygène,

et du soufre, qui est contenu en grande quantité (5 p. 100)
dans les poils. La matrice de l'épiderme est constituée par
la couche des cellules de la surface du derme, qu'on
nomme corps papillaire : les follicules sont la matrice des
poils ; le lit onguéal celle des ongles. L'ongle croît aussi

bien par son extrémité postérieure que par toute sa surface, en couches d'arrière en avant et de bas en haut. Les
fonctions des éléments épidermiques sont très-évidentes.
L'enlèvement de l'épiderme en un point de la peau
montre la grande sensibilité des nerfs sensitifs simplement au contact de l'air; de même leur sensibilité à la
pression s'accuse lorsque l'ongle est coupé trop ras. Outre
l'abri qu'ils prêtent aux nerfs, les produits épidermiques
ont un rôle important dans la résorption cutanée. (Voy.
plus loin.)

Glandes sébacées. — Les organes sécréteurs du
sébum cutané sont constitués par des glandes longues,
grappiformes, adipeuses qui se montrent, en général,
très-près des cheveux et entretiennent ceux-ci gras.

Structure de la peau. — Le stroma de la peau
forme un réseau épais de tissu connectif et de fibres
élastiques. Dans ces mailles sont disposés par couches :

1) Des fibres musculaires lisses,

2) De nombreux vaisseaux,

3) Des nerfs en abondance,

4) Au fond, en partie dans le tissu cellulaire sous-cutané, les glandes sudoripares,

5) Les glandes sébacées, dont il a été question plus
haut.

La couche supérieure de la peau est pourvue de nombreuses verrues, *papillæ*, qui ont, à vrai dire, la même
structure que la peau et servent en grande partie à l'exercice de sa sensibilité tactile. (V. chap. VII.)

§ XXX. SÉCRÉTION DE LA SUEUR

Glandes sudoripares. — Que les glandes sudoripares, dont le nombre sur la surface cutanée s'élève, d'a-
près un calcul approximatif, à plus de deux millions, et
qui se montrent surtout en abondance sur la face palmaire

de la main et plantaire du pied, sécrètent réellement de la sueur, ce n'est pas encore définitivement prouvé. Elles sont entortillées en pelotes de 1/6-1‴ de diamètre pourvues d'un conduit excréteur en forme de tire-bouchon qui, s'élargissant à son embouchure, renferme une masse graisseuse et granuleuse. En tout cas, la sécrétion de la peau, qu'on évalue en moyenne à deux livres, n'est pas tout entière sécrétée par ces organes. Bien plus, le liquide de la perspiration cutanée traverse l'enveloppe cutanée à la faveur de la diffusion, et la pression sanguine peut y avoir une part essentielle. Le liquide transsudé s'évapore à la surface et n'y demeure fluide que si la quantité en est fort considérable ou si l'évaporation en est empêchée.

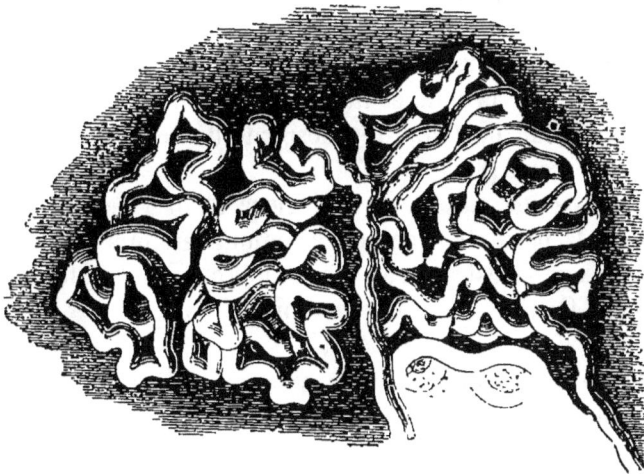

Fig, 33. — Glande sudoripare du creux de l'aisselle d'un homme ; grossie 180 fois.

Conditions qui font varier la sécrétion et l'évaporation de la sueur. — L'exhalation cutanée augmente, lorsque la quantité de sang, c'est-à-dire, par conséquent, le liquide diffusible qui se rend à la peau, augmente, et lorsque les pores de la peau sont élargis, par suite, lorsque la peau se dilate. La dilatation de la peau dépend en partie de sa température, en partie de ses fibres musculaires. Si ces dernières sont relâchées, la pénétration est plus facile; si elles se contractent, ce qui peut avoir lieu sous l'influence de l'excitation nerveuse, alors la sécrétion cutanée est gênée.

L'évaporation se produit facilement, quand l'air contient peu d'humidité et inversement. Elle est empêchée par des substances imperméables, par exemple, un vêtement de caoutchouc.

Composition de la sueur. — Indépendamment de l'épithélium, qui s'y mêle mécaniquement, la sueur ne contient, en moyenne, pas tout à fait 2 p. 100 de résidus solides et contient plus de 98 p. 100 d'eau. Ses éléments organiques sont : de l'acide formique, une faible quantité d'urée, des matières extractives; ses éléments inorganiques : du chlorure de sodium, du chlorure de potassium, du sulfate de potasse, de phosphate de soude, des phosphates terreux (Favre).

Gaz de la peau. — Une respiration a lieu à la surface de la peau. De l'acide carbonique est mis en liberté et de l'oxygène est absorbé. On compte que sur 1,000 grammes de CO^2 attribués à l'exhalation pulmonaire, il y en a 9 qui sont dégagés par la peau.

Vernis étendu sur la peau. — Si l'on recouvre la peau d'un animal d'une épaisse couche de vernis, les phénomènes suivants se produisent : diminution de la respiration ; l'exhalation d'acide carbonique peut diminuer jusqu'à 1/10 de la normale, mais elle remontera, si l'animal est soumis à une température élevée ; moins d'oxygène sera aussi absorbé. Le nombre des mouvements respiratoires (même chez les grenouilles) devient de plus en plus faible, la température normale tombe. De l'abattement, de l'anesthésie, de la stupeur même, de l'agitation et de la

trépidation se manifestent ; le pouls s'accélère, l'appétit
faiblit, l'urine devient souvent albumineuse, la mort survient toujours, tantôt plutôt (chez les lapins), tantôt plus
tard (chez les chiens). Les animaux supportent plus longtemps que l'homme une atmosphère chaude. On trouve, à
l'autopsie, de l'hypérémie des muscles, des poumons
aussi, du sang coagulé dans le cœur et dans les vaisseaux,
des infiltrations du tissu cellulaire sous-cutané, et dans ce
liquide des corpuscules lymphatiques, du phosphate triple ; on trouve un épanchement séreux dans les cavités, du
sang noir dans les artères, le foie, la rate, le cerveau ; la
muqueuse intestinale est gorgée de sang. La corrélation
des phénomènes n'est pas encore bien claire, parce qu'on
ne sait quelle part y prend l'évaporation empêchée, quelle
part les nerfs cutanés.

Résorption par la peau. — La surface du derme
résorbe très-facilement, lorsque l'épiderme a été enlevé.
L'épiderme, au contraire, ne se laisse que très difficilement pénétrer par les substances. On suppose que la vapeur d'eau, comme les substances fluides, sont aspirées,
sucées. Les observations sont très-divergentes pour ce qui
regarde la résorption des liquides n'attaquant pas l'épiderme.

CINQUIÈME SECTION

MOUVEMENTS MUSCULAIRES

§ I. — CONSIDÉRATIONS ANATOMIQUES

Description des fibres musculaires. — Toutes les fibres (c'est-à-dire, ces corps élémentaires dont la dimension en longueur dépasse remarquablement la dimension en largeur) qui ont la faculté de se raccourcir sous l'influence d'une excitation, appartiennent au genre des *fibres musculaires*. Celles-ci, couchées les unes à côté des autres en petits faisceaux, forment les muscles, et elles sont imprégnées du liquide appelé *liquide des chairs*. Les muscles se laissent décomposer en fibres par des agents chimiques, savoir par l'acide nitrique (1 : 1 eau) joint au chlorate de potasse, et par une solution de potasse (32 p. 100); on peut aussi reconnaître au microscope les fibres d'un muscle sur des coupes longitudinales et transversales.

On distingue deux sortes de muscles : des striés en travers et des lisses.

1) *Muscles striés transversalement*. — Toute fibre consiste en une multitude innombrable de corpuscules pris-

matiques très-petits appelés particules de chair (*sarcous cle-ments*, Bowmann), qui sont rangés en séries linéaires et forment les *fibrilles des muscles*. On reconnaît très-facilement ces dernières, avec un grossissement convenable, dans les muscles qui ont séjourné un certain temps dans de l'acide chromique étendu, et, sans plus de réactifs, sur les muscles tels quels des crustacés. Entre les particules de chair, il y a une substance fluide, limpide, en sorte que l'on distingue des endroits sombres et des endroits clairs (Voy. fig. 54) ; ceux-là sont *anisotropes*, c'est-à-dire qu'ils réfractent deux fois la lumière ; ceux-ci sont *isotropes*, c'est-à-dire qu'ils ne la réfractent qu'une fois (Brücke), ce dont on se persuade en faisant l'examen microscopique d'un muscle sous une lumière polarisée. Chaque particule de chair est entourée d'une substance claire, fluide ; et particule et substance se trouvent en quelque sorte comme renfermées dans une cassette ouverte en haut, qui est fermée par la cassette musculaire contiguë qui s'y adapte (Krause). Les rangées transversales des cassettes sont la cause de l'aspect strié des fibres musculaires. Ces fibres, mises dans le suc gastrique ou dans l'acide chlorhydrique étendu, se décomposent, au niveau de la strie, en éléments appelés disques. (V. fig. 54.)

Fig. 54. — Fibres musculaires striées.

La fibre musculaire doit sa grande élasticité à une enenveloppe mince, très-élastique et membraneuse, le *sarcolemme*. Les fibres musculaires striées se trouvent dans tous les muscles de la tête, du tronc, des extrémités, dans ceux du bulbe oculaire (à l'exception du muscle orbitaire décrit par H. Müller et des muscles palpébraux) et de la caisse du tympan, de la langue, du voile du palais, du larynx, du pharynx, d'une partie de l'œsophage, de l'intestin, dans le muscle crémaster, dans une portion des ligaments

ronds de l'utérus, dans le cœur et les orifices des veines. Ces muscles sont abondamment pourvus de nerfs et de vaisseaux.
On rencontre entre leurs fibres beaucoup
de tissu conjonctif et de graisse.

2) *Muscles lisses.* — Ils se présentent
dans la couche musculaire de tout le conduit
intestinal, depuis le tiers inférieur du pharynx jusqu'au sphincter interne de l'anus,
dans la couche musculaire de la muqueuse
intestinale, dans les villosités, la vésicule
biliaire, le canal cholédoque, la rate, les
calices du rein, les bassinets du rein, les
uretères, la vessie, l'urèthre, la tunique
dartos, entre la tunique vaginale commune
et la propre, dans l'épididyme, le canal déférent, les vésicules séminales, les corps
caverneux du pénis, les glandes de Cooper,
la prostate, l'utérus, les trompes, dans une
portion des ligaments ronds de l'utérus, dans
le canal de Wharton, la peau, les bulbes
pileux, la trachée, les bronches, les glandes
lymphatiques, les tuniques artérielles et veineuses, l'iris, dans le tenseur de la choroïde,
le muscle orbitaire, les muscles palpébraux.

Dans les fibres du tissu musculaire lisse
(fibres-cellules contractiles, Kölliker), on
distingue, comme dans les fibrilles des muscles striés en travers, des endroits sombres
(semblables aux particules de chair) et des
endroits clairs, mais cependant les cassettes
qui sont ainsi composées sont beaucoup plus
longues (W. Krause); chaque fibre présente
un noyau, et elle est doublement réfringente (Valentin). (V. fig. 35.)

Fig. 35. — Fi-
bre muscu-
laire lisse.

a) *Éléments azotés.* — Les mêmes albuminoïdes qui sont dans le sang se retrouvent, avec quelques modifications, dans les muscles frais. La *myosine* du muscle vivant répond à la substance fibrinogène. Après la mort et sous l'action des acides, elle se transforme en syntonine en se coagulant (voy. § 4). A côté de la myosine se trouvent encore, dans le liquide des muscles, de la caséine ou de l'albuminate de potassium et de l'albumine ordinaire. Le muscle contient, en outre, de la créatine, de la xanthine, de l'hypoxanthine (sarcine), et, d'après Brücke, de la pepsine aussi ; enfin, une matière colorante (hémoglobine, — Kühne).

b) *Éléments non azotés :* Glycogène (Bernard), dextrine (Limpricht), — toutes les deux chez les jeunes animaux, — sucre de raisin (Meissner), inosite, acide inosique et lactate de chair. Il est possible que la dextrine et le sucre, comme l'acide lactique, se forment aux dépens du gly-cogène.

c) *Substances inorganiques :* Eau, 74-80 p. 100 ; les sels de potasse prédominent ; il y a environ six fois autant de potasse que de soude dans les muscles.

Pendant la vie, les muscles en repos ont une réaction neutre ou alcaline (Dubois-Reymond) ; le mouvement et la mort la rendent acide.

Si l'on oublie que les fibres musculaires étant solidement agencées les unes contre les autres, ne peuvent par conséquent pas abandonner leur place, et qu'elles n'exécutent pas un mouvement de translation, mais un mouvement d'ondulation (voy. p. 1), alors on découvre de nombreuses analogies entre les muscles et le sang. Les muscles respirent comme le sang, quoique dans une mesure inégale ; ils se coagulent après la mort (voy. § 4) ; ils se composent de corpuscules solides, les *particules de chair*, analogues aux corpuscules du sang, — et d'un liquide, le *plasma des muscles* (Kühne) ; ils sont très-élastiques.

§ IV. — RIGIDITÉ CADAVÉRIQUE (RIGOR MORTIS)

Elle commence au plus tôt dix minutes, au plus tard sept heures après la mort, ou pour mieux dire, dès que le muscle a cessé d'être excitable et qu'il passe à la putréfaction. Elle rend tous les muscles du corps roides et immobiles ; elle marche, en général, des parties supérieures aux parties inférieures du corps. Plus tôt un muscle perd son excitabilité, plus tôt arrive la rigidité cadavérique. C'est pourquoi elle vient plus tôt chez les oiseaux que chez les amphibies, plus tôt aux extrémités qu'au cœur. Une partie musculaire qui a été fortement serrée avant la mort, perd plus tôt son excitabilité et devient plus vite rigide que dans le cas contraire. Les fibres lisses sont, tout comme les fibres striées, soumises à la rigidité cadavérique. Celle-ci repose sur la coagulation de la myosine, et pendant qu'elle a lieu, il se produit un dégagement de chaleur ; d'où vient que, même après la mort, la température peut encore monter. De même, il y a dégagement d'acide carbonique, et le muscle commence à donner une réaction acide, par suite, vraisemblablement, de la formation de lactate de chair.

La coagulation de la myosine se produit dans les muscles :

1.) Quand le cours du sang est interrompu ; d'où la rigidité générale qui suit la cessation du battement cardiaque, où la rigidité locale qui suit la ligature des artères d'un membre (Stenson) ;

Quand la myosine n'est pas encore complétement coagulée, la rigidité peut être combattue par l'injection de sang sain (Brown-Séquard), plus tard, ce n'est plus possible (Kühne), ou seulement à la condition qu'on dissipe la coagulation avec une injection d'une solution de sel marin au 10 p. 100 (Preyer);

2.) Par une température élevée de 48—50°C, pour les animaux à sang chaud (rigidité de la chaleur);

3.) Par l'action des acides, même de l'acide carbonique;

4.) Par l'action d'une grande quantité d'eau distillée.

La coagulation est, au contraire, arrêtée quand les muscles sont plongés dans de l'eau bouillante; ils ne se roidissent plus ensuite.

§ V. — FONCTIONS DES MUSCLES

Fonctions des muscles. — On doit compter comme formant les activités essentielles du muscle :

1.) Sa contractilité, qui repose sur le rapprochement des particules de chair ;

2.) Son élasticité, qui, du moins pour les muscles striés, revient en majeure partie à l'enveloppe des fibres musculaires, au sarcolemme. Quant au courant électrique des muscles, voy. S. IV, § 17.

Trois facteurs influent sur la production d'une contraction musculaire :

1.) L'irritation,

2.) L'état du muscle,

3.) L'abord du sang.

§ VI. — EXCITATION MUSCULAIRE. IRRITABILITÉ

Dans la vie normale, il n'y a que les nerfs se rendant aux muscles qui déterminent des contractions. Lorsque, au contraire, les nerfs sont entièrement paralysés, comme cela est possible, par exemple, quand on porte du poison des flèches indiennes, du curare, dans le torrent de la circulation, on peut faire naître des contractions, à l'aide d'un autre excitant, à l'aide du courant électrique, des alcalis, des acides, de la plupart des sels, de la chaleur au-dessus de 40° et du froid, à l'aide d'agents mécaniques. On appelle la faculté qu'a le muscle de se contracter *irritabilité musculaire*. On pensait, autrefois, qu'elle se manifestait uniquement par l'intermédiaire des nerfs. Lors donc que, par l'effet d'un excitant quelconque, il se produisait une contraction, le nerf seul appartenant au muscle avait été touché par l'excitant, et le muscle n'avait été animé que par ce nerf, mais le muscle lui-même n'avait pas été directement excité. Si les troncs nerveux, jusqu'à leur entrée dans les muscles, ne réagissaient absolument à aucune espèce d'excitation, ces derniers étant trouvés encore très-bien excitables, alors on supposait que ce phénomène avait son point de départ dans les dernières extrémités nerveuses au sein des muscles. Une pareille supposition a toutefois peu de vraisemblance, non-seulement à cause des observations faites avec le curare, mais aussi parce que dans les parties musculaires dans lesquelles ne se distribuent pas de nerfs, par exemple, à l'extrémité du muscle couturier de la grenouille (Kühne), ou bien encore dans certaines parties du cœur (Budge), l'excitation électrique peut néanmoins provoquer des contractions.

Il y a aussi une différence entre la contraction musculaire qui est provoquée par l'intermédiaire de l'excitation nerveuse et celle qui est déterminée par l'excitation directe du muscle (chez les animaux curarisés). Lorsque, en effet, le nerf d'un muscle est excité par un courant constant, il ne se produit de contraction que si la chaîne[1] est ouverte puis fermée. Lorsque, au contraire, le muscle lui-même est excité, il demeure contracté en permanence, tant que la chaîne demeure fermée (Wundt).

[1] Chaîne synonyme de courant fermé par la réunion des électrodes positive et négative.

§ VII. — L'ÉTAT DES MUSCLES

Les muscles sont sujets à des modifications essentielles pendant la vie. — Celles-ci dépendent principalement :

1.) De l'*âge*. Chez les enfants, le diamètre des fibres musculaires est ordinairement plus étroit de quatre à six fois que chez les adultes ; dans la vieillesse, un très-grand nombre succombent à la dégénérescence graisseuse, si bien que si l'on fouille un muscle dans son entier, on en trouve quelques parties en cet état de dégénérescence adipeuse.

2.) Du *travail*. Sous l'influence d'un bon régime et d'une vie exempte d'efforts, la graisse se dépose facilement dans l'interstice des fibres musculaires ; elles s'engraissent encore à la faveur du manque absolu d'exercice ; avec un travail pénible, les muscles les plus actifs augmentent considérablement de volume.

§ VIII. — ABORD DU SANG

Une provision d'oxygène au sein des muscles semble indispensable pour le mouvement musculaire. Dans les derniers stades de l'asphyxie, le muscle ne réagit plus aux courants d'induction les plus énergiques (A. Schmidt).

Combien l'abord du sang, et, par suite, de l'oxygène, est nécessaire pour l'activité des muscles, cela ressort avec évidence du rapport de l'exhalation de CO^2 avec le travail musculaire (Voy. S. I, § 13). — Après la ligature des vaisseaux, les muscles du membre intéressé perdent leur contractilité. Toutefois, l'O existant encore dans les muscles et combiné (chimiquement, c'est probable) avec les particules de chair paraît être en état de maintenir la contractilité, même dans les membres amputés. Le cœur continue à battre un

21.

certain temps sous la cloche d'une machine pneumatique. L'irritabilité musculaire ne diminue que lentement dans les gaz libres d'azote (Humbold). Sous le vide de Torricelli, le muscle ne dégage pas d'O, mais bien de CO_2 en grande quantité (Hermann).

§ IX. — PHÉNOMÈNES DE LA CONTRACTION MUSCULAIRE

Un muscle, mis en activité par une excitation, se raccourcit quand ses fibres ont une direction plus ou moins rectiligne ; et, quand il a la forme des anneaux musculaires (par exemple, le sphincter de la pupille, les fibres circulaires des canaux musculeux), son excitation détermine une diminution de diamètre. Les muscles minces transparents, par exemple, les muscles abdominaux ou le muscle couturier chez la grenouille, permettent de suivre au microscope tous les détails du phénomène. Les fibres se plissent, prennent la forme de zigzags, puis s'allongent complétement. — Les rangées de stries des particules musculaires (disques) doivent alors se rapprocher les unes des autres sur les muscles striés.

Contractions simples ; leur trois stades. Contraction idiomusculaire. — Les contractions sont simples ou multiples. Les premières sont causées par une excitation unique de très-courte durée, comme, par exemple, celle qui est déterminée par l'ouverture d'une chaîne constante ; les secondes sont causées par des excitations répétées et se succédant rapidement. Nous parlerons tout d'abord des contractions simples. Quand un muscle est excité de cette manière, la contraction ne se produit pas au moment même de l'excitation, mais il y a un certain intervalle entre les deux. Cet intervalle se constate, sans plus de forme, sur les muscles lisses, par exemple, sur l'intestin ; il faut, au contraire, des appareils spéciaux (myographion) pour le mettre en évidence sur les muscles striés (Helmholtz). Il dure environ 1/60 de seconde. Après cette *excitation*, dite *latente*, la contraction atteint (au bout d'environ 1/6 de seconde) sa culmination et passe progressivement, au bout d'un temps à peu près égal, à l'état de repos (Helmholtz). Dans beaucoup de muscles striés, on voit, au moment où ils commencent à mourir, quelque chose de semblable à l'œil nu, par exemple, sur le muscle crico-thyroïdien des grands mammifères (Budge). L'excitation mécanique, agissant lentement, détermine, surtout sur les muscles mourants, une contraction locale qui détourne le sens de l'excitation. Si l'on passe le dos d'un couteau sur un muscle strié en travers, on voit s'élever, dans le sens de la raie, une crête qui ne disparaît que lentement (contraction idiomusculaire, M. Schiff). Les fibres lisses continuent leur mouvement encore longtemps après que l'excitation a cessé; c'est ce que l'on remarque surtout sur la vessie. La différence fonctionnelle entre les fibres striées et les fibres lisses consiste donc en ce que les premières se contractent, sous une excitation, beaucoup plus vite, beaucoup plus énergiquement, et que leur contraction cesse, après la disparition de l'excitant, beaucoup plus tôt (même instantanément à l'œil nu), que cela n'a lieu pour les fibres musculaires lisses. Tous les mouvements qui réclament de la célérité émanent des muscles striés, et inversement. Les animaux qui se meuvent lentement, par exemple, les vers et les mollusques, ont des muscles comparables aux muscles lisses; les insectes en ont de striés. Chez ces derniers, et chez les vertébrés, la volonté s'exerce, c'est la règle, par des muscles à stries transversales.

On pourrait donc se représenter la contraction musculaire de la façon suivante. Du point où l'état de repos des plus minimes particules a été troublé, — ce qui se passe ordinairement au lieu d'entrée des nerfs, — les molécules de chair s'élèvent et s'abaissent perpendiculairement le long de l'axe longitudinal, puis ce mouvement ondulatoire s'étend avec la plus grande rapidité des deux côtés du muscle.

Contraction multiple. — Une contraction multiple suppose une prolongation de l'excitation. Si la contraction suivante se produit quand la précédente a déjà dépassé son point de culmination, alors on a ce soulèvement et cet affaissement continuels qu'on appelle *tremblement* ou *convulsion*; lorsqu'au contraire, une contraction suit l'autre assez rapidement pour que la dernière n'ait pas encore atteint ou vienne juste d'atteindre son point culminant, alors il y a *crampe rigide* ou *tétanos*, ce qui se produit, à l'état normal, par exemple, sous l'influence de l'excitant-volonté.

Le raccourcissement le plus considérable d'un muscle peut aller des 3/4 aux 5/6 de sa longueur.

Un muscle peut se raccourcir en contractant tous les disques de ses fibres dans une égale mesure, comme cela a lieu, par exemple, pour les muscles annulaires, ou bien quand l'extrémité d'un muscle est fixée de telle sorte que l'autre extrémité se rapproche de la première, comme c'est la règle pour tous les muscles du tronc.

Détermination de la force contractile. — On a divers moyens pour mesurer la force contractile.

1) La force contractile étant directement proportionnelle au courant musculaire (Dubois), on peut calculer la première en déterminant l'intensité du second.

2) Si l'on sectionne un muscle encore excitable et place, à côté de lui, une échelle graduée, on peut, en prenant les dispositions convenables, y lire le degré de raccourcissement que subit le muscle excité (Weber).

3) En attachant à un muscle une plume à écrire qui trace des courbes, pendant la contraction, sur un plateau passant devant elle avec un mouvement uniforme (Volkman).

4) En y suspendant une charge. La force contractile d'un muscle s'obtient en faisant le produit de la hauteur à laquelle la charge est élevée (hauteur d'élévation) par le poids de la charge et par le temps pendant lequel la charge soulevée est demeurée à la même hauteur. La hauteur à laquelle un muscle peut élever un poids est proportionnelle à la longueur de ses fibres. Le poids qu'il peut soulever est proportionnel, aux nombre des fibres, c'est-à-dire au diamètre du muscle.

Modifications du muscle pendant sa contraction. — Pendant qu'un muscle se contracte, il se passe en lui d'autres phénomènes encore. Ce sont :

1) *Des modifications chimiques.* Sa réaction est acide (Dubois) ; il dégage de l'acide carbonique et dépense plus d'oxygène. Quand un muscle amputé est excité, il dégage une quantité d'acide carbonique infiniment plus considérable qu'à l'état de repos (Matteucci, Valentin). Le sang veineux qui s'épanche d'un muscle actif est plus pauvre en oxygène et beaucoup plus riche en acide carbonique (Ludwig et Sczelkow). Il est digne de remarque que, pendant la rigidité cadavérique, ces modifications chimiques ont également lieu, et comme la rigidité cadavérique procède essentiellement du liquide placé entre les particules de chair, on est en droit de penser que les modifications chimiques ont aussi leur siége dans ce liquide pendant la contraction.

2) *Des modifications électriques.* Quand un muscle mis en rapport avec le multiplicateur est tétanisé, l'aiguille aimantée, déviée pendant le repos, rebrousse vers le point nul, peut l'atteindre et même reculer dans l'autre cadran. On appelle cela *l'oscillation négative du courant.*

3) *Des modifications dans l'élasticité.* Plus un muscle peut se distendre, plus faible est son élasticité. Le muscle en repos se laissant moins distendre que le muscle contracté, il en résulte que, pendant la contraction, l'élasticité

diminue. La même chose se présente dans la rigidité cadavérique envahissante.

4) *Dans la formation de chaleur.* Par la méthode thermo-électrique, on a trouvé que les muscles intéressés dans la contraction possèdent une température plus élevée qu'à l'état de repos, aussi bien chez l'homme vivant que chez les animaux vivants (Béclard, Helmholtz, Heidenhain).

5) *Bruit musculaire.* — L'oreille étant fermée, si l'on contracte fortement les muscles de la mâchoire, on entend un bruit ou un son musculaire. Chez les animaux, on peut facilement le percevoir, à l'aide du stéthoscope, que l'on place sur un muscle pendant qu'on provoque le tétanos en galvanisant la moelle. Le nombre des vibrations du son musculaire, dans les contractions volontaires, s'élève à 19 1/2 par seconde (Helmholtz). On peut conclure de là que le tétanos n'est pas une contraction simple, mais qu'il se compose de beaucoup de contractions successives.

Vitesse de propagation de la contraction. — Si l'on excite un muscle sur le corps vivant, ou un muscle extirpé immédiatement après la mort, la contraction se propage très-vite (environ 1 mètre par seconde, OEby) du point d'excitation au muscle entier. Quand l'excitabilité musculaire s'évanouit, la vitesse de propagation diminue et à la fin se circonscrit au lieu excité.

Lorsqu'après la mort d'un animal, particulièrement chez les mammifères, on promène transversalement sur un muscle un instrument mousse, il se forme un gonflement sur le trajet de la raie. On désigne ce phénomène, nous l'avons déjà dit plus haut, par le nom de *contraction idiomusculaire* (Schiff).

§ X. — EFFETS DE LA CONTRACTION MUSCULAIRE

Quantité de mouvement. — La quantité de mouvement qu'engendre un muscle en se contractant (*q*) est en rapport direct avec la force contractile (c) et en rapport inverse avec les résistances '(R) $q = \dfrac{c}{R}$.

Hauteur d'élévation. — Quand un muscle se raccourcit, les extrémités d'insertion de ses fibres font un certain chemin du point moins fixe au point plus fixe, et ce chemin sera d'autant plus grand que les fibres seront plus longues.

Grandeur de la force musculaire. — Si l'on attache une charge à l'extrémité fixe d'un muscle, que l'on fait contracter, on estimera la grandeur de la force musculaire, d'après la lourdeur du poids que le muscle peut soulever. Elle dépend de circonstances différentes :

1) En première ligne, du *nombre* et de la *longueur* des *fibres* actives ;

2) *De l'énergie de l'excitant*. On peut démontrer cela expérimentalement ; mais la volonté le met en évidence de la façon la plus nette. Que notre volonté atteigne momentanément au degré plus intense, sous l'impression d'un sentiment, elle pourra communiquer aux muscles une augmentation de force considérable ;

3) *De la propriété des muscles*, par rapport aux individus ; un cheval est en état de tirer quelques instants 2/5 de son poids, le scarabée de mai tire 14 fois son poids (Plateau) ;

4) DES RÉSISTANCES. — Les résistances au mouvement musculaire sont créées, en premier lieu, par les forces qui tendent à ramener les choses à l'état de repos, et, en second lieu, par les influences qui s'opposent à la contraction, par suite, qui distendent les muscles. Aux premières appartiennent *la fatigue* et *l'élasticité*, aux secondes les *fardeaux* que le muscle a à soulever.

1) *Fatigue*. Quand un muscle amputé est excité un trop grand nombre de fois, alors il va toujours en se contractant moins et finalement il ne se contracte plus. Lorsqu'on laisse ensuite quelques instants s'écouler, il reprend son

irritabilité et redevient excitable (Valentin). Lors même qu'un muscle a été distendu par la suspension d'un poids, assez pour que la contraction obtenue par une nouvelle excitation ne suffise plus à soulever le poids en question, il récupère souvent, quelque temps après, sa contractilité primitive. On appelle *fatigue* la perte passagère d'excitabilité, son retour *rétablissement*. — Dans le corps sain, la fatigue est, en outre, caractérisée par une sensation bien connue. — La puissance électromotrice diminue dans un muscle fatigué. La cause de la fatigue n'est pas encore complétement élucidée. Il y a là vraisemblablement des processus chimiques et physiques. On connaît des matières qui fatiguent les muscles, quand elles sont mises en contact avec eux. Ce sont, en particulier, l'acide lactique et le phosphate acide de potasse, dont l'effet est combattu par la lixiviation dans des liquides indifférents, par exemple, dans la solution de sel marin de 0,7 – 1 p. 100 ; de même, l'effet de l'acide lactique est combattu par les alcalis. L'action musculaire fait naître ces substances qui peuvent être absorbées par le sang alcalin et les lymphatiques (J. Ranke).

En outre, par le fait de toute action musculaire, et après qu'elle a eu lieu, le besoin d'oxygène s'accroît, l'oxygène s'emmagasine dans le corps (de Pettenkofer et Voit, voy. S. I. § 15); et l'oxygène augmentant l'excitabilité du muscle (Humbold), le rétablissement devient ainsi possible. Enfin, les muscles qui travaillent rendent plus d'eau que les muscles qui se reposent ; par exemple, pour un cas, dans le rapport de 1094,8 : 344,4 (de Pettenkofer et Voit). Comme des influences de cette espèce ne sauraient être d'importance pour un muscle amputé, il faut croire qu'il existe encore d'autres influences. On peut donc présumer qu'à la suite de l'excitation, il se développe dans les muscles deux sortes de puissances contraires, en vertu desquelles une attraction (peut-être des particules solides des

muscles) et une répulsion (peut-être de leurs particules liquides) sont déterminées, et que, de la sorte, il s'établit
un conflit, comme cela a lieu, du reste, pour beaucoup
d'actions nerveuses.

2) *Élasticité.* — La force élastique des corps cherche à
ramener leurs particules à l'état d'équilibre, quand elles
en ont été écartées par certaines influences, soit qu'un
allongement ou un raccourcissement, un épaississement ou
un amincissement ait eu lieu. L'élasticité est anéantie ou
diminuée, quand l'écart a dépassé une certaine limite (limite d'élasticité). Elle est parfaite, quand toutes les dimensions existantes avant l'écart, se rétablissent. On peut
mesurer l'élasticité du muscle, à l'état de repos et à l'état
d'action (contraction); et voici comment. On distend un
muscle avec des poids suspendus, puis on mesure l'allongement, et, après avoir enlevé le poids, le raccourcissement. Les muscles sont parfaitement élastiques et très-
extensibles pendant la vie et tout de suite après la mort,
car ils reprennent, l'extension finie, la longueur qu'ils
avaient auparavant. Quand un membre se fléchit, les
extenseurs s'allongent (par exemple dans la flexion de
l'avant-bras, le triceps s'allonge d'environ 5 centimètres,
chez les adultes) pour reprendre ensuite sa longueur première.

L'élasticité croît avec l'extension; les muscles sont donc
considérablement distendus par de petits poids, tandis que
leur extension décroît proportionnellement avec l'augmentation des charges. Un muscle peut, en conséquence, avec
une charge de 1 gramme s'allonger, par exemple, de
6 millimètres, et avec une charge de 5 grammes ne s'allonger plus que de 10 (Weber). Lorsqu'un muscle entre
en contraction, l'élasticité s'efforce de le redistendre;
lorsqu'il est en même temps chargé de poids et distendu,
par conséquent, l'élasticité agit moins que, lorsque le
même muscle se contracte n'étant pas chargé. Quand on

coupe par le milieu le muscle d'un animal mort, les deux
bouts se retirent considérablement, en vertu de leur élasticité ; c'est une preuve que les muscles ne se trouvent pas
entre les deux os dans un état d'équilibre parfait, mais
qu'ils y supportent déjà une certaine distension.

3) *Fardeaux à soulever ou à porter.* — Les fardeaux
sont d'une part, les parties de notre corps même, d'autre
part, les autres corps qui sont en rapport avec lui. Il va de
soi que la résistance est en proportion avec le poids du
fardeau. La fatigue arrive d'autant plus facilement que la
charge est plus grande et qu'elle a été portée plus longtemps. La charge juste qu'un muscle ne peut plus soulever
exprime la limite de la force qui peut être développée par
l'excitation la plus énergique. On appelle cette force la
force musculaire absolue. Elle a été évaluée pour un centimètre carré de muscle de grenouille à 692 grammes.
(Weber), à 1800 grammes. (Valentin) ; pour un centimètre carré de gastrocnémien d'homme, de 6,000 à 8,000
grammes. (Hencke et Knorz.)

§ XI. — AUXILIAIRES DE LA CONTRACTION MUSCULAIRE

Si les muscles étaient flasques et plissés à leur état de
repos, la force nécessaire pour opérer leur raccourcissement devrait être plus grande que si, comme cela se passe,
en effet, le muscle à raccourcir était déjà tendu et ne portait aucune plicature à faire disparaître. Beaucoup de
mouvements ne deviennent exécutables que si les muscles
ont été distendus auparavant par d'autres mouvements.
S'il faut, par exemple, que le pied soit étendu sur la
jambe par les muscles gastrocnémiens, ce mouvement
s'exécutera imparfaitement, si la jambe est fléchie sur la
cuisse, parce que la flexion de la jambe plisse ces muscles ;
son extension est donc requise (Hüler), pour l'extension
facile du pied.

Exercice. — L'intensité de la force contractile croît proportionnellement aux résistances. Des fatigues répétées et l'augmentation progressive des charges que les muscles ont à porter, les fortifient. L'*exercice* peut les rendre capables d'exécuter un travail de plus en plus grand.

Les trois facteurs de la contractilité. — Il va de soi que la capacité d'exécution dépend de l'état des facteurs indispensables de la contractilité (Voy. S. V. § 5.) Un bon travail musculaire exige une *volition bonne* (excitant), un *bon air* (0) et une *bonne nourriture* (abord du sang) et des *fibres compactes*.

§ >XII. — STATION DEBOUT

Conditions de la station debout. — Deux conditions sont requises pour la station debout :

1) Il faut que le corps, très-sujet à s'affaisser par suite de ses nombreuses articulations, soit rendu plus ou moins stable.

2) Il faut que le centre de gravité du corps, qui se trouve dans le voisinage de la seconde vertèbre sacrée passe par le plan, situé entre les pieds. Plus ce plan, plus cette surface est large, et plus la station debout est assurée. Les pieds reposent sur trois points : la tubérosité du calcanéum, l'os sésamoïde du gros orteil, la tubérosité du cinquième métatarsien. — Divers moyens, en partie mécaniques, en partie constitués par des mouvements musculaires, contribuent à maintenir sur cette base une extrémité articulaire solidement fixée aux parties qui lui sont sous-jacentes (articulation tibio-tarsienne et pied). Les muscles pourraient à eux seuls maintenir complétement l'équilibre, toute perturbation qui le rompt étant aussitôt sentie et aussitôt combattue par un mouvement convenable, grâce auquel la ligne de gravité, c'est-à-dire, la ligne verticale qu'on imagine tirée par le centre de gra-

vité, coupe le trapèze qui est dessiné par les pieds. Si un homme sentait, par exemple, qu'il va tomber à gauche, il étendrait le bras droit. En un mot, tous les membres seraient constamment balancés, équilibrés par l'action de leurs muscles. Un effort important est lié à ce phénomène, effort déterminé en partie par l'attention, en partie et surtout, par les mouvements unilatéraux.

Mais les dispositions mécaniques sont la source d'allègements considérables pour l'action musculaire. Le centre de gravité de la portion supérieure du corps se trouve sur le plan horizontal passant par la dixième vertèbre dorsale (frères Weber, Horner).

La ligne de gravité tombe en arrière des lignes qui réunissent les articulations iliaques. La portion supérieure du corps qui repose sur le fémur, ne peut cependant tomber en arrière, parce qu'un fort ligament, le *ligament iléo-fémoral* [1], qui s'étend de l'épine antéro-inférieure au fascia de la cuisse, tire le bassin en avant. Ce ligament est aidé par la contraction du muscle droit fémoral [2] qui s'insère au même endroit. — Pour que la station debout soit commode, il faut que les pieds soient tournés en dehors. Cela se fait par un mouvement de rotation des muscles de la cuisse qui s'insèrent autour de et dans la fossette trochantérienne [3]. Le muscle grand fessier qui s'insère au feuillet externe du fascia lata, se contracte aussi. En vertu de ces faibles mouvements musculaires, ce fascia et le ligament rond se tendent et la chute, soit à gauche, soit à droite, est prévenue. — L'extension dans l'articulation du genou est exécutée, en partie déjà, par la tension du fascia lata, mais c'est le muscle quadriceps fémoral qui est son agent essentiel. Dans cette extension,

[1] Tenseur du fascia lata. *

[2] Droit antérieur de la cuisse, faisant partie du triceps ou quadriceps fémoral. (Voy. CRUVEILHIER.) *

[3] Petits muscles pelvi-trochantériens (WINSLOW), — cavité digitale. *

le muscle gastrocnémien presse mécaniquement les condyles du fémur très-larges par eux-mêmes contre les surfaces articulaires également larges du tibia. Enfin, l'extension est favorisée et la chute latérale empêchée par les ligaments croisés, latéraux et poplités. — Dès que le genou
s'étend, le tibia pivote autour du péroné, sur le ménisque
articulaire interne, et la malléole interne est, par suite,
pressée contre la poulie du talon [1], qui étant ainsi comme
pincée entre les deux malléoles, prévient la chute en avant.
Les muscles qui tirent la plante du pied vers le tibia [2] contribuent en même temps à assurer cette position solide,
cette fixité.

§ XIII. — MARCHE

Il faut, dans la marche, que le tronc soit porté en avant
par les jambes, avec la dépense de force musculaire la
plus faible possible. Pendant que l'on fait un pas, il y a
un moment où l'une des jambes, celle que nous appellerons *passive* (P), ne repose pas sur le sol et flotte en l'air,
le genou étant fléchi. Elle n'est point portée par le corps,
mais retenue dans la cavité cotyloïde par la pression de l'air
atmosphérique. La tête du fémur s'emboîte donc exactement dans la cavité cotyloïde. Elle ne l'abandonne pas,
alors même que, sur le cadavre, tous les muscles qui
meuvent la cuisse sont coupés ; mais elle s'en échappe dès
qu'on a pratiqué un trou pénétrant par l'excavation dans la
cavité cotyloïde. Si, par ce trou, l'on aspire, à l'aide d'une
pompe pneumatique, l'air de la cavité articulaire, la tête fé-
morale se fixe de nouveau dans la cavité cotyloïde, c'est-à-
dire qu'elle y est poussée et maintenue étroitement par la
pression de l'air. — Cette jambe (P) oscille comme un
pendule d'arrière en avant sans toucher le sol. Elle ne

[1] Astragale.
[2] Les extenseurs du pied sur la jambe (JUMEAUX, SOLÉAIRE, etc.).

l'atteint que lorsque l'autre jambe, que nous appellerons
active (A), a terminé les mouvements qu'elle doit opérer.
Tandis que P oscille dans l'air, la jambe A supporte le
poids du corps sur le pied qui, tout d'abord, repose sur
le sol par toute la plante du pied, puis n'y appuie que par
les orteils et les métatarsiens. Pendant le premier de ces
deux actes dont la succession est rapide, le centre de gravité tombe tout entier du côté de la jambe A, qui se
trouve perpendiculairement au-dessous de lui, et le corps
est penché du même côté. Pendant le second acte, le talon
se relève (mm. gastrocnémiens, soléaire), et le pied appuie
sur le sol par les orteils, ce qui rompt l'équilibre en faveur
de la partie supérieure du corps qui est jetée en avant et
du côté de la jambe P, laquelle se trouve ainsi forcée de
prendre point d'appui, de tomber sur le sol. Cette jambe
soutient alors le poids du corps, c'est-à-dire qu'elle prend
le rôle que la jambe A vient d'exécuter. Dans la marche,
surtout dans la marche rapide, le tronc incline en avant
pour faire contre-poids à la résistance de l'air. C'est pour
la même raison que les bras se balancent; leur oscillation
se fait en sens inverse de celle des membres inférieurs.
(Frères Weber.)

§ XIV. — VOIX ET PAROLE

Fente vocale (glotte). — Dans le canal du larynx,
une fente triangulaire (la fente vocale) limitée par les
deux cordes vocales (ligaments thyro-aryténoïdiens postérieurs), remarquables par leur grande élasticité, s'étend
d'avant en arrière. Si, à l'aide d'appareils spéciaux, ces
cordes sont mises dans un certain état de tension sur un
larynx extirpé d'un cadavre frais, et rapprochées de telle
sorte, que la fente vocale soit presque fermée; si, en
outre, un courant d'air est poussé d'en bas contre ces
cordes, soit avec un soufflet, soit avec la bouche, alors les

rubans vocaux entrent visiblement en vibration et il y a production de son. — Au moyen du laryngoscope (Garcia, Türck, Czermak), on peut faire les observations suivantes. Les rubans vocaux se tendent, lorsque le cartilage thyroïde, auquel s'attache leur extrémité antérieure, est abaissé par les muscles crico-thyroïdiens sur le cartilage cricoïde ; ils sont rapprochés l'un de l'autre par la rotation en dedans des cartilages aryténoïdes sous l'action des muscles crico-aryténoïdiens latéraux et, à leur partie postérieure, par la contraction des muscles aryténoïdiens, dont l'effet est de rétrécir la fente vocale. — On se convainc, de la manière la plus parfaite, de l'action des muscles laryngiens en expérimentant sur des larynx enlevés à de grands animaux fraîchement abattus. — Le courant d'air arrive normalement, pendant l'expiration, des poumons (porte-vent) sur les rubans (Harless) avec une pression plus forte que la pression de l'expiration habituelle. Les excursions des vibrations se font à loisir, parce que, au-dessus des rubans vocaux, le canal laryngien présente une excavation (ventricules de Morgagni).

Les vibrations pouvant être produites périodiquement, en mesure, on en obtient des sons, comme avec un de ces instruments de musique dits à anche, genre d'instrument dans lequel il faut compter le larynx.

Son. — Tout son peut être considéré comme résultant d'une série de tons différents. L'oreille a la propriété d'entendre avec le ton principal, qui est donné par le plus faible nombre de vibrations des corps sonores et qui est, par conséquent, le plus bas, d'entendre en même temps d'autres tons dits tons élevés ; ou, ce qui est la même chose, elle a la propriété de décomposer le son en notes isolées, parmi lesquelles les notes élevées ont un nombre de vibrations qui dépasse du double, du triple, etc., celui du ton fondamental.

Propriétés du son : Intensité, hauteur, tim-

bre. — Dans chaque son et, par suite, dans celui que rend le larynx, on distingue trois propriétés, savoir : l'*intensité* du son, la *hauteur* du son, le *timbre* du son. Les modifications de ces propriétés sont produites, en partie, par l'insufflation, en d'autres termes, par la pression expiratoire, — en partie par le changement d'état qu'éprouvent les rubans élastiques, en d'autres termes par les muscles laryngiens ; enfin, en troisième lieu, par l'embouchure du tuyau aérien, les cavités pharyngiennes, buccales et nasales. En outre, la *résonnance* influence le son.

L'*intensité* dépend de l'amplitude des vibrations, laquelle dépend essentiellement de l'intensité de l'expiration, par suite, de la force de constriction des muscles expirateurs, c'est-à-dire des muscles abdominaux.

La *hauteur* du son dépend du nombre des vibrations qui sont exécutées en un certain temps. Plus le ton est élevé, plus le corps résonnant fournit de vibrations dans l'unité de temps, par exemple, pendant la seconde. — La hauteur du ton s'élève en raison de la tension, de la brièveté, de l'étroitesse des rubans vocaux et en raison de l'intensité du souffle qui augmente la tension [1]. Pour les tons élevés, la pression latérale dans la trachée est plus considérable que pour les tons bas, par exemple, dans un cas, = 200 mill. : 160 millim. d'une colonne d'eau (Cagniard-Latour). Les rubans vocaux étant plus courts chez les enfants et les femmes que chez les adultes et les hommes, les premiers peuvent, en général, produire des sons plus élevés que les derniers. Le larynx monte avec les tons

[1] Les muscles laryngiens peuvent se partager en deux groupes, qui s'entr'aident mutuellement. — Les uns servent essentiellement à la *respiration forcée* : pour l'inspiration, les muscles crico-aryténoïdiens postérieurs sont dilatateurs de la glotte ; pour l'expiration, les muscles aryténoïdiens sont constricteurs. Les autres servent essentiellement à la *formation des sons*, tension des cordes vocales : muscles crico-thyroïdiens ; raccourcissement : mm. thyro-aryténoïdiens ; rapprochement : mm. crico-aryténoïdiens latéraux.

élevés, comme cela se passe, du reste, dans toute expiration forte.

La note la plus basse de la voix humaine a environ 80 vibrations par seconde ; la plus élevée en a 1000 environ. L'étendue complète de la voix, en envisageant aussi bien le larynx masculin que le larynx féminin, comprend quatre octaves de E à $\bar{\bar{e}}$. Les bonnes voix de ténor embrassent de 2 à 2 octaves 1/2 ; les grandes cantatrices parcourent jusqu'à 5 octaves et même 5 1/2.

Comme *timbres* différents du larynx humain, on peut considérer la voix de fausset et la voix de ventre [1]. On ne connaît pas encore précisément le mode de production de ces deux voix. L'individualité du timbre dans la parole des différents hommes provient principalement de la résonnance.

Voyelles. — Les voyelles sont des sons qui se produisent dans le larynx, mais dont les notes partielles sont modifiées par les différentes formes que prend la bouche et par sa résonnance. En effet, la cavité buccale, ou forme un canal également large, ou élargit son segment antérieur en rétrécissant le postérieur. La première chose a lieu pour A, O, U ; la dernière pour Œ, E, J. La cavité buccale prend son maximum d'ouverture pour A, son maximum d'angustie pour U. — En outre, pour toutes les voyelles, les orifices des cavités nasales sont fermées par l'élévation du voile du palais, sans quoi des sons nasillards se produisent.

Chuchotement. Parler à haute voix. — L'air peut traverser la cavité buccale sans qu'un son naisse dans le larynx, comme cela a lieu pendant l'expiration habituelle. On appelle cela *chuchotement*, par opposition au *parler à haute voix*.

Par les différentes dispositions de la cavité buccale, pen—

_____

[1] Voix de poitrine.

22

dant l'expression des voyelles, l'air y est mesuré pour produire des sons différents. On peut les apprécier à l'aide de diapasons de différente hauteur, en plaçant ces derniers devant la bouche, après les avoir frappés. (Willis, Donders, Helmholtz). Mieux on entend la note du diapason, mieux cette note répond au son propre de l'air vibrant dans la cavité buccale. (Helmholtz.)

Consonnes. — Les consonnes sont des chocs d'air expiré qui entre en vibration sur son trajet, parce qu'il est chassé dans des passages rétrécis. Au contraire, un simple bruit d'expiration, renforcé par la bouche, produit *h* ; par le nez, *m*, *n*. Pour la plupart des consonnes, le lieu de passage de l'air est d'abord fermé, puis ouvert tout à coup, et comme suit :

> Les lèvres pour *b* et *p*,
> La langue pour *d* et *t*,
> Le palais pour *g* et *k*.

Un simple rétrécissement a lieu :

> Aux lèvres pour *f* et *w*,
> A la langue pour *s* et *l*,
> Au palais pour *ch* [1] et *r*

[1] Tsé-hà, consonne allemande, qui se prononce d'une façon toute particulière, comme on sait.

SIXIÈME SECTION

PHYSIOLOGIE DES NERFS

CHAPITRE PREMIER

PROPRIÉTÉS GÉNÉRALES DU SYSTÈME NERVEUX

§ I. — FONCTIONS EN GÉNÉRAL

Fonctions en général. — Au système nerveux appartiennent,

1) comme phénomènes propres, la sensibilité et la sensation [1].

Il est de plus

2) en état de porter à leur manifestation les forces glandulaires, musculaires et psychiques.

3) Les forces désignées sous 2) réagissent à leur tour sur la sensibilité et la sensation par l'intermédiaire du système nerveux, et

---

[1] Sensation est pris dans l'acception limitée des impressions particulières que le sensorium éprouve par l'entremise des organes des sens spéciaux; sensibilité dans l'acception de sensibilité générale.

4) enfin, toutes les forces (sensibilité, sensation, force
motrice, force psychique) que nous venons d'indiquer
sont mises en rapport les unes avec les autres par l'intermédiaire du système nerveux.

§ II. — CONSIDÉRATIONS ANATOMIQUES

Éléments histologiques du système nerveux.
— Le système nerveux renferme deux éléments anatomiques essentiels : les *cellules nerveuses* (cellules ganglion-

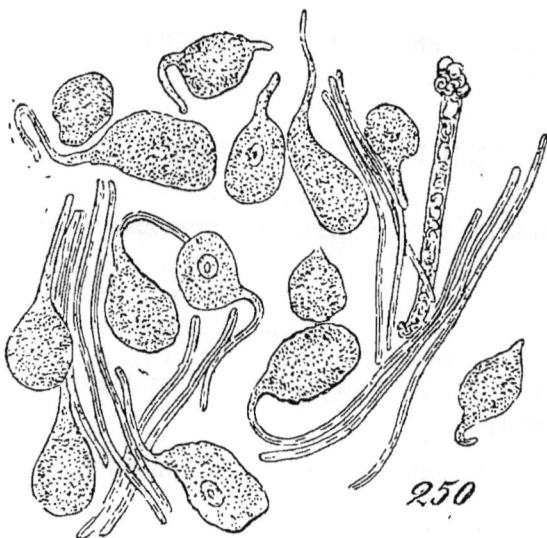

Fig. 56. — Cellules ganglionnaires munies de plusieurs prolongements, plusieurs fibres sans moelle, une avec de la moelle.

naires) et les *fibres nerveuses*. Outre cela, il y a encore, à
côté des cellules ganglionnaires, une grande quantité de
substance servant de *point d'appui* [1] (tissu conjonctif),
mêlée de cellules lymphatiques ; on y rencontre enfin des

[1] Stroma.

vaisseaux sanguins et lymphatiques en très-grand nombre.

Fibres nerveuses. — Les *fibres nerveuses* sont toutes reliées à des cellules ganglionnaires (voy. fig. 36). On peut même dire qu'il faut les envisager comme leurs prolongements.

On distingue sur une fibre nerveuse :

1) Une extrémité qui est unie à la cellule ganglionnaire, puis une autre qui touche aux différents organes. Cette dernière est habituellement, peut-être toujours, pourvue d'un renflement, tel que, par exemple : les *corpuscules de Pacini* (voy. fig. 37), à la paume de la main et à la plante du pied; — les *corpuscules du tact* (Wagner et Meissner), à la face tactile des doigts (voy. fig. 38), et à la langue; — les *masses terminales* (Krause), les *plateaux terminaux*, à l'extrémité des nerfs musculaires (voy. fig. 39). Les extrémités périphériques d'autres fibres se rendent directement aux cellules épithéliales de la muqueuse du nez (M. Schultze), des glandes salivaires (Pflüger), de la peau du gland (Tomsa), etc.

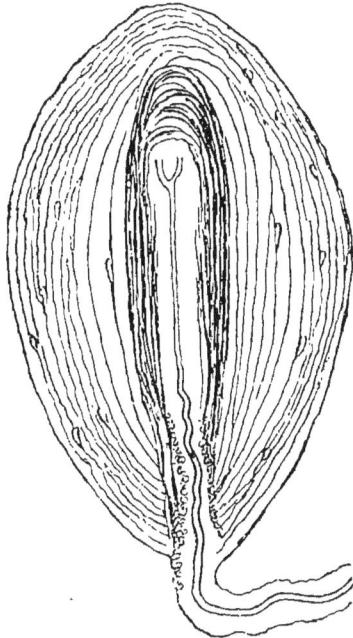

Fig. 59. — Corpuscules de Pacini pris sur le mésocolon d'un chat. Grossis 500 fois.

2) Un fil grêle, *cylindre d'axe*, qui s'étend entre les cellules ganglionnaires et l'extrémité périphérique du nerf. (Voy. fig. 40.)

Les fibres nerveuses, avant de se terminer, se partagent fréquemment à leur bout périphérique en plusieurs bran-

22,

ches; de telle sorte donc, qu'une seule et même fibre du
centre, par suite, un seul et même cylindre d'axe, peut
représenter plusieurs points d'un seul et même organe, situés les uns près des autres.

3) L'*enveloppe*, formée vraisemblablement de sub-

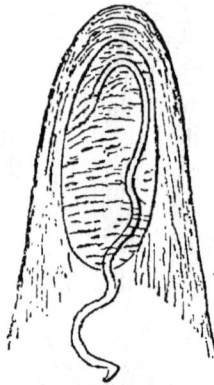

Fig. 58. — Corpuscules
du tact.

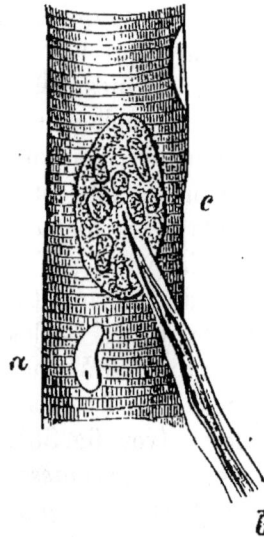

Fig. 39. — Fibre musculaire
striée; *a*, son noyau musculaire; *b*, fibre nerveuse; *c*,
plateau terminal.

stance élastique. Elle n'existe pas toujours; elle manque,
en général, aux deux bouts du nerf, de même que dans
beaucoup de fibres nerveuses du cerveau et de la moelle
épinière, dans le nerf optique et le nerf olfactif.

4) *Une masse semi-liquide, oléagineuse*, entre l'enveloppe et le cylindre d'axe. Elle manque aussi dans plusieurs nerfs, ou, du moins, elle n'y est pas coagulable;
ainsi, par exemple, dans les fibres qui courent dans le nerf
sympathique, dans les fibres dites sans moelle (ganglionnaires) (voy. fig. 55 et 46). On l'observe cependant dans

la plupart des nerfs sous la forme d'un liquide huileux, transparent, coagulant vite après la mort : la *moelle des nerfs*. La coagulation donne à ces nerfs une apparence grumeleuse, variqueuse, et dissimule le cylindre d'axe. Il faut

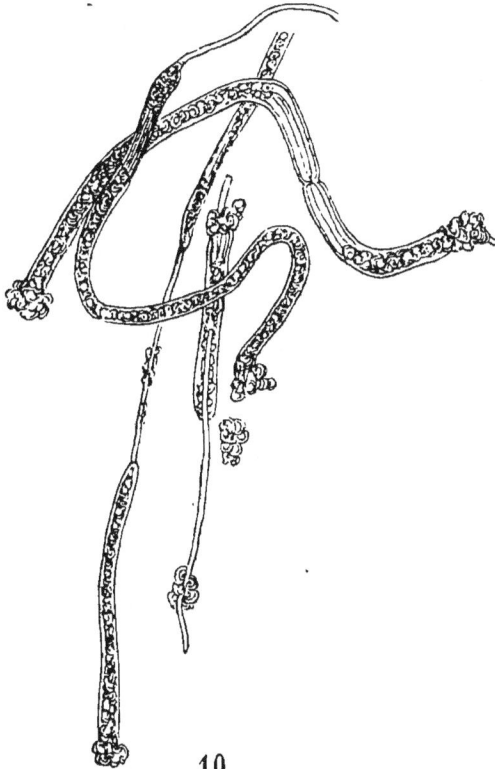

Fig. 40. — Fibres nerveuses du nerf ischiatique d'un lapin. En certains points le cylindre d'axe est complétement abandonné par la gaîne médullaire ; la moelle grumeleuse s'échappe de l'extrémité supérieure des fibres.

donc, pour reconnaître celui-ci distinctement, mettre en usage des agents fortement oxydants, qui dissolvent la moelle en laissant le cylindre d'axe plus longtemps intact. On trouve ici, en première ligne, la solution d'acide nitrique jointe au chlorate de potasse (Budge), les solutions

étendues d'acide chromique (Kölliker); le collodium (Pflüger), le chloroforme, l'éther et l'alcool peuvent encore être
recommandés dans ce but.

* *Recherches de M. L. Ranvier sur l'histologie et la
physiologie des nerfs (Archives de physiologie normale
et pathologique publiées par MM. Brown-Séquard,
Charcot, Vulpian, t. IV, 1871-1872).*

* M. Ranvier a découvert que les tubes nerveux ne sont
pas rectilignes, qu'ils présentent à 1 millimètre, en moyenne,
de distance les uns des autres des étranglements annulaires,
qui divisent les nerfs en segments interannulaires. Les
fibres de Remak ou fibres sans-myéline n'ont pas d'étranglements annulaires, mais tous les tubes à moelle en possèdent quel que soit leur diamètre. Sur les tubes larges
ils sont moins rapprochés que sur les tubes minces. (V.
fig. 1, p. 132, t. IV des *Archives*.)

* Avec une bonne lentille à immersion et un grossissement de 600 à 800 diamètres, il est permis de reconnaître
que les étranglements sont formés par un anneau ou une
sorte de bourrelet compris dans l'épaisseur de la membrane de Schwann; cet anneau est probablement constitué par un disque à travers lequel passe le cylindre axe.

* « Il n'y a qu'un seul noyau pour un segment de tube
nerveux compris entre deux étranglements; le noyau d'un
segment est situé à peu près à égale distance des étranglements qui limitent ce segment. » Les noyaux ont une
forme lenticulaire et se confondent par leur face interne
avec la membrane de Schwann; par leur face interne ils
se logent dans la myéline comme dans un nid. (Fig. 3,
p. 137, t. IV des *Annales*.)

* « Il sont entourés d'une couche de nature albuminoïde,
ne se colorant pas avec l'osmine. Cette couche de protoplasma se continue au-dessous de la membrane de
Schwann et lui forme ainsi comme un revêtement interne
qui la sépare de la myéline. » Il résulte de ces faits, dit

Ranvier, que le segment interannulaire des tubes nerveux représente une cellule. Celle-ci est comparable à la cellule adipeuse, telle que je l'ai comprise dans une récente communication [1]. La membrane de Schwann correspond à la membrane de la cellule adipeuse ; ce noyau et le protoplasma du segment interannulaire sont semblables au noyau et au protoplasma qui doublent la membrane de la cellule adipeuse ; enfin, la myéline est l'analogue de la graisse.

* « Il est bien évident que, dans cette comparaison, je néglige le cylindre-axe, dont la signification morphologique ne peut être comprise dans l'état actuel de nos connaissances, et les hypothèses que je pourrais faire à ce sujet sont en ce moment beaucoup moins fondées que les précédentes. »

* Les préparations avec l'acide osmique ont permis de constater que le fourreau de myéline des tubes nerveux est complétement interrompu par l'anneau de l'étranglement. (V. fig. 3, art. cité.)

* Frommon et Grandry avaient bien vu que, sous l'influence du nitrate d'argent, le cylindre-axe possède des stries alternatives noires et brunes (fig. 6, t. IV des *Annales*, art. cité).

* Ranvier, employant les mêmes préparations, a découvert de plus que les cylindres-axe présentent des épaississements circonscrits ayant la forme de deux troncs de cône appliqués l'un contre l'autre par leur base. Ces épaississements du cylindre axile se rencontrant presque toujours au niveau des étranglements de la membrane Schwann, il a été conduit à penser qu'ils complètent l'occlusion entre chaque segment, qu'ils sont les disques dont il a été question précédemment. *

* [1] Des lésions du tissu conjonctif dans l'œdème. In *Compte rendu*, 1871.

Siége des fibres nerveuses et des cellules ganglionnaires. — Dans le cerveau et dans la moelle, la *substance blanche* ne renferme absolument que des fibres nerveuses; tandis que dans la *substance grise*, il y a aussi des fibres nerveuses, il est vrai, mais les cellules ganglionnaires avec le tissu conjonctif et les cellules lymphatiques y prédominent. A la périphérie, les cellules ganglionnaires se présentent en beaucoup d'endroits, soit accumulées en forme de tumeurs (ganglions périphériques) et elles sont alors visibles à l'œil

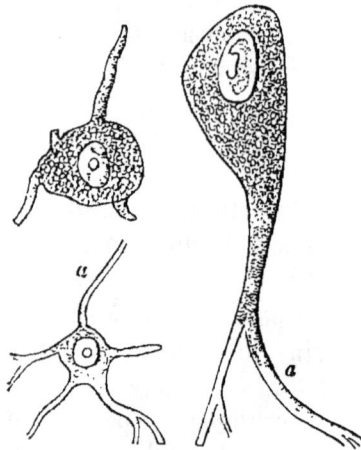

Fig. 41. — Cellules ganglionnaires du cerveau.

nu, soit plus ou moins perceptibles au microscope seulement, sur le trajet des ramifications nerveuses : ainsi, par exemple, sur les racines postérieures de la moelle épinière (ce sont les ganglions spinaux), sur la plupart des nerfs crâniens, sur le trajet du nerf sympathique, dans les plexus ganglionnaires, au sein de presque tous les organes non soumis à la volonté.

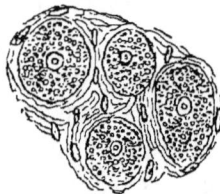

Fig. 42. — Cellules ganglionnaires du ganglion de Gasser d'un lapin ; elles semblent apolaires, elles sont pourvues d'une gaine.

Les fibres nerveuses primitives, dont se composent les nerfs, ne communiquent pas les unes avec les autres sur leur trajet; c'est-à-dire, que le canal nerveux ne se partage pas et que son contenu ne peut passer dans un canal voisin; il n'y a de division qu'aux extrémités périphériques. Il est vraisemblable qu'il y a pour chaque fibre une cellule ganglionnaire ; toutefois la question, n'est pas encore tranchée. Mais on sait très-bien qu'il y a, surtout dans le nerf sympathique, des cellules d'où partent deux fibres : et dans le cerveau et la moelle épinière presque tous les ganglions sont pourvus de plus d'un prolongement (v. fig. 41). On suppose qu'un seul des prolongements devient fibre nerveuse proprement dite ; les autres, qu'on nomme *prolongements protoplasmatiques*, ont un autre rôle, savoir, celui de réunir les cellules ganglionnaires entre elles. Il semble aussi qu'il y ait des cellules ganglionnaires qui n'ont pas de prolongements (apolaires). (V. fig. 42.)

§ III. — PRINCIPES CHIMIQUES DE LA SUBSTANCE NERVEUSE

Protagon. — On peut extraire du cerveau et de la moelle épinière un corps cristallisable appelé *protagon*, qui est caractérisé surtout par sa proportion de phosphore. Traité par la baryte, il se décompose en un corps libre de phosphore et en un corps phosphoré ; le premier est la *neurine*, le dernier le *phosphate de glycérine* ; le résidu est riche surtout en acides gras. — Le cerveau contient, en outre, parmi les principes organiques : albumine (albuminate de potasse), cholestérine, inosite, acide lactique, faible quantité de créatine, xanthine, hypoxanthine et leucine ; dans la cendre, on trouve des phosphates de potassium (55 p. 100), sodium, magnésium, calcium et fer, puis de l'acide phosphorique libre (9,15 p. 100), du chlorure de sodium, sulfate de potasse, acide silicique (Breed). La substance blanche est plus riche en albumine que la grise ; mais celle-là ne contient que 70 p. 100 d'eau environ, celle-ci en renferme au contraire 80 p. 100.

Relativement aux courants galvaniques qui existent dans les nerfs en repos. (V. plus haut S. V. § 18.)

Rôle des cellules ganglionnaires. — Partout où
une force nerveuse se développe ou se transforme en une
autre force, on rencontre des cellules ganglionnaires. On
doit en trouver, par conséquent là où, par exemple, un
sentiment se transforme en force excitatrice du mouvement, là où l'instinct (force psychique) influe sur les
nerfs, etc. Bien que le siége spécial des ganglions ne soit
pas encore déterminé pour chaque fonction du système
nerveux, il faut cependant croire, en considérant ce que
l'expérience a déjà démontré, que pour chaque fonction
en particulier, il y a aussi des ganglions spéciaux, tandis
que l'activité des nerfs semble ne dépendre que des cellules ganglionnaires avec lesquelles ils sont en connexion,
de telle sorte qu'un nerf peut remplacer un autre nerf
(v. S. VI, ch. II, § 6).

On ne doit pas conclure cependant de ce que nous
venons de dire que les fonctions des cellules ganglionnaires sont toutes énumérées avec cela. Leur rôle, du
reste, est loin d'être démontré pour tout le monde. Que,
par exemple, quelques-unes puissent être envisagées
comme une *matrice* et qu'elles influent sur la nutrition,
cela ressort de ce que les racines nerveuses postérieures
s'engraissent, lorsqu'elles ne sont plus en rapport avec les
ganglions spinaux (Waller), de ce que les antérieures s'engraissent aussi, quand elles sont séparées de la moelle
épinière.

Forces propres des fibres nerveuses. — Quoique les cellules ganglionnaires soient les organes dans
lesquels les forces nerveuses s'engendrent et se transmettent, les nerfs ont cependant des actions particulières.
Ainsi, par exemple, un nerf qui se rend à un muscle, lors

même qu'il est séparé de son origine, peut, lorsqu'il est excité, déterminer des mouvements musculaires. Mais le rôle des cellules ganglionnaires s'accuse nettement dans cette expérience même ; car immédiatement après la séparation du nerf d'avec elles, l'action du nerf diminue, et ce qui est surtout digne de remarque, les éléments morphologiques des nerfs se transforment, c'est-à-dire qu'ils se métamorphosent en graisse (dégénérescence adipeuse).

Nerfs centrifuges et nerfs centripètes. — Lorsqu'un nerf est affecté par un impulsus (excitant) quelconque, il se produit dans ses petites particules des mouvements moléculaires dont la nature n'a pas été élucidée jusqu'à présent. Ils se propagent dans tous les sens, c'est-à-dire, aussi bien du côté des cellules ganglionnaires que du côté de la périphérie. Leurs effets se manifestent soit à la périphérie, soit au centre ; dans le premier cas on les nomme *nerfs centrifuges*, dans le second, *nerfs centripètes*. Aux premiers appartiennent, par exemple, ceux qui déterminent des mouvements dans les muscles ; aux derniers, les nerfs de sensibilité, parce que la sensibilité ne se manifeste au dehors que lorsque ces nerfs sont en connexion avec certaines cellules ganglionnaires. (V. S. VI, ch. II, § 6.)

Centres nerveux. — Chaque nerf a son centre dans les cellules ganglionnaires dont il dépend, et les centres des mouvements composés, c'est-à-dire leurs cellules ganglionnaires respectives, se trouvent habituellement très-voisines les unes des autres. Non loin de l'endroit de la moelle épinière ou de la moelle allongée d'où émergent les nerfs se trouvent les centres de ces derniers. Ainsi, par exemple, les nerfs qui constituent le plexus brachial ont leur centre dans le segment de moelle épinière qui s'étend de la première vertèbre dorsale à la quatrième vertèbre cervicale, et même un peu plus haut. Mais ces centres se relient à d'autres parties du système nerveux central, et l'on s'explique ainsi que les mouvements de certaines parties puissent être excitées, non-seulement dans les endroits où se trouvent les cellules ganglionnaires de leurs nerfs respectifs, mais encore en d'autres points. Ainsi, l'on peut, par exemple, mettre en contraction les muscles des membres inférieurs, non-seulement en excitant la moelle lombaire, mais encore en excitant la moelle allongée, bien que la plus fine anatomie ait appris que les fibres nerveuses pour les muscles du membre inférieur, se terminent, non loin de leur point d'émergence de la moelle lombaire, dans les cellules ganglionnaires du cordon antérieur de la moelle épinière.

Il faut en conséquence distinguer des *centres primaires* et des *centres secondaires*.

Trajet des fibres nerveuses. — Le trajet d'une foule de nerfs du point où ils abandonnent la moelle épinière ou la moelle allongée jusqu'à l'endroit où ils se terminent à la périphérie, est souvent difficile à distinguer, parce que tous ne se dirigent pas de haut en bas; mais que beaucoup aussi se dirigent de bas en haut.

Le nerf sympathique en fournit un exemple intéressant; chez beaucoup d'animaux, le sympathique cervical est étroitement uni au nerf vague et tous les deux semblent ne former qu'un seul nerf. Néanmoins la plupart des fibres du sympathique se dirigent en haut et toutes les fibres centrifuges du vague en bas. Pour distinguer le trajet d'un nerf, on a deux méthodes différentes ;

1) L'*excitation*. — Suivant qu'une partie musculaire, — à laquelle se rend un nerf déterminé, — se trouve au-dessus ou au-dessous du point du nerf excité et annonce cela par sa contraction, on peut préciser le trajet du nerf.

2) *La section du nerf*. — Lorsqu'on la pratique sur un animal, le bout qui demeure en rapport avec la moelle épinière, c'est-à-dire, le bout central, reste intact, l'autre;

au contraire, subit la dégénérescence adipeuse (Waller).
Si donc, par exemple, le vago-sympathique est sectionné
au cou, et qu'on laisse l'animal vivre environ 14 jours, on
trouve que les fibres primitives du vague situées derrière
la tête sont demeurées normales, que celles du sympathique ont dégénéré en graisse : l'inverse se passe à
l'autre bout. (Waller et Budge.)

Rapports de la statique des centres nerveux.
— Des forces nerveuses différentes peuvent se limiter et
s'annuler mutuellement, et le repos qui s'établit dans un
nerf vivant peut procéder aussi bien d'un manque d'excitation qu'il peut être une manifestation de cet équilibre
statique.

Lorsque, par exemple, un corps étranger s'approche de
l'œil, et que celui-ci ne se ferme point, mais demeure
tranquille, l'équilibre s'établit dans ce cas entre la force
dite réflexe et la force de la volonté. Donc, pendant que,
d'un côté, il y a dans le système nerveux des *organes
suspensifs*, pour d'autres phénomènes nerveux ; il y a,
d'un autre côté, des forces nerveuses différentes, lesquelles
forces nerveuses peuvent s'entr'aider en différents lieux
et prendre part réciproquement à leurs affections.

Ce sont :

1) *Des sympathies* ou *irradiations*, lesquelles se manifestent surtout dans les états pathologiques. Ainsi, par
exemple, le nerf du même nom souffre sur l'autre moitié
du corps, quand une cause douloureuse a agi sur la partie
homologue.

2) *Mouvements simultanés.* — Ainsi, par exemple, les
muscles d'un globe oculaire suivent les mouvements de
l'autre en haut, en bas et en dedans. Les mouvements
simultanés sont, dans la plupart des cas, dans tous peut-
être, liés au but qui doit être atteint par le mouvement
primaire ; et ne peuvent vraisemblablement jamais, du
moins très-rarement, être considérés comme tels, ceux

qui se produisent fatalement dans l'économie par effet mécanique pur. Ainsi, un œil s'élève quand l'autre s'élève, parce que l'image qui doit se peindre sur la rétine est simple et plus nette que si, au même moment, l'autre œil se tournait un peu en bas, ce qui du reste est impossible. La volonté et l'idée, autant d'une manière consciente que d'une manière inconsciente, commandent les mouvements simultanés.

3) *Mémoire.* Les impressions demeurent longtemps emmagasinées dans les appareils centripètes et elles provoquent, engendrent, dans certaines circonstances, les mêmes manifestations qui avaient eu lieu auparavant.

4) *Mouvements réflexes.* Voyez plus loin.

Quand deux forces inégales agissent sur le même point d'application, l'effet de la plus faible ne paraît pas ; mais sa tension augmente, et quand la force supérieure disparaît, il se produit une réaction. On a, par exemple, ce qu'on nomme l'*analectrotonus*, les couleurs complémentaires et les couleurs par contraste, l'antagonisme. Voyez plus loin.

Un caractère important des nerfs, c'est qu'ils se fatiguent et peuvent se remettre. La fatigue peut suivre toute cause d'excitation persistante, mais il y en a quelques-unes qui produisent très-facilement cet état, par exemple, CO_2, l'acide paralactique. Voyez plus haut, S. V, § 10.

§ V. — ESPÈCES DE NERFS

Division des nerfs. — On distingue :

1) Nerfs CENTRIPÈTES, qui reçoivent l'excitation à la périphérie, mais dont l'action est produite dans les ganglions, par conséquent au centre, et

a) *avec participation* de la sensibilité, de la sensation,

en d'autres termes, avec perception : *sensible* et *sensuelle* [1].

b) sans participation des activités sus-indiquées, lesquelles sont appelées : *excito-motrices.*

(On ne peut pas dire pour cela, et c'est même très-invraisemblable, que la dernière espèce de nerfs renferme nécessairement des fibres originairement différentes, mais on peut dire seulement que dans la première il intervient encore des forces particulières qui manquent dans la dernière).

2) Nerfs centrifuges. Ils reçoivent l'excitation dans les cellules ganglionnaires ou sur un point de leur trajet vers la périphérie et se divisent en :

a) Moteurs, destinés aux muscles.

b) Nerfs des glandes, destinés à l'épithélium des glandes.

c) Sympathiques, destinés principalement aux muscles des vaisseaux, mais également à quelques autres fibres musculaires (par exemple, le dilatateur de la pupille).

d) Ganglionnaires, c'est-à-dire, ceux qui émanent de ganglions périphériques. Ils sont sous l'empire d'autres nerfs. Il y a chez les grands vertébrés, parmi les fibres nerveuses ganglionnaires, des fibres dites de Remak, distinguées par la multitude des noyaux dont elles sont couvertes. (V. fig. 43.)

e) Des nerfs de suspension, dont l'excitation arrête ou diminue momentanément un mouvement continu dans la vie normale, comme, par exemple, celui du cœur.

3) Nerfs centraux, c'est-à-dire, ceux qui réunissent entre elles les différentes cellules ganglionnaires.

Les diverses espèces de fibres nerveuses primitives ne

---

[1] *Sensuelle*, c'est-à-dire, fournie par les organes des sens spéciaux (vue, ouïe, odorat), toute manifestation sensible autre que celles du tact ou de la sensibilité générale.

sont pas tellement cantonnées que, dans un seul et même nerf, il n'y ait que la même espèce de fibres; mais, au contraire, dans la plupart des nerfs, on voit réunies des fibres nerveuses primitives d'espèce très-différente; ainsi, par exemple, on trouve, à la fois, dans le vague des fibres centrifuges, centripètes et suspensives.

Loi de Bell et Magendie. — Ch. Bell et Magendie ont découvert que l'action des racines postérieures et des racines antérieures de la moelle épinière était différente. On résume sous le nom de loi de Bell les phénomènes suivants :

Racines postérieures. — *a*) Si l'on sectionne une racine postérieure de la moelle épinière, de telle façon qu'une partie reste encore attachée à la moelle, l'animal exécutera, pendant la section, des mouvements qui donneront clairement à connaître qu'ils procèdent d'une douleur éprouvée.

b) Si l'on excite le bout périphérique de la racine coupée, il n'en résulte aucun effet.

c) Si l'on excite le bout central qui est encore en communication avec la moelle, les phénomènes de douleur reparaîtront.

d) Toutes les parties auxquelles se distribuent les fibres appartenant à la racine postérieure sectionnée, sont entièrement insensibles.

Racines antérieures. — *e*) Si l'on sectionne une racine antérieure, il se produit, pendant la section, des contractions qui sont exactement limitées aux parties dans lesquelles se distribue le nerf sectionné.

f) Si l'on excite le bout central, on ne voit absolument aucun effet.

g) Si l'on excite le bout périphérique, on détermine des contractions comme dans *e*.

h) Tous les muscles auxquels des fibres des racines antérieures coupées se rendent ne sont plus mus par l'animal, lorsqu'il essaye de mettre en mouvement le reste de son corps.

i) Après la section des racines postérieures, le mouvement persiste ; après la section des racines antérieures, la sensibilité reste intacte dans les parties intéressées. Quand, par exemple, chez une grenouille, on sectionne les racines postérieures des 7, 8 et 9 nerfs, l'extrémité postérieure devient complétement insensible ; elle peut bien cependant exécuter des mouvements, mais ces mouvements ne s'harmonisent pas parfaitement avec ceux du membre sain, à cause du manque d'équilibre. Si, au contraire, on coupe les racines antérieures des nerfs précédents, la grenouille traîne la jambe sans la mouvoir le moins du monde ; mais toute excitation portée sur la peau du membre provoque de la douleur.

Nerfs mixtes en leur trajet. — *k*) Dans la plupart des nerfs du corps les fibres motrices et sensibles courent ensemble parallèlement : il en résulte que leur section détermine l'effet sensible au bout central et l'effet moteur au bout périphérique.

Nerfs crâniens. — *l*) La division en racines antérieures et postérieures n'est possible dans les nerfs crâniens que pour le trijumeau. La grosse portion est la partie sensible du nerf, la petite portion sa partie motrice. Dans le reste des nerfs crâniens, il n'existe pas de semblable séparation ; loin de là, il y a des nerfs crâniens qui n'ont qu'une seule fonction, pendant que d'autres, déjà à leur sortie du cerveau, contiennent des fibres d'une et d'autre espèce.

Nerfs sensuels. — *m*) Les trois nerfs crâniens : nerfs olfactif, optique et auditif, qui sont destinés à la sensation de l'odeur, de la vision et du son, se montrent complétement insensibles aux excitations mécaniques, chimiques, électriques. L'excitation du bout périphérique faite après la section ne détermine plus aucun mouvement ; on les

distingue donc comme une espèce particulière de nerfs
sensitifs, sous le nom de *nerfs sensuels*.

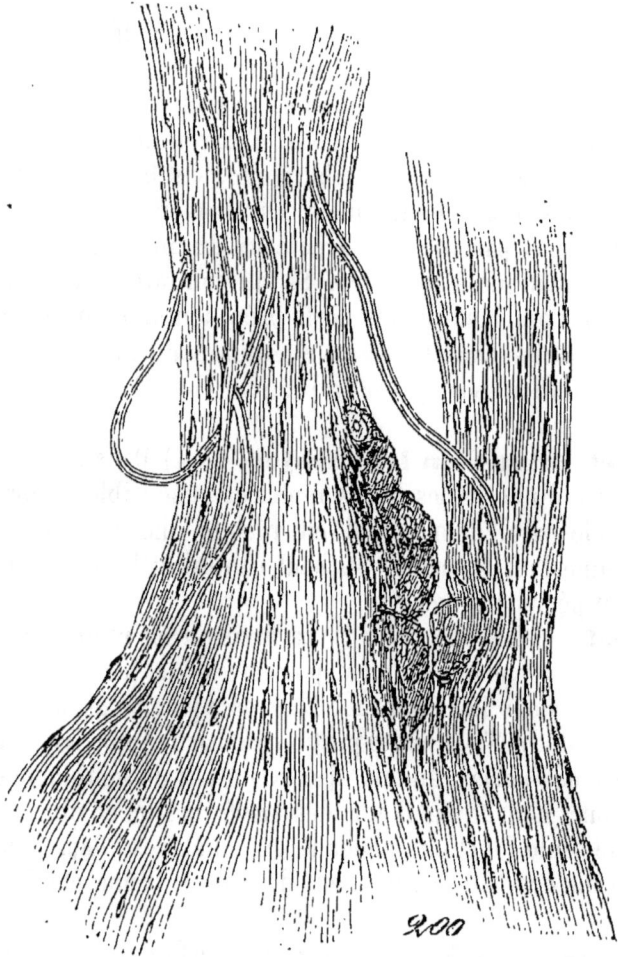

Fig. 43. — Fibres de Remak prises sur le plexus cœliaque, recon
naissables à leur noyau ; il y a en outre des globules ganglionnaires et des fibres nerveuses étroites.

n) Parmi les nerfs crâniens, sont purement moteurs :

nerf oculo-moteur [1], trochléateur [2], abducteur [3], vraisemblablement aussi le facial, l'accessoire de Willis [4]. Le nerf
vague est mixte à son origine. Sous ce rapport, la lumière
n'est pas encore entièrement faite pour le nerf glosso-pharyngien ; le nerf sensuel des sensations gustatives [5] est
peut-être à la fois et sensible et moteur. Il est probable
que le nerf hypoglosse est uniquement moteur ; mais
peut-être est-il aussi sensible déjà à son origine.

CHAPITRE II

IRRITABILITÉ ET IRRITANTS DES FIBRES NERVEUSES ET DES GANGLIONS

§ VI. — GÉNÉRALITÉS

Irritabilité des nerfs. — Le caractère des particules
nerveuses, de pouvoir être dérangées, déplacées de leur
état de repos par certaines influences, a reçu le nom d'*irritabilité* ou d'*excitabilité, irritabilitas nervorum*, et les influences celui d'*irritants*. L'équilibre dans le système nerveux est aboli, soit lorsque quelque chose appartenant aux
conditions de sa vie est soustrait, par exemple, l'eau,
l'oxygène, etc..., soit lorsque, en un point, une force
extérieure influe sur les cellules ganglionnaires, les appareils terminaux périphériques ou les nerfs eux-mêmes et
que les particules nerveuses sont mises en mouvement. Si

[1] Nerf moteur oculaire commun.
[2] Nerf grand oblique ou nerf pathétique.
[3] Nerf moteur oculaire externe.
[4] Nerf spinal.
[5] Nerf lingual uni à la corde du tympan, branche du facial.

23.

ce mouvement se propage sur les nerfs moteurs jusqu'aux
muscles ou aux glandes, alors les muscles se contractent
et les cellules des glandes sécrètent ; s'il s'étend sur les
nerfs sensitifs de la périphérie jusqu'à certaines cellules
ganglionnaires, alors apparaissent des sentiments, des sensibilités ou des phénomènes dits réflexes.

Les particules nerveuses mises en mouvement ont (en
vertu de leur élasticité ?) de la tendance à revenir à leur
état de repos, tendance qui est d'autant plus marquée que
le mouvement a été plus fort. Quand les excitations sont
trop énergiques, les particules nerveuses peuvent perdre
leur irritabilité pour un temps ou même complétement ;
après que la *limite d'excitabilité* a été franchie, le repos
se rétablit naturellement. Il y a des excitants qui amènent
très-rapidement ce repos, comme, par exemple, une foule
de poisons, les sels de potasse, etc., et d'autres encore qui
par une sorte d'interférence portent au repos les particules
nerveuses saisies en plein mouvement. Ainsi, par exemple,
le stimulus produit par le pôle positif d'une chaîne galvanique. Lorsqu'un nerf moteur est sectionné, par conséquent, est séparé de son ganglion central, son irritabilité
augmente, il est vrai, immédiatement après, mais elle baisse
ensuite et s'éteint graduellement.

Nous disons qu'un nerf est entièrement *paralysé*, quand
ses particules ne peuvent plus être mises en mouvement
par aucune excitation. Il pourrait n'être pas excitable pour
un stimulus et l'être néanmoins pour un autre. Lorsque les
limites de l'irritabilité ont été franchies sur un point quelconque d'un nerf moteur, alors le stimulus placé entre le
muscle et ce point en question continue d'agir, tandis que,
au contraire, il n'agit plus de l'autre côté du point devenu
insensible aux excitants.

Pouvoir conducteur double. — Les particules
nerveuses se meuvent en deux sens. En effet :

1) Lorsque le nerf hypoglosse et le nerf lingual sont

sectionnés au même endroit et que le bout central du lingual est suturé avec le bout périphérique de l'hypoglosse, ou inversement, on peut faire naître, en excitant le nerf ainsi composé, du mouvement dans le lingual et de la douleur dans l'hypoglosse (Vulpian et Philippaux).

2) Lorsqu'un nerf disséqué est excité, il se produit ce qu'on nomme l'oscillation négative du courant (voyez plus bas). L'oscillation négative du courant se produit aussi bien avec les nerfs centripètes (sensitifs) qu'avec les nerfs centrifuges (moteurs), quoique chez ceux-là la propagation de l'activité nerveuse ait une autre direction (vers la moelle allongée) que chez ceux-ci (vers les muscles). Si la mobilité des particules nerveuses ne se manifestait que dans un sens, ce résultat serait impossible.

3) La contraction paradoxale (voyez plus loin).

On attribue aux nerfs une spécificité ou une énergie spécifique, parce que l'expérience a appris que des influences égales agissant sur deux nerfs peuvent engendrer des effets différents et que les phénomènes qui apparaissent dans un seul et même nerf, en dépit de la différence des excitants, restent néanmoins semblables. Ainsi les nerfs de sensibilité paraissent spécifiques, parce que tout stimulus, qu'il soit mécanique, chimique, électrique, etc., provoque toujours de la sensibilité et rien autre, tandis que sous le même excitant le nerf moteur provoquera des mouvements. Ainsi les mêmes vibrations de l'éther déterminent la sensation de lumière dans l'œil, la sensation de chaleur sur la peau. Ainsi la rétine sent la lumière, ou qu'elle en soit réellement frappée, ou qu'elle subisse une pression, ou qu'elle soit électrisée, ou qu'elle soit irritée par des stases sanguines, ou qu'elle soit irritée par une action cérébrale.

On se tromperait cependant si l'on allait, sans plus ample informé, supposer que l'énergie spécifique a son siége unique ou principal dans les fibres nerveuses. On est

en droit, il est vrai, de croire, vu la diversité que les fibres à moelle, sans moelle, variqueuses, de Remak présentent dans leur aspect, qu'elles ont un rôle différent, mais
toutefois on manque encore là-dessus de recherches
exactes, et il semble qu'il y ait entre elles des nuances
multiples. Les fibres à moelle qui existent en grand nombre dans le corps et qui constituent essentiellement les
nerfs de sensibilité et de mouvement (ces derniers sont
destinés aux muscles striés) s'éloignent beaucoup les unes
des autres sous le rapport de leurs fonctions, mais non
point sous celui de leur structure anatomique. On a en
effet observé qu'après avoir mis bout à bout des nerfs
moteurs et sensitifs, on peut provoquer du mouvement
en excitant le nerf sensitif, du sentiment en excitant le
bout moteur. C'est une preuve que dans les troncs nerveux, du moins, dans ceux que nous avons cités tout à
l'heure, le mouvement moléculaire qui y prend naissance,
peu importe où, s'y propage de point en point, de couche
en couche, suivant la longueur, comme les vibrations sonores s'étendent dans tous les sens; c'est une preuve que
les nerfs ne sont que des organes conducteurs, et que les
propriétés auxquelles ils doivent leur énergie spécifique
doivent procéder essentiellement des organes terminaux de
la périphérie ou des centres.

Les organes terminaux périphériques des nerfs sensitifs
sont extraordinairement plus sensibles aux impressions
que les nerfs eux-mêmes. Les ondulations de l'éther
agissent sur la couche des cônes et des bâtonnets de la rétine, qui doit être regardée comme l'appareil terminal
périphérique du nerf optique; mais elles n'agissent pas
sur le nerf optique lui-même. La lumière solaire la
plus intense qu'on fait tomber sur ce nerf ne détermine
pas le plus faible rétrécissement de la pupille. — Une
pression mécanique exercée sur le nerf optique ou son
excitation électrique ont pour effet de provoquer une sen-

sation lumineuse. — Lorsqu'on excite le nerf ischiatique de la grenouille avec de l'acide acétique, on a besoin généralement d'un acide dix fois plus concentré que si l'on irrite un morceau de la peau, à laquelle se distribuent les organes terminaux du même nerf.

Bien qu'on ne puisse démontrer rigoureusement que la qualité de la sensation dépend des organes terminaux périphériques ou centraux, il semble cependant que ces derniers ont l'influence principale, puisque, en effet, les sensations de lumière, de son, etc., de douleur même, peuvent, sans excitation extérieure, procéder des organes centraux.

§ VII. — LES DIVERS EXCITANTS

Stimulus ganglionnaires. — Il faut diviser les excitants en ceux qui agissent sur les cellules ganglionnaires et en ceux qui agissent sur les fibres nerveuses. Les cellules ne peuvent pas être affectées du dehors, leur situation étant trop profonde. Leur excitation est déterminée :

1.) Par des substances introduites dans le sang ;

2.) Par l'intermédiaire des nerfs sensuels et par des impressions psychiques ;

3.) Par la transmission de cellules en cellules ganglionnaires, et enfin,

4.) Par l'irritation des nerfs centripètes.

Irritants des nerfs. — Les irritants des nerfs sont *mécaniques, chimiques, thermiques* et *électriques ;* il y a encore ceux qui agissent sur les nerfs des sens, comme les ondes de l'éther et du son.

Irritants chimiques. — Parmi les *irritants chimiques,* les acides affectent plus les nerfs sensitifs que les nerfs moteurs, — les alcalis affectent plus ces derniers que les premiers ; mais c'est CO_2 qui paraît affecter surtout les nerfs sensitifs. Presque tous les sels, comme, du reste, les acides biliaires et la bile, en outre l'alcool, l'urée, la créosote, etc., excitent aussi bien les nerfs que les muscles. Il y a cependant quelques substances qui excitent fortement les muscles et peu les nerfs, par exemple, l'ammoniaque (Kühne), la liqueur de chlorate d'antimoine (Budge).

Irritants thermiques. — L'élévation et l'abaissement de la température provoquent également des contractions dans les nerfs moteurs. Les fibres musculaires de la peau se contractent chez beaucoup d'hommes, déjà à quelques degrés au-dessous de zéro, et forment la peau dite *peau d'oie* [1]. Le grand froid augmente, puis supprime l'irritabilité. Avec une élévation de température de 35-50°, l'excitabilité s'élève, chez les grenouilles ; au delà de cette limite, elle tombe rapidement ; et, à 70-75, elle s'abolit brusquement (Rosenthal).

Opium. — Certains agents, portés sur les nerfs, élèvent leur excitabilité, puis les paralysent ensuite rapidement. L'*opium* tient ici le premier rang. Mais cet agent n'est pas un stimulus des nerfs seulement, il l'est aussi des ganglions. Si l'on injecte de la teinture d'opium dans les veines d'un animal, on voit tout d'abord de l'agitation se montrer dans le corps entier, puis l'animal s'endort et réagit peu ou même pas du tout aux impressions douloureuses. — La teinture d'opium, injectée dans le cœur d'une grenouille, le met en état de repos persistant.

Curare. — Le *curare* paralyse, en allant de la périphérie vers le centre, les nerfs moteurs striés, à l'exception du cœur. Les nerfs sensitifs demeurent beaucoup plus longtemps intacts. Les nerfs qui se distribuent aux muscles lisses n'en sont point affectés, pas plus que les nerfs cardiaques. Vingt-quatre heures après, on peut, chez les gre-

Synonyme de la locution française : chair de poule.

nouilles empoisonnées avec du curare, observer encore la circulation du sang.

Strychnine. — La *strychnine* excite les ganglions moteurs de la moelle allongée et de la moelle épinière, et agit sur ces parties comme si elles étaient galvanisées.

Pour les autres poisons, consulter les traités spéciaux de toxicologie et des antidotes.

§ VIII. — PHÉNOMÈNES DES NERFS EXCITÉS

Nerf actif. Oscillation négative du courant. — Lorsque les particules nerveuses entrent en mouvement, à la suite d'une excitation, le courant électrique, — qui, à l'état de repos, pendant la vie, circule constamment, — diminue. Si, en effet, on détourne le courant nerveux par deux points d'un nerf fraîchement isolé, et au mieux par sa coupe longitudinale et sa coupe transversale, et si l'on excite, en même temps, le nerf sur un autre endroit, à l'aide de l'irritant qu'on voudra, par exemple, le courant d'induction, des agents chimiques, etc., — l'aiguille du multiplicateur déviera vers *nul*, ou dans les autres cadrans, puis elle reprendra immédiatement sa place (Dubois-Reymond). Cette oscillation négative du courant dure environ 0,002 de seconde (Bernstein).

Réaction. — Le nerf actif a une réaction acide (Funke), tandis que le nerf en repos a une réaction alcaline ou neutre. Mais la chaleur n'augmente pas pendant que le nerf est en activité (Helmholtz).

§ IX. — RAPIDITÉ DE LA TRANSMISSION DANS LES NERFS

Rapidité de l'action nerveuse. — On a observé qu'une foule d'organes musculeux ne se contractent pas à l'instant même où les nerfs qui s'y rendent sont excités : qu'au contraire, un certain temps s'écoule entre l'exci-

tation et l'apparition de la contraction. La cause peut en
être placée dans les muscles et dans les nerfs également.
Les uns et les autres en sont la cause réelle. En général,
il faut un intervalle remarquablement plus long pour qu'un
organe composé de fibres musculaires lisses, comme l'intestin, l'utérus, la vessie, se contracte, après l'excitation de
leurs nerfs respectifs, que pour un organe formé de fibres
musculaires striées. Mais il est, en outre, permis de présumer que la contraction est plus lente à se produire après
l'irritation du nerf sympathique qu'après l'irritation des
nerfs cérébro-spinaux. Ainsi, par exemple, l'iris, chez les
mammifères, est constitué par des fibres musculaires lisses ;
eh bien, la contraction du sphincter de la pupille se mani-
festera plus rapidement après l'irritation du nerf moteur
oculaire commun, que celle du dilatateur de la pupille
après l'irritation du nerf sympathique.

Dans les muscles striés en travers, on ne peut généralement pas distinguer, à l'œil nu, d'intervalle entre l'irritation et le mouvement. A l'aide d'appareils ingénieux avec
lesquels on arrive à distinguer une fraction de seconde, on
a cependant constaté expérimentalement qu'il faut un certain temps à l'excitation pour se propager à travers le nerf
(Helmholtz).

Si, en effet, à l'instant où l'excitation d'un nerf a lieu,
et par là même où s'établit le courant qui excite le nerf,
il se produit une déviation de l'aiguille aimantée, et si,
au moment de l'entrée en contraction, la chaîne galvanique
est de nouveau ouverte, on peut conclure des degrés de la
déviation de l'aiguille aimantée au temps qui s'écoule entre
l'excitation et la contraction du muscle. On a aussi pratiqué des recherches de ce genre à l'aide du myographion.
On a trouvé, de cette manière, que l'excitation nerveuse
se transmet à raison de 24,6 à 38,4 mètres par seconde
(Helmholtz), et cela, il est vrai, sur les nerfs disséqués
d'une grenouille. On présume que, dans les nerfs humains,

l'excitation se propage avec une rapidité de 61,5 mètres par seconde (Helmholtz). D'après d'autres observateurs (Schelske, Hirsch, de Jaager), elle n'est que de 30 mètres environ.

§ X. — MODIFICATIONS DE L'EXCITABILITÉ PAR LE COURANT ÉLECTRIQUE

Lorsqu'un courant électrique traverse un nerf moteur, il ne se produit, en général, de contraction qu'à l'instant même où il commence à circuler et qu'au moment même où il cesse. La contraction manque ordinairement dans l'entre-temps, où elle ne parait que chez les animaux très-irritables et avec des courants très-forts. L'irruption brusque et l'interruption brusque du courant, ou plutôt le changement de densité de l'excitant, a donc une influence capitale sur son action. C'est pourquoi, lorsque ce changement a lieu très-rapidement, comme, par exemple, cela est possible avec un appareil d'induction ou même avec l'électricité par frottement, des courants même faibles peuvent avoir une action considérable. Toutefois cela n'a lieu que lorsque l'excitabilité n'est pas encore sensiblement tombée ; en pareil cas, l'oscillation rapide du courant produit des effets surprenants, fulgurants. Voilà pourquoi l'on observe dans beaucoup de paralysies que le courant induit, qui produit des effets énergiques sur les hommes sains, n'engendre aucune contraction musculaire, tandis qu'un courant constant en détermine.

Contraction de fermeture et d'ouverture. — On distingue une contraction de fermeture, une pause et une contraction d'ouverture (F, P, O). Quelquefois, après une excitation de longue durée, la contraction persiste, bien que la chaîne soit ouverte [1]. On appelle cette contraction *tétanos d'ouverture* de Ritter.

[1] *Ouvrir la chaîne* signifie *interrompre le courant*, en suppri-

Pendant que pour les nerfs moteurs une pause s'inter-
cale entre F et O, c'est de la douleur qui se montre dans
les nerfs sensitifs irrités, tout le temps que dure l'excitation ; cette douleur est seulement plus forte au commencement et à la fin. Le courant électrique a une action faible
ou nulle lorsqu'il parcourt transversalement un nerf.

Courant constant. — On emploie pour les excita-
tons électriques le courant constant ou le courant induit.
On se sert le plus généralement des trois espèces de bat-
teries constantes que voici :

1) La pile de BECQUEREL ou celle de DANIELL construite
avec *zinc et cuivre* : le cylindre de zinc plonge dans un
vase d'argile plein d'acide sulfurique étendu (1 : 12), la
plaque de cuivre plonge dans une solution concentrée
d'oxyde de cuivre ;

2) La pile de GROVE, *zinc et platine :* la plaque de platine plonge dans un vase d'argile renfermant de l'acide
azotique concentré ; la zinc est en contact avec de l'acide
sulfurique étendu ;

3) La pile de BUNSEN, *zinc et charbon :* avec les mêmes
liquides que dans la pile de Grove.

Direction du courant. — Il faut, en ce qui touche
la direction du courant, remarquer les choses suivantes :
Dans chaque élément le courant va du métal positif, le
zinc, au métal négatif (cuivre, platine, charbon), en traversant les liquides ; dans le rhéophore qui ferme le courant,
il va, au contraire, du cuivre au zinc. La lame émer-
gente du cuivre forme donc le pôle positif, celle du zinc le
pôle négatif. Les lames polaires, ordinairement du fil
d'archal, sont appelées ÉLECTRODES ; et l'électrode positive
reçoit le nom d'*anode*, la négative, celui de *katode*. Si l'on
applique les deux électrodes d'une batterie sur un nerf, qui

mant le contact direct ou indirect des deux électrodes qui ferment
le courant. *

se trouve ainsi intercalé dans l'axe de fermeture du courant, et si le courant circule à travers le nerf dans le sens
des pieds à la tête, on appelle le courant *ascendant ; descendant*, lorsque c'est l'inverse. — Dans la figure 44, le
courant indiqué par *a b* est descendant (*a* est plus près du
bout vertébral du nerf ischiatique que *b*), le courant indiqué par *d c* est ascendant.

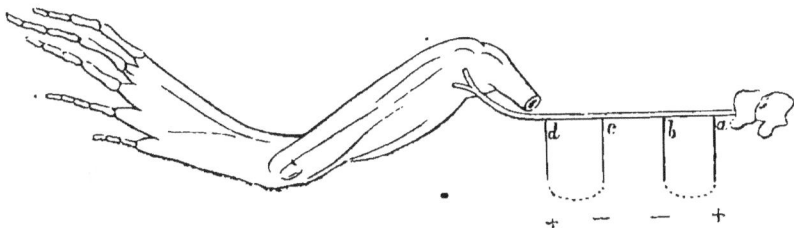

Fig. 44.

Courant de polarisation. — Lorsqu'un courant
traverse de l'eau ou des solutions salines, etc., ces liquides
sont décomposés : l'hydrogène se rend au pôle négatif,
l'oxygène au pôle positif. Pour les solutions salines, la
base se rend au pôle négatif, l'acide au pôle positif. Il s'engendre de cette manière dans tout liquide
un courant propre, appelé *courant de polarisation*, qui
est *opposé au courant originel*, et par suite l'affaiblit. Dans les piles mentionnées plus haut, par exemple
dans celle de Daniell, l'oxygène se rend au zinc et
l'oxyde ; l'hydrogène se déposerait comme gaz sur la
plaque de cuivre et affaiblirait ainsi la puissance électromotrice, si le cuivre n'était pas immergé dans une solution
de vitriol de cuivre. Le sulfate de cuivre est décomposé,
l'oxygène se rend à la plaque positive et le métal cuivre se
dépose sur la plaque de cuivre, qui garde ainsi constamment tout son éclat. C'est de cette manière que le courant demeure *constant*. On connaît des métaux et des
liquides chez lesquels la polarisation est restreinte au mi-

nimum. Parmi ceux-là le zinc amalgamé a le premier rang ; parmi ceux-ci, c'est une solution de sulfate d'oxyde de zinc.

Courant induit. — Le courant induit naît lorsque, dans certaines circonstances, l'électricité engendrée par le courant primaire agit à distance ; ce résultat s'obtient principalement avec l'aide d'un rouleau de fil métallique. Quand le courant primaire est fermé, il s'établit dans la bobine d'induction un courant qui est inverse du courant primaire et dont il affaiblit, par conséquent, la force. Lors de la fermeture de la chaîne, le courant n'agit donc que faiblement sur les nerfs sensitifs et moteurs ; à l'instant même, au contraire, où la chaîne primaire est ouverte, il se produit, dans la bobine d'induction, un courant qui est de même direction que le courant primaire, et l'effet de celui-ci est, par conséquent, augmenté. Donc, règle commune, il n'y a de contraction, il n'y a de douleur (ni d'étincelle non plus) que lorsque la chaîne d'induction est ouverte, et il faut des courants très-forts pour provoquer le phénomène au moment de la fermeture de la chaîne. Le courant induit a aussi la propriété de permettre à l'électricité d'arriver à une très-haute tension, tout comme dans l'électricité par frottement, et de pouvoir par là même s'étendre facilement aux parties voisines. L'isolement le plus minutieux, le plus exact est donc absolument requis dans l'emploi de l'électricité par induction.

Contraction d'induction unipolaire. — C'est à la grande tension de l'électricité qu'il faut rapporter l'effet produit même avec un seul fil, lorsqu'on a un courant d'une certaine importance. Il est digne de remarque que, dans ce cas, il y ait plus de douleur sur la peau sèche que sur la peau humide, et plus de douleur quand les extrémités des électrodes sont pointues que lorsqu'elles sont mousses. On appelle ces phénomènes, *phénomènes d'induction unipolaires*. On peut enfin, en troisième lieu, employer comme excitants les courants électriques qui existent dans les muscles et dans les nerfs eux-mêmes.

§ XI. — LOI DES SECOUSSES

Cela fait une différence que le courant constant traverse un nerf en montant ou en descendant. On appelle la *norme* suivant laquelle cette différence se produit : *Loi des secousses*. Les phénomènes les plus importants sont les suivants :

1) Quand les nerfs sont frais ou tiennent encore à des animaux vivants, il n'y a, avec un courant faible, que des secousses de fermeture, aussi bien dans le sens ascendant que dans le sens descendant (Valentin).

2) Lorsqu'un nerf est excité longtemps et qu'il perd ainsi de son activité vitale, — ou lorsqu'il est séparé du corps pour mourir peu à peu, — l'excitation étant faible, après ce premier stade vient le deuxième, qui se fait reconnaître par une secousse d'ouverture et de fermeture dans les deux sens du courant; dans le troisième stade enfin, il n'y a, avec les courants descendants, que des secousses de fermeture, avec les courants ascendants que des secousses d'ouverture, puis toute réaction disparait (Ritter).

3) Il arrive dans un seul et même nerf que sur divers points de son trajet deux stades différents se produisent simultanément avec la même excitation. Cela provient de ce que les diverses parties du nerf ne meurent pas toutes en même temps. En effet, la portion du nerf ischiatique située plus près de la colonne vertébrale meurt plus tôt que celle qui vient ensuite, celle-ci plus tôt que celle qui est plus voisine de la jambe. Il peut arriver ainsi que la portion supérieure du nerf soit au troisième stade, la moyenne au second et l'inférieure au premier. En pareil cas, si l'on appliquait le courant descendant, on trouverait dans le tiers supérieur

une secousse de fermeture, dans le second F[1] et O[2], dans le troisième F, et avec un courant ascendant F, FO[3], O.

Relativement à certaines corrélations qui se présentent ici, consultez, § 14, *in fin.*, *Lieux d'élection.*

4) Les effets qu'on observe successivement sur un nerf, à la suite de la décroissance de l'activité vitale, en employant des irritants faibles, on peut les provoquer aussi sur un nerf parfaitement frais, en faisant agir des courants de force variée. Voici ce que l'expérience enseigne là-dessus : Avec un courant faible, par exemple, avec un seul élément de Daniell, on obtient les phénomènes qui sont le propre du premier stade, simplement F ; — avec 2-6 ou 7 éléments de Daniell, on obtient les effets du deuxième stade ; avec 6-10 éléments de Grove, les effets du troisième stade (Pflüger). Si l'on emploie un courant plus fort encore, par exemple 16-20 éléments de Grove, on voit naître F et O dans les deux sens (Budge).

5) Bien qu'on n'ait distingué que trois stades seulement, ces stades ne sont pas rigoureusement tranchés et il y a des transitions, de telle sorte que, par exemple, avant que O disparaisse, elle (la contraction d'ouverture) diminue graduellement; c'est pourquoi on distingue souvent plus de trois stades. Mais les erreurs sont nombreuses. La loi des secousses ne peut s'appliquer entièrement aux racines des nerfs.

§ XII. — ELECTROTONUS

Pendant qu'une partie d'un nerf est traversée par un courant électrique constant, son excitabilité est modifiée dans le voisinage de cette partie, et cette modification, qui est déterminée dans un nerf par un courant électrique

---

[1] F, contraction de fermeture. — [2] O, contraction d'ouverture. — [3] FO, contraction de fermeture et d'ouverture.

constant (appelé aussi polarisant), a reçu le com d'*électro-tonus* (Dubois-Reymond, Ekhard, Pflüger).

Il est de règle, en général, que la partie de nerf qui se trouve au voisinage du pôle positif (anode), soit abaissée dans son excitabilité, qu'au contraire, la partie de nerf frais qui se trouve au voisinage du pôle négatif (katode) soit élevée dans son excitabilité, tânt que, bien entendu, le courant constant parcourt le nerf. On appelle la diminution d'excitabilité provoquée de cette manière au pôle positif *anelectrotonus*, et l'augmentation d'excitabilité au pôle négatif *katelectrotonus* (Pflüger).

Pour apprendre à connaître ces phénomènes, il faut, en dehors du courant constant qui parcourt un nerf, porter en même temps sur ce nerf un deuxième irritant (qu'il soit encore de nature électrique, ou qu'il soit de nature chimique).

Cet irritant, du sel de cuisine, par exemple, est-il placé au pôle positif, les contractions provoquées par le sel diminueront, si le courant constant est fermé, et elles se manifesteront dans une plus forte mesure, lorsque le courant sera réouvert. Au contraire, les contractions qui ont été provoquées par l'excitant *sel* augmenteront, quand l'excitation aura été portée au voisinage du pôle négatif; et plus elle s'appliquera près du courant constant, plus l'effet sera prononcé (Pflüger).

Quoique, en général, les indications précédentes soient exactes, cependant une observation plus approfondie apprend que la contraction peut augmenter et même augmenter constamment, lorsque le pôle positif est situé près de l'irritant.

C'est ce qui arrive lorsqu'on porte l'irritant sur le nerf ischiatique, entre la colonne vertébrale et la chaîne constante, et que le courant circule dans cette dernière en direction descendante. Cet accroissement de la contraction ne dure pas longtemps; elle va bientôt en diminuant pro-

gressivement (Budge). L'excitabilité augmente entre les
électrodes d'un courant polarisant (espace intrapolaire) au
voisinage du pôle négatif (Pflüger).

Pour le courant nerveux dans l'état électrotonique, voy.
p. suiv.

XIII. — EXCITATION A L'AIDE DU COURANT ÉLECTRIQUE NERVEUX ET DU COURANT ÉLECTRIQUE MUSCULAIRE

Contraction sans métal. — Quand la section longitudinale [1] et la section transversale du nerf ischiatique
touchent en même temps les muscles de la cuisse, auxquels
il se rend, de telle sorte qu'un point d'un muscle soit en
contact avec la section longitudinale et un autre point avec
la section transversale, le muscle se contracte chez les grenouilles excitables. Il suffit même, avec de semblables
préparations, d'appliquer simplement la section transversale du nerf sur une portion musculaire, ou même seulement sur un autre point du nerf, pour déterminer des contractions chez les animaux sensibles.

Contraction secondaire. — Si l'on fait deux préparations
de grenouilles [2] et que l'on place le nerf d'une préparation *a*
sur les muscles fémoraux de l'autre préparation *b*, puis si l'on
galvanise le nerf de la préparation *b*, il se manifeste, chez
les grenouilles sensibles, des contractions aussi dans la
jambe *a* qui n'est pas excitée directement. C'est ce qui a
lieu particulièrement lorsque le nerf est en contact avec les
muscles par une section transversale et une section longitudinale. Pendant que le nerf de *b* est excité, le courant
musculaire baisse dans *b*, et comme cette oscillation dans

---

* [1] L'auteur désigne par section longitudinale la surface d'un
nerf ou d'un muscle, nous l'avons vu plus haut.*
* [2] On entend par préparation de grenouille, la dissection qui consiste à mettre à nu les muscles d'une cuisse détachée du tronc, à
en couper l'extrémité supérieure en ménageant le nerf sciatique.*

la densité de l'électricité est liée à une excitation (voy. § 8),
les muscles de la préparation *a* se contracteront nécessairement (Dubois-Reymond).

Contraction paradoxale. — Il est de règle que
l'excitation d'un nerf moteur détermine la contraction seulement des muscles auxquels les branches de ce nerf se
distribuent, mais non des muscles auxquels
se rendent des branches d'autres nerfs non
excités. Quelquefois cette dernière chose
se présente. Ainsi le nerf sciatique se divise [1] en nerf tibial (t) et en nerf péronier
(p). (V. fig. 45.) Eh bien, on voit de
temps en temps l'excitation du nerf tibial
faire contracter les muscles (B), bien qu'ils
soient fournis par le nerf péronier qui ne
se rend pas à eux, et inversement. On
appelle cela *contraction, secousse paradoxale*. — L'explication en repose sur le
même principe que celle de la contraction
secondaire et prouve en même temps le
double pouvoir conducteur des nerfs.
(Voy. § 6.)

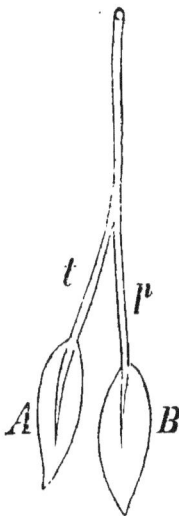

Fig. 45.

Lorsqu'on excite par un courant constant un nerf disséqué, en s'y prenant de telle sorte que la direction du courant constant soit la même que celle du courant nerveux,
le courant nerveux originel sera fortifié. On appelle cela
la *phase positive de l'état électrotonique*. Placez pour le
démontrer, les deux coussinets à l'extrémité du nerf sciatique disséqué, en ayant soin que l'un des coussinets soit
en contact avec la section transversale de ce nerf, l'autre
avec un point de sa section longitudinale ; puis mettez une
chaîne constante en rapport avec une portion du reste de ce

[1] La division du sciatique en nerf tibial et péronier répond à
notre division en sciatique poplité interne et sciatique poplité
externe.

nerf. Dans le nerf, le courant va de la section transversale
à la section longitudinale. Si maintenant le courant constant qui traverse une autre portion de la section longitudinale, est dirigé dans le même sens, la contraction, à la
fermeture de la chaîne, sera plus forte. Sous le nom
de *phase négative de l'état électrotonique*, on comprend
la décroissance du courant nerveux originel, qui se produit, lorsqu'un courant constant circule dans une direction inverse à travers une partie de la section longitudinale du nerf.

§ XIV. — MODIFICATIONS DE L'EXCITABILITÉ

Il y a pour la vie normale un degré moyen d'excitabilité; c'est d'elle que dépend cette mesure de mouvements, de sentiments et de sensations, qui est nécessaire
et suffisante à l'entretien de la vie. Mais l'irritabilité peut
s'élever ou s'abaisser.

Augmentation de l'irritabilité. — Dans l'augmentation d'irritabilité, il n'y a pas seulement des phénomènes multipliés quantitativement, mais aussi des phénomènes divers qualitativement. La multiplication quantitative se constate au mieux sur les nerfs moteurs. Mais ici
comme pour les nerfs sensitifs, la multiplication des phénomènes coïncide souvent avec leur modification qualita-
tive. Un mouvement est multiplié lorsque, — en vertu de
l'excitant qui n'engendre habituellement aucun mouvement, ou n'en engendre que de faibles dans les muscles,
— il se produit, dans l'unité de temps, une *convulsion* ou
tétanos, ou lorsque l'amplitude de la contraction est plus
forte. On peut le déterminer en fixant à un muscle par des
moyens appropriés une plume devant laquelle on fait passer une bande de papier. Le nombre et la grandeur des
courbes que le muscle décrit permet de conclure à l'espèce
des mouvements. Parmi les exemples d'élévation d'irrita-

bilité dans les nerfs centripètes, se placent la douleur, le bourdonnement d'oreille, la vue des phosphènes, etc.

Le *tétanos* est un état de la vie normale, lorsqu'il est provoqué par l'influx de la volonté et peut être supprimé volontairement. C'est un état pathologique, lorsqu'il reconnaît pour cause un autre excitant.

L'exagération de l'irritabilité des nerfs se présente avant que leur capacité vitale commence à diminuer. On la constate sur les *nerfs moteurs*, quand un stimulus, qui, d'expérience, ne cause aucune ou simplement une faible contraction, a pour résultat des effets beaucoup plus énergiques; *sur les nerfs sensitifs*, lorsqu'une excitation, d'ailleurs indifférente, détermine de la douleur ou bien qu'une lumière modérée est sensible pour l'œil, un faible bruit pour l'oreille, etc.

L'abaissement de l'activité nerveuse, qui s'annonce par une élévation d'irritabilité, peut provenir de causes diverses :

1) *Excitation trop forte ou trop persistante.* — Le mouvement moléculaire dans les nerfs détermine : sentiment, sensations, contraction musculaire, etc. C'est par lui aussi que la force nerveuse se dépense. Tout nerf excité pendant un certain temps, se fatigue et produit finalement les mêmes phénomènes que s'il était sectionné. Ainsi, par exemple, la moitié du diaphragme cesse, après une excitation prolongée de son nerf phrénique, de se contracter dans l'acte respiratoire; si le nerf sympathique cervical est excité avec persistance, on trouve, le lendemain, un resserrement de la pupille, tout comme si le nerf avait été sectionné. Au commencement de toute excitation de nerfs moteurs, la contraction musculaire est donc plus forte que pendant la continuation de cette excitation, où elle va toujours en diminuant. Il s'écoule toujours ensuite un certain temps avant que le nerf puisse se remettre après une excitation. Mais si sur le corps vivant, on a laissé passer un temps

suffisant pour que le nerf ait pu regagner son irritabilité perdue, puis qu'on réitère l'excitation une seconde, une troisième fois, etc., avec les intervalles nécessaires pour le rétablissement, on peut, de cette manière, en exalter considérablement l'irritabilité. Lorsque l'exaltation d'irritabilité est produite par des excitants trop énergiques, on appelle cela *surexcitation du nerf.*

2) *Manque de nutrition.* — Une des causes les plus fréquentes de douleur et d'exagération d'irritabilité, c'est le manque de nourriture suffisante, — perte de sucs, tels que : sang, mucus, salive, sperme ; — affections morales déprimantes. Ces causes empêchent la nutrition du système nerveux.

3) *Certaines substances* sont particulièrement propres à émousser l'irritabilité, après l'avoir exaltée pendant un court espace de temps. Plus grande est la quantité employée de ces substances, plus prompte est l'arrivée de la paralysie, plus vite disparaît le premier stade. Ce sont : opium, caféine, mercure, sels de potasse.

Si, d'une part, les irritants dépensent la force nerveuse et, par suite, émoussent son activité, ils sont, d'un autre côté, une cause d'augmentation de la force nerveuse. Tant que dépenses et recettes se maintiennent en équilibre, l'exercice produit une action salutaire. Un manque d'excitation doit amoindrir l'excitabilité, parce que l'abord du sang, dans chaque organe, par suite aussi dans le système nerveux, est en rapport directe avec son activité.

Il résulte de ce qui précède que l'excitabilité peut être amoindrie par deux causes essentiellement différentes :

1) Par des irritants trop forts et trop prolongés, conséquemment par une exagération artificielle de l'irritabilité ;

2) Par manque d'excitants, par conséquent d'exercice. Il suit donc que la diminution d'excitabilité peut être com-

battue par l'éloignement et par l'application des excitants, dans des circonstances différentes.

Points remarquables. — On a observé que sur un seul et même nerf, il y a certains lieux doués d'une plus grande excitabilité que d'autres, sans qu'on ait décou- vert, jusqu'à présent, la cause positive de ce singulier phé- nomène. Les nerfs seraient, dans beaucoup de cas, plus sensibles au point où ils émergent des canaux osseux que sur le reste de leur trajet. (Walleix). Si l'on isole le nerf sciatique de la grenouille, en ayant soin qu'il n'y reste suspendu que la jambe et le pied écorchés (préparation gal- vanique), on trouve d'abord que l'endroit où sort le rameau fémoral est considérablement plus irritable que les autres points du nerf et qu'il faut, par suite, un courant élec- trique beaucoup plus faible pour engendrer des contrac- tions dans le premier point que dans les autres (Budge). En outre, sur une de ces préparations galvaniques, lors- qu'elle est très-fraîche, la portion de nerf qui est la plus éloignée du muscle est plus excitable que l'extrémité oppo- sée voisine du muscle; mais plus tard le phénomène se retourne complétement (Budge). Cela permet d'expliquer comment un nerf est plus irritable au point où l'on a pra- tiqué une section transversale que dans les autres; com- ment il y meurt aussi plus tôt. Donc, pendant qu'au com- mencement l'irritabilité est la plus forte au voisinage du bout supérieur, et décline en allant de là vers le muscle, l'inverse se produit au moment de l'invasion de la mort.

§ XV. — MORT DES NERFS

Après l'invasion de la mort générale, les nerfs moteurs sont encore excitables un certain temps. Ils meurent peu à peu et dans l'ordre suivant : les nerfs crâniens avant les nerfs spinaux, ceux de l'extrémité supérieure plus tôt que ceux de l'extrémité inférieure ; les nerfs spinaux propres

24.

avant le nerf sympathique; enfin, la portion dés nerfs qui est plus rapprochée de leur origine avant celles qui se trouvent plus près des muscles. On appelle cet ordre *Loi de Ritter-Valli.*

Le nerf meurt aussi lorsqu'il est séparé de son origine centrale; son excitabilité subsiste encore un certain temps après, mais pour s'éteindre peu à peu. Les muscles et les os dont les nerfs ont été sectionnés deviennent exsangues et s'atrophient, parce qu'ils ne peuvent plus accomplir leurs fonctions.

Les nerfs peuvent enfin mourir, à la suite d'excitation trop violente. Quand on galvanise fortement un nerf moteur encore excitable sur un membre amputé, les courants plus faibles qu'on applique ensuite sont sans effet.

CHAPITRE III

PHÉNOMÈNES CENTRIPÈTES

§ XVI. — GÉNÉRALITÉS

Sensibilité et sensation. — La sensibilité et la sensation sont les phénomènes centripètes les plus remarquables. On péut discerner par la pensée ce qui est *subjectif* en eux et ne s'annonce par aucun signe extérieur, le discerner des mouvements (par exemple, pleurs, cris, etc., dans la douleur) qui lui sont liés et qui en sont la *partie objective.* Il y a en réalité des phénomènes centripètes de deux sortes : nous appellerons les uns *excitation réflexe,* les autres *excitation sensitive.* La première n'est reconnaissable que par les mouvements auxquels elle donne naissance et sera, par conséquent, mieux placée, pour être traitée en détail, dans le chapitre des mouvements réflexes, puisque dans ce chapitre-ci il n'est question que de la sensibilité proprement dite.

Sous le nom de sensibilité, on entend la faculté qu'a le sujet de discerner les impressions de son propre corps. Ainsi, par exemple, dans la *sensibilité-douleur*, le rapport qui existe entre la cause douloureuse et le sujet sentant n'est pas exprimé ; l'objet n'y figure pas du tout en ligne de compte. Nous apprenons par la *sensation* à distinguer l'objet qui n'appartient pas à notre propre corps. C'est ce qui se passe dans toutes les sensations fournies par les sens, dans la vue, par exemple, etc.

La sensibilité et les sensations provoquent des affections psychiques : perceptions, idées, instincts, par lesquelles ces manifestations originelles du système nerveux reçoivent leur couleur propre. Il y a des organes qui servent à établir les rapports entre ces phénomènes nerveux et l'âme, savoir : les hémisphères du cerveau. De même que les sensibilités et les sensations éveillent des perceptions et des instincts, de même ces derniers peuvent, à leur tour, déterminer l'apparition des premières.

L'étude des sensations de sens sera faite dans une section à part ; nous ne parlons ici que des sensibilités. Les principes généraux s'appliquent aux deux.

Qualités de la sensibilité. — Nous distinguons plusieurs caractères dans la sensibilité :

1) *Son intensité*, qui dépend de la force de l'excitant et du degré d'irritabilité de l'organe et de l'individu.

2) *La couleur propre*, qu'ont les sensibilités, suivant la diversité de l'excitation et suivant le lieu de son origine. Ainsi, nous parlons, par exemple, de douleur brûlante, déchirante, opprimante ; nous appelons la douleur des muscles *fatigue*, des articulations, *lassitude*, une certaine espèce de malaise dans les nerfs de la peau et les nerfs optiques, *vertige*, etc.

3) *La localisation*. Nous attribuons à chaque sentiment un point déterminé de notre corps. Le simple contenu d'un sentiment n'acquiert de certitude que lorsqu'un certain point de notre corps lui est affecté.

4) *La perception et le jugement* se mêlent plus ou moins à nos sentiments. Nous leurs associons des idées, nous mesurons leur intensité, nous comparons, etc.

Notions fournies par la sensibilité. — Les notions que la sensibilité fournit, soit directement, soit avec l'aide du jugement, ne se laissent déduire, d'après nos connaissances actuelles en physiologie, que très-imparfaitement. Voici celles qui semblent probables :

1) L'intégrité des nerfs eux-mêmes, celle de leurs organes terminaux inclusivement ;

2) Le poids du corps entier et de quelques-unes de ses parties ;

3) La mobilité des parties et par là indirectement leur élasticité ;

4) Leur cohésion.

Caractères du sentiment. — On peut distinguer dans tout sentiment un certain point indifférent que l'attention peut seule découvrir. Dès qu'il est franchi par certaines excitations, un sentiment distinct apparaît aussitôt, et c'est alors seulement qu'on arrive à la conception de l'état de repos antérieur. C'est par la douleur qu'on a conscience du bien-être, par le vertige du sentiment de l'équilibre, par la fatigue du sentiment de l'énergie musculaire. Comme le sentiment du déplaisir, le sentiment du plaisir passe par un point indifférent pour arriver progressivement à son expression entière.

Centres de la sensibilité. — Tout sentiment doit avoir deux centres ; d'une part, au point où les nerfs sensitifs se terminent dans leurs cellules ganglionnaires respectives ; d'autre part, au point d'excitation. Le centre des nerfs sensitifs du tronc est, en premier lieu, dans la sub-

stance grise des cordons postérieurs, et en second lieu dans
la moelle allongée. Toute partie du corps qui n'est plus en
communication par ses nerfs avec la moelle allongée, est
insensible ; de même aussi que toute partie dont les nerfs
ne sont pas en connexion avec la substance grise des cordons postérieurs. Les centres pour la faim et la soif se trouvent probablement ensemble dans la moelle allongée ; le
centre principal du sentiment de l'équilibre siége dans le
cervelet ; mais on ne sait au juste jusqu'à présent où il faut
chercher le centre de la sensibilité musculaire.

§ XVII. — ESPÈCES DE SENSIBILITÉS

Les sentiments se produisent, d'une part, lorsque l'intégrité des nerfs est essentiellement compromise, d'où naît
la douleur, et d'autre part, lorsque les extrémités périphériques des nerfs sont irritées par leur entourage. Nous nous
occuperons spécialement des sensibilités suivantes :

1) *Sentiment musculaire.* Quand les muscles se contractent, on sent par les nerfs sensitifs qui s'y distribuent deux
choses, savoir : la direction et la rapidité du mouvement.
Tous les muscles sont pourvus de filets sensitifs et il y en
a peu auxquels, indépendamment des nerfs moteurs, ne se
rendent pas encore des branches de nerfs sensitifs. Ainsi,
par exemple, le muscle occipital et les muscles auriculaires
reçoivent leurs filets moteurs du nerf facial et leurs filets
sensibles du nerf grand auriculaire [1] ; des branches de la
portion sensible du trijumeau vont aux muscles de l'œil ;
des branches du nerf lingual s'anastomosent avec le nerf
moteur de la langue, le nerf hypoglosse ; des branches du
plexus cervical s'unissent à l'accessoire de Willis [2] qui

---

[1] Ce nerf fait partie du plexus cervical, 2e Ep. ant. du 5e N. C.
[2] Nerf spinal, onzième paire de la classification de Sœmmering.

anime le muscle cucullaire [1], etc. Très-fréquemment les nerfs moteurs reçoivent des filets sensibles, dès leur sortie de la moelle épinière, puisque des filets se rendent des racines postérieures aux racines antérieures.

Le sens musculaire vient souvent en aide au jugement. Nous évaluons, par exemple, la lourdeur d'un poids en le soulevant ; nous sentons, en effet, la rapidité avec laquelle les contractions doivent se suivre pour maintenir le muscle dans un tétanos constant. La résistance apportée par le poids doit être vaincue par une contraction persistante. Nous apprenons par le mouvement des muscles de l'œil en haut, en bas, etc., que les objets vus sont au-dessus, au-dessous, etc., de nos yeux, etc.

La dilacération d'un muscle s'accompagne d'une vive douleur, la fatigue suit une contraction de longue durée.

2) *Le sentiment de la faim* est causé par le manque de principes solides dans le sang et localisé dans l'estomac. Il y a aussi un faux sentiment de faim, qui est trompeusement réfléchi par les nerfs stomacaux. En effet, comme le sentiment de la faim réveille l'instinct de manger, un sentiment de faim apparent peut aussi naître par le fait que les instincts qui ont leur siége dans le cerveau augmentent et que ceux-ci sont en rapport avec les nerfs stomacaux.

3) *La soif*, causée par le manque de principes liquides est localisée dans la région pharyngienne. Lorsqu'on élimine beaucoup d'eau par la peau, les reins, etc. ; ou bien lorsqu'une trop grande quantité de liquide passe du sang dans les tissus, ainsi que cela peut arriver, à la suite d'une exagération de la diffusion (usage d'aliments salés), ou à la suite d'une accumulation de corpuscules sanguins dans les capillaires et par là même forcément une augmentation de

---

* [1] Du latin *cucullus*, cornet de papier, capuchon, coucoule des moines. C'est le muscle *trapèze*, qui a, si l'on veut, la forme d'un capuchon. *

pression (fréquemment dans les états de débilité), alors la soif apparaît.

Mais, tout comme la faim, la soif peut être fausse et pro-céder des nerfs pharyngiens ou du cerveau.

4) *Sentiment de l'équilibre, vertige.* A l'état normal, l'homme a toujours, même sans en avoir nettement con-science, le sentiment que le centre de gravité est appuyé, ou qu'il est égaré. Ce sentiment fait que, dans la marche ou la station debout, etc., on exécute les mouvements con-venables pour empêcher le corps de tomber.

Lorsque le sentiment de l'équilibre est troublé dans son intégrité, il se produit un sentiment maladif ressem-blant à la douleur dans les nerfs sensitifs, le *vertige.* Il peut, à l'exemple de la faim et de la soif, procéder de la périphérie et même, comme c'est le plus fréquent, des nerfs de la peau et du nerf optique, ou même du cerveau.

5) *Sentiment du manque d'excitation.* Les nerfs ne sentent pas seulement, s'ils sont irrités par un corps étran-ger et par suite arrachés à leur état de repos ; mais encore, si leur tension est accrue : il se produit alors en eux un besoin d'excitation. Il est ainsi, par exemple, pour les nerfs optiques dans l'obscurité, pour les muscles dans le grand repos, pour la moelle allongée dans le manque d'oxy-gène, etc.

6) *Sensibilité-douleur.* Celle-ci se traduisant égale-ment chez les animaux par des mouvements concomi-tants connus, on sait expérimentalement les parties du système nerveux qui produisent de la douleur, ou plutôt, dont l'excitation est suivie de mouvements de cette espèce. Il faut mentionner ici les points où les nerfs pénètrent dans la moitié postérieure de la moelle épinière (de Deen), mais non la substance grise des cordons postérieurs, ni la sub-stance blanche située entre les nerfs entrants. La moelle allongée se comporte, en général, de la même façon. Si le

pont [1], les pédoncules cérébraux jusqu'à leur dispersion dans les couches optiques sont excités, des mouvements se produisent, qui décèlent peut-être de la douleur, que, peut-être, il faut considérer simplement comme un effet réflexe (voy. ch. X). Ils manquent, au contraire, quand on excite les hémisphères du cerveau et du cervelet, quand on excite superficiellement les corps striés et les couches optiques; il n'y a rien d'établi encore, pour ce qui regarde les tubercules quadrijumeaux. Il est digne de remarque, que les cellules ganglionnaires n'aient pas de sensibilité propre, et qu'au contraire, les nerfs qui sont en connexion avec elles ne sentent qu'autant que la communication persiste. Toute lésion de l'intégrité des filets sensitifs détermine de la douleur, et celle-ci peut avoir son origine aussi bien au centre qu'à la périphérie. Mais il faut, en toutes circonstances, croire que le lieu effectif est au centre et que le sentiment n'est que transporté à la périphérie. On appelle cela des *phénomènes excentriques*. Lorsque, par exemple, le nerf ulnaire [2] subit une pression sous le coude, on éprouve de la douleur au bout des doigts, parce que le sentiment a été transporté du centre au point, d'où il part habituellement. L'excitation de la moelle est très-ordinairement suivie de douleur à la périphérie.

Grâce à la sensibilité, nous apprenons petit à petit à connaitre l'étendue et la forme des diverses parties de notre corps. Le sentiment des mouvements joue ici le rôle essentiel. C'est par les mouvements que les parties voisines se mettent en contact; et en appréciant la grandeur des mouvements, on apprend à juger les distances qui séparent les diverses parties, et ainsi se forme peu à peu dans le sensorium l'image du corps entier.

Sensibilité chez les amputés. — Chez les amputés, l'excitation du moignon est ressentie, tout comme si

[1] *Pont de Varole* ou protubérance annulaire.*
[2] De ulnus, ὠλένη, olécrâne, coude; c'est notre *nerf cubital*.*

la partie perdue existait encore. Un amputé de la cuisse croit posséder encore son pied et éprouve de la douleur dans les orteils ; il tombe souvent dans les premiers temps qui suivent l'opération, parce qu'il ne pense pas à la perte de son extrémité inférieure.

Sensibilité dans un nez plastique. — Dans la rhinoplastie, l'opéré, lorsqu'on irrite le nez néoplastique, ne croit pas y sentir la douleur, mais, au contraire, dans l'endroit où la peau a été empruntée pour composer son nez nouveau. |

Sensibilité dans les doigts entre-croisés. — Si l'on entre-croise le doigt médius avec le doigt indicateur, de telle sorte que la face interne du premier touche la face externe de l'index, et si l'on fait rouler une bille aux points de contact, on a l'impression directe que feraient deux billes, parce que, en effet, deux images sensitives sont produites par les moitiés de bille, dont les faces convexes sont dirigées en sens contraire, et l'esprit se représente deux billes réelles.

Engourdissement des membres, anæsthesia dolorosa. — La sensibilité à la douleur causée par les impressions extérieures, comme une piqûre ou une coupure, peut se perdre dans une partie de l'organisme, et cette partie être cependant douloureuse. Cela se voit dans l'engourdissement des doigts, à la suite de la compression du nerf ulnaire. Les doigts en question éprouvent une sensation très-désagréable, et, néanmoins, on peut les piquer, les pincer, sans qu'ils ressentent de la douleur. Le pouvoir conducteur est suspendu par la compression du nerf ulnaire, mais, en même temps, il s'est opéré, à la suite de la compression, une modification dans le nerf, jusqu'à son émergence de la moelle épinière, d'où il résulte que de la douleur se produit ; et celle-ci est rapportée à la périphérie. On appelle ce phénomène, quand il est provoqué par des maladies, *Anesthésie douloureuse, anæsthesia dolorosa.*

*Sensibilité suppléée. (E. Létiévant). — Waller, Vulpian et Philipeaux ont démontré que, suivant l'âge des animaux, il faut, pour qu'un nerf divisé se régénère, 5, 4, 6 mois et plus encore. Il s'est produit dans la science certains faits qui semblaient plaider en faveur d'une restauration moins lente. Le professeur Laugier, ayant réuni, chez un malade, les bouts du nerf médian, sectionné dans un accident, trouva, le lendemain de la suture, que la sensibilité et la motilité étaient revenues sur tout le territoire de ce nerf. Paget a publié deux observations « dans lesquelles les bouts des nerfs cubital et médian, abandonnés au sein d'une plaie déchirée, trouvaient encore, sans avoir été rapprochés, le moyen de se reconnaître, de s'atteindre, de se souder et de se reconstituer : le tout en treize jours! » Victor von Bruns avait observé certains cas plus curieux encore, dans lesquels la sensibilité était revenue après *quelques heures*, bien qu'on n'eût pas fait la réunion des nerfs divisés. — Surpris par ces faits étranges, et incapables d'en fournir l'explication, les uns nièrent leur authenticité (Verneuil, Vulpian); d'autres admirent une régénération nerveuse plus rapide que ne l'avaient enseigné Vulpian et Philipeaux, et même une régénération immédiate. « La thèse de Magnien (1866), dit M. Létiévant, vint ajouter à l'énergie des convictions. Aux faits qu'il rechercha sur l'homme, il joignit les résultats de ses 25 sections pratiquées sur des chevaux; il avait noté deux fois une régénération nerveuse très-rapide. »

*Il appartenait à M. E. Létiévant, chirurgien en chef désigné de l'Hôtel-Dieu de Lyon, de livrer la clef de l'énigme, de donner l'explication du retour subit de la sensibilité et de la motilité après la section des nerfs. « Cette motilité et cette sensibilité, dit-il, ne sont pas le résultat de la régénération des nerfs. Les mouvements sont le produit de contractions diversement combinées des muscles voisins appartenant au nerf divisé; — la sensibilité résulte : 1° de la présence, dans le département paralysé, de fibres nerveuses qui y sont constamment et proviennent d'anastomoses plus ou moins connues; 2° de la perception de certaines impressions par les papilles nerveuses voisines de la région paralysée et qui appartiennent à des nerfs sains. »

*M. E. Létiévant établit sa doctrine des *suppléances sensitivo-motrices* sur 5 faits personnels de section du médian et sur 21 faits empruntés aux auteurs; sur 3 observations personnelles de section du cubital et sur 7 faits des auteurs; sur 2 faits personnels de section du radial; sur 2 faits personnels de section simultanée du radial et du cubital, et sur 2 faits des auteurs; sur 2 faits personnels de section du grand nerf sciatique, et sur 7 faits des auteurs; sur 1 fait personnel de section du facial, et 2 faits des auteurs; enfin, sur 1 fait personnel de section des nerfs sous-orbitaire, buccal et dentaire inférieur et sur 25 sections de diverses branches du trijumeau, empruntées aux auteurs.

*D'après M. Létiévant, la régénération des nerfs n'est complète qu'au bout de 12 à 15 mois, chez l'homme. Souvent cette régénération n'a pas lieu, et la période de *motilité et de sensibilité suppléées* se prolonge indéfiniment et devient un état permanent.

* (Voy. *Traité des sections nerveuses*, par E. Létiévant, 1873, Baillière.) *

§ XVIII. — PHÉNOMÈNES PSYCHIQUES

Le contenu, le principe des sentiments et des sensations est employé à servir comme de matériel pour une tout autre série de phénomènes tout différents, savoir : les phénomènes psychiques. Mais l'âme ne peut pas s'emparer directement de ces matériaux, elle ne le peut que par l'intermédiaire de certains organes, c'est-à-dire de certains complexus ganglionnaires, inconnus sous le rapport de leur structure spéciale. La physiologie ne considère pas les phénomènes psychiques comme des fonctions du cerveau, ainsi qu'on regarde la sécrétion comme la fonction d'une glande, mais comme le résultat de *forces indépendantes*, et elle cherche à trouver les organes dépendant du corps, dont il faut concevoir la présence comme la condition nécessaire pour que ces forces aient la puissance de se manifester. L'analyse de ces dernières, leurs combinaisons, surtout les lois sous lesquelles elles sont placées et se développent, sont du domaine de la psychologie. Il est vraisemblable que des districts déterminés du système nerveux répondent à toutes les forces psychiques élémentaires.

Parmi les caractères de l'âme qui incombent en particulier aux études physiologiques, nous remarquerons : le désir ou les instincts, l'idée et le choix. Les instincts s'adressent à quelque chose de futur, d'avenir ; les idées à quelque chose de passé ; le choix de l'âme se rapporte au présent. Si, entre deux mouvements qui peuvent être exécutés, l'âme en choisit un, ou si l'âme se représente quelque chose, elle a toujours besoin, pour cela, de la mémoire. Aussi une idée simple n'est-elle, à proprement parler, rien autre qu'une sensation reproduite par la mémoire. — L'instinct, au contraire, peut se manifester sans coopération de la mémoire.

CHAPITRE IV

PHÉNOMÈNES CENTRIFUGES

§ XIX. — GÉNÉRALITÉS

On appelle *centrifuges* les activités du système nerveux, dont les effets consistent à porter les muscles à se contracter et les glandes à sécréter. Elles commencent dans les centres nerveux, les cellules ganglionnaires, pour se propager de là aux organes sus-mentionnés.

Les conditions sous lesquelles ces activités s'exercent sont très-différentes. Les plus simples sont celles dans lesquelles un complexus ganglionnaire n'a besoin d'autre chose que d'un terrain matriciel qui lui fournisse de la nourriture et de l'oxygène, pour déterminer, pendant toute la vie, des mouvements dans les muscles, auxquels se distribuent les nerfs émanant de ce plexus. On appelle ces mouvements *automatiques.* Ils sont donc caractérisés en ce qu'ils persistent, sans que les nerfs qui les gouvernent aient besoin d'un impulsus particulier. Mais il n'est pas dit avec cela qu'ils ne *pourraient* pas être influencés par d'autres nerfs ; il est, au contraire, positif qu'ils le sont. Les autres phénomènes centrifuges s'en distinguent en ce qu'ils ne se produisent jamais sans que chaque fois un impulsus ait précédé. On peut les appeler, par opposition aux mouvements automatiques, mouvements *incités.* Ces mouvements incités sont provoqués, il est vrai, par les complexus ganglionnaires appartenant à un groupe de muscles ; mais ces complexus doivent être excités, tout d'abord, par d'autres appareils nerveux ; sinon, ils restent en repos. Les nerfs excitateurs ne peuvent influer que de deux côtés. — *Ou bien*, ce sont les nerfs sensitifs ou les nerfs de sens qui sont affectés par les impressions extérieures et qui transmettent leur excitation aux cellules ganglionnaires. De ces dernières l'excitation se rend ensuite aux nerfs moteurs, et, enfin, naît le mouvement musculaire. On peut appeler ce mouvement un mouvement incité de premier ordre ; à cette catégorie appartiennent les mouvements réflexes les plus simples. — *Ou bien*, les cellules ganglionnaires centrifuges sont affectées non-seulement par les cellules centripètes les plus rapprochées d'elles ; mais encore par des cellules ganglionnaires encore

plus éloignées appartenant à d'autres départements nerveux. Si, par exemple, sur une grenouille, tous les centres
des nerfs, jusqu'à la cinquième vertèbre, tous les intestins,
les extrémités antérieures sont enlevés, et, d'une façon
générale, si l'on a soin que la jambe et le pied écorchés ne
tiennent d'un côté A à la moelle épinière que par le nerf
sciatique, et que de l'autre côté B, il ne reste en communication avec la moelle épinière rien autre chose que ce nerf,
l'excitation du nerf sciatique B fera naître une contraction
dans les muscles de A. — Il faut ici que l'action se trans-
mette de la périphérie des filets nerveux B aux cellules
ganglionnaires de la moelle et de celles-ci aux filets nerveux
moteurs de A. Mais si le *tronc* d'une grenouille faisait,
après l'excitation de la peau d'une cuisse, des mouvements
pour se soustraire à ce stimulus, alors la transmission ne
serait pas aussi simple. Pour ce mouvement combiné, inten-
tionnel, d'autres complexus ganglionnaires seraient encore
requis, et ils détermineraient un mouvement incité de
second ordre. C'est ce qui a lieu mieux encore dans les
mouvements volontaires. Une foule d'observations semblent
conclure à ce que les centres sont, pour les mouvements
automatiques et pour les mouvements incités, dans une certaine opposition les uns vis-à-vis des autres. Quand, après
l'invasion de la mort, les fonctions du cerveau et de la
moelle épinière s'éteignent, on remarque, dans les mouvements automatiques des intestins, de la vessie, du cœur,
non-seulement la persistance, mais encore l'augmentation
du mouvement. Les excitations des nerfs qui émergent de
la moelle épinière et de la moelle allongée limitent souvent
les mouvements automatiques. C'est le cas, par exemple,
pour les nerfs vagues et splanchniques. L'influence des
affections morales sur les mouvements du cœur et de l'intestin pourraient également être rappelée ici.

§ XX. — MOUVEMENTS AUTOMATIQUES

Ils se divisent en trois catégories : *mouvements automatiques*, dans le sens strict du mot; *mouvements toniques* et *mouvements antagonistes*.

Mouvements automatiques dans le sens strict du mot. — La caractéristique des mouvements automatiques dans le sens strict du mot, consiste en ceci :

1) Que ces mouvements persistent encore après la destruction du cerveau et de la moelle épinière ;

2) Que dans tous les organes où ils se présentent, on rencontre des cellules ganglionnaires (habituellement microscopiques) dans lesquelles on cherche le point de départ de l'excitation ;

3) Qu'ils sont intermittents et non continuels ; il y a des pauses entre les diverses fractions de mouvement.

Dans beaucoup de ces mouvements, on peut constater un type régulier qui manque dans les autres.

On observe des mouvements automatiques :

1) *Dans le cœur*. — Les ganglions ici en cause siégent de préférence dans la cloison et le sillon transversal. On réussit, chez les grenouilles, en sectionnant le foyer principal de ces ganglions, à porter le mouvement du cœur au silence. Si l'on pratique, sur un cœur de grenouille, une incision bilatérale sur les frontières qui séparent les oreillettes des ventricules, en ayant soin de laisser intacte, entre les deux incisions, la portion médiane, — le cœur continue à battre comme auparavant. Si on laisse, au contraire, les parties latérales intactes et incise par le milieu, le cœur reste silencieux (Budge, de Wittich).

2) *Estomac et intestins*. — Les ganglions qui leur appartiennent sont situés dans la couche musculeuse (*plexus myentericus*, Auerbach), et dans la couche mu-

queuse. Quoique le mouvement stomacal puisse être provoqué par l'excitation du nerf vague (Bischoff), il ne cesse pas cependant, lorsque, chez un animal vivant, tous les nerfs stomacaux ont été sectionnés et que l'animal est resté en vie ; et même, les aliments sont encore transportés de l'estomac dans l'intestin (Budge). L'estomac et les intestins extirpés se meuvent encore, comme le cœur, un certain temps après.

3) *La vessie.* — Elle fait presque continuellement de très-petites contractions, même lorsque tous les nerfs se rendant à elle sont sectionnés ; de même,

4) *L'iris,*

5) *Les cœurs lymphatiques,*

6) *Les uretères,*

7) *Les artères.* — Ainsi, on observe sur l'oreille des lapins une réplétion et une déplétion alternatives et régulières des artères (Schiff).

8) *L'écoulement de la salive* dite paralytique (C. Bernard).

9) *L'écoulement de la bile,* après la destruction de tous les nerfs (Pflüger).

Mouvements toniques. — On appelle *tonus* une contraction musculaire d'un faible degré placée sous la dépendance des nerfs et persistant pendant toute la vie. On supposait jadis que tous les muscles du corps se trouvaient dans un pareil état, tant que la moelle épinière demeurait intacte. On en trouvait une preuve dans ce que, après sa destruction, le muscle sphincter externe de l'anus ne se contracte plus et que les muscles du tronc se relâchent. J'ai démontré, déjà depuis longtemps, que le sphincter de l'anus, à l'état normal, n'est pas du tout constamment contracté. La fermeté du muscle provient, en effet, de la réplétion sanguine.

De nos jours, on ne reconnaît plus de tonus qu'aux vaisseaux et peut-être à la vessie : quand les nerfs des vaisseaux viennent à être coupés, les vaisseaux se dilatent (C. Bernard). Après la section de ses nerfs, la vessie n'est plus en état de garder une aussi grande quantité de liquide qu'avant (Heidenhain, Gianuzzi).

Mais ces deux faits ne démontrent pas le tonus. Si pendant la systole du cœur, les vaisseaux se dilatent, c'est que les nerfs des vaisseaux sont excités par elle, et quand la systole a cessé, un rétrécissement lui succède, dans les conditions normales, comme il s'en produit dans les grosses artères, surtout en vertu de l'élasticité. Après la paralysie des nerfs, les petites artères pauvres en tissu élastique demeurent dilatées. — Il en est de même dans la vessie. L'un et l'autre sont des mouvements réflexes. (V. § 21.)

Les mouvements toniques n'existent probablement en aucune façon.

Mouvements antagonistes. — Les mouvements antagonistes sont ceux qui se montrent sans excitation en apparence, après qu'un mouvement exécuté en sens opposé dans une partie a cessé momentanément ou définitivement dans cette même partie. Ainsi la pupille se rétrécit, quand les nerfs qui président à sa dilatation sont paralysés et réciproquement. On remarque souvent que si l'extension tétanique a été provoquée par l'extension de certains nerfs dans un membre, l'extension finie, une forte flexion se produit, etc. Cependant on n'a pas encore démontré si une nouvelle excitation n'a pas lieu dans tous les mouvements dits antagonistes; en tout cas, la théorie de l'antagonisme n'est point exempte d'incertitude.

Dans les mouvements automatiques, les muscles paraissent être aussi intéressés directement en eux-mêmes, sans qu'ils soient excités par des nerfs. On détermine, par l'excitation du muscle cardiaque, un mouvement plus fréquent que cela n'est possible par l'excitation d'un nerf

25.

quelconque. Il faut cependant noter que si les oreillettes d'une grenouille sont morcelées, il ne se présente de mouvement indépendant que dans les morceaux qui contiennent des nerfs (Budge). Sur l'uretère aussi, un mouvement musculaire indépendant semble avoir lieu (Engelman).

§ XXI. — MOUVEMENTS INCITÉS EN GÉNÉRAL. — MOUVEMENTS PAR EXCITATION

Les mouvements incités se partagent en deux groupes, savoir : ceux qui sont provoqués par des excitations portées sur les nerfs moteurs eux-mêmes : on les appelle *mouvements par excitation*; et ceux qui naissent indirectement par l'intermédiaire des sentiments, des sensations, des idées.

Les mouvements par excitation seraient, par exemple, des contractions des muscles de la face qu'une excitation morbide quelconque du nerf facial détermine; il faut encore rapporter ici, comme exemple, l'augmentation des battements cardiaques, à la suite d'une élévation de la pression du sang dans le cœur même; ou une diminution du mouvement intestinal, quand des gaz distendent considérablement l'intestin; ou les contractions d'un membre, dont les muscles, par suite les nerfs, sont fortement distendus, etc.

§ XXII. — MOUVEMENTS RÉFLEXES

Définition. — Les mouvements qui se produisent à la suite d'une excitation des nerfs centripètes dans les muscles et les épithéliums des glandes (sécrétions) s'appellent *mouvements réflexes* (découverte de M. Hall et S. Müller).

Conditions. — Il faut, pour qu'ils naissent :

1) Un stimulus,
2) Des nerfs centripètes,
3) Un organe nerveux central,
4) Des nerfs centrifuges,
5) Des muscles ou des glandes.

Le stimulus peut être appliqué :

1) *Sur les organes terminaux périphériques* des nerfs. Ce sont en effet, surtout les téguments externes et la muqueuse qui sont excitables de cette façon, mais l'excitation à un mouvement réflexe peut aussi procéder du cœur, du testicule, du foie, etc.

2) *Sur le nerf dans son trajet.* — On observe qu'ici l'excitation n'a pas pour résultat des mouvements réflexes aussi étendus ni aussi réguliers ou combinés pour un but.

3) *Sur un centre.* — Les influences cérébrales, telles qu'elles naissent des idées dans les affections morales, peuvent facilement déterminer des mouvements réflexes ; ainsi, par exemple, du tremblement dans la peur, des vomissements dans les impressions oculaires. Il est vraisemblable que, dans ces cas, les extrémités centrales des nerfs sensibles sont excitées par des irritants internes.

Un organe nerveux central est absolument requis pour la transmission des mouvements moléculaires entre les nerfs centripètes et les nerfs centrifuges. Lorsque les deux racines des nerfs qui appartiennent à un membre sont séparées de la moelle épinière ou quand la moelle épinière est détruite, aucune espèce d'excitation portée sur la peau du membre (par conséquent sur ses nerfs centripètes) ne provoque de mouvements. Quant à savoir si un mouvement réflexe peut aussi émaner des ganglions périphériques, il est besoin pour le dire de recherches ultérieures. Cl. Bernard le croit pour le ganglion sous-maxillaire. (Voy. p. 140.)

Mensuration des mouvements réflexes. — Pour mesurer les mouvements réflexes, on se sert d'acide

sulfurique étendu, en déterminant le temps qui s'écoule
entre le contact de la peau avec l'acide et l'arrivée du
mouvement réflexe (Setschnow). La production d'un
mouvement réflexe présuppose toujours le transfert d'une
excitation des cordons postérieurs aux cordons antérieurs
de la moelle. Les racines postérieures pénètrent tout d'a-
bord dans les cordons postérieurs et ceux-ci sont les repré-
sentants des phénomènes centripètes dans la moelle épinière. Ce n'est que tant qu'ils existent qu'un mouvement
réflexe peut avoir lieu. Il semble que l'excitation de chaque point des cordons antérieurs et par là même aussi des
racines antérieures puisse être causée par chaque point
des cordons et racines postérieurs. — Si, par exemple,
sur une grenouille, la moitié supérieure de la portion antérieure de la moelle épinière [1] est sectionnée, toutes les
parties cérébrales et la moelle allongée ayant été extirpées
auparavant, alors des mouvements peuvent se produire
dans les muscles des extrémités inférieures à la suite de
la section. — Si, en outre, à la hauteur de la douzième
vertèbre dorsale, sur un lapin, on sectionne toute la moitié postérieure de la moelle et à la hauteur de la quatrième vertèbre dorsale, sur le même animal, toute la
moitié antérieure de la moelle, on voit, à la suite d'impressions portées sur les parties du corps situées en arrière de la coupe postérieure, se manifester néanmoins
des réactions dans les parties antérieures, par exemple, à
la tête (H. Sanders). On est donc en droit de penser que
la transmission de l'excitation des cordons postérieurs aux
cordons antérieurs de la moelle est opérée par un réseau
très-étendu de filets anastomotiques; et que tous les points
de ce réseau peuvent déterminer le mouvement réflexe.
Il n'est pas nécessaire que la moelle entière soit en rap-

* [1] Chez les quadrupèdes, la portion antérieure de la moelle épinière correspond à la portion supérieure de cet organe chez
l'homme; la moitié supérieure à la moitié postérieure *

port avec l'encéphale, ni telle de ses parties en communication avec les centres nerveux situés au-dessus. Il y a là différents degrés. Le mouvement réflexe le plus simple se produit dans le fragment de moelle épinière auquel sont restées unies simplement une seule ou deux racines antérieures et postérieures d'un côté et les extrémités correspondant à ce côté. — Nous ne trouvons ici qu'une transmission simple. — Mais lorsqu'une portion de moelle plus considérable reste intacte ; par exemple, si la moelle allongée a été seule extirpée, on voit arriver encore un phénomène important qui repose sur un principe dont le domaine s'étend à tout corps vivant sans exception, mais non encore scientifiquement démontré, le principe de la conservation et de la défense contre l'attaque.

Combinaison des mouvements réflexes. — Les mouvements réflexes peuvent être combinés pour un but, et ils le sont, en général, chez les animaux récemment décapités. Un certain temps après, cependant, la combinaison des mouvements disparaît ; mais quand l'interruption de la moelle épinière avec la moelle allongée et le cerveau s'accomplit lentement, comme cela a lieu habituellement chez l'homme, à la suite de lésions traumatiques ou pathologiques de la moelle, alors la combinaison des mouvements manque presque toujours. Si, sur une grenouille dont on a coupé la tête, on pince l'orteil avec une pincette, elle retire sa patte habituellement jusque sous le ventre ; si on la touche avec de l'ammoniaque caustique ou de l'acide acétique, elle retire bien encore la jambe, il est vrai, mais elle fait en même temps des mouvements avec les autres extrémités, mouvements qui semblent donner à croire que l'animal cherche à éviter le liquide, car il se tourne du côté de l'excitation de manière à se servir de son tronc comme d'un écran. De même, si les oreillettes du cœur sont excitées, ou l'estomac, ou l'intestin grêle, il se produit des mouvements défensifs des extrémités, toute-

fois seulement tant que la moelle reste encore indemne
(Pikford).

Exemples de mouvements réflexes. — Les rétrécissements de la pupille, à la suite de l'excitation du nerf
optique ou de la rétine par la lumière sont aussi des
exemples de mouvements réflexes, qui ne se produisent
qu'autant que les tubercules quadrijumeaux sont intacts.
En outre, les mouvements de la toux par irritation de la
muqueuse des cordes vocales, l'occlusion des paupières par
irritation de la conjonctive, la contraction des muscles du
pied par chatouillement de la plante du pied, le tremblement après les brûlures, etc., sont des exemples de mouvements réflexes.

Influence du cerveau. — Immédiatement après
l'ablation de l'encéphale, les mouvements réflexes sont
plus faibles. Car les tubercules quadrijumeaux et la moelle
allongée n'exerçant plus leur action modératrice sur les
mouvements réflexes, ceux-ci ne tardent pas à augmenter.
Chez les paralytiques, les mouvements réflexes se manifestent avec plus de facilité après de faibles excitations
portées sur le côté paralysé qu'après des excitations portées
sur le côté sain. Dans les lésions médullaires, chez
l'homme, on observe qu'une irritation de la peau des
extrémités inférieures déterminée par pincement ou piqûre, n'est pas du tout sentie par les malades, mais
qu'elle est cependant suivie d'une flexion ou d'une extension de l'extrémité.

Strychnine. — Les mouvements réflexes sont aug-
mentés par les narcotiques; et la strychnine se signale
spécialement sous ce rapport. La strychnine agit directement sur la moelle allongée, et, provoque, comme si
celle-ci était électrisée, des crampes tétaniques. Ces crampes se produisent, quand, chez les grenouilles, le cœur est
extirpé et que la strychnine est portée sur la moelle épinière mise à nu. Si l'on sectionne sur un membre tous les

nerfs en ménageant les vaisseaux et porte sous la peau une
goutte d'une solution de strychnine, le tétanos apparaît,
quelques minutes après, sur le corps tout entier, à l'exception du membre paralysé. Quand on ligature le cœur et
porte de la strychnine sur un nerf ou sur une autre partie
quelconque du corps, à l'exception de la moelle épinière et
de la moelle allongée, il n'y a jamais d'empoisonnement.
Les racines postérieures ont-elles été sectionnées, l'effet
du poison alors se produira plus tard et avec moins d'intensité. Si l'on sectionne en travers la moelle épinière et
porte de la strychnine dans la bouche ou sous la peau, la
moitié antérieure du corps d'abord, et plus tard la moitié
postérieure sont prises de crampes, si bien qu'on peut supposer que les cellules ganglionnaires de la moelle allongée
sont plus affectables par la strychnine que les corps ganglionnaires du reste de la moelle.

Nerfs excitomoteurs et réflectomoteurs. — Les
nerfs centripètes, en tant qu'ils donnent lieu à des mouvements réflexes, ont reçu le nom de *nerfs excitomoteurs;*
et les nerfs moteurs qui excitent dans cet acte la contraction des muscles, celui de *nerfs réflectomoteurs.*

§ XXIII. — MOUVEMENTS VOLONTAIRES

**Conditions de la production des mouvements
volontaires.** — Pour que des mouvements volontaires se
réalisent, il est encore requis, indépendamment des organes exécuteurs du mouvement (muscles, os, articulations), un complexus d'actions psychiques et nerveuses,
dont les dernières ont leur siége dans différentes parties
du système nerveux central. Dès qu'une de ces actions est
empêchée, le mouvement volontaire souffre. Pour que la
volonté se traduise par un mouvement, sont nécessaires :
   1) Un désir ou un instinct poussant à ce mouvement ;
   2) L'idée de la possibilité du mouvement.

Pour ces deux phénomènes que nous venons de désigner, il faut en chercher le principal siége corporel dans les hémisphères du cerveau.

3) La mémoire. Ainsi, par exemple, il n'est pas possible de produire tous les mouvements nécessaires pour exprimer un mot, si l'impression, qui a été faite antérieurement par l'organe du sens de l'ouïe, ne peut être reproduite. Mais c'est précisément dans la reproduction des impressions fournies par les sens que consiste la mémoire. On ne sait pas encore au juste en quel point des organes centraux se trouve le siége corporel de la mémoire. D'après de récentes expériences (Bouillaud, Broca), il est démontré que dans certaines maladies du tiers postérieur de la circonvolution frontale du lobe gauche du cerveau, il se produit très-fréquemment ce qu'on nomme de l'*aphasie*, c'est-à-dire, l'affection dans laquelle le malade, avec une pleine conscience, ne peut ni exprimer ni écrire les *mots propres*, bien qu'il en ait l'idée. Il est simplement incapable de se rappeler, à un moment donné, les mots qui, autrefois, lui étaient familiers, courants.

4) Pour l'exécution du mouvement volontaire, il faut, d'une part, le *sentiment de l'équilibre*, qui, ainsi qu'on l'a vu, semble avoir son siége dans le cervelet, et d'autre part, l'*exécution des mouvements* qui sont nécessaires pour maintenir l'équilibre. D'après diverses observations, il est vraisemblable que la perturbation de l'équilibre est sentie du côté même où elle existe et qu'au contraire les mouvements nécessaires pour la neutraliser sont exécutés par l'autre côté du corps; de là ressort la nécessité d'un entrecroisement de fibres : qui, en réalité, consiste en fibres allant d'un côté à l'autre dans les corps striés, les couches optiques, les tubercules quadrijumeaux. Sitôt que le corps strié et la couche optique du côté droit sont comprimés, il en résulte ou il apparaît une paralysie du côté gauche. La volonté qui est représentée par les hémisphères du cerveau

ne peut plus ensuite agir sur les parties indiquées ci-dessus. Les lésions de certaines parties du cerveau donnent
lieu à des mouvements appelés *mouvements de force*. Si le
cervelet d'un côté, par exemple, du côté droit, est lésé, de
telle sorte, que la lésion demeure confinée dans le territoire
des *pedonculi cerebelli ad medullam oblongatam*[1], l'animal tombe plus ou moins du côté de la lésion, vraisemblablement parce que le centre de gravité est déplacé par elle
de ce côté. En même temps, il fait des mouvements pour
conserver l'équilibre, surtout avec la tête et le cou, de
l'autre côté. D'où la faculté de faire des mouvements n'est
pas supprimée; au contraire, l'instinct à faire des mouvements semble augmenté. Un tel animal exécute souvent
des mouvements de rotation vers le côté lésé, lesquels se
produisent, parce que, en s'efforçant d'aller en avant, cet
animal s'incline toujours du côté lésé, où le centre de gravité est déplacé. Lorsque le voisinage du *pedunculus cerebelli ad pontem*[2] est sectionné d'un côté, l'animal ne
pouvant plus se tenir de ce côté, tombe et son instinct à
faire des mouvements étant accru, il roule toujours du côté
lésé. Quand le cervelet est sectionné là où les *pedunculi
cerebelli ad corpora quadrigemina (et ad pedunculum)*[3]
sont situés, on pénètre alors dans le domaine de l'entre-
croisement des filets moteurs, et les mêmes phénomènes
qui éclatent lorsque le corps strié ou le thalamus[4] d'un
côté ont été profondément lésés, se manifestent. Puis des
mouvements de rotation ou des mouvements de roulement
vers le côté opposé du corps se produisent.

L'exécution d'un mouvement volontaire s'accomplit donc
à peu près de la manière suivante :

* [1] Pédoncules cérébelleux inférieurs.
* [2] Pédoncule cérébelleux moyen, formé par le pont de Varole ou
protubérance annulaire.
* [3] Pédoncules cérébelleux supérieurs, qui vont se réunir aux pédoncules cérébraux (V. Cruveilhier).
* [4] Couche optique.

1) L'*impulsus psychique de la volonté* à produire un
mouvement déterminé agit sur les cellules ganglionnaires
des hémisphères cérébraux, et de la manière suivante. Si
un mouvement doit être exécuté du côté droit, l'hémisphère gauche est excité, et si un mouvement doit être
exécuté par le côté gauche, c'est l'hémisphère droit. On
n'a pas encore prouvé entièrement que, dans les hémisphères, un lieu déterminé réponde à chaque mouvement,
comme c'est probable. On n'est pas en état de remplacer le
stimulus-volonté par un autre stimulus, l'électrique, par
exemple. On ne peut, en effet, par une excitation quelconque
des hémisphères du cerveau, engendrer un mouvement du
corps ; au contraire, toute lésion d'un hémisphère abolit
l'influence de la volonté sur lui.

2) Les *filets moteurs* sont, par l'intermédiaire du corps
strié et du thalamus, excités du même côté par leur hémisphère respectif, et cette excitation s'étend de là jusqu'aux nerfs qui doivent porter à manifestation le mouvement voulu et qui appartiennent à la partie du corps
opposée.

3) En même temps, le *sentiment de l'équilibre troublé*
naît dans les muscles du même côté et par là les mouvements qui doivent rétablir l'équilibre sont déterminés du
côté opposé.

§ XXIV. — MOUVEMENTS VOLONTAIRES QUI NE SONT PAS DÉTERMINÉS PAR DES INFLUENCES PSYCHIQUES.

Pendant que les mouvements volontaires exigent des
idées aussi bien que des instincts pour venir au jour, il y
a des mouvements sur lesquels influent des idées, mais pas
d'instincts ; et d'autres sur lesquels influent des instincts,
mais pas d'idées. Les exemples du premier genre sont le
bâillement, l'issue de la salive à l'idée d'un repas, etc. Les
exemples du second genre sont les mouvements instinctifs,

tels que ceux des animaux nouveau-nés qui cherchent la mamelle, etc.

Les mouvements qui se produisent à la suite des affections morales appartiennent aussi, dans certains cas, à la première classe.

§ XXV. — PHÉNOMÈNES D'ARRÊT

Pour qu'un mouvement soit arrêté par un autre, il faut que le stimulus qui les provoque chacun soit inégalement fort, ou que les mouvements aient une direction opposée. Ainsi, les mouvements réflexes sont arrêtés par la volonté, et l'on pense même, par certaines parties du cerveau, savoir : les couches optiques et les tubercules quadrijumeaux, qui sont regardés comme étant essentiellement les organes d'arrêt pour les mouvements réflexes (Setschnow). Il est de fait qu'après les lésions des corps striés et des couches optiques, un animal devient extraordinairement excitable. Si, par exemple, les corps striés sont enlevés, l'irritation la plus faible de la peau est alors suffisante pour que l'animal se mette subitement à courir en avant. En outre, dans les lésions du cervelet, comme dans celles des couches optiques et des corps striés, l'instinct à faire des mouvements paraît considérablement augmenté. Quand la moelle épinière est détruite, il s'établit promptement un mouvement péristaltique fort ; quand tous les nerfs cérébro-spinaux de la glande sublinguale sont sectionnés, la salive dite paralytique coule abondamment. Après l'excitation du nerf vague, le cœur se tient immobile. Après l'excitation du nerf splanchnique, les mouvements des intestins sont ralentis. On pense que l'activité de ces nerfs consiste à arrêter un mouvement existant, et c'est surtout pour cela qu'on les a nommés des *nerfs d'arrêt*.

CHAPITRE V

FONCTIONS DES ORGANES NERVEUX EN PARTICULIER

§ XXVI. — HÉMISPHÈRES CÉRÉBRAUX.

Fonctions des hémisphères du gros cerveau.
— 1) Ils ne renferment ni fibres sensitives ni fibres motrices : nulle excitation portée sur eux ne provoque de douleur ni de convulsions, ni de tétanos musculaire.

2) Ils sont excités :

a) Par les impressions sensuelles, qui s'y transforment en phénomènes psychiques de perception ;

b) Par les idées qui se transforment en sensations ;

c) Par la volonté.

3) Ils excitent à leur tour : les gros ganglions cérébraux (corps striés et couches optiques) et le cervelet.

4) Ils ont une action suspensive sur la production des mouvements réflexes, qui se montrent plus facilement que jamais, à la suite de l'interruption, ayant pour cause soit un étourdissement, soit le sommeil, soit des paralysies procédant de l'intérieur du cerveau, à la suite de l'interruption, disons-nous, des connexions qui existent entre le cerveau et la moelle épinière.

État des animaux après l'ablation du cerveau. — Les animaux auxquels on a enlevé les hémisphères cérébraux ne font spontanément aucun mouvement ; il restent à la place où on les met ; ils ne mangent pas, lors même qu'on introduit la nourriture dans leur gueule ; il semble qu'ils dorment. Mais que des influences extérieures viennent à agir sur eux, ils sauront opter pour les mouvements les plus propres à s'en garantir et les exécuter aussi bien qu'un animal sain (découverte de Flourens).

Ils réagissent également contre les impressions lumineuses et vibratoires ; ils se tournent, en effet, de temps en temps vers la lumière ; ils tremblent, quand un son violent retentit. (Longet.) Jetez en l'air un oiseau privé de cerveau, il volera très-bien ; mais cependant il est si peu attentif, qu'il se heurte contre les objets qu'il rencontre et s'abat. Ses sensations ne se changent pas en perception, le jugement lui manque. Si l'on comprime d'un seul côté et de haut en bas le cerveau d'un lapin, la respiration sera d'abord ralentie, puis, momentanément, elle s'arrêtera d'une façon complète (Budge).

§ XXVII. — CORPS STRIÉS ET COUCHES OPTIQUES

Fonctions des corps striés et des couches optiques. — 1) Ils ne sont sensibles que dans leur partie centrale ;

2) Ils sont excités :

a) Par les hémisphères cérébraux ;

b) Par l'extrémité périphérique des nerfs préposés aux sens de l'odorat, de la vue et du toucher. Toutefois, cette proposition n'est pas encore complétement démontrée ; elle n'est encore qu'au rang des probabilités.

3) Ils incitent les fibres motrices ;

4) Ils ont une action suspensive encore plus considérable que celle des hémisphères cérébraux sur les mouvements réflexes.

Conséquences des lésions des corps striés et des couches optiques. — La pression exercée sur les corps striés ou les couches optiques d'un seul côté amène chez l'homme cette conséquence, que la volonté n'est plus en état d'agir sur les fibres motrices des parties du corps situées du côté opposé. Une hémorrhagie dans le corps strié droit paralyse la moitié gauche du corps. Et les mou-

vements réflexes se produisent avec une très-grande facilité du côté paralysé. Chez les mammifères (lapins), la
lésion des corps striés ou des couches optiques détermine
invariablement de la faiblesse dans le côté opposé : les
animaux peuvent toujours marcher, il est vrai, mais ils se
tournent toujours en décrivant un cercle vers le côté sain
(plus faible, ou mieux, plus lourd en apparence). Il en résulte un *mouvement de manége.* La sensibilité de ce même
côté augmente. Chez les grenouilles, cette torsion latérale est très-visible. Elles s'infléchissent dans l'eau vers le
côté sain.

§ XXVIII. — TUBERCULES QUADRIJUMEAUX

Les fonctions des tubercules quadrijumeaux antérieurs
sont seules connues, encore n'est-ce qu'imparfaitement. Il
n'est pas bien prouvé qu'ils soient sensibles. Ils ne le sont
probablement qu'à leur face inférieure. Ils agissent sur les
mouvements de l'iris. Leur ablation complète suspend l'action réflexe entre le nerf optique et le nerf moteur oculaire
commun de l'œil du côté opposé. Une simple lésion augmente souvent la sensibilité à l'excitation lumineuse.

On a dernièrement révoqué en doute l'influence des tubercules quadrijumeaux sur l'iris.

§ XXIX. — CERVELÉT

**Ablation du cervelet chez les oiseaux et chez
les mammifères.** — Si l'on enlève le cervelet à des
oiseaux, on voit habituellement ceux-ci, incapables de se
tenir debout ni de voler, étendre les ailes et souvent s'é-
tayer de leur train de derrière ; ils tombent tantôt d'un
côté, tantôt de l'autre, marchent à reculons. Chez les mammifères, ces mouvements ne sont pas aussi marqués, à
cause de la grande perte de sang et de la prostration qui

accompagnent l'opération, mais, chez eux aussi, l'opération a pour effet de les priver du pouvoir d'exécuter des mouvements combinés, coordonnés (Flourens). A la suite des lésions d'une moitié du cervelet, il se produit chez les mammifères, les oiseaux, les grenouilles, des mouvements giratoires vers le côté lésé, mouvements auxquels les yeux prennent aussi part. La face supérieure du cervelet est dénuée de sensibilité ; on n'en rencontre que dans le voisinage de ses pédoncules supérieurs.

On peut considérer le cervelet comme l'organe central de l'équilibration des mouvements et tenir pour vraisemblable qu'il a des rapports réflexes avec les gros ganglions cérébraux (corps striés et couches optiques).

§ XXX. — PÉDONCULES CÉRÉBRAUX ET MOELLE ALLONGÉE

Pédoncules cérébraux. — Les *pédoncules cérébraux* se continuent avec les couches optiques et les corps striés. Ce n'est que sur leur trajet qu'on peut par des excitations déterminer des phénomènes de mouvement et de sentiment. Les pédoncules cérébraux constituent la grande voie par laquelle l'influx procédant des cellules ganglionnaires du cerveau excitées parvient jusqu'aux nerfs moteurs de la périphérie.

Il est positif que l'excitation des pédoncules cérébraux détermine des contractions dans la vessie et dans les vaisseaux sanguins (Budge).

Moelle allongée. — La *moelle allongée* est :

1) Le centre nerveux de deux importantes fonctions du corps, qui ont entre elles des rapports très-intimes : la respiration et la sensibilité à la douleur ;

2) Le foyer d'origine de tous les nerfs crâniens, à l'exception du nerf olfactif et du nerf optique.

On distingue trois parties dans la moelle allongée

(Deiters) : une *partie latérale*, de laquelle procèdent les nerfs : accessoire [1], vague [2], glosso-pharyngien, facial, et la petite portion du trijumeau ; une *portion postérieure* pour la grosse racine du trijumeau ; enfin, une *portion antérieure* pour les nerfs : hypoglosse, abducteur [3] trochléateur [4], moteur oculaire commun. Les nerfs accessoire et facial, peut-être aussi l'abducteur, reçoivent encore des fibres de la moelle cervicale, surtout le premier.

L'excitation de la moelle allongée fait observer les mêmes phénomènes qui se produisent, à la suite de l'excitation des nerfs en particulier. Ainsi, entre autres, l'arrêt du cœur (E.-H. Weber, Budge), le rétrécissement de la pupille, chez les lapins, etc.;

3) C'est par la moelle allongée qu'évidemment passent les fibres de communication entre la moelle épinière et l'encéphale. Sous le nom de corps restiformes ou de pédoncules cérébelleux inférieurs, *crura cerebelli ad medullam oblongatam*, on voit un peu au-dessous de la limite inférieure du bulbe se bifurquer les trousseaux de fibres appartenant principalement aux cordons postérieurs, qui vraisemblablement renferment les fibres sensitives destinées à maintenir l'équilibre des mouvements. (Voy. § 23.) En outre, toutes les autres connexions entre la moelle et les gros ganglions cérébraux ont leur siége dans le bulbe.

Bien qu'il soit incontesté que l'excitation de la moelle allongée peut provoquer des mouvements dans les extrémités et le tronc ; cependant il ne s'ensuit pas pour cela que les fibres qui ont été excitées dans la moelle allongée soit en connexion immédiate avec les fibres motrices et qu'elles en représentent simplement les prolongements. La fine anatomie de la moelle épinière a appris, au

[1] Spinal.
[2] Pneumogastrique.
[3] Moteur oculaire externe.
[4] Pathétique.

contraire, que les racines motrices se terminent dans les
cellules ganglionnaires des cordons antérieurs. (Stilling.)
Et, du reste, quelques physiologistes soutiennent aussi
que les fibres qui, dans la moelle allongée, déterminent
des mouvements dans le tronc et les extrémités, ne transmettent qu'une impulsion motrice. Si donc les cordons-
postérieurs de la partie supérieure de la moelle épinière
étaient détachés sur un animal, l'excitation des cordons antérieurs ne devrait provoquer aucun mouvement dans les
muscles du tronc, dont les nerfs moteurs n'auraient pas
été directement intéressés. Ce fait a toutefois été révoqué
en doute, et avec raison. Mais les impulsions motrices provenant d'en haut n'atteignent pas seulement les nerfs qui
sont destinés aux muscles du tronc et des extrémités, mais
encore le nerf grand sympathique; elles ne procèdent vraisemblablement pas de la moelle allongée, mais de l'extrémité postérieure des pédoncules cérébraux. (Voy. § 32.)

§ XXXI. — MOELLE ÉPINIÈRE

Les *fibres* qui cheminent dans la moelle épinière servent
essentiellement à la transmission des forces qui s'engendrent, soit dans la moelle elle-même, soit dans les organes situés au-dessus de la moelle. La *substance grise* de
la moelle rend les fibres capables de remplir leur rôle de
conductrices. Il est vraisemblable que la plupart des nerfs
atteignent leur fin au niveau de leur point d'aboutissement
et d'émergence, en s'insérant aux cellules ganglionnaires.
Les cellules ganglionnaires servent comme de moyen de
médiation à l'accomplissement des diverses fonctions des
nerfs, en leur envoyant des fibres en plusieurs sens. On
peut résumer les fonctions de la moelle sous les rubriques
suivantes :

1) Les *fibres nerveuses sensitives* cheminent dans la
moelle jusqu'à la substance grise des cordons postérieurs.

26

Sur tout leur trajet la sensibilité existe ; par conséquent, elle existe aussi dans les cordons blancs postérieurs et latéraux (V. plus bas).

2) De la substance grise des cordons antérieurs les *fibres nerveuses motrices* se rendent à leur point d'émergence ; les cordons antérieurs sont chargés de la transmission des mouvements.

3) Les *cordons gris postérieurs* rendent les racines postérieures capables de sentiment, sans être eux-mêmes susceptibles de sentir.

4) Les *cordons gris antérieurs* rendent les racines antérieures capables de pouvoir conserver leur texture propre (séparées d'eux, les fibres motrices subissent la dégénérescence graisseuse), et par suite, d'être en état de porter les muscles en contraction.

5) La *substance grise postérieure* reçoit les fibres de l'organe central du sentiment, c'est-à-dire de la moelle allongée et forme, par conséquent, le pont principal, essentiel entre l'organe qui engendre le sentiment et les fibres sensitives elles-mêmes.

6) La *substance grise antérieure* reçoit les fibres qui cheminent à travers l'organe de la volonté jusqu'à la moelle épinière ; son ablation doit nécessairement entraîner l'abolition des mouvements volontaires.

7) La plus grande partie des fibres sensitives du côté droit se dirigent du côté gauche, après leur entrée dans la moelle, et réciproquement. Le côté gauche sensible du corps est donc représenté par la moelle allongée droite. Qu'une moitié de la moelle épinière soit sectionnée, non-seulement la sensibilité du corps ne sera pas abolie de ce côté ; mais elle paraîtra même augmentée : de l'autre côté, au contraire, du côté où la moelle épinière n'a pas été sectionnée, la sensibilité sera considérablement amoindrie. Les mouvements réflexes sont aussi plus facilement provoqués du côté lésé que de l'autre.

8) Ce phénomène se manifeste lorsqu'on sectionne simplement les cordons postérieurs et même lorsqu'on se borne à sectionner la substance blanche (Schiff, Brown-Séquard).

9) La moitié postérieure de la moelle épinière jouit seule de la sensibilité ; l'antérieure ne la possède pas. On peut soumettre cette dernière à tous les agents d'excitation qu'on voudra, sans déterminer des phénomènes de douleur notables. On a bien, il est vrai, constaté le sentiment dans les cordons antérieurs, mais à un très-faible degré seulement ; il a sa source dans les faisceaux de fibres des cordons postérieurs ; en outre, des fibres rétrogrades venant des racines postérieures accompagnent les racines antérieures et leur communiquent ces traces de sentiment.

10) Il y a une communication entre la substance grise postérieure et la substance grise antérieure, et cette communication s'accuse par les mouvements réflexes. (Voy. § 22.) Il y a aussi des rapports entre tous les éléments de la substance grise.

11) Tous les plexus nerveux destinés au tronc et aux extrémités ont leur centre dans la moelle épinière, dans la substance grise, bien entendu.

12) Pour les nerfs des viscères, en ne considérant que les rameaux nerveux non fournis par le vague, il y a aussi des centres inférieurs particuliers dans la moelle épinière : ainsi le centre vésico-spinal, le centre cilio-spinal. (Voy. le chapitre suivant.)

13) Quelques observations sur les grenouilles (Pflüger) semblent démontrer que la faculté de choisir entre deux mouvements possibles le mouvement convenable peut également procéder de la moelle épinière, chez ces animaux.

§ XXXII. — NERF GRAND SYMPATHIQUE

Le cordon limitrophe ou le tronc du grand sympathique est le nerf qui se trouve de chaque côté sur la face antérieure des apophyses transverses de la colonne vertébrale et présente 3 renflements cervicaux, 12 thoraciques, 4 lombaires, 4 sacrés et 1 coxygien. Par tous ces renflements ganglionnaires, le cordon limitrophe communique avec les nerfs rachidiens (rami communicantes) d'une part, et, d'autre part, avec les nerfs qui accompagnent les vaisseaux, savoir les artères, et qui forment les nombreux plexus que l'on voit prendre une grande extension, dans la cavité pelvienne surtout.

Il y a, en outre, sur le trajet du cordon limitrophe, de petits ganglions microscopiques implantés sur lui et dans lui, et desquels partent des nerfs spéciaux, les nerfs ganglionnaires. On trouve aussi dans les plexus de plus gros ganglions visibles à l'œil nu et de plus petits en grande quantité. Ce qui paraît à l'œil nu un simple nerf est donc constitué par des fibres qui émanent des cellules ganglionnaires et d'autres fibres qui cheminent avec elles, et ces autres fibres, que nous appellerons *sympathiques*, sont encore, au point de vue de leurs fonctions, de deux espèces : les unes sensibles, par suite centripètes, — les autres motrices. Les fibres sensibles se présentent très-différemment, suivant les diverses régions du nerf sympathique ; elles sont, par exemple, en grande quantité dans le nerf splanchnique, qui est extraordinairement impressionnable. On démontre aussi qu'il y a des fibres excito-motrices dans le sympathique (V. plus bas). Les fibres sympathiques ne se rencontrent pas seulement dans le cordon limitrophe, mais encore dans les plexus. C'est le contraire qui a lieu pour les fibres ganglionnaires. Il est probable que les fibres dites cérébro-spinales, dont les connexions avec le cordon limitrophe n'ont pas pu être démontrées, renferment pareillement des fibres sympathiques ; et l'opinion de Volkmann et Bidder que toutes les fibres étroites sont des fibres sympathiques, a beaucoup de vraisemblance pour elle.

Quant aux fonctions du nerf sympathique, c'est-à-dire des fibres sympathiques, deux propositions surtout en donnent la clef.

1) *Le nerf sympathique est un nerf* MÉDULLAIRE (découverte de Budge).

2) *Le nerf sympathique est le nerf* VASO-MOTEUR (découverte de Cl. Bernard).

Parmi les muscles sur lesquels il agit, on connaît le dilatateur de la pupille (Petit, Biffi), quelques muscles orbitaires et les muscles de l'intestin grêle. Son influence sur les glandes salivaires a été exposée p. 135 et suivantes.

Influence de l'excitation directe du sympathique sur les muscles des vaisseaux. — On peut reconnaître l'influence du nerf sympathique sur les mouvements des vaisseaux, aussi bien par l'excitation des fibres motrices qu'il renferme que par celle de ses fibres centripètes, c'est-à-dire, par voie directe comme par voie indirecte. On peut également la reconnaître par la section du nerf. L'excitation nous montre une double influence. Elle est, en effet, suivie d'un rétrécissement ou d'une dilatation des vaisseaux. L'explication de ce dernier phénomène n'a pas encore été donnée. Quelques-uns le regardent comme un phénomène d'arrêt, et en disant cela ils n'ont pas dit grand'chose ; d'autres croient que le nerf sympathique renferme des fibres motrices qui, les unes, sont chargées de diminuer le calibre des vaisseaux, qui, les autres, pourraient avoir pour fonction de les raccourcir et de les dilater ; d'autres auteurs tiennent ce phénomène pour un phénomène de paralysie Nous nous contenterons d'avoir signalé le fait en passant.

26

Indépendamment du changement de diamètre des vaisseaux, ou mieux indépendamment de la plus grande ou moindre réplétion sanguine des petits vaisseaux, il faut, dans les expériences sur la fonction en question, observer aussi la température de la partie où le nerf sympathique a été soit excité, soit sectionné. L'afflux du sang fera monter la température, et inversement. En troisième lieu, il faut noter la pression du sang et enfin remarquer la couleur du sang veineux.

Nerf sympathique cervical. — Si l'on galvanise ce nerf au cou, les artères de l'oreille du même côté se contractent, pâlissent, deviennent même complétement invisibles (Cl. Bernard); la température baisse de 0,4° centigrade environ (Waller); d'une veine ouverte s'écoule un sang peu abondant et noir (Cl. Bernard); la pression sanguine s'élève dans la carotide (de Bezold, Rœver); la rapidité du courant sanguin diminue (Dogiel).

Si l'on sectionne le nerf en question, les vaisseaux de l'oreille se dilatent, la température monte le plus souvent de 2 — 6° centigrades environ, le sang de la veine jugulaire, celui des veines de la glande sous-maxillaire, etc., est plus clair.

Nerf splanchnique. — Le nerf splanchnique a une influence très-importante sur la pression sanguine générale, qui s'élève lorsque ce nerf est excité, et baisse quand il est sectionné.

Nerfs érecteurs. — L'excitation du plexus hypogastrique détermine une turgescence du bulbe de l'urèthre et du gland chez le chien. Un jet de sang plus puissant jaillit du corps caverneux sectionné. Les deux nerfs qui sont ici en cause proviennent du plexus sacré, dont l'excitation a également pour effet l'érection. On appelle ces nerfs *nerfs érecteurs* (découverte de d'Eckhard).

Mouvements réflexes produits par le nerf sympathique. — Nous n'avons exposé jusqu'ici que l'excitation directe des nerfs sympathiques, il faut parler maintenant des nerfs centripètes, dont l'excitation détermine par voie réflexe des mouvements dans les muscles des vaisseaux : à ces nerfs appartiennent le nerf auriculaire, le nerf dorsal du pied, le nerf dépresseur.

L'excitation du nerf auriculaire provoque tout d'abord une contraction, puis bientôt après une dilatation des vaisseaux de l'oreille chez les lapins (Snellen, Loven). L'excitation du nerf dorsal du pied agit de même sur l'artère saphène[1] (Loven, qui regarde la dilatation comme un processus actif et non comme la suite d'une lassitude). Les conséquences de l'excitation du *nerf dépresseur* sont excessivement remarquables (découverte de Cyon et Ludwig). Ce nerf est situé au cou, à côté du nerf sympathique ; c'est une branche du nerf vague ou du nerf laryngé supérieur. S'il est électrisé, la pression sanguine baisse considérablement dans tout le corps.

Le nerf sympathique est un nerf médullaire. — La démonstration que le nerf sympathique est un nerf médullaire a été fournie par *moi* de la manière suivante. Si l'on excite, sur un mammifère ou sur une grenouille, le segment de la moelle qui se trouve au voisinage du point d'émergence des nerfs du plexus brachial ; si l'on excite ce segment d'un seul côté, la pupille de ce côté se dilate ; si on le sectionne, elle se contracte. Si ce segment est excité des deux côtés, les deux pupilles se dilatent. Si le nerf sympathique cervical a été ligaturé auparavant d'un seul côté, alors il n'y a que la pupille du côté opposé qui se dilate. Si l'on coupe à une grenouille les racines postérieures des troisième et quatrième paires nerveuses, la pupille se contractera passagèrement ; si les racines antérieures de ces mêmes nerfs sont sectionnées, la pupille se contracte et persiste en cet état. Schiff, Goltz, Ludwig et Thiry ont prouvé

[1] Petite artère qui accompagne la veine saphène.

qu'il fallait chercher dans la moelle allongée la principale
source de tous les nerfs vasculaires D'après mes observations, c'est le *pédoncule cérébral* qui est l'origine premièr
de l'innervation du sympathique.

§ XXXIII. — FONCTIONS DES NERFS CRANIENS

Nerf olfactif. — Le *nerf olfactif* est insensible aux
irritations extérieures, mécaniques et autres ; il ne détermine, pour ce que nous en savons, ni mouvements directs,
quand son bout périphérique est excité, ni mouvements réflexes, quand son extrémité centrale est irritée (peut-être
des mouvements dans les muscles constricteurs du nez ?)
Lorsqu'il est sectionné, ou qu'il est lésé par une compression, ou qu'il manque tout à fait, l'odorat semble également aboli. De fortes odeurs peuvent déterminer des sensations de douleur, mais on ne sait pas exactement si ce
sentiment de douleur réside dans le nerf olfactif même, ou
s'il ne provient pas du nerf trijumeau par voie réflexe. L'olfactif peut être excité par des idées, en d'autres termes,
par le cerveau.

Nerf optique. — Le *nerf optique* contient des fibres
sensitives et des fibres excito-motrices, mais aucune fibre
motrice. Sa section ou ses compressions sont suivies de
l'abolition de la vue. Ses propriétés sensitives sont plus
étendues que celles du nerf olfactif, en ce sens que toutes
les irritations provoquent par voie réflexe des contractions
du sphincter de la pupille. Quand il est sectionné, on
voit ces effets se produire encore par l'excitation de son
bout central ; mais, par contre, aucune excitation portée sur le nerf optique ne détermine de douleur, pas même
lorsqu'une lumière intense le frappe directement. Mais
si, au contraire, la membrane rétinienne est exposée
à une vive lumière, la douleur se fait sentir. — Irritants :

Lumière, excitations mécaniques, électriques ; idées.

Nerf oculo-moteur. — Le *nerf moteur oculaire commun* n'a vraisemblablement pas de fibres sensibles à son origine, mais uniquement des fibres motrices. Sa sensibilité provient des fibres anastomotiques qu'il reçoit du nerf trijumeau. Par son rameau supérieur, il préside aux mouvements des muscles releveur de la paupière supérieure et droit supérieur ; par son rameau inférieur, il préside aux mouvements du droit interne, du droit inférieur, de l'oblique inférieur ; et par les courtes racines du ganglion ciliaire qui émanent de la branche du muscle oblique inférieur, il préside aux mouvements du sphincter de la pupille. Il est constricteur de la pupille. La section du moteur oculaire commun amène la cessation des mouvements dans les muscles mentionnés; l'œil par voie d'antagonisme (nerf abducteur) est tourné en dehors ; la pupille se dilate, (nerf sympathique cervical) ; l'œil est alors accommodé pour la vue des objets éloignés.

Nerf trochléateur. — On sait seulement des fonctions du *nerf trochléateur*, qu'il anime le muscle oblique supérieur.

Nerf trijumeau. — Il faut y distinguer la *grosse portion* et la *petite portion*. De la grosse portion émanent la première branche[1], la deuxième branche[2] et la partie sensible de la troisième branche[3]; elle présente un renflement qui constitue le ganglion de Gasser, et sa fonction est essentiellement centripète. (Pour l'influence du nerf trijumeau sur l'iris, voy. § 34.)

De la petite portion émane le rameau de la troisième branche appelé crotaphitico-buccinateur, qui se divise en : nerf ptérygoïdien interne, nerfs temporaux, ptérygoïdien

----

[1] Branche ophthalmique de Willis.
[2] Branche maxillaire supérieure.
[3] Branche maxillaire inférieure.

externe, buccinateur et massétérin. Ces rameaux fournissent aux muscles du même nom; de plus le nerf ptérygoïdien interne fournit au muscle tenseur du voile du palais. Enfin, de cette même portion partent encore des fibres qui se rendent au muscle interne du marteau et au muscle tenseur du voile du palais, après avoir traversé le ganglion otique. La petite portion est la *portion motrice*. Bien que la grosse portion soit essentiellement sensitive, plusieurs ramuscules en émanent cependant pour se rendre à des muscles, savoir : le nerf mylo-hyoïdien, rameau du nerf mandibulaire [1], lequel s'étale dans le muscle mylo-hyoïdien et dans le ventre antérieur du digastrique. L'irritation de la première branche du nerf trijumeau détermine chez les lapins, et, à ce qu'il paraît, chez l'homme aussi, un resserrement de la pupille.

Le nerf trijumeau est un des nerfs les plus sensibles de l'économie.

Première branche. — De la première branche dépend : la sensibilité du front, celle du nez en partie (par les rameaux ethmoïdiens), celle de la paupière supérieure et de l'iris.

Deuxième branche. — De la deuxième branche dépend : la sensibilité de la moitié inférieure de l'œil, de toutes les dents de la mâchoire supérieure, des gencives, du palais et du voile du palais, du nez.

Troisième branche. — De la troisième branche dépend : la sensibilité des dents de la mâchoire inférieure, des gencives correspondantes, de la peau du menton, de la peau de l'oreille, de la langue, de l'oreille moyenne et de l'oreille interne.

Mouvements réflexes par le trijumeau. — Un grand nombre de mouvements réflexes se produisent par l'intermédiaire du nerf trijumeau, par exemple, entre la

[1] Dentaire inférieur.

cornée et l'orbiculaire des paupières (facial), entre la muqueuse nasale et les mouvements respiratoires, entre la muqueuse buccale et la sécrétion salivaire. L'irritation du bout central du nerf lingual active la sécrétion de la glande sous-maxillaire ; l'irritation du nerf auriculo-temporal augmente la sécrétion salivaire dans la parotide. La corde du tympan, venant du facial, semble présider à la sécrétion dans la sous-maxillaire ; les rameaux que le facial laisse à la glande parotide en la traversant, semblent présider à sa sécrétion.

Anastomoses avec le nerf facial. — C'est du trijumeau surtout que le facial reçoit des rameaux sensitifs; savoir : par le grand et le petit nerfs pétreux superficiels et par presque toutes les branches du trijumeau, qui se distribuent à la face.

Après la section du trijumeau dans la boîte crânienne, la cornée devient trouble, s'ulcère, et peu à peu le globe entier se détruit. Elle est suivie d'ulcération dans la cavité buccale. Les rameaux lingual et ptérygo-palatins, qui se distribuent au voile du palais[1], président à la sensibilité gustative.

Nerf abducteur. — On ne connaît de lui que son action motrice sur le muscle droit externe.

Nerf facial. — Le *nerf facial* est, vraisemblablement, purement moteur au point où il sort de la moelle allongée. Ses racines paraissent s'étendre jusqu'au voisinage de la moelle épinière, jusqu'au niveau de la quatrième vertèbre cervicale. Il influe sur les mouvements du voile du palais, puisque des fibres motrices venant du facial s'y rendent par le grand nerf superficiel du nerf vidien[2] et

[1] Lingual, rameau sensible de la branche maxillaire inférieure. — Les ptérygo-palatins sont les branches qui sous le nom de palatins et de sphéno-palatins partent du ganglion de Meckel.

[2] Se composant, d'après Cruveilhier, d'un rameau du sympathique et de ce grand nerf superficiel émanant du facial.

de là, par le ganglion sphéno-palatin et les nerfs palatins.

Chorda tympani. — La corde du tympan influe sur la sécrétion salivaire de la glande sous-maxillaire et probablement sur les papilles de la langue (goût) [1]. Le facial préside aux mouvements du muscle stapedius, du muscle stylo-hyoïdien, du ventre postérieur du digastrique, aux mouvements de tous les muscles de la face, à l'exception des muscles masticateurs, mais y compris le fronceur du sourcil [2], le frontal, l'occipital et les muscles externes de l'oreille.

Paralysie du nerf facial. — La section ou la paralysie d'un seul nerf facial déterminent, chez l'homme, la distorsion de la moitié opposée du visage ; il se produit, chez les animaux, des déviations latérales de la face et même des mouvements de rotation. La section de la moelle cervicale paralyse le mouvement des poils de la barbe.

Nerf auditif. — La situation cachée, profonde du *nerf acoustique*, le rend peu propre à des expériences ; il n'a probablement ni de sensibilité pour les impressions douloureuses, ni de propriété motrice, et il est purement un nerf de sensation pour le sens de l'ouïe.

Nerf glosso-pharyngien. — Le nerf *glosso-pharyngien* doit être sensitif, toutefois à un faible degré. Il possède des fibres motrices pour les muscles glosso-palatins, stylo-pharyngiens et constricteurs moyens du pharynx ; mais, néanmoins, la déglutition n'est pas entravée, après sa section. *C'est le nerf le plus essentiel du goût;* son excitation provoque aussi une augmentation de la sécrétion salivaire.

Nerf vague. — Le nerf *vague* possède, à son origine, des fibres sensitives et des fibres motrices. Les fibres

---

[1] Muscle de l'étrier.
[2] Muscle sourcilier.

sensitives provoquent des phénomènes réflexes manifestes. Son action sur le cœur est toute particulière.

1) *Propriétés motrices.* Quand on isole et excite le nerf vague chez un animal, immédiatement après la mort, au point où il émerge de la moelle allongée, ou, chez un animal vivant, au cou ou à l'estomac, on voit naître des mouvements :

> *a*) Dans le voile du palais,
> *b*) Dans le pharynx,
> *c*) Dans l'œsophage,
> *d*) Dans l'estomac,
> *e*) Dans les intestins.

Les jeunes animaux sont particulièrement propres à ces expériences ; le mouvement stomacal ne se produit pas toujours, et le mouvement des intestins fait encore plus souvent défaut. Mais on voit toujours les cordes vocales se fermer, après l'excitation du nerf vague au cou, et, sommairement, des mouvements se produire dans les muscles du larynx. Le rameau externe du nerf laryngé supérieur est le nerf moteur du muscle crico-thyroïdien ; le laryngé inférieur, le nerf moteur de tous les autres muscles du larynx. Comme le nerf vague, après sa sortie du trou jugulaire [1], s'anastomose avec le rameau interne de l'accessoire de Willis, il faut croire que les mouvements du larynx sont commandés par ce dernier. L'excitation de la racine du nerf vague n'agit pas sur les mouvements susdits.

2) *Effets sensitifs.* Parmi les branches du nerf vague, le laryngé supérieur est la plus sensible de toutes. La sensibilité du tronc du nerf vague est tantôt forte, tantôt insignifiante, suivant les différents animaux et les différents sujets.

3) *Phénomènes réflexes.* Si, le nerf vague étant sectionné d'un côté, on excite son bout central, des mouve-

---

[1] Trou déchiré postérieur.

ments réflexes peuvent se produire chez les animaux qui ont une aptitude particulière à vomir et à tousser, comme les chiens et les chats.

Le *vomissement* est un mouvement combiné du diaphragme et des muscles abdominaux (voy. p. 181); la *toux* est un mouvement d'expiration (voy. p. 70).

La respiration cesse momentanément après une excitation forte (voy. § 35). L'excitation du laryngé supérieur ralentit les inspirations et conduit la respiration au repos absolu (Rosenthal). L'irritation du *nerf dépresseur*, branche du laryngé supérieur, abaisse la pression du sang dans toutes les artères (Cyon et Ludwig).

4) *Phénomènes d'arrêt*. L'excitation du nerf vague d'un côté ralentit les mouvements du cœur; et ceux-ci s'arrêtent lorsque l'excitation est trop violente. L'excitation longtemps prolongée émousse le point qu'on attaque sur le nerf; ensuite le cœur recommence à battre. Quand le cœur s'arrête, il demeure en diastole. Lorsque ses contractions recommencent, elles sont ordinairement plus fréquentes (Frères Weber et Budge).

L'arrêt du cœur qui est déterminé par l'irritation du vague ne dépend pas du vague même, mais du rameau interne du glosso-pharyngien qui s'anastomose avec lui.

5) Après la *section* des deux vagues, les mouvements respiratoires deviennent plus rares, plus laborieux, les battements cardiaques plus fréquents. La mort en est la suite constante.

Nerf accessoire de Willis. — Le nerf *accessoire de Willis* est vraisemblablement uniquement moteur, et son rameau interne est destiné aux muscles du larynx et au cœur seulement; son rameau externe au muscle sterno-cléido-mastoïdien et au muscle cucullaire.

Nerf hypoglosse. — Il n'est pas sûr que le nerf hypoglosse soit sensible à son origine; il l'est dans son trajet, ce qui toutefois ne provient probablement que de ses anastomoses avec d'autres nerfs. Ses propriétés motrices (abstraction faite du rameau descendant) se rapportent à tous les muscles de la langue et aux muscles thyro et génio-hyoïdiens. La section de ce nerf des deux côtés empêche la mastication, et les animaux meurent par défaut de nutrition.

CHAPITRE VI

INNERVATION DE QUELQUES ORGANES EN PARTICULIER

§ XXXIV. — INNERVATION DE L'IRIS

Nerf oculo-moteur et nerf sympathique cervical. — Les mouvements de l'iris peuvent opérer ou un rétrécissement ou une dilatation de l'anneau pupillaire. Le premier est déterminé par le muscle annulaire, *sphincter pupillæ ;* le second par le dilatateur de la pupille. Le sphincter est innervé par le nerf moteur oculaire commun ; c'est-à-dire par la *courte racine* du ganglion ciliaire ; le dilatateur par le nerf sympathique cervical, soit par la *racine moyenne* du ganglion ciliaire. Les deux muscles peuvent être mis en mouvement par le tronc des nerfs susdits.

Tubercules quadrijumeaux antérieurs. Centres cilio-spinal supérieur et cilio-spinal inférieur. — Le centre du moteur oculaire commun, pour ce qui appartient au sphincter, se trouve dans les tubercules quadrijumeaux antérieurs, ce qui cependant a été remis récemment en question ; le centre pour le nerf sympathique cervical se trouve dans la portion cervicale de la moelle épinière, au niveau des sixième et septième cervi-

cales, et des premières et deuxièmes dorsales (centre cilio-
spinal inférieur), et dans la moelle allongée (centre cilio-
spinal supérieur) (Budge).

L'excitation du moteur oculaire commun est produite,
par voie réflexe, par celle du nerf optique. Suivant l'intensité de la lumière, la pupille devient plus ou moins resserrée.

L'excitabilité du nerf sympathique cervical augmente,
quand celle du moteur oculaire commun diminue; d'où
vient que dans la pénombre, de même que dans la paralysie du nerf moteur oculaire commun, la pupille est plus
large qu'à l'ordinaire.

Réciproquement la pupille se rétrécit après la section
du nerf sympathique.

Le sympathique est excité par voie réflexe, vraisemblablement par les fibres sensitives de la muqueuse intestinale

Les irritations du nerf trijumeau déterminent chez beaucoup d'animaux, par exemple chez le lapin, probablement aussi chez les hommes, un rétrécissement longtemps
persistant de la pupille.

La sensibilité de l'iris dépend du nerf trijumeau (nerf
naso-ciliaire, racine longue du ganglion ciliaire).

§ XXXV. — MOUVEMENTS RESPIRATOIRES

Ils consistent en ceux d'inspiration et en ceux d'expiration. L'excitation à l'inspiration procède du sentiment du
manque d'O dans la moelle allongée (voy. p. 82 et seq.);
l'excitation à l'expiration, en tant qu'elle n'est pas passive,
est vraisemblablement opérée par l'influence de CO^2 sur les
extrémités terminales du nerf vague dans la moelle allongée.
La destruction de la moelle allongée supprime subitement,
la section du nerf vague progressivement, la respiration.

Les mouvements respiratoires sont arrêtés momentanément par leur centre, quand l'O existe en excès; d'où

l'*apnée* dans l'insufflation prolongée d'air dans les poumons (Rosenthal), ou à la suite d'une compression exercée sur le cerveau chez les animaux (Budge), par hémorrhagie au voisinage de la moelle allongée (Schiff). Ils sont, en outre, arrêtés par l'excitation du bout central du nerf vague sectionné. Le silence, l'arrêt de la respiration occasionné de cette manière doit, d'après quelques-uns (Traube, Rosenthal), consister dans une contraction exagérée du diaphragme ; d'après d'autres (Aubert), des excitations faibles ont pour résultat un arrêt, une suspension de la respiration en inspiration, de fortes en expiration.

La dernière opinion est l'exacte ; toutefois son explication n'est pas encore définitive. Je regarde le nerf vague comme un nerf qui renferme des fibres centripètes provoquant, par voie réflexe les mouvements actifs de l'expiration. Cela se conclut de ce qu'à la suite de l'excitation du bout central du nerf vague sectionné, les narines, comme les cordes vocales, se contractent ; de ce que, chez des hommes, la toux se produit aussi très-habituellement, après l'excitation du vague, et qu'en général tous les mouvements d'expiration s'accomplissent. Il n'est pas étonnant qu'une faible excitation du nerf vague augmente l'inspiration, alors que tout impulsus à l'expiration doit tout d'abord déterminer l'inspiration.

§ XXXVI. — INNERVATION DU CŒUR

Le mouvement automatique du cœur procède des ganglions cardiaques, qui ont leur siége principal dans le *septum*. Ces ganglions sont paralysés et le battement du cœur est arrêté par une foule de matières qu'on met directement en contact avec la face interne du cœur. Ainsi, par exemple, par l'opium, la strychnine, etc. L'abord de l'oxygène est la condition essentielle du maintien de son activité vitale. Le battement du cœur est entretenu par insufflation d'air frais dans les poumons, à l'aide d'un soufflet. On peut donc, chez les animaux dont la moelle allongée a été coupée et qu'on a empoisonnés avec du curare, et qui, par conséquent, ne respirent plus, entretenir les battements du cœur. — Une respiration accélérée à laquelle un accès plus considérable d'O dans le sang est lié, a pour suite, on le sait, des battements cardiaques plus fréquents. Plus de CO_2 étant formé dans tout mouvement plus fort des muscles, et par suite plus d'O étant exigé, on s'explique par là même une augmentation dans les contractions du cœur. Cette augmentation a encore lieu quand la circulation est accélérée dans les vaisseaux par la contraction de leurs fibres musculaires, et que, par suite, plus de sang est apporté au cœur. Toutefois, cela n'a lieu que lorsque les résistances ne sont pas simultanément augmentées. Si, par exemple, une irritation du nerf vague existe, alors l'augmentation du pouls doit faire défaut. — Les battements du cœur dans les affections morales et dans la fièvre procèdent vraisemblablement des nerfs vasculaires.

Quand l'activité respiratoire diminue, les battements cardiaques diminuent également. On explique cela (Traube) en disant que, le CO_2 augmentant, les nerfs vagues sont par suite excités. Si, pendant cette diminution des contractions cardiaques, les nerfs viennent à être coupés, alors elles se reprennent à augmenter (Landois).

La sensibilité du cœur provient des branches cardiaques du nerf vague, dont l'irritation peut provoquer de la douleur et des mouvements réflexes (crampes).

Pour l'innervation des vaisseaux, voy. plus haut, § 32.

§ XXXVII. — INNERVATION DE L'ESTOMAC ET DES INTESTINS

On ne peut juger exactement de l'influence des nerfs sur ces organes, que lorsqu'on part de ce fait, à savoir :

qu'ils ne présentent que de faibles mouvements, à l'état normal, et même pendant leur activité normale ; et que ces mouvements augmentent et deviennent impétueux dans un état de grande débilité, au moment de la mort, dans l'occlusion de l'aorte abdominale, dans les troubles de la circulation et de la respiration, et par conséquent aussi très-fréquemment, en vertu d'une excitation du nerf vague au cou. L'estomac et les intestins extirpés présentent également ces mouvements énergiques.

Il est donc vraisemblable que l'impulsus moteur, quand il ne part pas des muscles, se trouve dans les ganglions de ces organes. Si cela est exact, il faut que l'influence d'une force affaiblisse cette activité ganglionnaire ; ce qui, ce me semble, est opéré par un approvisionnement de sang suffisant à ce domaine. Mais cet approvisionnement dépend des nerfs vasculaires. D'où il peut arriver qu'une excitation des nerfs splanchniques sur le vivant arrête le mouvement intestinal existant. Toutefois il faut, jusqu'à présent, considérer cette opinion simplement comme une hypothèse qui demande pour se justifier beaucoup d'observations encore.

L'excitation du vague au cou provoque des mouvements de l'estomac et des intestins, non-seulement parce que le nerf excité trouble la respiration, mais encore parce qu'il contient des fibres motrices pour l'estomac et les intestins. On observe des mouvements dans ces organes, lorsqu'on excite le nerf latéral de l'extrémité inférieure de l'œsophage.

La sensibilité de l'estomac dépend vraisemblablement du nerf vague avant tout, celle de l'intestin grêle du nerf splanchnique.

§ XXXVIII. — INNERVATION DE LA VESSIE

La vessie est mise en mouvement aussi bien par voie réflexe que par des idées et par la volonté. Les fibres centripètes siégent principalement dans le plexus hypogastrique. Les nerfs moteurs de la vessie peuvent, en outre, être excités par d'autres nerfs centripètes.

Centrum vesico-spinale inferius. Centrum vesico-spinale superius. — Dans la partie inférieure de la moelle lombaire se trouve le centre désigné par *moi* sous le nom de *génito-spinal* ou *vésico-spinal inférieur*.

Quand cette partie de la moelle est irritée, il se produit des mouvements dans les parties indiquées. Quand les nerfs sont sectionnés d'un seul côté, le canal déférent et l'uretère de ce côté seul se meuvent. L'irritabilité dure considérablement plus longtemps que celle du centre supérieur que nous allons décrire. Celui-ci a son extrémité supérieure dans les pédoncules cérébraux, par lesquels s'établit son union, à travers toute la moelle épinière, avec la moelle lombaire. Si donc le pédoncule lui-même ou la moelle allongée viennent à être excités, il se produit, sans exception, une contraction de la vessie. Coupe-t-on ensuite la moelle épinière dans la partie supérieure de la poitrine, on n'obtient pas trace de mouvement, si l'excitation est portée au-dessus; mais on en voit apparaître si elle est portée au-dessous de la section (Budge).

§ XXXIX. — INNERVATION DES CELLULES

Nous y comprenons l'innervation de la glande sous-maxillaire (voy. S. II, § 3), qui répond parfaitement à celle des organes musculeux. Outre cette influence nerveuse exactement explorée, il y a encore d'autres phénomènes qui témoignent que les nerfs influent sur les cellules, mais toutefois la marche des nerfs qui les innervent est encore inconnue.

Si le voisinage du plancher du quatrième ventricule est lésé, le sang et l'urine deviennent sucrés. On appelle l'opération *piqûre* (découverte de Cl. Bernard). On a vu aussi le diabète se produire quelquefois après la section du nerf splanchnique (De Græfe).

Les affections morales modifient la sécrétion du lait, de la salive, etc.

27.

SEPTIÈME SECTION

SENSATIONS PROCURÉES PAR LES SENS

(ORGANES DES SENS)

CHAPITRE Ier

SENS DE LA VUE

§ I. — CONDITIONS D'UNE VUE DISTINCTE

1) Image nette projetée sur la rétine ;
2) Sensation du changement apporté par elle sur la rétine ;
3) Mouvements du globe oculaire ;
4) Perception et jugement de la chose vue.

§ II. — PROJECTION DE L'IMAGE

De chaque point éclairé ou éclairant d'une surface partent, dans tous les sens, d'innombrables rayons. Ceux qui tombent sur la cornée de l'œil, y forment la base d'un cône lumineux dont le sommet est le point dont nous parlons. Mais il est requis pour la vue distincte, que chaque point d'un objet n'apparaisse sur la rétine que comme un point (point-image) [1]. Quant à la place d'un seul point-image, on en a beaucoup qui répondent au même point-objet, il en résulte un cercle appelé *cercle de diffusion*, et, par suite, la netteté de l'image est détruite.

La ligne imaginaire tirée entre le point-objet et le point-image (entre *les points de convergence dits conjugués*) [2], s'appelle ligne directrice ou *rayon directeur*, rayon moyen aussi [3].

Absolument comme dans une chambre noire, *l'image est renversée et plus petite* sur la rétine. Ce qui dans l'objet est à droite et en haut, se trouve à gauche et en bas dans l'image, etc. On peut s'en convaincre en enlevant la sclérotique et la choroïde à un œil frais d'animal, et en plaçant un objet devant cet œil à une distance convenable, que l'on cherche. On verra alors une image très-nette de l'objet. Cette observation se fait de la manière la plus exacte sur la rétine d'un animal vivant, à l'aide de l'ophthalmoscope inventé par Helmholtz.

Le renversement de l'image provient de ce que les rayons directeurs, qui appartiennent au côté droit de l'objet se croisent, pour atteindre le côté gauche de l'image, avec ceux qui, du côté gauche, se rendent au droit, etc. Cet entre-croisement a lieu dans l'intérieur de l'œil. On appelle le point où se fait *l'entre-croisement, le point de croisement* ou le *point nodal* [4] (Fig. 46 k.). Il se trouve à environ 1/3 — 2/3 de *mm*, en avant de la face postérieure du cristallin. Il résulte de l'entre-croisement des rayons directeurs [5] un angle qu'on nomme *l'angle visuel*. De sa grandeur dépend la grandeur de l'image sur la ré-

[1] Point focal. *
* [2] Foyers conjugués. *
* [3] C'est ce que nous appelons : axe, soit principal, soit secondaire. *
* [4] Centre optique. *
* [5] Axes optiques secondaires. *

tine, comme cela ressort de la figure 46. — Donc, toute grandeur visible est déterminée par l'angle visuel.

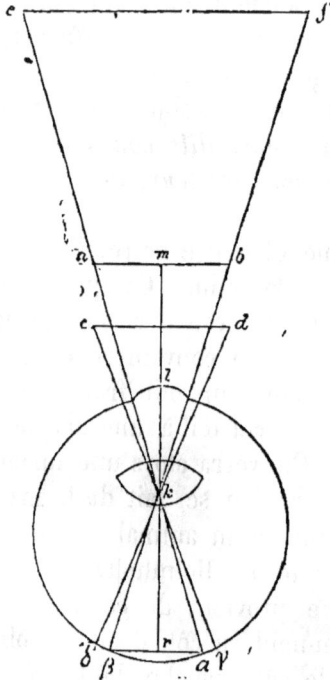

La convergence des rayons périphériques avec le rayon central ou principal est possible, parce que les rayons lumineux, en passant d'un milieu dans un autre, sont déviés (réfractés) de leur direction rectiligne, et que si, comme c'est le cas dans l'œil, ils parviennent d'un milieu moins dense dans un milieu plus dense, ils se rapprochent de la normale. L'angle de réfraction est plus petit que l'angle d'incidence. La réfraction la plus forte a lieu sur la cornée. Toutefois les rayons lumineux ne se réuniraient que derrière la membrane rétinienne (à environ 10 millimètres), si le pouvoir réfringent du cristallin n'était pas plus grand que celui de la cornée.

Fig. 46. — K, angle optique; fβ, ea, cγ, dδ, rayons directeurs.

Milieux réfringents. — Quand la réfraction cornéenne a eu lieu, il s'en produit d'autres encore au travers de l'humeur aqueuse, de la paroi antérieure[1] de la capsule cristalline, des différentes couches du cristallin même, de la paroi postérieure de la capsule cristallinienne, enfin, du corps vitré. Mais quoiqu'il existe plusieurs milieux réfringents dans l'œil, le pouvoir réfringent de quelques-uns

[1] Cristalloïde antérieure

d'entre eux diffère si peu qu'il est permis, sans erreur notable, de ne compter que *trois* milieux réfringents :

1) Cornée avec humeur aqueuse,

2) Capsule cristallinienne et cristallin,

3) Corps vitré ; et, par conséquent, trois surfaces de séparation réfringentes :

1) Cornée ;

2) Paroi antérieure,

3) Paroi postérieure du cristallin.

Les surfaces réfringentes sont de forme sphérique ; elles ont un axe commun.

On désigne un schéma aussi simplifié de l'œil par le nom d'*œil réduit* (Listing), dans lequel les surfaces réfringentes sont regardées comme des surfaces sphériques. Le rayon de courbure

De la face antérieure de la cornée est d'environ 9 millimèt.		
— antérieure du cristallin	—	10 —
— postérieure —	—	6 —

La distance de la cornée à la face antérieure du cristallin = 4 millimètres environ ; de celle-ci à la face postérieure = 4 millimètres ; de celle-ci à la rétine = 15 millimètres. Rapport de refrangibilité (indice de réfraction) :

De l'air à l'eau distillée,	= 1:1,335
— humeur aqueuse	= 1:1,336
— cristallin. . . .	= 1:1,418
— corps vitré. . . .	= 1:1,338

Foyer — Le point où les rayons réfractés se réunissent au rayon central, quand celui-ci vient d'une distance infinie et se trouve dans l'axe de la surface réfringente, s'appelle le *foyer*, et le plan perpendiculaire à l'axe sur lequel se réunissent les rayons venant d'une distance infinie qui ne se trouvent pas dans l'axe, le *plan focal*. La vue n'est distincte que si le point focal et, par conséquent, le plan focal tombent sur la rétine. Le foyer se trouve dans l'œil réduit à 14,647 millimètres en arrière de la face postérieure du cristallin. Si des rayons partaient de ce foyer, ils traverseraient l'œil comme des rayons parallèles et viendraient converger à 12^{mm},83 en avant de la cornée, au *point focal antérieur* (Listing).

Il est important de déterminer le lieu du point-image qui répond à un point objet, en d'autres termes, la situation du rayon directeur. Dès qu'on connaît l'indice de réfraction de chacun des milieux réfringents de l'œil, les rayons des trois surfaces de séparation, la position de leur centre sur l'axe optique et la position du rayon qui rencontre la cornée, on est en état de calculer la position de certains lieux dans l'œil (les points cardinaux), dont la connaissance facilite la solution du problème que nous avons abordé tout à l'heure. Ces points cardinaux sont, dans l'œil réduit :

1) Le point capital, à 2^{mm},34 en arrière de la face antérieure de la cornée ;

2) Le point nodal, à 0^{mm},476, en avant de la face postérieure du cristallin ;

3) Le point focal sur la rétine.

Le point focal est à l'endroit où les rayons émanant d'un point-objet convergent avec le rayon central. Le rayon central traverse, sans être dévié, le point nodal. Le *point capital* est le point vertical dans l'axe d'une surface sphérique réfringente. Dans la figure 47, HHI représente le plan capital, c'est-à-dire, le plan passant par le point capital et tombant perpendiculairement sur l'axe AA. *ab* est le rayon incident et *f'* le point focal antérieur. Si l'on tire une ligne droite *f'n* parallèle à *ab*, puis *nr* parallèle à l'axe jusqu'au deuxième plan focal F''F''', *br* sera le rayon réfracté. Pour trouver le point focal, on tire (fig. 48) la ligne droite *an* du point-objet au plan capital HHI. Cette

ligne passe par le point focal antérieur f' et coupe en n le
plan capital ; de n on tire nr parallèle à l'axe AA et à

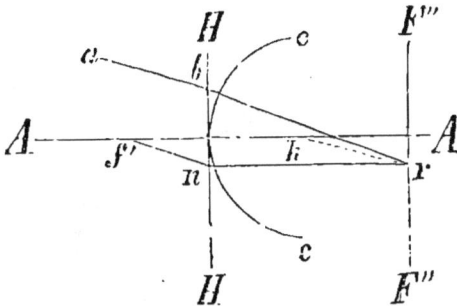

Fig. 47.

l'endroit où une droite tirée de a par le point nodal k
vers r coupe la ligne nr, et par conséquent en r, se trouve
le point-image cherché.

Quand la convergence des rayons latéraux a lieu en avant
ou en arrière de la rétine, il se produit sur elle un petit

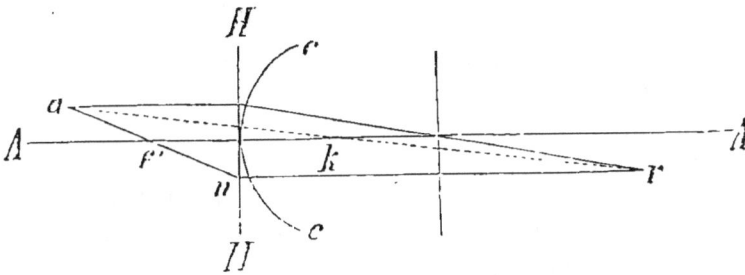

Fig. 48.

cône de rayons, un *cercle de diffusion*. Ces cercles reconnaissent trois causes principales :

1) Les rayons émergeant d'objets éloignés se réunissent plus tôt que ceux qui viennent d'objets plus proches ;

2) Les rayons plus rapprochés du bord du cristallin
convergent plus tôt que ceux qui tombent sur l'axe ou
dans son voisinage :

5) Dans la lumière blanche, sont contenus des rayons diversement réfrangibles, parmi lesquels, les uns convergent plus tôt, les autres plus tard ; à ces derniers appartiennent les rayons violets, aux premiers les rayons rouges (voy. § 5).

Les inconvénients qui naissent des trois obstacles que nous venons de signaler sont paralysés par :

1) L'accommodation,
2) Les mouvements de l'iris,
5) L'achromatisme.

§ III. — ACCOMMODATION

Sur la rétine d'un œil arraché de l'orbite, les images des objets qu'on lui présente n'y apparaissent nettes et distinctes qu'à une distance bien déterminée. Quand on rapproche ou éloigne trop les objets, leurs images se brouillent, à cause des cercles de diffusion. L'œil vivant se comporte d'une autre façon. Quand on présente un objet à l'œil, il faut qu'il en soit éloigné d'une certaine distance, avant qu'il soit vu clairement : on appelle cette limite *point-limite de proximité* (pour les yeux qui voient bien, à 10-15 centimètres ; chez ceux qui ont la vue courte, à environ 8 centimètres de l'œil). Si l'on éloigne de plus en plus l'objet, l'image devient de plus en plus petite, finalement indistincte : ce point se nomme *point-limite d'éloignement*. L'intervalle entre le point-limite de proximité et le point-limite d'éloignement s'appelle l'étendue de la vue distincte. Chez les hommes à vue courte (myopes), le point focal est en avant de la rétine ; chez les hommes à vue lointaine (presbytes et hypermétropes), en arrière. Chez les uns et les autres, l'étendue de la vue est notablement moindre. Dans l'étendue de la vue distincte, des objets peuvent être vus clairement plus proches ou plus éloignés, à l'aide de certains mouvements

internes des yeux, sous l'influx de la volonté. On peut y
dresser les yeux.

**Augmentation de la convexité de la face
antérieure du cristallin.** — Le cristallin peut devenir plus bombé à sa partie antérieure, et les rayons venant de la périphérie étant par là même plus divergents,
peuvent être plus fortement déviés et se réunir plus tôt, de
telle sorte qu'il ne se forme pas de cercle de diffusion sur
la rétine (Cramer, Helmholtz).

On reconnaît, à l'aide des expériences suivantes, que le
cristallin se bombe dans la vision de près. — Une lumière étant placée dans une chambre complétement
obscure, de côté et en avant de l'axe optique prolongé
d'arrière en avant, l'observateur qui regarde d'un autre
côté dans l'œil, voit l'image de *trois flammes* : la plus distincte et la plus grosse est engendrée par la cornée ; la seconde, nébuleuse, est engendrée par la face antérieure du
cristallin ; la troisième, renversée, est engendrée par la
face postérieure du cristallin (Purkinje, Sanson). — Dans
la vision de près, la seconde image, qui est droite, se rapproche de la cornée, ce qui permet de conclure à une augmentation de la convexité du cristallin. Cette augmentation
de convexité s'effectue par la contraction du *muscle tenseur de la choroïde* (ligament ciliaire) [1], qui est composé
de fibres circulaires et de fibres rayonnées. Dans la vision
de près, la pupille se rétrécit en même temps que les axes
optiques convergent.

On appelle ce mouvement l'*accommodation* ou l'*adap-
tation* pour la proximité ; il est lié à une sensation distincte d'effort. A ce mouvement succède souvent une sensation lumineuse subjective : le *phosphène d'accommo-*

---

[1] On l'appelle encore muscle ciliaire, muscle de Brücke. On se sert
du terme muscle, mais c'est par une sorte d'anticipation, car la
nature de cet organe n'est pas encore irrévocablement définie pour
tous les histologistes.

dation. L'œil est essentiellement construit de telle sorte que les rayons qui viennent d'une distance infinie se réunissent sur la rétine. Il a besoin cependant de faire un effort pour voir dans le lointain, d'une accommodation pour le lointain ou d'une *accommodation négative*, dont les conditions ne sont toutefois pas encore connues.

L'expérience de Scheiner est un exemple d'accommodation. Si l'on perce dans une feuille de carton deux ouvertures qui soient plus rapprochées l'une de l'autre que n'est grand le diamètre de la pupille, et si l'on regarde à travers ces ouvertures deux épingles placées l'une derrière l'autre, celle que l'on fixe et pour laquelle l'œil est accommodé paraît simple ; l'autre au contraire, qui n'est pas fixée par le regard, paraît double, parce qu'elle forme des cercles de diffusion.

Comme exemples des conséquences d'une accommodation imparfaite, il y a quelques phénomènes qui méritent d'être mentionnés.

1) *Aberrations monochromatiques.* On entend par ces mots des cercles de diffusion qui ne se trouvent pas symétriquement autour du même axe. Si l'on regarde le ciel limpide par une étroite ouverture pratiquée dans un papier noirci, on aperçoit un cercle clair entouré de dentelures ou de cercles.

2) *Astigmatisme.* Si l'on a devant soi deux lignes se croisant à angle droit, on remarque qu'il faut, pour voir nettement là ligne horizontale, porter la feuille plus près de l'œil que pour voir la ligne verticale. — Cela provient d'une asymétrie de l'œil (Fick, Donders).

3) *Phénomènes entoptiques.* On nomme ainsi les perceptions ayant pour cause les ombres de petits corps opaques qui se trouvent dans les milieux réfringents de l'œil et qui projettent des ombres sur la rétine, — ou se produisent, lorsque, d'une autre façon, quelques parties de rétine viennent à être ombragées. Ces perceptions font la

même impression que si elles provenaient d'objets extérieurs. Il y a dans le corps vitré de tous les yeux de ces
corpuscules opaques qui se meuvent d'ici, delà avec l'œil ;
tant que l'œil reste sain et que l'attention n'est pas particulièrement dirigée de ce côté, ils demeurent inobservés;
mais ensuite ils donnent lieu aux phénomènes importuns
appelés *mouches volantes*. On voit facilement des phénomènes entoptiques, quand, sous un éclairage brillant, on
regarde dans un microscope, sans qu'il soit chargé d'un
objet, ou mieux, quand on examine, les yeux très-rapprochés, par l'ouverture étroite d'un écran noir l'image
d'une flamme projetée au foyer d'une lentille convergente.
On remarque alors le bord pupillaire de l'iris, le cours
des liquides qui se trouvent sur la cornée, les secteurs du
cristallin, etc. La perception des vaisseaux de la membrane rétinienne appartient aussi aux phénomènes entoptiques. On voit ce réseau vasculaire, si, après avoir fait
éclairer fortement la sclérotique, on tourne ensuite l'œil
vers un champ visuel obscur (Purkinje).

4) *Irradiation*. (V. plus loin, § 13.)

§ IV. — MOUVEMENTS DE L'IRIS

Rôle de l'iris. — L'iris a pour fin d'écarter les
rayons périphériques, et quand la lumière est suffisamment
forte, de ne laisser entrer par la pupille rétrécie que les
rayons axillaires et d'empêcher le plus possible les cercles
de diffusion. Quand la lumière diminue, la pupille s'élargit
pour livrer passage à un grand nombre de rayons. Pour
les nerfs de l'iris (voy. S. VI, § 34).

Aberration de sphéricité. — Les rayons périphériques étant plus fortement réfractés sur une lentille à surface sphérique que les rayons axillaires, ils convergent plus
tôt et forment sur la rétine des cercles de diffusion, *aberration de sphéricité*. Pour obtenir une image nette, l'iris

représente donc un diaphragme, ou mieux, à cause de sa mobilité, plusieurs diaphragmes. La pupille, en dehors d'une affection nerveuse directe, peut être dilatée par *l'atropine* et contractée par la *fève de calabar*, la nicotine, etc. Les deux espèces d'agents agissent vraisemblablement sur les deux muscles différents de l'iris ou sur les terminaisons ultimes de leurs nerfs.

§ V. — ACHROMATISME

La lumière blanche est décomposée par la réfraction en les mêmes rayons colorés qui la composent. Soit la rétine en *cd* (fig. 49); de petits cercles de diffusion sont formés par les rayons *v* violets, qui sont le plus réfrangibles ; de plus grands par les rayons jaunes *j*; les plus grands sont

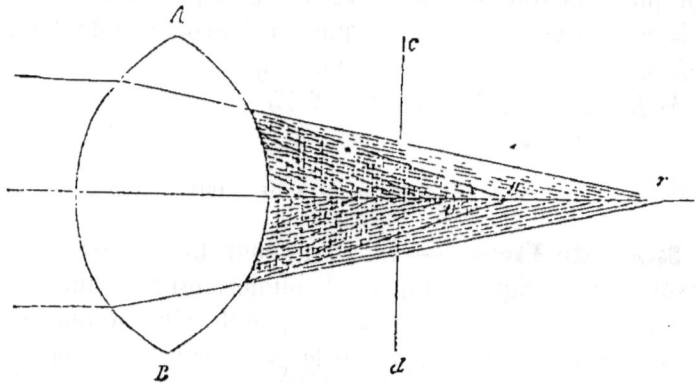

Fig. 49.

formés par les rayons rouges *r*. Si l'œil est accommodé de telle façon que le point-image tombe en *v*, les autres rayons *j* et *r*, voisins du point de convergence, s'y réuniront, et par conséquent l'impression du blanc prévaudra. Les rayons qui ne sont pas encore arrivés au point de convergence se cachant en même temps sur les bords, l'impression du blanc reste prédominante.

Quand l'œil est bien accommodé, il voit la lumière blanche sans lisières colorées ; celles-ci n'apparaissent qu'avec une accommodation insuffisante. On voit facilement des lisières colorées en couvrant à demi les pupilles. La cause de l'achromatisme de l'œil n'est pas encore pleinement connue.

§ VI. — SENSIBILITÉ DE LA RÉTINE

Fixation des objets. Fossette centrale. — Le pouvoir sensitif de la rétine réside dans les cellules ganglionnaires *centrales* du nerf optique, lesquelles vraisemblablement se trouvent dans les couches optiques et les corps genouillés. On sait que la plus grande partie des fibres du nerf optique se croisent de telle sorte que la couche optique droite représente essentiellement la rétine gauche et *vice versâ*. Nous appelons *sensation de la lumière*, l'effet de la force engendrée dans les cellules ganglionnaires en question. Elle constitue l'énergie propre du nerf optique et peut être provoquée par des causes variées. Elle se produit lorsque le globe oculaire est comprimé, lorsqu'un courant électrique le traverse ; elle a été ressentie par des hommes dont le bulbe oculaire était extirpé, au moment de la section du nerf optique. Les troubles de la circulation cérébrale et oculaire, les idées seules même, peuvent aussi faire naître la sensation lumineuse. Dans tous ces cas, l'excitation est directe, elle porte sur le nerf optique même. Il en est autrement avec l'irritant le plus habituel, la lumière objective. Celle-ci, en effet, n'affecte pas les nerfs immédiatement, mais seulement par l'entremise de l'organe terminal spécial qui se trouve dans la rétine, et qui est principalement formé par des bâtonnets et des cônes. Ces derniers constituent presque entièrement

la tache jaune, où les fibres nerveuses manquent totalement. C'est aussi dans ce point que la vue est le plus
nette. Plus l'image s'en éloigne, plus elle devient confuse.
En conséquence, on distingue une *vue directe* et une *vue
indirecte*. Pour celle-là, il est nécessaire que nous fixions
l'objet à travers l'œil, c'est-à-dire que nous mouvions le
bulbe de telle sorte que les lignes directrices rencontrent
la fossette centrale.

Tache aveugle. Expérience de Mariotte. — A
l'endroit où le nerf optique pénètre dans la rétine, endroit
dont le centre est éloigné d'environ 3 1/2 — 4 millimètres du centre de la tache jaune, existe une cécité complète. Quand donc, à une distance déterminée, on regarde
avec l'œil droit, le gauche étant fermé, trois points situés
les uns à côté des autres, quand on les regarde de telle
façon que le point-milieu soit seul fixé, on voit en même
temps le point qui se trouve à gauche, tandis que le point
situé à droite est complétement éclipsé. Si l'on ferme l'œil
droit, on ne voit plus dans les mêmes rapports le point
gauche (expérience de Mariotte). Les points invisibles
tombent précisément sur le *colliculus*[1] du nerf optique
(dit la tache aveugle), qui ne renferme que des fibres nerveuses, ni bâtonnets ni cônes. Il suit de là que les fibres
nerveuses n'ont elles-mêmes aucune sensation des ondes
lumineuses. On s'est également convaincu par l'ophthalmoscope qu'une personne n'éprouvait pas de sensation de
la lumière d'une flamme dont l'image tombait sur l'œil,
quand cette image rencontrait le colliculus, mais que tout
autre point de la rétine lui donnait cette sensation
(Donders).

Tache jaune. — Dans la tache jaune, le point où la
vue est le plus distincte, les fibres nerveuses manquent absolument, et l'on n'y rencontre que des cônes;

[1] Papille.

des cellules ganglionnaires et des couches granuleuses.

Sensation des couleurs. — La rétine reçoit des ondes lumineuses deux espèces d'impressions, savoir : en premier lieu, celle de leur intensité (amplitude) ; et en second lieu, celle de leur différence de grandeur qu'indiquent les composantes de la lumière solaire blanche. Si, par une fente étroite, on fait pénétrer de la lumière blanche dans un espace obscur, et si l'on regarde à travers un prisme à l'endroit de la fente, on voit alors deux choses, savoir : une image colorée, le *spectre solaire*, qui renferme les couleurs de l'arc-en-ciel : *rouge, orangé, jaune, vert, bleu, indigo, violet ;* ensuite ces couleurs déjetées du côté du bord réfringent. Les rayons violets sont les plus réfrangibles ; les rouges sont les moins réfrangibles. Les oscillations de ces derniers sont, dans un certain laps de temps, en plus petit nombre que celles des premiers (481 billions contre 764 billions par seconde). On peut donc dire que la rétine a la sensation du rouge, quand elle est atteinte par des vibrations se succédant lentement, et qu'au fur et à mesure que la durée des vibrations et la longueur des ondes deviennent de plus en plus courtes, les sensations de l'orangé, etc., jusqu'au violet se développent. Aux deux points extrêmes du spectre, où l'on ne reconnaît plus de couleurs, il y a néanmoins des rayons, mais qui n'affectent pas la rétine. Sur les limites des rayons rouges se trouvent les *rayons caloriques*, qui agissent sur le thermomètre ; à la limite des violets, sont les *rayons chimiques*, qui affectent les sels d'argent, le sulfate de quinine, la teinture de gaïac. Ces derniers, avec une intensité de lumière ordinaire, n'excitent pas la rétine ni le thermomètre non plus. Avec une lumière très-intense, à l'aide de substances diminuant la réfrangibilité, du sulfate de quinine, par exemple, et si les autres parties du spectre sont effacées, — les rayons les plus réfrangibles qui se trouvent au delà du violet ; les *ultra-violets*, deviennent, au contraire ;

visibles et avec une coloration bleu cendré (Helmholtz).

A l'aide de divers procédés que nous ne pouvons expliquer ici en détail, on est en état de réunir les différentes couleurs du spectre, et par ce moyen de faire agir en même temps sur les mêmes points de la rétine différentes couleurs simples. On obtient le même résultat en faisant tourner rapidement une toupie, sur laquelle on a peint des disques de diverses couleurs. Il n'en résultera pas la sensation de chaque couleur en particulier, mais celle de couleurs complexes : du pourpre, par exemple, si les deux couleurs qui se trouvent aux extrémités du spectre *rouge* et *violet*, se couvrent. Le blanc résulte du mélange de différents couples de couleurs spectrales, par exemple : jaune et bleu indigo, — orangé et bleu cyanique. Les couleurs qui produisent ensemble le blanc sont appelées *complémentaires*. Le meilleur moyen d'obtenir le blanc, toutefois avec un cercle rouge autour, sur la toupie colorée, c'est de combiner le vert, le violet et le rouge, si ces couleurs sont dans des rapports déterminés. Si l'on veut enduire trois segments d'un disque également grands avec les couleurs désignées, voici quelles en sont les proportions convenables : $0^g,1$ fuchsine, — 40^{cc} eau, — 10 gouttes d'acide acétique ; en mélanger 25 gouttes avec 10 gouttes eau ; — $0^g,1$ de rouge d'aniline, — 15^{cc} alcool ; en mélanger 5 gouttes avec 5 gouttes alcool et 2^{cc} eau ; 2 grammes vert de Schweinfürt, — 10^{cc} eau, — 43 gouttes solution gommeuse.

Si l'on place en même temps devant les yeux deux liquides colorés, en versant, par exemple, une solution d'oxyde de cuivre ammoniacal dans une cornue et une solution d'acide picrique dans une autre et en tenant les deux vases obliquement l'un devant l'autre, on voit la couleur composée : le vert. Lorsqu'on examine le liquide bleu au travers d'un prisme, on voit apparaître un spectre auquel manque le rouge, l'orangé, le jaune ; il n'y reste plus que le vert et le bleu et un peu de violet qui n'ont pas été absorbés, mais qui se sont réfléchis et qui, par ce fait, sont devenus visibles. Regarde-t-on le liquide jaune au travers d'un prisme : le rouge, le bleu et le violet manquent ; on n'aperçoit dans le spectre que l'orangé, le jaune et le vert. Les deux liquides colorés absorbent donc toutes les couleurs spectrales, à l'exception du vert, qui est réfléchi, et vu, par conséquent. C'est en vertu des mêmes principes que le violet procède du rouge et du bleu, l'orangé du rouge et du jaune. Les règles subissent toutefois de nombreuses modifications, suivant les couleurs choisies.

Pour expliquer un grand nombre de phénomènes relevant de la question présente, par exemple, les couleurs complémentaires, on a émis (Th. Young, Helmholtz) l'hypothèse que les éléments de la rétine, relativement à sa sensibilité aux oscillations de l'éther lumineux, étaient de différente nature; que, parmi eux, il y en avait qui étaient affectés les uns par des oscillations ondulaires très-grandes, d'autres par de petites : bref, de même qu'il y a différentes couleurs objectives, de même il y a des éléments rétiniens correspondants, soit cônes, soit fibres. Des éléments spéciaux seraient donc affectés par une seule couleur, et ne seraient pas excitables pour les autres. Des fibres nerveuses de différente espèce répondraient dans la rétine aux trois *couleurs fondamentales* qui sont : le rouge, le bleu, le jaune; ou, comme on le prétend, d'après de récentes expériences, le rouge, le vert, le violet. Quand donc les fibres correspondantes sont fatiguées par l'excitation persistante produite par une couleur, des excitations de fibres, non encore affectées jusque-là, se manifestent aisément. Il y a des hommes qui ne distinguent pas la couleur rouge et qui voient du noir à la place de cette couleur. On suppose chez ces individus une conformation imparfaite des éléments rétiniens qui sont affectés par les vibrations éthérées les plus lentes. Le rouge n'est pas non plus facilement senti

28

sur les parties périphériques de la rétine, ni quand on regarde des objets très-petits (Aubert).

Pour l'appréciation de l'intensité des sensations de la rétine, voir plus bas.

§ VII. — CAUSES D'EXCITATION DE LA RÉTINE.

Les ondes lumineuses constituent le principal agent d'excitation. Pour que leur effet s'accomplisse, il faut :

a) Un certain degré d'éclairage,

b) De l'attention,

c) Une image distincte, sans cercles de diffusion,

d) Une certaine dimension de l'objet, par conséquent une certaine grandeur de l'angle visuel.

On peut voir encore cependant d'une manière distincte des objets d'une dimension extraordinairement faible, par exemple, des lignes de $0^{mm},003$ de large (Vollkmann), si l'image tombe sur la fossette centrale.

Deux lignes parallèles dont les images ne sont distantes que de $0''',00119 — 0''',00148$, sont perçues cependant et elles produisent sur la rétine des impressions séparées (F. H. Weber, Vollkmann).

e) Un certain laps de temps, qui ne peut être qu'extrêmement petit, puisqu'il est possible de recevoir l'impression visuelle d'une étincelle électrique.

Outre la lumière, des influences mécaniques, par exemple la pression, le choc, l'électricité aussi, de même les idées peuvent également affecter la rétine et provoquer des sensations de lumière.

Pour ce qui regarde le stimulus électrique par un courant constant, on a observé que si les électrodes sont posées sur le front et la nuque, l'électrode positive en avant, la négative en arrière, tout le champ visuel, à l'exception de l'endroit correspondant au colliculus optique est éclairé. En changeant la direction du courant, on rend ce point clair et le reste du champ visuel obscur. Ces phénomènes peuvent être rapportés aux effets du courant positif et négatif dans l'électrotonus (Helmholtz). Voy. S. VII, § 12.

Une pression exercée sur une partie de l'œil, par exemple, sur le bord externe, provoque une sensation de lumière, au côté opposé du champ visuel, par conséquent ; dans l'exemple précédent, au côté interne. Cela provient de ce que les impressions ordinaires que reçoit la rétine sont des images d'objets extérieurs et que ces objets sont renversés, et que l'âme se représente néanmoins les objets dans la position droite. C'est pourquoi les impressions extraordinaires, comme les *figures-pression*, sont aussi renversées par les idées.

§ VIII. — EFFETS CONSÉCUTIFS A L'EXCITATION

Images consécutives positives. — Quand la rétine a été excitée et que l'excitation a cessé, l'impression persiste encore un certain temps après, que les yeux soient fermés ou qu'ils soient détournés de l'objet visuel. On appelle cela des *images consécutives positives*. Quand, par exemple, on regarde un carreau de vitre et qu'ensuite on ferme les yeux, on continue à le voir un certain temps après. De même, un point éclairant apparaît comme un cercle éclairant, quand on agite ce point en décrivant un cercle.

Images consécutives négatives. — Quand les images consécutives positives cessent, les images consécutives négatives se montrent : les objets clairs apparaissent sombres, les objets colorés avec des couleurs complémentaires ; par exemple, les rouges paraissent vertes. Les images consécutives négatives ont pour cause une fatigue des parties antérieurement affectées. Si, après avoir regardé longtemps une surface rouge, l'œil se tourne vers une surface blanche, la rétine verra tous les rayons colorés conte-

nus dans les rayons blancs, à l'exception des rouges, pour
lesquels sa sensibilité est émoussée ; mais tous les autres
ensemble provoqueront la sensation du vert ou du bleu
verdâtre. De même, la sensation du noir se développe
comme image consécutive négative du blanc. Toutefois,
avant que cette impression se manifeste, d'autres couleurs
apparaissent encore séparément, habituellement dans l'ordre
suivant : blanc, bleu, violet, rouge, noir.

Contraste des couleurs. — Quand un objet coloré
a été longtemps regardé, ses bords et les parties voisines
paraissent colorés de couleurs complémentaires. On appelle
cela *contraste des couleurs*.

§ IX. — MOUVEMENTS DU BULBE OCULAIRE

Quoique le bulbe soit mobile et par conséquent susceptible de déplacement, ce déplacement n'a vraisemblablement pas lieu dans la vie normale. Le mouvement essentiel
du bulbe consiste en une rotation autour d'un point fixe
appelé *point de rotation*, qui est situé un peu en arrière du
milieu de l'axe optique, à environ $13^{mm},5$ derrière le vertex
de la cornée et 10 millimètres en avant de la face postérieure
de la sclérotique (Donders). L'axe oculaire, c'est-à-dire
la ligne tirée du milieu de la face antérieure au milieu de
la face postérieure de la sclérotique, a une longueur de
23—25 millimètres. Cet axe ne coïncide pas avec la ligne
visuelle tirée du milieu de la fossette centrale ; car cette
dernière est située en dehors et en bas de la première
(Helmholtz).

Le plus grand cercle que coupe un plan vertical mené
par le point de rotation, le milieu de la cornée et le centre
de la rétine, a reçu le nom de *méridien vertical* et son
axe celui d'*axe de hauteur*. Le méridien horizontal passe
par le point de rotation et par la ligne qui partage le bulbe
en une moitié antérieure et une moitié postérieure ; son

axe est l'*axe transversal*, qui traverse l'œil en se dirigeant de gauche à droite.

L'équateur coupe le globe oculaire en formant le plus
grand cercle perpendiculaire aux méridiens : son axe est
l'*axe optique*.

Que l'on imagine une coupe conduite par ces trois plans,
voici ce que l'on obtiendra : L'œil est partagé par la coupe
sagittale passant par le méridien vertical, en une moitié
droite et une moitié gauche ; par la coupe frontale passant par le méridien horizontal, en une moitié antérieure
et une moitié postérieure ; par une coupe transversale
passant par l'équateur, en une moitié supérieure et une
moitié inférieure. Nous nous représenterons maintenant la
tête et les yeux dans une position parfaitement déterminée
qu'on regarde comme l'état de repos et que pour cela, eu
égard à l'œil, on désigne du nom de *situation primitive*.

Dans cet état, les *lignes visuelles* des deux yeux, qu'à
ce point de vue on appelle aussi *lignes du regard*, sont
dirigées d'arrière en avant vers l'horizon ; la tête étant
dans l'attitude verticale. Le *plan visuel* est le plan conduit
par les deux lignes visuelles. Sortant de cette situation
primitive que nous venons de décrire, l'œil peut, il est
vrai, se tourner dans toutes les directions ; mais l'expérience a appris que toutes ses rotations ne s'opèrent qu'autour des axes qui sont dans le plan de l'équateur (loi de
Listing). Parmi ces axes, il faut remarquer qu'il y en a
deux principaux, savoir : l'*axe transversal* et l'*axe de
hauteur*. Quand l'œil, abandonnant sa position primitive,
pivote autour de son axe vertical, il tourne soit en dedans,
soit en dehors ; pivote-t-il autour de son axe transversal,
il tourne soit en haut, soit en bas, c'est-à-dire que le regard s'élève ou s'abaisse.

Les rotations de l'œil autour de la ligne du regard sont
appelées les *rotations en roue* de l'œil, parce que l'iris
tourne comme une roue, quand elles s'accomplissent.

28.

Que l'on imagine une ligne droite tirée du milieu de l'origine d'un muscle au milieu de son insertion, et qu'on mène un plan par cette ligne et le point de rotation, ce plan s'appellera le *plan du muscle*. Une ligne qui, dans ce plan, tombe perpendiculairement sur le point de rotation, prend le nom d'*axe de rotation* du muscle. On peut, avec une certitude assez grande, admettre pour les muscles de l'œil trois plans musculaires et trois axes de rotation. Le droit interne et le droit externe tournent autour de l'axe vertical : le premier tire la cornée en dedans, le dernier en dehors. Le droit supérieur, en tournant autour de l'axe horizontal de rotation, tire la cornée en dedans et en haut, le droit supérieur en dedans et en bas. Les plans musculaires des muscles obliques sont situés autour de l'axe de profondeur. Le muscle oblique supérieur tourne la face postérieure et supérieure de la sclérotique en dedans et en avant, par suite la cornée et la pupille en bas et en dehors. L'oblique inférieur tourne la cornée et la pupille en haut et en dehors.

Toutefois les plans musculaires ne coïncident en aucune façon avec les axes optiques, tout au plus, le muscle interne et le muscle externe coïncident-ils avec l'axe vertical. Ainsi donc les muscles supérieur et inférieur ne tournent pas le bulbe très-exactement en haut et en bas, mais en général plusieurs muscles concourent à la production de ces mouvements. Voici les angles que forme l'axe de rotation

du muscle :	*avec l'axe visuel* —	*l'axe vertical* —	*l'axe transversal.*
Droit supérieur. .	114°21′	108°22′	151°10′
Droit inférieur. .	65°37′	114°28′	37°49′
Droit externe. . .	96°15′	9°15′	95°27′
Droit interne. . .	85°1′	175°13′	94°28′
Oblique supérieur	150°16′	90°0′	60°16′
Oblique inférieur	29°14′	90°0′	119°44′

Pendant le sommeil, les yeux sont tournés en dedans et en haut ou en dedans et en bas.

Cercle visuel. — L'espace dans lequel les objets peuvent être vus s'appelle le *cercle visuel*. Le cercle visuel le plus simple et le plus petit est l'espace dans lequel des objets peuvent être vus par l'œil immobile ; le cercle visuel le plus étendu est celui qui est décrit par les mouvements des yeux, aussi bien dans le sens horizontal que dans le sens vertical.

§ X. — LE REDRESSEMENT DES OBJETS

Projection des objets au point où les lignes directrices se coupent. — Nous transportons les objets dont les images se peignent sur la rétine dans l'espace et à une distance déterminée. C'est un phénomène commun aux sensations que l'impression faite ou plutôt le changement apporté par elle (l'image de l'impression) soit refoulé et reporté à un autre endroit (voy. S. VI, § 16). En ce qui touche les impressions visuelles, un très-grand nombre d'expériences, faites depuis l'âge le plus tendre, font conclure à l'existence d'un espace en dehors de nous et à l'existence d'objets dans cet espace. Le sens du toucher aide particulièrement à ces expériences. Dans la vision avec les deux yeux, nous transportons les objets à l'endroit où les lignes directrices, qu'on imagine tirées d'un point de l'objet aux deux yeux, se coupent.

Distance. — Dans l'appréciation des *distances*, nous appelons à notre aide la grandeur connue des choses, les objets qui se trouvent interposés entre l'œil et les objets à voir. Dès lors qu'avec l'éloignement l'angle optique diminue, les objets éloignés nous apparaissent plus petits.

Redressement des images renversées de la rétine. — Bien que sur la rétine les images se peignent renversées par rapport aux objets, nous les plaçons cependant immédiatement, dans la position droite, en vertu de l'expérience acquise, soit par le sens du toucher, soit par la sensation musculaire (voy. S. VI, § 16).

Vision simple au centre de la rétine. — Toutes les images qui, venant du même objet, tombent en même temps sur le milieu de la rétine et par conséquent sont vues de la manière la plus distincte, paraissent simples ; celles, au contraire, qui tombent sur les autres parties de la rétine apparaissent doubles dans de certaines conditions.

Quand on considère avec les deux yeux deux objets parfaitement semblables, deux pains à cacheter, par exemple, de dimension et de couleur parfaitement semblables, quand on les regarde à la fois, de telle façon que chaque œil ne fixe qu'un seul objet, ce qui se fait de la manière la plus facile à l'aide du *stéréoscope*, les images des deux pains à cacheter se fondent en une seule qu'on croit voir au milieu du champ visuel.

Horopter. — Dans la vision indirecte, tous les points n'apparaissent pas doubles ; car ceux qui tombent sur les points *identiques* ou *harmoniques* de la rétine sont vus simples. Si l'on se représente chaque rétine comme une bille sur laquelle, de même que sur un globe, seraient tracés des cercles méridiens et des cercles parallèles, les points identiques sont les points qui se trouvent aux mêmes degrés ; les points-objets, dont les points-images rencontreront les points identiques, seront vus simples, les autres doubles.

On appelle *lignes horoptériques* celles qui, dans une position déterminée de l'œil, relient dans l'espace les points qui sont vus simples avec les deux yeux, par conséquent qui tombent sur des points identiques de la rétine.

On admet un *horopter* transversal et un *horopter* ver-

tical. Le transversal est une ligne circulaire sur laquelle
tombent tous les points qui sont vus simples avec le point
fixé, quand on les regarde dans le *plan visuel* (c'est-à-dire
le plan qui est parallèle au plan horizontal conduit par l'axe
optique). L'horopter vertical est perpendiculaire au plan
visuel.

Dans la figure ci-après, *e* et *f* apparaissent doubles lorsqu'on fixe le point *d* en tenant cette figure horizontalement devant les yeux. Ils tombent sur des points qui ne
sont pas identiques.

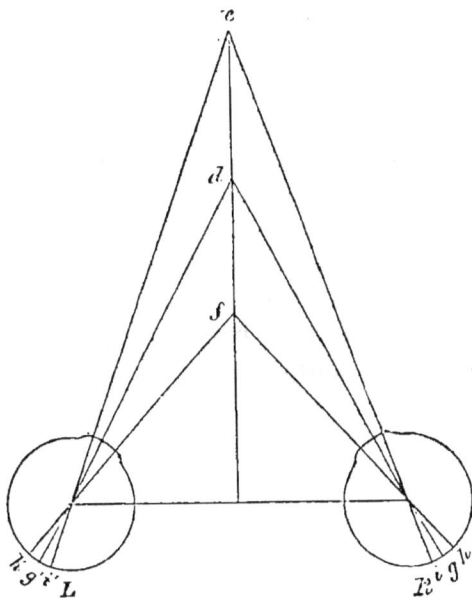

Fig. 50.

Pour obtenir de la manière la plus facile des images doubles, il faut prendre un papier rigide sur lequel, comme
dans la figure 50, ne sont marqués que trois points *f*, *d*, *e*.
sans lignes, toutefois un peu plus éloignés les uns des autres ; il faut ensuite le tenir horizontalement à la hauteur

de l'*apertura pyriformis*[1] et fixer f; on voit alors d et e
doubles. Les images doubles de e sont plus éloignées l'une
de l'autre que celles de d; et quand, au lieu de trois points,
on en fait quatre ou cinq, les points doubles les plus rapprochés de l'œil forment les images doubles qui sont le
moins distantes les unes des autres, et les points les plus
éloignés celles qui ont entre elles les intervalles les plus
grands. Vient-on à fermer subitement l'œil droit, le point
droit semble disparaître; ferme-t-on l'œil gauche, c'est le
point gauche qui disparaît.

La vision simple avec les deux yeux est vraisemblablement
un acte psychique dans lequel l'âme conclut de l'impression
égale qu'elle reçoit en même temps de chaque œil à l'existence d'un seul objet.

La vision d'images doubles se présente rarement, surtout parce que les objets fixés n'apparaissent pas doubles et
que la *fixation* accompagne toujours la vision. Mais lorsque,
à côté de l'objet fixé, apparaissent des images doubles, le
sensorium les réunit ensemble. Aussi, dans l'habitude de
la vie, la fixation d'un point déterminé n'est-elle que de
courte durée, plus courte du moins que n'est le temps qu'il
faut aux personnes inexpérimentées pour apercevoir des
images doubles d'objets non fixés et ne se trouvant pas sur
les points identiques.

§ XII. — VISION DES CORPS

Les images de la rétine n'indiquent que les dimensions
en largeur et en hauteur, mais elles n'indiquent pas la dimension en profondeur. Cette dernière est déduite par voie
de raisonnement, mais n'est pas sentie de prime abord.
Nous concluons à cette dimension, en partie par l'appréciation de la distance, ce qui est plus profond étant aussi plus

[1] Orifice antérieur du nez.

éloigné, en partie par les mouvements que le bulbe a exécutés pour reconnaître la dimension en profondeur. Enfin les deux yeux y contribuent essentiellement : avec l'œil droit on voit un objet autrement qu'avec l'œil gauche, le côté droit paraissant complétement dans le premier cas, tandis que le côté gauche ne s'aperçoit qu'en partie ; et, dans le second cas, le côté gauche paraissant pendant que le côté droit ne se voit qu'en partie. Si donc on lève le plan du côté droit et du côté gauche d'un même corps et qu'on regarde chaque image en même temps avec un seul œil, l'âme se représentera l'image d'un seul corps, comme cela se passe dans le *stéréoscope*.

§ XIII. — IRRADIATION

Les objets clairs semblent généralement plus grands que les objets sombres de mêmes dimensions. Un cercle noir sur un fond blanc paraît considérablement plus petit qu'un cercle blanc sur un fond noir ; on appelle cela *Irradiation*. Ce phénomène se présente d'autant moins que l'œil est plus exactement accommodé ; toutefois il n'est pas absent, même dans l'accommodation parfaite, et dépend essentiellement d'une impression qui a été faite sur l'âme et qui est prépondérante. Dans certaines circonstances, un objet sombre peut donc aussi paraître plus large qu'un objet clair : c'est ce qu'on nomme l'*irradiation négative*.

§ XIV. — APPRÉCIATION DE LA GRANDEUR

L'appréciation de la grandeur d'un objet dépend avant tout du nombre des éléments percevants de la rétine. Plus grand est l'espace que prend son image sur la membrane rétinienne, plus grand, par suite, est son angle visuel, pour d'autant plus grand tenons-nous l'objet ; mais, en même temps, le pouvoir accommodateur de l'œil exerce une grande influence sur l'appréciation des grandeurs. Quand nous accommodons l'œil pour la vision de près, nous tenons les objets à voir pour plus petits que lorsque nous accommodons l'œil pour la vision de loin.

§ XV. — LARMES. GLANDES DE MEIBOMIUS

La cornée est entretenue humide par les larmes, chose essentielle pour sa transparence. Le clignement des yeux les conduit vers l'angle interne de l'œil. De là elles parviennent dans le sac lacrymal qu'un muscle comprime. La pression atmosphérique extérieure, augmentée pendant l'inspiration, contribue à la progression des larmes.

La sécrétion adipeuse des glandes de Meibomius empêche les larmes de s'épancher par-dessus les paupières.

CHAPITRE II

SENS DE L'OUÏE

Dans certaines conditions, les ébranlements des corps élastiques provoquent dans l'oreille une sensation qu'on nomme *sensation sonore*. Aucun organe, aucun nerf du corps n'est excité d'une manière semblable par ces mêmes ébranlements.

§ XVI. — SON

Son. Bruit. — Les ébranlements sont, ou réguliers se répétant périodiquement à des intervalles égaux et se nomment alors des *vibrations*, ou ils sont irréguliers et non périodiques. Les premiers déterminent le *son*, les seconds le *bruit*. En tout cas, ils doivent se répéter avec une certaine rapidité; quand il se produit moins de 16 mouvements par seconde, l'oreille n'en est pas affectée.

Les vibrations qui sont engendrées dans les cordes, les plaques métalliques ou dans quelque autre corps que ce soit, l'oreille les reçoit, règle générale,, par l'intermédiaire de l'air dans lequel elles se propagent. Les particules d'air qui confinent le plus près aux corps vibrants, font des mouvements ondulatoires en oscillant çà et là, sans que cette couche d'air s'éloigne davantage des corps vibrants. Du mouvement engendré en elle un autre mouvement ondulatoire se produit aussitôt dans la couche suivante, mouvement qui est toutefois de plus faible intensité, puis celui-ci se propage à une troisième, puis à une quatrième couche, etc., jusqu'à ce qu'enfin les ondes deviennent tout à fait petites et se dissipent. Si l'oreille se trouve au milieu de ces couches d'air et que les ondes soient encore assez intenses, on entend.

On distingue dans un son sa *hauteur*, sa *force* et son *timbre*. La *force* dépend de la grandeur des excursions ondulatoires; la *hauteur* dépend du nombre des vibrations qui ont lieu dans l'unité de temps, par exemple, dans la seconde. Le *timbre* par lequel l'oreille distingue les divers instruments de musique, par exemple, une note également haute et forte donnée par un violon ou par une flûte, doit procéder de la forme différente des vibrations.

Le plus faible nombre de vibrations à la seconde dont l'oreille soit affectée s'élève à environ 16, et le plus élevé à 38,000. Mais on n'utilise dans la musique que des sons de 40—4,000 vibrations.

§ XVII. — CE QU'IL FAUT POUR L'EXERCICE DE L'OUIE

1) *Des vibrations sonores* doivent être conduites jusqu'à l'eau du labyrinthe qui baigne les organes auditifs internes. C'est ce que font l'oreille externe et l'oreille moyenne. Les

os de la tête peuvent également exercer ce rôle de conducteurs des sons.

2) L'*eau du labyrinthe* déplacée par les vibrations affecte les expansions des nerfs auditifs par l'intermédiaire de certains organes propres à cela (cils auditifs du vestibule, organes de Corti du limaçon), tout comme les vibrations de l'éther dans l'œil n'affectent pas directement la rétine, mais indirectement par les bâtonnets et les cônes.

3) La conduction est favorisée par des *mouvements* qui s'accomplissent dans l'oreille externe et dans l'oreille moyenne.

4) Perceptions, idées et jugements.

§ XVIII. — PROPAGATION DU SON

Les ondes sonores sont rassemblées par la conque de l'oreille et le conduit auditif externe, dans un espace plus petit, réfléchies et par suite renforcées. Dans la caisse du tympan, les ondes sonores se propagent en partie par des corps solides, les osselets de l'oreille, en partie par l'air. Le tympan a le rôle :

1) *De transmettre les vibrations* de l'air aux osselets de l'oreille. Les vibrations sonores, en effet, se propagent difficilement de l'air aux corps solides ; facilement, quand une membrane élastique leur est interposée. Il faut considérer les osselets de l'oreille, à cause de leur petitesse, aussi bien que l'eau incompressible du labyrinthe enfermée dans une cavité étroite, comme des corps solides dans lesquels les vibrations sonores ne font pas d'ondes de condensation et de dilatation. Toutes ces parties sont, au contraire saisies dans la même phase vibratoire. (E. Weber.) — Le marteau et l'enclume sont unis l'un à l'autre par une disposition spéciale, telle que si le marteau se meut en dedans, l'enclume soit maintenue fixe par une espèce de

crochet d'enrayure et vienne en même temps presser contre la petite tête de l'étrier. Mais si le marteau se meut en dehors, la tête peut s'écarter un peu de l'enclume, à cause de la laxité de la capsule articulaire. L'enclume reste attachée à l'étrier. (Helmholtz.)

2) *De maintenir l'équilibre* entre l'air de la cavité tympanique et l'air extérieur. L'air parvient par la trompe d'Eustache dans la caisse du tympan, et s'il s'y accumule, s'y condense, le tympan peut céder. Quand l'air se raréfie dans l'inspiration, le diaphragme tympanique pousse en dedans sous la pression de l'air extérieur.

3) Le muscle tenseur du tympan [1] tend le diaphragme en se contractant. En effet, le manche du marteau se trouvant pris entre les feuillets du tympan, ce manche, lorsqu'il est tiré par le muscle susdit, — et la longue apophyse de l'enclume qui lui est unie, tendent le tympan. Mais le son ne s'étend pas aussi vite dans les membranes tendues que dans les membranes lâches. Le tympan sert donc à affaiblir les sons violents, en se tendant. Les mouvements du tenseur du tympan dépendent du nerf trijumeau (ganglion otique).

D'après les lois de l'acoustique, le tympan, qui n'a qu'un petit diamètre, ne devrait covibrer que lorsque des sons hauts le frappent et non point avec des sons bas ; cependant il n'en est pas ainsi expérimentalement.

La tension de la membrane du trou ovale est accrue par le pied de l'étrier et le muscle *stapedius* [2]. Quand l'étrier pénètre profondément dans la fenêtre ovale, il en résulte une pression sur l'eau du labyrinthe. Comme l'eau n'est pas compressible, la fenêtre ronde est poussée et proémine plus en dehors, d'où s'explique la nécessité de l'ouverture ronde. (E. Weber.)

---

[1] Muscle interne du marteau.

[2] De stapeda, stapes, stapio (stat pes) étrier.

§ XIX. — SENSIBILITÉ AUDITIVE

Les fibres des nerfs auditifs se distribuent, partie aux saccules et ampoules [1] du vestibule, partie à la lame spirale du limaçon. Autant qu'on sait, il ne se distribue pas de nerfs aux canaux demi-circulaires. Les nerfs du vestibule comme des limaçons ont des appareils terminaux particuliers dont il faut étudier la disposition dans les traités d'*histologie*. — Tandis que dans l'œil différentes impressions de couleur qui atteignent la même place de la rétine se réduisent à une simple impression (couleur mixte), l'oreille distingue dans chaque son les tons partiels qui le composent ; elle décompose par conséquent les systèmes d'ondes combinées en oscillations pendulaires simples (Helmholtz), phénomène qu'on fait dériver des propriétés de l'organe de Corti qui est situé dans le limaçon.

CHAPITRE III

SENS DE L'ODORAT

§ XX. — CE QU'IL FAUT

1) Les matières odorantes doivent être apportées par l'air à la région olfactive du nez.

2) L'impression faite doit être sentie.

3) Certains mouvements sont nécessaires.

4) Activités psychiques.

§ XXI. — MUQUEUSE OLFACTIVE

La portion supérieure seule de la cloison et la paroi latérale répondant aux deux cornets supérieurs sont destinées

---

[1] Utricules.

à l'olfaction. On ne rencontre pas d'épithélium vibratile dans cette région, mais un épithélium en couche simple formé de grosses cellules semblables aux cellules épithéliales cylindriques, dont les prolongements s'étendent jusqu'à la surface de la muqueuse ; entre ces cellules se trouvent les cellules dites olfactives, qui émettent des prolongements filiformes. Les nerfs de cette région se répandent en filets variqueux très-fins qui s'anastomosent avec les cellules olfactives. (M. Schultze.)

Le reste de la muqueuse possède de l'épithélium vibratile, aussi bien dans la cavité nasale que dans les cavités annexes. (Voy. p. 464.)

§ XXII. — MATIÈRES ODORANTES

Elles sont extraordinairement divisibles, à tel point que, par exemple, $\frac{1}{2000000}$ de milligramme d'extrait alcoolique de musc peut encore être senti.

Les matières odorantes ne se transmettent à l'organe olfactif que par l'air.

Les cavités accessoires servent vraisemblablement à mêler d'air ces matières odorantes.

CHAPITRE IV

SENS DU GOUT

§ XXIII. — CE QU'IL FAUT

1) Le contact matériel de l'objet à goûter avec l'organe du goût.

2) Sensation des nerfs du goût.

3) Attention et jugement.

Des mouvements de la langue sont encore requis pour distinguer nettement les saveurs.

§ XXIV. — MATIÈRES SAPIDES

On distingue quatre espèces de goût : *amer, doux, salé, acide.*

Les matières sapides doivent être dissoutes pour être senties. C'est pourquoi l'action de la salive et du mucus est nécessaire pour les matières solides. (Voy. p. 409.)

§ XXV. — SENSIBILITÉ GUSTATIVE

La racine de la langue et la racine du voile du palais ont la sensibilité gustative la plus délicate (J. Müller); la pointe de la langue jouit aussi du goût (Schirmer). Les nerfs qui président au goût sont donc :

Le nerf *glosso-pharyngien* pour la racine de la langue ;

Les rameaux *ptérygo-palatins* du trijumeau pour le voile du palais ;

Le nerf *lingual* pour la pointe de la langue.

Les papilles de la langue sont les organes gustatifs essentiels de la langue. Suivant de récentes recherches, les nerfs qui s'y rendent semblent être pourvus d'organes terminaux périphériques propres. (Loven, Engelmann, Schwalbe.)

Probablement la corde du tympan, et par suite le nerf facial, dont les filets arrivent à la langue avec le nerf lingual, agit sur le mouvement des papilles. Dans un acte de gustation délicate, les papilles semblent se relever. (Voy. p. 468.)

CHAPITRE V

SENS DU TOUCHER

§ XXVI.

Par le *sens du toucher* nous possédons la faculté :

1) D'être affectés par les vibrations de l'éther qu'on sent sous la forme de la chaleur. On appelle encore cette faculté *sens de la température*.

2) De percevoir la grandeur de la pression que fait un corps étranger sur la surface tactile, par exemple, donc : son poids ou la densité de ses particules matérielles. Cette propriété est appelée *sens de la pression*. — Le *sens musculaire* (voy. p. 429) agit en commun avec le sens du toucher par les muscles sous-jacents à la surface tactile, tout comme les muscles de l'œil agissent en commun avec le sens de la vue.

Par la combinaison de ces deux activités nous acquérons une idée de la grandeur et de la forme des corps.

§ XXVII. — SENS DE LA TEMPÉRATURE

C'est par lui qu'on est en mesure de découvrir une différence entre deux substances de température inégale oscillant entre + 10° et + 47° C. Avec une grande attention, on arrive à distinguer une différence de 1/5 — 1/6° C. Il faut ici prendre en considération la température de la surface tactile elle-même, laquelle habituellement s'élève sur le tégument externe à environ 18°, 4' C., et en outre les organes tactiles. La sensibilité tactile la plus délicate appartient à la pointe de la langue, puis aux paupières, aux joues ; le tronc est moins sensible, les parties rapprochées

de la ligne médiane moins que celles qui en sont éloignées ;
la muqueuse du canal digestif n'est presque pas sensible,
celle de l'estomac l'est seule à un faible degré. Les corps
qui conduisent facilement la chaleur semblent, cela se
comprend, doués d'une plus haute température que les autres. La réplétion sanguine de la peau la rend moins, la déplétion sanguine plus sensible à la perception de la température. (Voy. encore p. 341.)

§ XXVIII. — SENS DE LA PRESSION

Il est égal dans la plupart des points du corps, mais il
semble particulièrement fortifié là où des os se trouvent
sous la peau : ainsi, par exemple, au front. Par le sens
de la pression, on distingue la lourdeur de deux poids
inégaux , — ou sans le secours du sens musculaire ,
quand, par exemple, la main appuie sur quelque chose, —
ou avec lui, lorsqu'on soulève des poids. Les corps froids
paraissent plus lourds que les chauds de même poids.

§ XXIX. — SENS DU LIEU

A toute affection du sens du toucher est lié un effort de
l'âme pour transporter à un lieu déterminé la cause de
l'affection. Plus faible est la pression exercée sur la surface
tactile, plus laborieuse est la perception et plus difficile
aussi est la localisation.

La pression est pour le sens du toucher ce que l'éclairage est pour l'œil. Avec un contact léger, il est difficile
de déterminer les limites d'un objet. De même, quand
deux points doivent être localisés en même temps, les
images tactiles se recouvrent en quelque sorte et se fu-
sionnent, si bien que la perception se produit comme si
un seul point avait été touché. La faculté de discerner
deux points rapprochés d'une surface tactile, qui ont été
affectés en même temps, sans pression marquée, *en tant*

que deux points, a reçu le nom de *sens du lieu*. Pour l'expérimenter, on touche en même temps avec deux pointes de compas émoussées deux points de la peau ou d'une muqueuse et suivant que l'écartement des pointes a besoin d'être plus ou moins grand, jusqu'à ce qu'elles soient distinguées *comme deux*, on estime grande ou faible la délicatesse du sens du lieu. Il faut tenir compte ici de trois circonstances :

1) La surface sensible,
2) L'attention et l'exercice,
3) L'intégrité des centres.

Ad. 1). On a observé que les pointes du compas n'ont besoin d'être écartées que d'*une demi-ligne* pour être distinguées comme deux, à la pointe de la langue ou à la pulpe des doigts, tandis que, sur la joue, un écartement de 4 lignes 1/2 — 6, — au milieu du dos, de 24 lignes est nécessaire pour que la distinction soit faite. Il est vraisemblable que les papilles qui existent aussi bien à la langue qu'à la pointe des doigts, de même que les corpuscules du tact qu'on trouve en elles (voy. fig. 51), sont les organes par lesquels la fine distinction est possible, à l'instar de la tache jaune de la rétine pour la vue. Les troncs nerveux eux-mêmes ne sont capables d'aucune sensation tactile.

Ad. 2). Par l'attention et l'exercice l'écartement des pointes du compas peut être diminué, comme aussi par un exercice trop prolongé la fatigue peut survenir.

Ad. 5). Bien que la faculté de la sensation dépende de la structure, de la constitution des organes, les centres du système nerveux y sont cependant chaque fois essentiellement intéressés. D'où l'on observe souvent

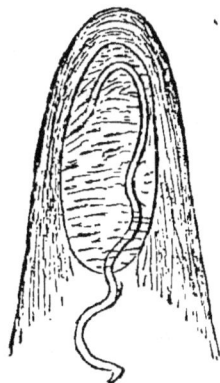

Fig. 51.— Corpuscule du tact.

29.

dans les états paralytiques un amoindrissement du sens du toucher. (Voy. 358, 389, 511.)

§ XXX. — LOI PSYCHO-PHYSIQUE

On ne peut mesurer les sensations tactiles, comme du reste, en général, toute sensation, et par suite déterminer leur intensité relative, que si l'on est en état de les comparer avec une sensation égale qualitativement, mais différente quantitativement. Pour déterminer la température avec le sens du toucher, nous avons besoin de deux corps inégalement chauds, et c'est ainsi que l'on ne peut estimer l'intensité de la lumière et du son que par la comparaison des sensations de deux sources de lumière et de deux sources de son. Ces déterminations reposent sur un acte psychique. Après qu'une perception a été produite par la sensation, l'âme rapproche l'une de l'autre deux perceptions ou idées et les compare. Leur différence dépend des différentes excitations nerveuses, en d'autres termes, des mouvements moléculaires produits par les deux influences.

Nous avons donc deux influences ou deux excitants et deux sensations ou idées. On se demande maintenant s'il y a un rapport entre les deux séries, entre les deux propositions. Si, par exemple, on estime une sensation, que nous appellerons a', une fois aussi forte que la sensation a, l'excitant b' sera une fois aussi fort que l'excitant b. L'expérience a appris qu'il y a réellement un rapport dans de certaines limites. Il a été tout d'abord fixé par F. H. Weber, puis appelé *Loi psychophysique*, par Fechner. Elle peut s'énoncer de la manière suivante : *L'intensité de la sensation est directement proportionnelle à l'accroissement de l'excitant et inversement proportionnelle à la grandeur totale de l'excitant.* Si donc un excitant, par exemple, un poids placé sur la main, une force lumineuse, etc., était estimée égale à 10 et une autre = 30 ; et si nous appelions a la sensation produite par 10 et a' celle produite par 30, — nous évaluerions a' trois fois aussi grand que a. Le rapport reste aussi 1 : 3, quand, au lieu des excitants donnés 10 et 30, on a pris 20 et 60. Si nous pouvons évaluer la longueur de deux lignes qui diffèrent entre elles de 1/10 de millimètre, — que ces lignes aient 15 millimètres l'une et 15,1 l'autre — ou qu'elles aient 30 millimètres l'une, et l'autre 30,1, nous reconnaîtrons et estimerons toujours par notre sensation une différence de 0 millimètre 1 —. (V. p. 538.)

HUITIÈME SECTION

GÉNÉRATION ET DÉVELOPPEMENT

CHAPITRE Ier

DE LA GÉNÉRATION[1]

§ I. — CE QU'IL FAUT

Fécondation. — Il est requis pour la génération que les filaments séminaux parviennent jusque dans l'ovule. Cet acte est appelé *Fécondation*. Sous l'influence de la fécondation l'embryon se développe dans l'ovule.

§ II. — LE SEMEN DE L'HOMME

Composition du sperme. — Le sperme de l'homme, *semen virile*, est un liquide blanc, épais, à odeur propre. La substance fluide dont provient cette odeur est appelée *aura seminalis*. Le sperme contient environ 90 pour 100 eau et 10 pour 100 substances solides, parmi lesquelles

---

*[1] Toute substance organisée qui se nourrit et se développe, détermine dans son voisinage la *genèse*, molécule à molécule, d'une matière analogue ou semblable à elle, et peut même se reproduire directement quand elle est figurée. Cet acte reçoit le nom de *genèse*

une matière extractive, la *spermatine*, et des sels, principalement des phosphates de chaux. On voit au microscope
un très-grand nombre de filaments séminaux dans le liquide spermatique. Le filament séminal, spermatozoaire
(1/50‴), consiste en une petite tête allongée d'environ
1/500‴ de longueur et en un filament qui se termine en
pointe aiguë. Frais, les filaments se meuvent en ondulant
çà et là sans qu'on puisse rien saisir de volontaire dans
ces mouvements. Les mouvements se maintiennent au mieux
dans les liquides modérément alcalins, tandis que des solutions acides et des solutions très-étendues de sucre ou
d'albumine ou de glycérine, de l'eau pure même, les sus-
pendent bientôt. Après la mort, on a trouvé des mouvements dans les filaments séminaux, 12 heures et même
24 heures après la mort, et chez des femelles vivantes de
mammifères on en a constaté dans l'utérus et les trompes,
même une semaine après la fécondation. — Quand ils ont
cessé, on peut les ranimer, pour un court espace de
temps, avec des caustiques alcalins ; une température très-
basse ou très-élevée, l'alcool, l'éther, le chloroforme, les
acides les arrêtent. Quand du sperme a été desséché, on
peut, en le diluant, même des mois après, y reconnaître
encore les filaments spermatiques ; il est bon d'observer
que dans une goutte, il y a un grand nombre de filaments
séminaux et qu'il faut en imputer le poids à leur nombreuse présence. Si les têtes qui se détachent facilement
ne s'y trouvent plus, on ne peut pas diagnostiquer la présence des filaments séminaux. Les filaments spermatiques

ou de *naissance*, lorsqu'il est considéré en lui-même, et ceux de
génération et de *production*, lorsqu'on envisage à la fois son résultat et la manière dont il s'est opéré ; enfin il prend le nom de
reproduction, lorsque la substance d'un élément anatomique figuré,
ou même quelque organisme complexe se prolonge ou se divise
directement en un corps nouveau semblable à celui dont il dérive,
et avec lequel il a aussi une liaison généalogique directe des plus
évidentes. (Robin) (Voy. p. 312) *.

naissént des *cellules séminales*. Les noyaux d'une cellule séminale se multiplient et, dans leur développement ultérieur, chaque noyau s'effile en un filament, de telle sorte qu'il y a autant de filaments séminaux que la cellule contient de noyaux. Les cellules éclatent et les filaments séminaux deviennent libres. Ce développement a lieu dans le testicule. — Le testicule consiste essentiellement en un groupement de canalicules dits séminaux ; 1–3 canalicules séminifères composent un lobule spermatique, et les lobules spermatiques constituent la plus grande masse du testicule. — Les filaments séminaux ne sont pas encore développés à l'origine d'un canal séminifère. On ne les voit distinctement qu'à l'extrémité du canal séminifère pénétrant dans le corps d'Iligmore. On les trouve libres dans les épididymes et les canaux déférents. Ce n'est qu'à l'époque de la puberté que commence la formation des filaments séminaux ; elle persiste jusqu'à un âge très-avancé.

Expulsion du sperme. — Le sperme est amené dans le canal de l'urèthre par les canaux efférents et éjaculateurs ; et de là les mouvements du canal de l'urèthre le chassent au dehors. Les mouvements des canaux déférents sont produits par des fibres musculaires lisses qui, sous l'excitation des nerfs sacrés inférieurs, se contractent. L'excitation des nerfs sacrés moteurs a lieu, par voie réflexe, soit sous l'influence de la moelle épinière, soit sous celle du cerveau. On peut démontrer par des expériences que l'irritation du nerf sympathique lombaire, celle des racines sensibles des nerfs sacrés et des racines motrices des troisième et quatrième nerfs sacrés, comme aussi l'irritation de la moelle entière depuis la moelle allongée ont pour conséquence des mouvements du canal déférent. Toutes causes qui peuvent augmenter l'irritabilité des nerfs contribuent aussi à rendre plus faciles les mouvements du canal déférent.

Causes de l'expulsion du sperme. — D'après cela, on peut donc rapporter la progression du sperme, à partir du testicule jusqu'à l'urèthre par la voie du canal déférent, aux causes suivantes :

1) Irritation de ce canal, lorsqu'il est distendu par une grande quantité de sperme, par conséquent, lorsqu'il y a augmentation de sécrétion spermatique,

2) Irritation par voie réflexe,

3) Irritation provenant du cerveau,

4) Exagération de l'irritabilité du système nerveux, reconnaissant diverses causes débilitantes.

La muqueuse du canal déférent et de l'épididyme, comme celle des cônes vasculaires [1], possède un épithélium vibratile ; le mouvement de ce dernier a lieu dans la direction de l'urèthre, et il est possible que ce mouvement favorise la progression du sperme.

Les mêmes muscles qui sont destinés à l'émission de l'urine, savoir : le m. bulbo-caverneux et le m. uréthral, servent à l'expulsion du sperme hors du canal de l'urèthre.

Érection. — Dans la copulation il y a *érection*. Elle résulte d'une stase passagère du sang dans le membre viril. Cette stagnation peut provenir ou d'un afflux de sang plus grand par les artères, le reflux par les veines restant égal, ou simplement d'un arrêt de la circulation veineuse. Il est probable que les deux causes existent simultanément.

La structure du pénis favorise la stase ; les corps caverneux présentent, en effet, un lit énormément large au sang qui s'y ramasse. Les trabécules qui partent de la paroi interne de la tunique propre forment un réseau dont les mailles s'étendent à travers les corps caverneux, et à l'intérieur duquel on voit un grand nombre d'espaces veineux ; les parois des veines se confondent avec les pa-

[1] *Tête de l'épididyme.*

rois des trabécules ; et, dans les trabécules, il y a des fibres musculaires dont les contractions peuvent exercer
une pression sur les espaces veineux et retenir le sang
veineux. La veine profonde du pénis perforant le muscle
transverse du périnée, la contraction de ce muscle peut en
même temps contribuer aussi à favoriser la stagnation.
Outre cela, le flux sanguin est très-fortement augmenté à
la suite d'une irritation nerveuse produite par l'excitation
des nerfs érecteurs (Voy. p. 462) (Eckhard). Le bulbe
se tuméfie considérablement et reste en état d'érection
tant que dure l'excitation, et si les corps caverneux
viennent à être sectionnés pendant l'irritation, il jaillit du
corps caverneux et de l'urèthre un jet puissant de sang.
(Eckhard.) Malgré cela, la pression sanguine ne monte
pas dans les vaisseaux du pénis (Loven), et c'est pourquoi
l'on penche à regarder les nerfs érecteurs comme des
nerfs d'arrêt qui déterminent une dilatation des artères.

Les artères des corps caverneux ont un trajet flexueux,
se rétrécissent subitement à leurs points de torsion, d'où
vient qu'elles présentent le même aspect que si elles se
terminaient en culs-de-sac : on les appelle pour cela *artères hélicines*.

L'érection est ordinairement le résultat d'une action réflexe entre les nerfs de la verge et les nerfs érecteurs.

§ III. — ŒUF DE LA FEMME

Développement de l'œuf de la femme. — Dans
l'ovaire de la femme, comme dans les canalicules séminifères, se forment des cellules à noyaux et nucléoles, également dans des tubes (Valentin, Pflüger) qui se séparent
plus tard les unes des autres. On trouve donc, dans un ovaire
développé, chaque œuf entouré d'une enveloppe, si bien
que l'ovaire montre à la coupe un certain nombre de

vésicules qu'on appelle *folliculi Graafiani*, vésicules de Graaf. (Voy. p. 81)

Vésicules de Graaf. — On distingue dans une vésicule de Graaf :

1) L'enveloppe fibreuse externe, *théca;*

2) La couche épithéliale, *membrana granulosa*, située à la face interne de celle-ci, et se transformant habituellement en une masse granuleuse ;

3) La cellule, *ovulum humanum*, avec un noyau, *vesicula germinativa*, vésicule germinative, et un nucléole, tache germinative, *macula germinativa ;*

4) Enfin, le contenu de la cellule ou jaune, *vitellus*. (Voy. p. 315, 528.)

Outre ces parties, la vésicule de Graaf contient encore un liquide clair, *liquor folliculi*.

Ovule. — L'ovule est entouré d'une membrane amorphe, *zona* ou *zona pellucida* ou *chorion*. On voit encore autour de cette zona une masse granuleuse plus épaisse, *discus proligerus*, disque proligère.

On a trouvé sur l'œuf de beaucoup d'animaux un orifice percé dans l'enveloppe de l'œuf, *micropyle*, qui est destiné à laisser entrer les filaments séminaux dans l'acte de la fécondation. (Voy. p. 523.)

§ IV. — MENSTRUATION

Menstruation, Rut. — La fécondation ne peut avoir lieu dans l'espèce humaine et chez les animaux qu'à une certaine époque, à l'époque où l'ovaire expulse un ou plusieurs œufs. On appelle cette époque *Menstruation* dans l'espèce humaine ; *Rut*, chez l'animal.

Phénomènes de la menstruation. — La menstruation est caractérisée :

1) Par l'issue d'un ovule hors de la vésicule de Graaf;

2) Par une turgescence dans les organes génitaux internes, par de l'hypérémie, par des ruptures de petits

vaisseaux dans l'utérus et un écoulement de sang par les parties génitales ;

3) Par des phénomènes concomitants dans tout le reste du corps. L'ovule expulsé peut arriver dans les trompes et dans l'utérus : le follicule de Graaf, d'où il est sorti, est le siége d'une hémorrhagie et son contenu subit la dégénérescence graisseuse. La vésicule ainsi transformée a reçu le nom de *corpus luteum*, corps jaune. Il présente une cicatrice, une petite dépression au point de sortie de l'ovule, et à la coupe, un noyau rouge formé de sang ; petit à petit, il prend une coloration jaune ou brune, devient toujours plus petit et enfin se réduit à rien.

Sang menstruel. — Le sang qui est évacué dans la menstruation ne diffère du sang normal ni par son état microscopique ni par son état chimique ; il a seulement perdu souvent sa coagulabilité, ce qui vient probablement de la nature alcaline de la muqueuse de l'utérus et du vagin. Très-fréquemment cependant le sang menstruel se coagule. Il est ordinairement plus clair et mélangé d'une plus grande quantité de mucus le premier jour ; il en est de même, quand le flux sanguin cesse. — Il dure, en général, 3-4 jours ; maintes fois plus longtemps, rarement moins. Son émission s'accompagne souvent de douleurs dans les régions sacrées et utérines.

Parmi les phénomènes généraux, il faut noter l'exagération de l'irritabilité nerveuse, le gonflement des veines, l'inappétence, l'abattement.

La menstruation s'établit habituellement chez la femme, dans les climats tempérés, vers 16 ans [1], et elle dure jusqu'à 50. Elle revient, en général, après 27 à 28 jours, cesse pendant la grossesse comme aussi dans la plupart des maladies de l'ovaire.

---

[1] Nous avons trouvé 13 ans 1/2, comme moyenne de 152 observations que nous avons prises à l'hospice du Perron (près Lyon), semestre d'été de 1875, *Maternité temporaire*.

§ v. — FÉCONDATION

Transport du sperme dans l'utérus et les trompes. — Pendant le coït, l'urèthre, allongé par l'érection, introduit le sperme dans le vagin ; vraisemblablement le sperme arrive dans l'utérus, puis dans les trompes, en partie grâce aux mouvements des filaments séminaux eux-mêmes, grâce en partie aux mouvements de l'utérus. Chez les animaux, on le trouve après le coït s'agitant encore à l'extrémité des trompes. Les mouvements vibratiles de l'épithélium des trompes ne contribuent en rien à la progression du sperme, puisqu'ils sont dirigés vers l'utérus.

Pénétration du sperme dans l'œuf. — Par des observations faites sur des œufs d'animaux, on a appris que les filaments spermatiques qui s'agitent tout autour de l'œuf s'en rapprochent de très-près et qu'habituellement un *seul* filament séminal avec sa tête pénètre dans l'œuf même (Keber). Cette introduction est la chose essentielle de la fécondation, et, à partir de ce moment, commence le développement de l'*embryon*. La fécondation peut avoir lieu dans l'ovaire, dans les trompes ou dans l'utérus ; cela dépend du lieu où le sperme et l'œuf se rencontrent. (Voy. p. 516.)

§ vi. — GROSSESSE

Durée de la grossesse. — La grossesse, *graviditas*, est l'état résultant pour la femme de la fécondation, et persistant jusqu'à l'accouchement. Dans la plupart des cas, la grossesse dure 40 semaines : 26,68 pour 100 des naissances ont lieu au bout de ce temps ; 22,06 pour 100 au bout de 41 semaines ; 15,45 pour 100 au bout de 39 semaines ; 12,94 pour 100 au bout de 42 semaines ; 9,51 pour 100 au bout de 38 semaines; moins encore dans les autres nombres de semaines [1].

Modifications qui s'opèrent pendant la grossesse. — Pendant la grossesse, on voit apparaître dans le corps de la femme des modifications qui laissent conclure à un échange de matériaux plus considérable, mais c'est surtout dans l'utérus qu'on remarque des changements.

Il se forme souvent à la face interne des os du crâne des *ostéophytes* (tumeurs osseuses); le poids spécifique du sang est moindre, le sang a de la tendance à former une couenne à sa surface, les globules blancs du sang augmentent.

Modifications de l'utérus pendant la grossesse. — L'utérus augmente considérablement de volume jusqu'au neuvième mois de la grossesse. Cette augmentation a sa raison :

1) Dans l'augmentation des vaisseaux,

2) Dans la néoformation de tissu cellulaire,

3) Dans l'accroissement et la néoformation de fibres musculaires,

4) Dans l'épaississement de la muqueuse.

On n'a pas encore complétement décidé jusqu'à présent si de nouvelles fibres nerveuses se forment dans l'utérus.

Membranes caduques. — L'utérus non gravide possède une muqueuse qui est pourvue de nombreuses glandes en culs-de-sac, *glandulæ utricales*. La couche fondamentale de la muqueuse consiste en tissu conjonctif et en tissu élastique; la couche superficielle est composée d'un épithélium vibratile jusqu'au col, du col à l'orifice utérin l'épithélium est pavimenteux.

---

[1] Le calcul basé sur les observations que nous avons indiquées précédemment, nous a donné pour la durée de la grossesse une moyenne de 276 jours, soit environ 41 semaines.

Au commencement de la grossesse, la muqueuse augmente considérablement en masse et voici comment. Les *glandulæ utricales* s'agrandissent beaucoup et le tissu cellulaire qui leur est interposé se multiplie très-vigoureusement. La surface de la muqueuse présente en grand nombre les orifices des glandes utérines qui lui donnent comme l'aspect d'un crible ; de nombreux vaisseaux sanguins parcourent tout le tissu.

La majeure partie de la muqueuse se détache peu à peu de la couche musculaire sous-jacente, et après l'accouchement, il se forme de nouveau une muqueuse. C'est pourquoi on appelle la muqueuse de l'utérus, pendant la grossesse, *caduque* ou *caduque vraie*, ou *caduque de Hunter*, *decidua*, *decidua vera*, *decidua Hunteri*.

L'orifice utérin est obstrué par un tampon de mucus. Mais la caduque forme, quand l'embryon est arrivé dans l'utérus, de chaque côté de l'embryon un pli dans la cavité de l'utérus. Les deux bords des plis qui se regardent se soudent ensemble par l'entremise d'une membrane intermédiaire ; cette plicature, y compris la membrane intermédiaire, a reçu le nom de *membrane caduque réfléchie*, *membrana decidua reflexa*. La cavité de l'utérus est ainsi partagée en deux loges, une antérieure et une postérieure ; la cloison est formée précisément par la caduque réfléchie. Dans la loge postérieure se trouve l'embryon, et, cela va de soi, on y rencontre les orifices des trompes.

Quand donc on examinera le cadavre d'une femme morte au quatrième mois environ de la grossesse, on aura à sectionner sur l'utérus, avant d'arriver à l'embryon, d'abord la paroi antérieure de la couche musculaire de l'utérus, puis la muqueuse de la face antérieure ; ensuite, on se trouvera dans un espace où l'embryon ne se voit pas encore. Mais dès qu'on aura coupé la réfléchie on tombera dans la cavité que remplit entièrement l'œuf. Si l'on sort l'embryon de cette cavité, on parvient à la paroi posté-

rieure de la caduque vraie et enfin à la paroi postérieure
de la couche musculeuse.

Chorion, caduque sérotine, placenta. — La
cavité dans laquelle est logé l'embryon est entièrement revêtue par l'enveloppe qui entoure l'embryon,
savoir, par le *chorion ;* à la paroi postérieure de cette cavité, le chorion est étroitement uni à la caduque et cette
union forme le *placenta* qui se compose, en partie du chorion, en partie de la caduque. On appelle *caduque séro-*
tine, decidua serotina, la portion de la caduque qui entre
dans la composition du placenta. (Voy. p. 521.)

§ VII. — PLACENTA

Villosités du chorion. — L'enveloppe de l'œuf
qu'on appelle *chorion* après la fécondation, se couvre,
aussitôt après le début du développement, à la surface
externe, de prolongements filiformes appelés VILLO-
SITÉS, VILLI. Ces villosités s'étendent en rameaux et
sont particulièrement très-développées en un point du
chorion ; et c'est pourquoi ce point est appelé *chorion*
villosum, CHORION VILLEUX, tandis que tous les autres
points, tout le reste du chorion est plus ou moins dépourvu de villosités. On appelle ce reste du chorion : *chorion*
læve, CHORION LISSE. A l'intérieur de l'œuf, il se développe
aussi dans l'embryon des vaisseaux qui perforent le chorion, se ramifient sur les villosités, y forment des arcades
vasculaires et de nouveau reviennent à l'embryon.

Mais ce développement de vaisseaux n'a lieu que sur le
chorion villeux. Celui-ci se forme dans la portion de la
caduque qui s'appelle caduque sérotine. Là, les *glandulæ*
utricales croissent avec une vigueur particulière ; là, la
quantité de vaisseaux sanguins est extraordinairement
grande et le tissu conjonctif constitue une base arrondie
en forme de gâteau pour loger les glandes et les vaisseaux.

Les vaisseaux du placenta maternel proviennent de l'artère utérine dont les branches, sans former de capillaires, se transforment en veines dans le placenta. Les tuniques des veines sont extrêmement minces et ne constituent même pas, à proprement parler, des parois vasculaires; elles ne sont formées que par le tissu conjonctif environnant. Les arcades vasculaires du côté de la mère et du côté de l'enfant se touchent de très-près sans que cependant un mélange du sang maternel avec le sang fœtal ait lieu d'une autre manière qu'au travers des parois des vaisseaux par *diffusion*. (Voy. p. 92, 532.)

CHAPITRE II

DÉVELOPPEMENT DE L'EMBRYON AUX DÉPENS
DE L'ŒUF

Les lois d'après lesquelles la construction du corps embryonnaire s'opère, sont encore presque entièrement enveloppées de ténèbres. On sait seulement avec certitude que la première ébauche de tous les organes se présente sous la forme d'une cellule, de laquelle toutes les parties tirent leur origine. (Découverte de Schwann.) Quant à la formation du corps, on ne peut donner que quelques indications générales et incomplètes. (Voy. p. 5, 509.)

1) Autant que les observations peuvent l'apprendre jusqu'à présent, il y a une *tendance particulière à la division en trois parties :* suivant la largeur, le germe se divise en 5 loges; suivant l'épaisseur, en 5 feuillets; suivant la longueur, en corps antérieur, ombilic, et corps postérieur. Presque tous les organes internes laissent voir 5 couches.

2) La muqueuse du canal intestinal et le tégument ex-

terne ont une propension décidée à former des plicatures
et à proliférer. La muqueuse buccale présente des élevures
papilliformes pour la formation des dents, la muqueuse
linguale en présente dans les papilles, la muqueuse intestinale dans les villosités, etc. Comme d'un côté se trouvent
les papilles, alors du côté opposé se produisent des enfon-
cements sous forme de glandes très-diverses. Les prolongements des téguments externes s'expriment surtout par des
formations épithéliales (poils, ongles, cristallin, etc.).

3) Dans différentes parties du corps, il y a des formations primordiales qui disparaissent et font place à des
formations permanentes en prenant part à leur développement. Tels sont les cartilages, d'où naissent les os; tel le
corps de Wolf, tel encore, d'après Dursy, la ligne primitive
que nous mentionnerons plus bas, § 15.

§ VIII. — COMMENT L'EMBRYON SE FORME DE L'ŒUF

Des deux parties qui composent l'œuf, savoir : l'enveloppe (zona ou chorion) et le contenu (vitellus), celle-là
sert à l'unir à l'utérus, tandis que le contenu fournit la
matière nécessaire à la formation de l'embryon.

Le jaune ne se transforme pas tout entier en embryon,
mais seulement en partie; le reste donne naissance à la
vésicule germinative ou ombilicale. Ainsi qu'il ressort de
recherches faites sur les animaux, on ne peut reconnaître
dans le jaune, peu de temps après la fécondation, ni vésicule germinative ni tache germinative. En effet, les granulations du jaune se pelotonnent en deux globules; et ceux-
ci se divisent et se subdivisent indéfiniment. On appelle
cette marche divisionnaire le processus par segmentation.
(Voy. p. 311.)

Si la segmentation est poussée assez loin pour qu'il y ait
de très-nombreux globules de segmentation, il nait de
ces derniers de délicates cellules à noyau et nucléole. Ces

cellules se serrent les unes contre les autres et forment une membrane qui, semblable à une vésicule, enferme en son sein le jaune fluidifié et confine extérieurement au chorion. On appelle cette vésicule *vésicule germinative*. Il s'en détache une partie qui est la tache embryonnaire. Dans cette tache se développent les diverses parties du corps embryonnaire et quelques-uns des organes qui l'environnent. Le moyen d'union entre l'embryon et le reste de la vésicule germinative s'appelle *canal vitello-intestinal* ou *canal omphalo-mésaraïque*, et le reste de la vésicule germinative s'appelle *vésicule ombilicale*.

Cette dernière a peu d'importance chez l'embryon des mammifères et de l'homme, et elle se ratatine au point que, dans les derniers mois de la grossesse, il est difficile et même souvent impossible de la trouver. Chez les oiseaux, au contraire, la vésicule ombilicale, qui s'y appelle *sac du jaune*, persiste distinctement pendant toute la vie embryonnaire et renferme le jaune qui sert à la nutrition du jeune oiseau.

Le canal *omphalo-mésaraïque* n'est pas plein, mais creux, et, dans les premiers temps de l'état embryonnaire, il est en rapport, sans solution de continuité, avec l'intestin, dès que celui-ci s'est formé. Ce canal formant le pédicule de la vésicule ombilicale, on peut, chez les jeunes embryons, faire passer une soie de la vésicule ombilicale dans l'intestin. Sur le canal et sur la vésicule courent, au commencement, des vaisseaux, *vaisseaux omphalo-mésaraïques*, qui ne doivent pas être confondus avec les vaisseaux ombilicaux. Ils disparaissent avec le rapetissement de la vésicule ombilicale, dans la septième semaine.

Amnios, allantoïde. — Tandis que le chorion enferme l'embryon, le canal intestinal et la vésicule ombilicale, — il se forme aux dépens de l'embryon lui-même deux enveloppes, dont l'une est l'*amnios*, l'autre l'*allantoïde*. Toutes les deux sont situées à la face interne du chorion, mais avec la différence que l'amnios reste facilement séparable, pendant toute la période du développement, tandis que l'allantoïde se soude complétement avec le chorion, chez l'homme.

Area pellucida, vasculosa, vitellina. — On distingue, à première vue, dans la tache germinative trois espaces, dont le plus interne, *area pellucida*, a, au commencement, le diamètre le plus faible, paraît transparent et présente dans son axe le premier rudiment de l'embryon. L'area pellucida est entourée d'une deuxième loge ovale, l'*area vasculosa*; il s'y forme des vaisseaux et sa limite est tracée par un vaisseau marginal, *vena terminalis :* au delà de l'area vasculosa, la tache embryonnaire se perd dans l'*area vitellina* sans délimitation précise.

Les trois feuillets de l'embryon. — Quand on a fait durcir dans de l'esprit-de-vin ou dans de l'acide chromique un embryon, au mieux celui d'un oiseau, on y distingue, le premier jour de l'incubation, lorsqu'on en fait une coupe assez fine pour qu'on puisse l'examiner au microscope, 3 couches différentes ou feuillets

qu'on a désignés autrefois par les noms de: *feuillet animal* (le supérieur), *de feuillet vasculaire* (le moyen) et de
feuillet végétal (l'inférieur). (Voy. p. 534.)

Du feuillet supérieur naissent les centres nerveux et les
formations épidermoïdales; du feuillet moyen naissent les
os, muscles, vaisseaux et organes sexuels; du feuillet
inférieur l'épithélium intestinal et les glandes de l'intestin.

§ XII. — CIRCULATION DU SANG [1] DANS LA VÉSICULE OMBILICALE ET L'ALLANTOÏDE

Vésicule ombilicale et sa circulation. — On
distingue une double circulation sanguine chez l'embryon et l'on appelle la première *circulation de la vésicule ombilicale* et la seconde *circulation de l'allantoïde*
ou *circulation ombilicale*. La première s'accomplit dans
les vaisseaux omphalo-mésentériques, la seconde dans les
vaisseaux ombilicaux.

La première ne dure, chez les hommes et les animaux,
qu'un temps très-court et déjà dans la septième semaine

---

[1] La première humeur qui se montre est le plasma sanguin,
mais son apparition n'est pas seulement postérieure à l'individualisation du vitellus en cellules du blastoderme par segmentation
graduelle; elle est encore postérieure à la genèse des cellules et
de la gaine de la notocorde, des éléments embryoplastiques formant les lames ventrales et dorsales, à l'apparition des cartilages
des premiers corps vertébraux, à celle des myélocytes de l'axe nerveux central et même à la naissance des premières fibres du cœur.
Le second des fluides se montrant dans l'économie est le liquide
amniotique, puis bientôt celui de l'allantoïde, et, plus tard, l'humeur aqueuse, l'humeur vitrée, les sérosités, l'urine, le mucus
intestinal, la matière sébacée, la bile et parfois momentanément
le colostrum. Les liquides salivaire et pancréatique, le suc gastrique, les larmes, la sueur et, plus tard, l'ovarine, les humeurs
concourant à former le sperme et le lait, apparaissent successivement. (Robin).

les vaisseaux ont disparu. Elle a lieu entre l'area vasculosa
et l'embryon.

Allantoïde. — La circulation la plus importante se fait
par l'allantoïde. Quand, en effet, le canal intestinal de l'embryon s'est formé, il se produit à la partie qui répond au rectum ultérieur, une petite vésicule munie d'un pédicule. La
vésicule s'appelle ALLANTOÏDE, le *pédicule* OURAQUE. Les deux
grandissent et tant que les couvercles ventraux de l'embryon
ne se sont pas encore fermés, ils s'écartent du ventre de
l'embryon et sont situés en dehors de cette cavité. L'allantoïde se soude peu à peu entièrement avec le chorion.
Sur l'ouraque courent deux artères, les artères ombilicales
ou allantoïdiennes, branches de l'artère hypogastrique, et
avec l'ouraque, elles sortent de la cavité embryonnaire à la
partie restée ouverte du plafond ventral, savoir à l'ombilic.
Les artères se distribuent dans l'allantoïde, perforent le
chorion et se ramifiant dans ses villosités, arrivent dans le
placenta en contact avec les vaisseaux maternels sans se
déverser dans eux; et revenant à l'instar des veines,
elles forment, en se réunissant, une veine, la *veine ombilicale* qui, à côté de l'ouraque et des artères ombilicales
dans le cordon ombilical, se rend jusqu'à l'ombilic et,
abandonnant là l'ouraque, se jette dans le foie de l'embryon.

Le sang fœtal, dans le placenta, reçoit des vaisseaux
maternels de l'oxygène et du plasma sanguin, par voie de
diffusion. (Voy. p. 92, 527.) Le sang ainsi imprégné de la
veine ombilicale circule tout d'abord dans le foie, une grosse
branche de la veine ombilicale s'anastomosant avec la veine
porte. Le rameau terminal de la veine ombilicale, le canal
veineux d'Arantius, débouche dans la veine cave inférieure.
Celle-ci porte donc les éléments essentiels du sang maternel
à l'oreillette droite. Là, la disposition de la valvule d'Eustachi
et du tubercule de Lower fait que le contenu de la veine
cave inférieure ne se rend pas, comme après la naissance,

de l'oreillette droite dans le ventricule droit ; mais par l'ouverture, *foramen ovale*, qui ne se ferme qu'après la naissance et qui se trouve en face de l'embouchure de la veine cave, le contenu de celle-ci se rend dans l'oreillette gauche, puis dans le ventricule gauche, l'aorte et les premières branches émanant d'elle, les artères coronaires, carotides et sous-clavières; et, par conséquent, il fournit au cœur, au cerveau, à la moelle épinière. Après que les branches désignées sont fournies, il s'établit dans le corps fœtal une communication de l'aorte descendante avec l'artère pulmonaire qui tire sa part de sang de la veine cave supérieure en majeure partie. Par conséquent, le sang descendant qui a reçu l'afflux maternel se mêle dans l'aorte avec le sang qui appartient purement à l'enfant, et les organes inférieurs du corps reçoivent par suite peu de sang nourricier. Après la naissance, la veine ombilicale, le canal veineux, le canal artériel, le trou ovale, s'oblitèrent.

§ XIII. — AMNIOS

Amnios. — L'embryon tout entier est enveloppé d'une membrane, l'*amnios*, et entre celle-ci et l'embryon se trouve le *liquor amnii*, EAUX DE L'AMNIOS. L'amnios est formé par le feuillet dit corné et les plaques latérales de l'embryon (voy. § 15) qui entourent complétement ce dernier. On observe l'amnios, au mieux, sur un œuf de poule couvé depuis 36 heures environ. Il ne recouvre tout d'abord que la *partie céphalique* de l'embryon et est appelé *capuchon céphalique*. Puis, il entoure la *portion caudale* sous le nom de *capuchon caudal* et finit à la fin par envelopper l'embryon tout entier ; toutefois, de telle manière qu'il le laisse libre à la place de l'ombilic. Ce dernier, par conséquent, est situé entre les replis de l'amnios. A cette même place, il se réunit au tégument superficiel de l'embryon. L'amnios lui-même a un revêtement épithélial et renferme des fibres

30.

musculaires lisses, d'où vient qu'on remarque souvent, à la suite d'irritations mécaniques, des mouvements dans les œufs de poule couvés. Entre l'amnios et l'embryon est un liquide, *liquor amnii*, composé de 97-99 p. 100 eau renfermant : albumine, matière extractive, urée, allantoïne, chlorure de sodium, lactate de soude, sulfate et phosphate de chaux. On y a trouvé quelquefois du sucre de raisin. (V. p. 345.)

§ XIV. — CORDON OMBILICAL

Du cordon de l'embryon sortent :

1) Des vaisseaux : deux artères ombilicales qui s'entortillent de droite à gauche autour d'une *seule* veine ombilicale ;

2) L'ouraque ;

5) Une masse de tissu conjonctif, appelé *gélatine de Wharton* ;

4) Des vaisseaux lymphatiques.

Toutes ces parties constituent le cordon ombilical, *funiculus umbilicalis*, qui forme le trait d'union entre le placenta et l'embryon. Il a en général une longueur de 20″.

L'ouraque ne se laisse poursuivre, chez les enfants nouveau-nés, qu'à une faible distance dans le cordon ombilical.

§ XV. — FEUILLETS DU TÉGUMENT GERMINATIF (BLASTODERME)

On distingue dans le tégument fœtal (blastoderme) trois feuillets. On appelait autrefois le feuillet supérieur *f. animal* ou *séreux ;* le feuillet moyen *f. vasculaire ;* le feuillet inférieur *f. végétatif* ou *muqueux.* (Voy. p. 530.)

D'après de récentes recherches, on appelle le supérieur *sensoriel*, le moyen *germinativo-moteur*, l'inférieur *feuillet des glandes intestinales.*

La première modification qu'on aperçoit dans le *blas-*

toderme, c'est le bouclier circulaire de l'embryon, apparaissant au milieu de la loge fœtale et présentant un épaississement de la cloison germinative, bouclier sur lequel se montre aussitôt une ligne longitudinale appelée *ligne primitive*, ou *plateau d'axe*. Il se forme avant tout une série de corps vertébraux, dont chacun est composé de deux moitiés ; entre les deux moitiés se trouve en haut et en bas un filament épaissi, *corde dorsale*. (Voy. p. 515, 531.)

Sur le *feuillet sensoriel*, on distingue une *partie centrale* (plaque médullaire) dont naissent la moelle épinière, le cerveau, les organes internes de la vue, de l'ouïe et de l'odorat, et une *portion périphérique*, le *feuillet corné*, d'où procède l'épithélium.

Sur le feuillet *moteur-germinatif*, on distingue :

a) Une portion centrale appelée *plaque des vertèbres primordiales*, et dont émanent la corde, les vertèbres primordiales, les muscles et les nerfs périphériques.

b) Une portion périphérique, les *plaques latérales*, dont se forment les cavités de l'économie et les plaques fibreuses de l'intestin.

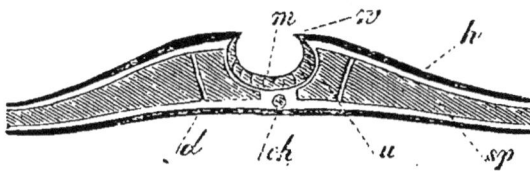

Fig. 52. — Coupe transversale pratiquée, au niveau du tronc, sur un embryon de poulet, à la fin du premier jour d'incubation, d'après Remak. *ch*, corde ; *d*, feuillet des glandes intestinales ; *u*, vertèbres primordiales ; *sp*, plaques latérales ; *m*, crête médullaire ; *h*, feuillet corné.

Du *feuillet des glandes viscérales* naissent l'épithélium intestinal et les glandes accessoires du tube digestif. (Voy. p. 162.)

Les plaques médullaires et les plaques des vertèbres

primordiales se réunissent pour former un canal postérieur ; les plaques latérales vont à la rencontre l'une de
l'autre au-devant de l'abdomen et par leur soudure elles
forment un canal antérieur.

§ XVI. — SYSTÈME NERVEUX

Vers l'extrémité céphalique, trois vésicules naissent des
plaques médullaires :

1) La vésicule antérieure, qui se subdivise en deux vésicules : *cerveau antérieur* (hémisphères) et *cerveau intermédiaire* (couches optiques).

2) La vésicule moyenne (tubercules quadrijumeaux).

3) La vésicule postérieure qui se subdivise en *cerveau
postérieur* (cervelet) et *cerveau inférieur* (moelle allongée).

Entre le cerveau postérieur et le cerveau inférieur,
entre le cerveau moyen et le cerveau intermédiaire, il y
a des *courbures*.

Le canal qui est délimité par les plaques médullaires se
rétrécit peu à peu ; ce qui en reste forme le canal de la
moelle épinière, le sinus rhomboïdal, les ventricules
cérébraux, l'aqueduc de Sylvius. Les circonvolutions cérébrales ne sont distinctes qu'au septième mois ; au troisième mois apparaissent le corps calleux, le chiasma, le
corps strié. Le cerveau antérieur finit par recouvrir le
cerveau intermédiaire au cinquième mois, ainsi que les
tubercules quadrijumeaux et le cervelet.

§ XVII. — YEUX

La première ébauche des yeux est formée par deux
saillies situées sur les côtés de la première vésicule encéphalique, à laquelle elles sont suspendues par un pédicule
(nerf optique).

La peau fournit un rebord dont procèdent le cristallin
et la capsule cristallinienne ; par là, la partie convexe anté-

rieure de la vésicule oculaire primitive s'accole à la partie postérieure, en devenant concave. Parmi les membranes concentriques naissant ainsi qui entourent le cristallin, la membrane antérieure devient *la rétine*. Si la membrane postérieure donne origine à la choroïde ou à la couche des cônes et bâtonnets, on ne l'a pas encore décidé. Le corps vitré, la sclérotique et la cornée et, d'après quelques-uns, la choroïde même, auraient aussi leur origine dans la peau.

Dès la quatrième semaine, la choroïde renferme du pigment qui ne manque qu'en une petite place, à la partie inférieure du côté interne (fissure choroïdale).

Au troisième mois, se forment l'iris et les paupières, qui demeurent agglutinées jusqu'au sixième mois.

Il y a, appliquée tout autour du cristallin, une membrane vasculaire (membrane capsulo-pupillaire) dont la partie antérieure, *membrane pupillaire*, ferme la pupille jusqu'à l'époque de la naissance.

§. XVIII. — ORGANE DE L'OUIE

L'oreille interne apparaît, ainsi que l'œil, sous la forme d'une saillie d'une vésicule encéphalique ; mais le nerf auditif se développe librement tout d'abord, pour se mettre ensuite en communication avec le cerveau inférieur.

Divers éléments prennent part à la formation de l'organe de l'ouïe. Le feuillet corné se retrousse à la hauteur du deuxième arc branchial (V. § 19) et forme la vésicule auditive qui constitue l'ébauche du labyrinthe. Le feuillet germinatif moyen forme les enveloppes cartilagineuse et membraneuse du labyrinthe. L'oreille moyenne et l'externe naissent de l'arc branchial. La première fente branchiale se métamorphose en cavité du tympan, trompe d'Eustachi, conduit auditif externe. Les osselets de l'oreille naissent du premier et du deuxième arc branchial.

§ XIX. — ARCS BRANCHIAUX ET FENTES BRANCHIALES

Il y a au cou de l'embryon quatre fentes qui, d'après quelques-uns, se forment de dehors en dedans ; suivant d'autres, elles se forment en venant du fond du pharynx, *fentes branchiales* ou *viscérales*. Entre elles, la matière se condense et il en résulte les quatre *arcs branchiaux* ou *viscéraux*. Le premier se trouve entre l'orifice buccal et la première fente ; le second, le troisième, le quatrième, entre la première et la quatrième fente. On trouve sur le premier arc branchial une petite protubérance, l'apo-physe *maxillaire supérieure*.

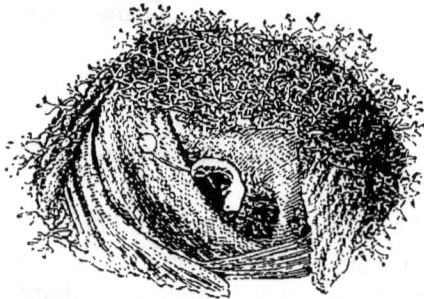

Fig. 55. — Embryon humain de 3 à 4 semaines, dans l'œuf. On voit le chorion villeux, la vésicule ombilicale, etc.; les trois lignes qu'on voit au-dessous de la tête représentent les arcs viscéraux ; le cœur paraît libre en avant et tout au-dessous est le foie.

Du premier arc branchial se forment l'enclume, le marteau et l'apophyse de Meckel. Le maxillaire inférieur se dépose sur le premier arc. De l'apophyse maxillaire supé-rieure se forment : le maxillaire supérieur, la lame in-terne de l'apophyse ptérygoïde et l'os palatin.

Du deuxième arc branchial naissent : l'étrier, l'apophyse

styloïde, les ligaments stylo-hyoïdiens et les petites cornes de l'os hyoïde.

Du troisième arc branchial se forment : le corps et les grandes cornes de l'os hyoïde.

Des quatre fentes il ne persiste que la première, dont naissent le canal auditif externe et la caisse du tympan.

§ XX. — SYSTÈME OSSEUX

Le plus grand nombre des os du corps ont été, au commencement, cartilagineux. Les os suivants seuls sont constitués uniquement par du tissu conjonctif avant de s'ossifier : l'écaille, *squama*, du temporal, — le pariétal et le frontal, — la partie supérieure de l'écaille de l'occipital, — la lame externe de l'apophyse ptérygoïde, — tous les os de la face, à l'exception du cornet inférieur, — et la clavicule.

Entre tous les os, la clavicule s'ossifie la première (7-8 semaines) ; ce n'est qu'après la naissance que s'ossifient les épiphyses des os canaliculés, les petits os du tarse, les os du carpe, la base du scapulum, l'acromion, l'apophyse coronoïde.

La métamorphose des cartilages en os s'accomplit de la manière suivante. La substance cartilagineuse se multiplie considérablement par la division de ses cellules (voy. p. 310), entre lesquelles se dépose la matière calcaire. La substance cartilagineuse se change ensuite en une masse blanche (moelle cartilagineuse) ; il se creuse des cavités sur les parois desquelles se forment de nouvelles cellules (ostéoblastes) qui deviennent des cellules osseuses propres (astéroïdes). Toutes les autres parties restantes constituent les canaux médullaires. Mais en dehors de cette formation osseuse par les cartilages qui fondent, le périoste est aussi une matrice de nouvelles cellules osseuses.

§ XXI. — CANAL INTESTINAL

Les parties essentielles du canal intestinal originel sont formées par le feuillet des glandes intestinales ou par le feuillet germinatif inférieur et une partie du feuillet moyen, celle dite *des plaques fibreuses de l'intestin.*

L'intestin, au début, est une demi-gouttière qui se ferme en avant et en arrière en formant un canal qui n'est ouvert qu'au point où il se continue avec la vésicule ombilicale. Le canal de la vésicule ombilicale mène directement dans l'intestin.

A l'extrémité antérieure, il se forme, grâce à un bourrelet du feuillet corné, une excavation qui perce au dehors et forme la cavité buccale ; elle est située à côté de l'arc branchial antérieur.

Les germes des dents se montrent sur les maxillaires inférieur et supérieur et voici comment : des prolongements émanant de la couche la plus profonde de l'épithélium plongent dans la muqueuse. De ces prolongements épithéliaux naissent les organes générateurs de l'émail pour chaque dent et l'*émail; les papilles dentaires* qui vont à la rencontre de ces organes producteurs de l'émail se forment en vertu d'une prolifération de la muqueuse elle-même. L'ivoire se dépose à la surface des papilles, l'émail à la surface des organes producteurs de l'émail. Chaque dent est enveloppée complétement jusqu'à la naissance d'un *saccule dentaire.*

Le canal intestinal lui-même croît, d'une part, en s'élargissant en divers endroits ; d'autre part, en formant beaucoup d'enlacements ; en troisième lieu enfin, en donnant naissance par le feuillet des glandes intestinales à différents organes, savoir : le foie, les poumons, le pancréas. La majeure partie du tube digestif est fixée à la colonne vertébrale par le péritoine, à l'exception du pharynx et de l'œsophage, de la portion du canal intestinal située derrière l'estomac, savoir : la plus grande partie du duodénum et l'extrémité terminale du rectum.

L'estomac et le gros intestin appartiennent aux dilatations du canal digestif. L'intestin grêle croît suivant la longueur et forme des flexuosités.

Comme l'estomac change de position en se fixant à la colonne vertébrale par ce qu'on nomme le *mésogastre*, il donne lieu à la formation du *grand épiploon* et du *trou de Winslow*; et l'estomac tournant à droite, il en résulte que sa face droite devient face postérieure. La gaine séreuse de l'estomac s'étire tant, qu'il se forme à gauche un sac, le *sac épiploïque* [1].

§ XXII. — ORGANES GÉNITO-URINAIRES

Les canaux excréteurs d'abord, puis les corps des reins primitifs ou *corps de Wolf* se forment de très-bonne heure dans le feuillet corné, à côté des plaques vertébrales primitives, entre elles et les plaques latérales. Ils s'étendent depuis le cœur jusqu'à l'extrémité du corps, mais diminuent déjà vers la huitième semaine, si bien que plus tard il n'en reste que des rudiments. Ils consistent en canaux transverses dans lesquelles, comme dans les reins, se trouvent des *glomérules* et se sécrète un liquide contenant de l'acide urique. Leurs conduits excréteurs, qui sont situés à leur côté antéro-externe, débouchent à la partie initiale de l'ouraque, là où celui-ci se présente à côté du rectum.

La portion initiale de l'ouraque s'élargit et devient la vessie. De même que les uretères et les reins se détachent, comme des revers, de la vessie (ou du rectum, ce qui n'est pas encore établi), de même les poumons se détachent

[1] Arrière-cavité des épiploons.

de la partie supérieure du canal digestif. Le développement des reins et des uretères enlève toute importance au corps de Wolf.

Au côté interne des corps de Wolf apparaissent, à la sixième semaine environ, les glandes génitales, *testicules et ovaires* ; et à côté des organes d'excrétion des corps de Wolf, *les canaux dits de Müller*.

Chez le sexe féminin, les trompes et l'utérus naissent des canaux de Müller ; chez le sexe masculin, c'est la vésicule prostatique ou *utricule*. Des restes des corps de Wolf se forment chez le sexe masculin, les cônes vasculaires ou tête de l'épididyme ; des canaux excréteurs des corps de Wolf se forment le corps de l'épididyme et les canaux déférents : chez le sexe féminin, *l'épiovaire* demeure rudimentaire. Vers la fin de la grossesse, les testicules descendent dans le scrotum par le canal inguinal, *descensus testiculorum*. Dans la cavité abdominale, chaque testicule est enveloppé par le péritoine et pourvu d'une *mesorchium*. Un sillon partant de la face interne du scrotum, le *gubernaculum Hunteri*, s'étend jusqu'à l'extrémité inférieure du testicule. Quand le testicule descend, il n'entraîne pas avec lui simplement la portion de péritoine d'où naît la *tunique vaginale propre*, mais encore le *fascia transversa* et un faisceau musculaire du muscle oblique interne, le *cremaster*. Tous les deux concourent à former la *tunique vaginale commune*.

Les organes génito-urinaires externes sont des prolongements du tégument externe. Chez le sexe masculin, l'urèthre se soude au pénis, les deux moitiés scrotales se réunissent ; chez le sexe féminin, l'urèthre demeure séparé du clitoris, les grandes lèvres sont analogues aux deux moitiés du scrotum.

§ XXIII. — PARTURITION ET SUITES DES COUCHES

Dans le plus grand nombre des cas, la grossesse dure entre 266 et 300 jours ; la parturition se fait le plus souvent à la fin de la quarantième semaine. La cause des contractions de l'utérus, desquelles dépend l'accouchement, est inconnue. Dans les derniers mois, la masse de l'utérus n'augmente plus, l'organe ne se dilate donc plus. Les douleurs commencent par le fond de l'utérus, et l'expulsion de l'enfant est essentiellement déterminée par la contraction de l'utérus, mais elle est aidée par la pression abdominale.

Après la parturition, *trois sécrétions* apparaissent :

1) Écoulement par l'utérus ; *les lochies*, durant de trois à quatre semaines, d'abord sanguinolentes, puis muqueuses ;

2) *Sécrétion cutanée* plus abondante ;

3) Sécrétion des glandes mammaires ou sécrétion *du lait*.

Voici en quoi consiste cette dernière.

Le contenu des cellules qui tapissent les conduits galactophores se transforme en graisse, puis les cellules se détachent pour s'éliminer. Ces cellules graisseuses crèvent et les globules de graisse apparaissent en liberté au sein du liquide.

Dans les premiers jours qui suivent la naissance, on trouve encore des cellules non éclatées, qu'on appelle corpuscules du *colostrum*. (Voy. p. 9.)

Les principes du lait de la femme sont, le quatrième jour après l'accouchement, tels que nous les avons indiqués, page 28, d'après une analyse de Clemm. (Voy. p. 303, 310, 317, 346, 477.)

FIN

INDEX DES FIGURES

Fig. 1. — Empruntée à Kölliker. Lobules pulmonaires, cellules aériennes et petites ramifications bronchiques. 52

Fig. 2. — Épithélium pulmonaire d'un alvéole périphérique du rat adulte, rendu apparent par le nitrate d'argent (d'après Elentz). 59

Fig. 3. — Ayant pour but de représenter le poumon à l'état de repos et à l'état d'amphation. 46

Fig. 4. — ab, colonne vertébrale ; cd, ef, côtes à l'état de repos ; cf, un muscle intercostal externe ; fd, un muscle intercostal interne, cg et eh, position des côtes pendant l'inspiration. 54

Fig. 5. — Empruntée à Kölliker. Vésicule pulmonaire de l'homme, et portions de vésicules voisines. 61

Fig. 6. — Empruntée à Kölliker. Épithélium vibratile de la trachée humaine. 64

Fig. 7. — Empruntée à Kölliker. Réseau capillaire des vésicules pulmonaires de l'homme. 87

Fig. 8. — a, épithélium, b, corpuscules salivaires. . . . 130

Fig. 9. — Articulation temporo-maxillaire 152

Fig. 10. — Empruntée à Kölliker. Section verticale des tuniques de l'estomac du cochon, près du pylore. 165

Fig. 11. — Une glande à mucus gastrique avec ses cellules cylindriques, chez un cochon. 172

Fig. 12. — Glande peptogastrique d'un homme pleine de cellules à suc gastrique. 172

Fig. 13. — Glande à suc gastrique d'un chien. . . . 172

Fig. 14. — Vaisseaux de l'estomac d'un chien. 175

Fig. 15. — Empruntée à Kölliker.
Réseau de cellules hépatiques
de l'homme, d'après nature. 186

Fig. 16. — Cristaux de cholestérine tirés d'un calcul biliaire. 192

Fig. 17. — Morceau de foie d'un
lapin. Grossissement, 40 fois.
200

Fig. 18. — Lobule hépatique d'un
lapin injecté et grossi. 201

Fig. 19. — Capillaires biliaires.
201

Fig. 20. — Villosité intestinale
d'un chien. 211

Fig. 21. — Cellules épithéliales
de l'intestin grêle. . . . 212

Fig. 22. — a, corpuscules du
sang vus de face ; b, vus par
le bord ; c, agglutinés en pile
d'écus ; d, cellules lymphatiques. 226

Fig. 23. — Empruntée à Kölliker. Coupe transversale faite
sur la partie moyenne de la
rate du bœuf adulte. Figure
destinée à montrer les trabécules spléniques et leur disposition. 228

Fig. 24. — Portion d'une petite
artère de la rate du chien, avec
les corpuscules de Malpighi
qui reposent sur des rameaux
artériels (Kölliker). . . . 229

Fig. 25. — Empruntée à Kölliker.
1° Cellules sanguines de la grenouille ; 2° cellules sanguines
du pigeon. 249

Fig. 26. — Cristaux d'hémine.
264

Fig. 27. — Représentation schématique des deux moitiés du
cœur. 277

Fig. 28. — Dessin schématique
destiné à faire comprendre le

courant musculaire. . . 555

Fig. 29. — Coupe d'un rein de
mouton, chez lequel une injection de colle et de carmin avait
bien réussi. 547

Fig. 30. — Représentation schématique des canalicules urinaires 548

Fig. 31. — Cristaux d'urée. 551

Fig. 32. — Cristaux d'acide urique. 555

Fig. 33. — Glande sudoripare du
creux de l'aisselle d'un homme. 559

Fig. 34. — Fibres musculaires
striées. 565

Fig. 35. — Fibres musculaires
lisses. 564

Fig. 36. — Cellules ganglionnaires (nerveuses) munies de
plusieurs prolongements ; plusieurs fibres sans moelle, une
avec de la moelle. . . . 388

Fig. 37. — Corpuscule de Pacini pris sur le mésocolon d'un
chat 589

Fig. 38. — Corpuscule du tact.
590

Fig. 39. — Fibre musculaire
striée avec son noyau et un
plateau terminal 590

Fig. 40. — Fibres nerveuses du
nerf ischiatique d'un lapin.
591

Fig. 41. — Cellules ganglionnaires du cerveau. 594

Fig 42. — Cellules ganglionnaires du ganglion de Gasser
d'un lapin; elles semblent apolaires ; elles sont pourvues
d'une gaîne. 594

Fig. 43. — Fibres de Remak prises sur le plexus cœliaque, reconnaissables à leur noyau; il
y a en outre des globules gan-

glionnaires et des fibres nerveuses étroites. 404

Fig. 44. — Cuisse de grenouille
préparée pour l'étude des courants électriques. . . . 415

Fig. 45. — Schéma de la secousse
paradoxale. 421

Fig. 46. — Angle optique et
rayons directeurs. . . . 480

Fig. 47. — Foyers de l'œil. 485

Fig. 48. — Théorème du foyer.
485

Fig. 49. — Pour servir à l'étude
de l'achromatisme. . . . 488

Fig. 50. — Pour servir à l'étude
des points identiques. . 501

Fig. 51. — Corpuscule du tact.
515

Fig. 52. — Coupe transversale
pratiquée, au niveau du tronc,
sur un embryon de poulet, à la
fin du premier jour d'incubation, d'après Remak. . . 535

Fig. 53. — Embryon humain de
3 à 4 semaines, dans l'œuf.
558

TABLE ALPHABÉTIQUE

—

A

Abducteur (nerf), 405, 467.
Aberrations monochromatiques, 486.
Aberration de sphéricité, 487.
Absorption des gaz, 87.
Absorption intestinale, 210.
Absorption de la lymphe par les lymphatiques, 211,256,258,525.
Absorption stomacale, 176, 524.
Accessoire de Willis, 405, 470.
Accommodation, 484.
Accommodation négative, 486.
Accommodation (phosphène d'), 483.
Acide carbonique : Son action sur les centres nerveux de la respiration, 84. — Sa diffusion, 87. — Son état dans le sang, 89. — Sa formation au sein des tissus, 95. — Exhalation quotidienne, 113, 299, 300. — Variations de son exhalation pulmonaire, 107. — Milieu respirable, 105, 116.
Achromatisme, 488.
Acruorie, 257.
Adénoïde (substance), 226.
Agents conservateurs de la vie, 4, 527, 528.
Aglobulie, 257.
Air (des poumons après la mort), 68.
Air complémentaire, 77.
Air de réserve, 78.
Air résidual, 78.
Air de la respiration, 77.
Air atmosphérique(composit.),95.
Air atmosphérique (variations de sa pression), 97.
Air d'expiration, 95, 109. — Son analyse directe, 109. — Son analyse par proportions centésimales, 111. — Son analyse par la méthode indirecte (Boussingault), 112.

Albuminate de soude, 256.

Albumine de l'œuf (composition), 50.

Albuminoïdes du sang, 256.

Albuminoïdes (métamorphose des), 299.

Albuminoïdes (rapport de l'urée avec l'ingestion des), 302.

Albuminoïdes (formant de la graisse), 303.

Albuminoïdes (décomposition des), 304.

Albuminoïdes (rôle des), 304.

Albuminoses ou peptones, 168.

Aliments, 4, 6, 25. — Plastiques, 26. — Respiratoires, 26.

Allantoïde, 550, 552.

Ame, 435.

Amidon (composition), 50.

Amnios, 550, 555.

Amputés (sensibilité chez les), 432.

Analyse spectrale du sang, 265.

Antipéristaltique, 216.

Anapnographe de Bergeon et Kastus, 76.

Anæsthesia dolorosa, 433.

Anisotropes (points), 363.

Anelectrotonus, 400, 418, 495.

Anode, 414.

Apertura pyriformis (nez), 502.

Appendice ilio-cæcal (développement), 163.

Arcs branchiaux, 538.

Area pellucida. — Vasculosa, — Vitellina, 550.

Arrêt (phénomènes d'), 401, 451.

Artères (sang des), 282. — (Fonctions des), 282. — (Structure des), 282. — (Mouvement cursif et mouvement ondulatoire du sang dans les), 287. — Après la mort, 287. — (Contractilité des), 288. — Hélicines, 520.

Asphyxie, 98.

Assimilation, 324.

Astigmatisme, 486.

Auditif (nerf), 405, 468, 557.

Aura seminalis, 516.

Auslœsung, 7.

Axes du globe oculaire, 496.

Axonge (composition), 50.

Azote : Son exhalation pulmonaire, 115. — Comme milieu respirable, 116. — Son élimination par l'urine et les fèces, 299. — (Rapport entre travail et besoin d'), 301. — (Consommation d'), 301.

Azotées (non) (métamorphose des substances), 304. — Leur origine dans le corps, 305. — Leur conversion en substances azotées, 305.

B

Bâillement, 69, 450.

Bennet (théorie histogénique de), 517.

Beurre (composition), 50.

Besoin d'expirer, 46, 451.

Besoin d'inspirer, 46, 451.

Bile, 189. — Propriétés, 189. — Composition, 190. — Matières colorantes, 191. — (Graisse de la), 192. — Quantité sécrétée par jour, 192, 550. — (Action de la), 195. Son écoulement, 440.

Biliaires (acides), 189, 191, 202, 503, 519. — Fistules, 189. — Capillaires, 187, 202. — Organe biliaire, 185.

Bilifuscine, 191.

Biliphéine, 191.

Bilirubine, 191.

Biliverdine, 191, 202.

Bioxyde de protéine, 257.

Blastème, 512.

31.

Blastoderme (feuillets du), 12, 530, 534.
Boissons, 27.
Bouches absorbantes (lymphatiques), 254.
Bradyfibrine, 225.
Bright (maladie de), 272.
Bronches (structure intime des), 55.
Brücke (muscle de), 485.
Bruits respiratoires ou vésiculaires, 68.
Bruit, 504.
Bulbe oculaire (mouvements du), 399, 496.

                    C

Caduque vraie, de Hunter, 525. — Réfléchie, 525. — Sérotine, 525.
Calamus scriptorius, 81.
Canal intestinal (développement),
Canal omphalo-mésaraïque, 529. 540.
Canal vitello-intestinal, 529.
Cancer, 272.
Capacité vitale, 75.
Capillaires (absorption dans l'intestin par les), 210.
Capillaires biliaires, 187, 202.
Capillaires (cours du sang dans les), 289.
Capillaires (fonctions des), 288.
Capillaires lymphatiques (réseau des), 254.
Capillaires pulmonaires, 86.
Capillaires (structure, 288.
Cardiaque (mouvement), 276.
Cardiaque (rhythme), 276.
Catalyse, 91.
Cellule embryonnaire, 5, 17, 309, 527.
Cellules aériennes (structure des), 55.

Cellules : Affinité, 518. — Composition, 7, 11, 245, 507, 512, 519, 520. — Croissance, 309. — Formation, 5, 309, 310, 311, 528, 538 — Innervation, 476, — Migration, Conheim, 316. — Origine, 311. — Phénomènes vitaux, 308. — Pouvoir fermentatif, 518.
Cellules ganglionnaires ou nerveuses (rôle des), 596.
Cellules lymphatiques (Leucocythes) 227.
Cellules nerveuses (cellules ganglionnaires), 588, 594, 596.
Cellules plasmatiques, 236.
Cellules séminales, 320, 518.
Cellules spécifiques, 145, 518, 543.
Centre tendineux, 50.
Centres nerveux, 597.
Centres nerveux primaires, 598. — Secondaires, 598.
Centres nerveux (statique), 399.
Centrifuges (phénomènes), 436.
Centripètes (phénomènes), 426.
Cercle visuel, 499.
Cerveau antérieur, 452, 556.
Cerveau inférieur, 455, 556.
Cerveau intermédiaire, 455, 556.
Cerveau postérieur, 454, 556.
Cervelet, 452, 448, 451, 454, 556.
Chaîne électrique, 568.
Chair des mammifères (composition), 28.
Chaleur animale, 557. — Comment on la détermine, 538. — Comment elle se produit, 529, 559, 574. — Comment elle se transmet, 540, 460. — Comment elle se perd et se récupère, 541.
Chlore (urine), 534.
Cholémie, 272.
Cholépyrrhine, 191.
Cholestérine, 192.
Chorion (villeux, lisse), 521, 526.

Chuchotement, 585.

Chyle, 212, 222.

Chyme, 163.

Cilio-spinal (centre) inférieur, 471.

Cilio-spinal (centre) supérieur, 471.

Circulation (but de la), 4, 274. — Capillaire, 290. — (Conditions de la), 274. — De l'allantoïde, 532. — De la lymphe, 258. — Du sang, 273. — De la veine-porte, 274, 340. — De la vésicule ombilicale, 531. — Grande, 273. — Lacunaire, 256 — Ombilicale, 532. — Petite, 273. — Son rôle dans la salivation, 142. — Veineuse, 289.

Cirrhose, 187.

Clavicule (action de la), 48. — Dévelop. 559.

Coagulation du sang, 244, 260.

Coefficient de ventilation des poumons, 79.

Colle salivaire (réaction de l'iode sur la), 124.

Colloïdes (substances), 293.

Colostrum, 9, 543.

Combustion organique, 41. — Son siége, 42.

Composés binaires de l'économie, 22.

Compteur de Bonnet, 76.

Cônes vasculaires (tête de l'épididyme), 521, 519, 542.

Connective (substance), 226.

Consonne, 586.

Contact (action de), 125.

Contractilité musculaire (5 facteurs de la), 567, 579.

Contraction musculaire (phénomènes de la), 370. — Simple (les 5 stades de la), 370. — Idiomusculaire, 371, 374. — Multiple, 372. — Effets de

la, 574. — Auxiliaires de la, 578. — De fermeture et d'ouverture, 415, 418. — D'induction unipolaire, 416. — Sans métal, 420. — Secondaire, 420. — Paradoxale, 421.

Convulsions, 413, 422.

Corde dorsale, 12, 515, 531, 535.

Corde du tympan (salive de la), 155, 156. — Effets de sa section sur la salive), 159. — Son action, 468, 510.

Cordes tendineuses du cœur, 278.

Cordon ombilical, 554.

Corpuscules amiboïdes de Œhl, 148.

Corpuscules lymphatiques (leur changement en corpuscules rouges), 241, 252.

Corpuscules de Malpighi, 229.

Corpuscules de Pacini, 589.

Corpuscules salivaires, 147.

Corpuscules sanguins, 226, 244. — Leur formation dans la rate, 228, 251. — Leur destruction dans la rate, 250. — Leur fonction, 244. — Des animaux, 248. — Stroma, 250, 251. — Coagulation, 251. — Vie, 252. — Dénombrement, 273.

Corpuscules du tact (Meissner, Wagner), 589, 590.

Corpuscules du tissu conjonctif (prolongement des), 256.

Corps jaunes, 522.

Corps striés, 432, 446, 448, 451, 455, 489.

Corti (organes de), 506, 508.

Côtes (action des), 47.

Couleurs (contraste des), 400, 496. — Fondamentales, 493. — (Sensation des), 491.

Couches optiques, 432, 446, 448, 451, 455, 489, 536.

Courant ascendant, 415. — Constant, 414. — Descendant, 415. — Électrique musculaire, 534, 573, 420. — Nerveux, 556, 420. — De la peau des grenouilles, 556. — Induit, 416. — Polarisant, 420. — De polarisation, 415.

Courant sanguin artériel (rapidité du), 284.

Cœur pendant l'inspiration et pendant l'expiration (volume du), 71.

Cœur sur les poumons (influence du), 70.

Cœur (mouvements automatiques et ganglions du), 459.

Cœur (innervation du), 459, 451, 456, 470, 47'

Cœur (structure du), 275.

Cœur (bruits du), 279.

Cœur (force et fréquence des contractions du), 195, 257, 279.

Cœur (force du), 281.

Crampe rigide, 372. (Voy. Tétanos)

Cravate suisse, 180.

Cremaster, 542.

Cristallin, 556. — (bombement du), 485.

Cristalloïdes (substances), 295.

Cristaux du sang, 263.

Croûte phlogistique, 246.

Cryptococcus cerevisiæ, 148.

Cuisses galvanoscopiques de grenouilles, 534.

Curare, 367, 410.

Cylindre-axe, 389, 393.

Cyon (nerf de), 463, 470.

Cytogène (substance), 226.

D

Défécation, 218.

Déglutition (mouvement de la),

154. — Ses trois temps, 156. — Réflexe, 160.

Dents, 150, 540.

Diabète, 198, 477.

Diaphragme (action du), 50.

Diastase salivaire, animale, 126.

Diastase végétale, 125.

Diffusion de CO_2, 87.

Diffusion interépithéliale, 288.

Diffusion en général, 293.

Diffusion (cercle de), 479.

Digestion, 118 à 219. — Objet 118. Dans la cavité buccale, 119. — Directe, 214.

Distances (vue des), 452, 499.

Disque proligère, 521.

Doigts entre-croisés (sensibilité des), 455.

Dyspeptone, 168.

E

Eau de l'air respiré, 114.

Eau de l'urine, 555.

Eaux de l'amnios, 534. — (composition), 545.

Échange de matériaux, 7, 331.

Effort, 219.

Élasticité des muscles, 377.

Élasticité des poumons, 60. — Sa mensuration, 62.

Électricité, 551.

Électriques (moyens de reconnaître les courants), 532.

Électrodes, 414.

Électrotonique (phase négative de l'état), 422.

Électrotonique (phase positive de l'état), 421.

Électrotonus, 400, 418, 495.

Éléments anatomiques (Robin), 16. — Constituants, 17. — Produits, 18.

Éléments cellulaires (leur rôle dans la salivation), 144.
Embryon (son développement), 5, 509, 527.
Embryon (ses trois feuillets), 530, 534.
Embryoplastiques (noyaux), 315.
Émulsion, 190.
Endosmose, 297, 298.
Endosmotiques (équivalents), 297.
Enduit buccal, 148.
Engourdissement des membres, 433.
Engraissement, 27.
Entoptiques (phénomènes), 486.
Enveloppe de la cellule, 507.
Épiderme (composition), 557
Épididyme, 321, 519, 542.
Épiglotte (rôle de l'), 158.
Épiovaire (organe de Müller), 542.
Épiploon (grand), 541.
Épiploons (arrière-cavité des), 541.
Épithélium, 13, 14, 535.— l'ulmo- naire, 38. — Vibratile de la muqueuse respiratoire, 66, 520. — Des glandes salivaires, 144. — De la salive, 147.
Équilibre (sentiment de l'), 427.
Érection, 428, 429, 448, 450, 456, 462, 519.
Espace intrapolaire, 426.
Espace de Poiseuil, 290.
Espaces périvasculaires, 258.
Estomac : Ses fonctions, 162. — Son développement, 163, 541. — Son absorption, 176. — Ses ulcères ronds, 176. — Ses gaz, 178. — Ses mouvements, 180, 181, 459, 469. — Ses muscles, 179. — Sa force, 180. — Son innervation, 174, 179. 474,
Éternuement, 69.
Étrier, 507.

Eustachi (trompe), 507, 537.
Exanthèmes, 272.
Excitabilité nerveuse (ses modifications), 413, 422.
Excitation aux mouvements respiratoires, 81, 455, 472.
Exosmose, 297.
Expectoration, 69.
Expirateurs (muscles), 62.
Expiration, 62.
Expiration complexe, 63.
Excréments, 217.
Excrétine, 217.
Excrétion, 546.

F

Facial (nerf), 137, 405, 467, 510.
Facial (salive du), 135.
Faim, 23, 450.
Fatigue, 375, 400, 427, 428, 430.
Fœtus (respiration du), 92, 527, 552.
Fécondation, 516, 525.
Fente vocale (glotte), 582.
Fentes branchiales, 558.
Fer dans le sang, 262.
Ferments solubles, insolubles, 125.
Fermentation, 125.
Fermentation digestive, 166.
Feuillets de l'embryon, 530, 534.
Feuillet sensoriel, animal, supérieur, 535.
Feuillet moyen, séreux, germinativo-moteur, 535.
Feuillet inférieur, végétatif, muqueux, des glandes intestinales, 535.
Feuillet corné, 535.
Fibres musculaires, 362.
Fibres nerveuses, 389. — Leur force propre, 396. — Leur tra-

jet, 598. — Leur irritabilité et
leurs irritants, 405.

Fibres de Remak, 401, 404.

Fibres ganglionnaires, 401, 404.

Fibrine, 245, 258. — Ses propriétés, 261. — Fibrine concrète,
261. — Dissoute, 261.

Fibrinogène (substance), 245.

Fibrino-plastique (substance), 245.

Fièvres, fièvre puerpérale, 272.

Filtration (sang, cristalloïdes ,
colloïdes, cellules épithéliales),
296.

Fissure choroïdale, 557.

Fluide buccal, 119.

Foie : 140 — Développement, 165.
Fonctions, 184 — Structure,
184. — Sa substance rouge et
sa substance jaune, 185. — Sa
dégénérescence graisseuse, 187.
— L'unité de ses propriétés,
188. — Ses produits, 189. —
Considéré au point de vue de
l'hématopoièse, 255.

Follicules hématopoiétiques, 15,
235.

Force, 1. — Sa constance, 2. —
Les résistances qu'elle rencontre, 2.

Force de tension et force vive,
6, 95.

Force contractile (sa détermination), 372.

Force musculaire (grandeur de
la), 375.

Forces efficientes, 5.

Forces organiques et cellulaires,
507.

Forces usées et transformées (réparation des), 3.

Fosses nasales (rôle des), 66.

Fossette centrale (œil), 489.

Foyer (œil), 481.

Fromage (composition), 304.

Froment (composition), 28.

Fuliginosités, 148.

G

Ganglion sous-maxillaire (centre
nerveux), 140, 445.

Gaines lymphatiques, 258.

Gaz (absorption des), 87.

Gaz de l'estomac, 178. — De
l'intestin, 178.

Gaz du sang, 90.

Gaz (respiration dans les différents), 114.

Gélatine de Wharton, 554.

Génération, 516.

Génèse (théorie de la), 512, 516.

Génito-spinal inférieur (centre),
476.

Génito-spinal supérieur (centre),
476.

Génito-urinaires (développement
des organes), 541.

Glande salivaire ventrale, 203.

Glandes, 14, 15. — Glandes muqueuses (larynx, trachée, bronches, 67. — Salivaires (structure, 131 — Muqueuse de la
bouche et du pharynx, 146. —
Intestinales (développement),
162, 540. Peptogastriques, 171.
— A mucus gastrique, 171. —
Lymphatiques et organes similaires, 251. — Sébacées, 558.
— Sous-maxillaires, 134, 140,
476. — Utérines, 524.

Glisson (capsule de), 185.

Globe oculaire. (Voyez Bulbe oculaire).

Globules sanguins, 91, 244. —
Agents qui les modifient, 91.

Globules blancs, 226, 242.

Globules rouges à noyau de la
moelle des os, 255.

Globuline, 246.

Glomérule de Malpighi, 348.

Glosso-pharyngien (nerf), 140, 405, 468, 470, 510.

Glotte, 159, 582.

Glycémie, 198, 272.

Glycocholate de soude, 191.

Glycogène (organe), 184. — (substance), 194, 305.

Glycogénie hépatique, 195.

Glycosurie, 198.

Gmelin (épreuve de), 192.

Gonflement, 295.

Goodsir (théorie histogénique de), 317.

Goût (sens du), 509.

Goutte, 272.

Graisse : Du foie, 199. — Son absorption dans l'intestin, 211. — Sa formation des albuminoïdes, 189, 303, 305. — Son union avec des substances azotées, 305. — Causes de son augmentation et de sa diminution, 214, 306. — Son rôle, 27, 41, 95, 299, 301, 307, 528.

Grandeur des objets (appréciation visuelle de la), 432, 505.

Granules élémentaires du sang, 254.

Gréhant (méthode de), 78.

Grenouilles (préparations de), 420, 425.

Grossesse : — Durée, 523. — Modifications qu'elle entraîne, 524.

Gubernaculum testis, Hunteri, 542.

Gustative (sensibilité), 468, 510.

H

Haptogène (membrane), 222.

Hématine, 264.

Hémotachomètre de Vierordt, 284.

Hématoïdine, 191, 264.

Hémine, 264.

Hémisphères cérébraux, 452, 446, 448, 452, 556.

Hémodromomètre de Volkmann, 284.

Hémoglobine, 250, 262. — Ses cristaux, 265. — Son dédoublement, 264.

Henle (canalicules de), 548.

Hépatiques — (facteurs des produits), — (cellules), — (îlots), — (lobules), 202.

Hippurique (acide), 351.

Hoquet, 69.

Horopter, lignes horoptériques (identiques), 500.

Humeur aqueuse (composition), 545

Humeurs constituantes ou de constitution, 7. — Produites ou sécrétées, 8. — Excrémentitielles, 9. — Époque de leur apparition, 551.

Huxley (théorie histogénique de), 517.

Hydrogène, 116.

Hydropisie cardiaque, 272.

Hypérinose, 260.

Hypoglosse (nerf), 154, 405, 470.

I

Image (projection de l'image sur la rétine), 478.

Images consécutives, négatives, positives, 495.

Imbibition et gonflement, 295.

Inanition, 528.

Induction unipolaire (courant), 416.

Inflammation, 260, 272.

Inspirateurs (action des muscles), 49.

Inspiration, 46. — Ses agents, 58. — Ses muscles auxiliaires, 58.

Inspiratoires (résistance aux forces). 59.

Intercellulaire (substance), 307.

Intestin grêle, 163, 208, 215, 540.

Intestin gros, 165, 217, 540.

Intestins : Gaz, 178. — Mouvements automatiques, 459. — Innervation, 451, 469, 474.

Intestinal (suc), 209.

Intestinales (fistules), 209.

Intime (tunique), 285.

Introduction, 1 à 50.

Inuline (de Schiff), 196.

Iris : — Innervation, 401, 412, 454, 456, 471. — Mouvements, 487, 440.

Irradiation, 399, 505.

Irritabilité, 512, 516.

Irritabilité des muscles, 367.

Irritabilité des nerfs, 405.

Irritants des nerfs, 409.

Isotropes (points), 565.

Isthme naso-pharyngien, 157.

J

Jaune de l'œuf (composition), 28.

K

Katelectrotonus, 419.

Katode, 414, 419.

Kymographion de Vierordt et Ludwig, 41, 286.

L

Labyrinthe, 506, 537.

Lactée (sécrétion), (voy. lait).

Lactées (glandes), 16, 28, 305, 310. 517, 543.

Lacunes du tissu conjonctif, 256.

Lait, 9, 28, 50, 503, 310, 517, 546, 477, 543.

Langue (mouvements de la), 154. 471.

Larmes, 345, 504.

Laryngé supérieur, inférieur, 469.

Larynx, 582. — (Muscles du), 584, 469.

Lassitude, 427.

Leptothrix buccalis, 149.

Leucocythes (V. Globules du sang), 226, 251.

Leucocythémie, 272.

Ligne primitive, 555.

Limaçon, 506, 508.

Lingual (nerf), 155, 465. — Effet de sa section sur la salivation, 138.

Lipémie, 272.

Liquide d'imprégnation, 293, 318.

Liquide cérébro-spinal, 345.

Liquide de l'hydrocèle, 545.
—   du péricarde, 345.
—   de la plèvre, 345.
—   des chairs, 562.

Lithiase urique, 272.
—   oxalique, 272.

Localisation, 428.

Lochies, 543.

Loi de Bell et Magendie, 402.

Loi psycho-physique, 558, 514.

Loi de Ritter Valli, 426.

Loi des secousses, 417.

Loi de Waller, 396, 399.

Lymphe : Définition, 221. — Siége, 221. — Ses éléments figurés, 222. — Sa composition chimique, 223. — Comparée avec le chyle, 224, 225. — Sa circulation, 258. — Son absorption, 258. — Sa séparation du sang, Conheim, 240.

Lymphatiques (cellules), 226.
— (gaines), 238.
— (origine des), 234.
— (cœurs), 440.

M

Mâchoires, 150.
Mal de montagnes, 101.
Malpighi (corpuscules), 229.
Marche, 381.
Mariotte (expérience de), 490.
Marteau, 507, 538.
Masses terminales des nerfs, 389, 390.
Mastication : — Ses agents, 150.
— Influence nerveuse, 154.
Maxillaire inférieur : Axe de rotation, 153. — Branche montante, 151. — Condyles, 151. Mouvements, 152. — Formation, 538.
Meibomius (glandes de), 504.
Membrane granuleuse, 521.
— pupillaire, 537.
Membranes caduques. (Voy. Caduque).
Mémoire, 400, 436, 448.
Menstruation, 521.
Menstruel (sang), 52'.
Métapeptone, 168.
Micropyle, 521.
Microzymas, 259.
Migration des cellules (Cohnheim), 316.
Milieux réfringents, 480.
Milieux respirables, 114.
Moelle allongée, 431, 455.
Moelle épinière, 444, 445, 457.
Moteur oculaire commun (nerf), 405, 465, 471.
Moteur oculaire externe (nerf), 405, 467.
Motus peristaltici, 209.

Moucher, 69.
Mouches volantes, 487.
Mouvement cursif et mouvement ondulatoire ou pulsatile du sang artériel, 287.
Mouvement de manége, 454.
— musculaire, 562.
Mouvements amiboïdes, cellulaires, granulaires, 519.
Mouvements antagonistes, 441.
Mouvements automatiques, 457, 439.
Mouvements incités, 457, 442.
Mouvements moléculaires des liquides, 293.
Mouvements péristaltiques et antipéristaltiques, 215.
Mouvements réflexes, 400, 442.— Leurs combinaisons, 445. — Exemples, 446, 454. — Influence du cerveau sur eux, 446, 454.— Leur mensuration, 443. — Influence de la strychnine, 446.
Mouvements respiratoires (influence des nerfs), 453, 455, 470, 472. — Ce qui les excite, 81.
Mouvements simultanés, 399.
Mouvements toniques, 440.
— vibratiles, 320.
— volontaires, 447.
— volontaires et sans influence psychique, 450.
Moyens de jouissance (alcaloïdes), 26.
Mucosine, 147.
Mucus gastrique, 164
— intestinal, 209.
— salivaire, 147.
Müller (canaux de), 542.
Multiplicateur, 532.
Muqueuse olfactive, 508.
— respiratoire, 66.
— sus-glottique, 160.
Muqueuses (glandes), 67.

Muscle : Son équateur, sa section longitudinale naturelle,
sa section transversale naturelle, sa section longitudinale
artificielle, 554. — Ses modifications pendant la contraction,
573.

Muscles : Composition chimique,
565. — Comparés avec le sang,
565. — Élasticité , 577. —
États divers, 569. — Fonctions,
567, — Irritabilité, 567. —
Respiration, 95, 566, 569, 573,
576. — Vitesse de propagation,
574, 412.

Muscles laryngiens, 584, 469. —
Lisses, 564, 571. — De l'œil,
498. — Papillaires, 278. —
Striés en travers, 562, 571.

Musculaire : (Bruit, 574. — (Elasticité), 577. — (Force), 575. —
(Irritabilité), 567.

Musculaires : (Cassettes), 565. —
(Fibres), 562.

Myéline (Moelle des nerfs). 590.

Myosine, 565, 566.

N

Nerf actif, 411.

Nerf dépresseur de Cyon et Ludwig, 465, 470.

Nerf nauséeux (glosso-pharyngien), 161, 182.

Nerfs des muscles respiratoires,
82.

Nerfs sécréteurs de Pflüger (salive), 143.

Nerfs (physiologie des), 587.

Nerfs centrifuges, 597, 401.

Nerfs centripètes, 597, 400.

Nerfs (espèces de), 400.

Nerfs moteurs, 401.

Nerfs des glandes, nerfs sympathiques, nerfs ganglionnaires,
nerfs de suspension, nerfs centraux, 401, 460

Nerfs mixtes en leur trajet, 403.

Nerfs crâniens, 403, 455, 464.

Nerfs crâniens sensuels. 403.

Nerfs crâniens moteurs, 403.

Nerfs, (irritabilité, irritants des),
403, 409, 411.

Nerfs (pouvoir conducteur double), 406.

Nerfs (rapidité de la transmission dans les), 411.

Nerfs (mort des), 417, 425.

Nerfs excitomoteurs, réflectomoteurs, 447.

Nerfs érecteurs, 462, 520.

Nerfs (développement), 556.

Nerveuse (composition chimique
de la substance), 595.

Nerveux (histologie du système),
388.

Nez plastique (sensibilité du),
455.

Nicotine, 85.

Noyau (cellule), 507.

Nœud vital (Flourens), 81.

Nucléole (cellule), 508

Nutrition, 292. — (Ses processus
chimiques), 298.

O

Oculo-moteur (nerf), 403, 471.

Odorantes (matières), 509.

Odorat (sens de l'), 508.

Œil réduit, 481.

Œsophage (mouvements de l'),
155, 162, 469.

Œuf de la femme, 520.

Oidium albicans (muguet), 148.

Olfactif (nerf), 590, 403, 455, 464.

Olfactive (muqueuse), 508.

Oligopyrenhémie, 272.
Omphalo-mésaraïque (canal), 529.
Ongles, 357.
Opium, 410, 424.
Optique (nerf), 390, 405, 408, 425, 455, 464, 489, 556.
Oreillettes, 275.
Organe glycogène, biliaire, 184, 185.
Organes des sens, 478.
Os: Régénération, 325. (Ollier).— Développement, 539.
Oscillation négative du courant, 373, 411.
Osmose, 297.
Osselets de l'oreille, 506.
Ostéomalacie, 272.
Ouïe (sens de l'), 504, 557.
Ouraque, 532, 541, 542.
Ovaire, 9, 16, 521.
Ovule, 521.
Oxyde de carbone (milieu respirable), 116.
Oxygène, 114. — Sa consommation par jour, par heure, 81, 115. — Son action sur les centres nerveux de la respiration, 82. — Comme milieu respirable, 98, 114.
Oxyhémoglobine, 265.
Ozone, 266.
Ozonifères (substances), 267.

P

Pain (composition), 30.
Pancréas : structure, sécrétion, 203. 205, 206.
Pancréatine, 208.
Pancréatogènes, 207.
Pancréatogénic, 207.
Papille (œil), 490.
Papilles dentaires, 540.
Paraglobuline, 246.

Parapeptone, 168.
Parélectronomique (couche), 356.
Parenchymes, 15.
Parole, 382.
Particules de chair, 363.
Parturition, 543.
Peau : — Ses gaz, 560.— Son absorption, 561. — Sa sécrétion, 557. — Sa structure, 558.
Pédoncules cérébraux, 455.
Pénis, 519.
Pepsine gastrique, 170.
Pepsine pancréatique, 205.
Peptogastriques (glandes), 171.
Peptogène (substance), 174, 175.
Peptogénie, 175.
Peptones ou albuminoses, 168.
Peptones intermédiaires A, B, 169.
Péristaltique, 215.
Pettenkoffer (expérience de), 191.
Pharynx : — Mouvements, pars digestiva, pars respiratoria, 155, 469.
Phénomènes : — Leur but, leur identité avec le mouvement, 1. — Phénomènes centrifuges, 456. — Centripètes, 426. — D'arrêt, 401, 451, 452.—Psychiques, 455.
Phosphates ferreux et alcalins de l'urine, 555.
Phosphènes, 495.
Pile de Becquerel et de Daniell. — pile de Bunsen. — Pile de Grove, 414.
Placenta, 16, 92, 526, 532.
Placenta seu coagulum, seu crassamentum sanguinis, 244.
Plaques des vertèbres primordiales, 535.
Plaques fibreuses de l'intestin (feuillet des), 540.
Plaques latérales, 535.
Plasma des muscles, 365.

Plasma sanguinis, 244.

Plasmine, 225, 260.

Plateau d'axe, 555.

Plateaux terminaux, 589, 590.

Pléthore, 272.

Plèvres (rôle des), 65.

Plexus solaire, 216.

Pneumogastrique (nerf), 85, 216. 468.

Pneumographe de Marey, 45.

Point capital, 482. — Point image (focal), 459. — Point limite d'éloignement, 484. — Point limite de proximité, 484. — Point nodal, 482. — Point-objet, 479. — Points identiques ou harmoniques, 501. — Points remarquables de Valleix, 418, 425.

Pois (composition), 28.

Poiseuil (espace de), 290.

Poisons animaux, minéraux, végétaux, 272.

Polypyrenhémie, 272.

Pomme de terre (composition), 28.

Pouls artériel, 286.

Pouls cardiaque, 276.

Pouls dicrote, 286.

Poumons : — Développement, 40, 540. Réseau capillaire, 86. — Structure, 16, 51. — Elasticité, 60.

Presse abdominale, 73.

Pression artérielle, 284.

Pression atmosphérique, 70.

Pression de l'inspiration et de l'expiration, 80.

Présure, 166.

Principes azotés, 24. — Élémentaires du corps humain, 22. — Immédiats, 19. — Inorganiques, 25. — Non azotés, 24. — Nutritifs, 24.

Produits médiats liquides ou demi-liquides, 10.

Prolifération (théorie de la), 511.

Prolongements des corpuscules du tissu conjonctif, 256.

Protagon, 306, 598.

Protoplasma, 307.

Protoxyde d'azote (milieu respirable), 115.

Psychiques (phénomènes), 435.

Psycho-physique (loi), 558, 514.

Ptyaline, 119, 120, 125, 128.

Pulpa lienis, 227.

Purpura hœmorrhagica, 272.

Pyémie, 252.

Pylore, 180.

R

Rachitisme, 272.

Racines antérieures, 402, 457.

Racines postérieures, 402.

Rate : Structure, 227. — Extirpation, 229. — Composition chimique, 250.

Rayon directeur, 479.

Rayon moyen (axe), 479.

Redressement des objets (vue), 499.

Refroidissement du sang dans le poumon, 95, 540.

Réflexe sécréteur (salive), 137, 146. — De la déglutition, 160.

Régénération (tissus épidermiques, cristallin, os, nerfs, cornée, tissu conjonctif, muscles), 525.

Reins (structure), 16, 548. — Pression du sang, 549.

Reisseisen (fibres musculaires lisses de), 53, 56.

Remplacement, 7.

Résorption, 522.]

Respirables (milieux), 114.

Respiration, 4, 51. — Objet, 41,

45, 44. — Intérieure et extérieure, 43. — Pulmonaire, 44. — Ses temps, 45. — Son graphique, 45. — Sa grandeur, 75. — Sa fréquence, 80. — Respiration du sang, 86.
Respiration du fœtus, 92 527, 531.
Respiration des tissus, 93, 566, 569, 573.
Respiration pulmonaire dans les différents gaz, 114.
Respiratoires (tension des parois), 59. (Voy. mouvements.)
Rétablissement, 576.
Rétention, 526.
Rétine : — Sensibilité, 489. — Sa fossette centrale, 489. — Son excitation, 464.— Sa formation, 556.
Rhomboïdal (sinus), 321, 408.
Rhumatisme, 272.
Rigidité cadavérique, 566, 574.
Rire, 70.
Ritter-Valli (loi de), 426.
Ronflement, 69.
Rut, 521.

s

Sac du jaune, 529.
Sac épiploïque, 541.
Saccule dentaire, 540.
Salivaires (glandes), 128, 151.
Salive abdominale (suc pancréatique) : 205. — Composition, 205. — Propriétés, 205. — Obtention, 205.
Salive buccale (composition), 120, 130, 131.
Salive de la corde du tympan, 155, 156.
Salive du sympathique, 155, 156.

Salive mixte : Rôle chimique, 120 — Rôle mécanique, 120. Son action dans l'estomac, 129.
Salive parotidienne, 132, 155.
Salive sous-maxillaire, 152, 155, 184.
Salive sublinguale, 155, 157.
Salives (distinction des), 131.
Sang : — Ses albuminoïdes, 256. Son analyse spectrale, 265. — Artériel, 267, 282, 284. — Circulation, 275. — Coagulation, 244. — Composition chimique, 254, 258. — Couleur, 268. — Cristaux, 263. — Éléments minéraux, 257. — Éléments morphologiques, 247. — Sa formation, 531. — Ses gaz, 87, 90. — Ses maladies, 272. — Ses propriétés générales, 245. — Quantité et diverses méthodes de l'évaluer, 269. — Sa respiration, 86. — Son refroidissement dans les poumons, 95. — Son rôle dans la respiration, 92. — Veineux, 267. — Vivant, mort, 244.
Sanglot, 70.
Sapides (matières), 409, 510.
Sarcode, 508.
Sarcolemme, 563, 567.
Sarcous éléments de Bowmann, 563.
Scheiner (expérience de), 486.
Schwann (membrane de), 590. 592
Scorbut, 272.
Scrofule, 272.
Secousse paradoxale, 421.
Secousses (loi des), 417.
Sécrétion en général, 15, 157, 545, 546.
Sécrétion de la peau, 557.
Sécrétion urinaire, 346.
Segmentation (cellules), 5, 509, 528.

Seigle (composition), 28.
Semen de l'homme, 516.
Sens du goût, 509. — Du lieu 512.
— Musculaire, 429, 511. — De
l'odorat, 508. — De la pression,
512.— De la température; 511.
— Du toucher, 511.
Sensation, 426, 427, 478.
— des couleurs, 491.
Sensibilité : 426. — Auditive, 508.
— Ses centres, 428. —Chez les
amputés, 432. — Dans les
doigts entre-croisés, 433. —
Dans le nez plastique, 433. —
A la douleur, 427, 455, 458. —
Espèces, 429. — Gustative, 510.
— Notions qu'elle fournit, 428.
— Ses qualités, 427. — Sup-
pléée (Létiévant), 434.
Sentiments : — Caractères, 428.
— De l'équilibre, 379, 381, 431.
— De la faim, 25, 429, 430. —
Du manque d'excitabilité, 431.
— Musculaire, 429, 511. — De
la soif, 25, 420, 430.
Sérine, 260.
Sérum sanguin, 244.
Soif, 25, 430.
Son, 504.
Soupir, 69.
Spanhémie, 272.
Spermatine, 516.
Spermatiques (filaments), 517,
521, 525.
Spermatozoaires, 16, 517.
Sperme, 9, 516.
Sphygmographe de Marey, 286.
Spinal (nerf), 405, 470.
Spiromètre de Baudin, de Hut-
chinson, de Schnepf, de Bonnet,
75, 76.
Splénique (bouillie), 227.
Spore trycophytonoïde de la sa-
live, 149.
Station debout, 579.

Stercorine, 517.
Stéréoscope, 501, 505.
Sternum (action du), 48.
Stimulus ganglionnaires, 409.
Stoffwechsel (échange de maté-
riaux), 7, 551.
Stokes (bandes de réduction de),
265.
Stomatites, 149.
Strychnine, 411, 446.
Substances (usure des), 5.
Substances solides (leur fluidifi-
cation), 318.
Succus entericus, 209.
Suc gastrique, 164. — Sa com-
position, 167.—Son acide, 169.
Suc intestinal, 209.
Suc lacté (chyle), 222.
Sucre de plomb, 554.
Sucre (de l'urine), 554.
Sudoripares (glandes), 558.
Sueur (composition), 560.
Sulfocyanure de potassium, 121.
Sulfurique (acide) de l'urine, 555.
Suppléances sensitivo - motrices
(Létiévant), 434.
Suspensifs (organes), 599.
Sympathique (nerf grand), 155,
156, 157, 158, 142, 412, 455,
456, 458, 460, 462, 463.
Sympathique cervical, 462, 471.
— splanchnique, 216,
451, 460, 474.
Sympathies ou irradiations, 599.
Syncope, 72.
Systole, 276.

T

Tache aveugle (rétine), 490.
Tache germinative, 521.
Tache jaune (rétine), 490.
Tartre dentaire, 149.
Taurine, 194.

Taurocholate de soude, 191.
Température (sens de la), 511.
Tension du sang, 73.
Testicules, 9, 16, 518, 542.
Tétanos, 372, 413, 422, 425, 446.
Théorème de Bernouilli et Hamberger, 49.
Théorie catalytique, 91.
Tissu conjonctif (lacunes du), 256.
Tissu lamineux, 15.
Tissus, produits constituants, etc. (Ch. Robin), 12. — Classification, 12, 245. — Leur respiration, 95.
Toux, 69, 470.
Trachée et des Bronches (muscles de la), 66.
Travaux du corps (glandulaires, musculaires, nerveux), 4.
Trijumeau, 137, 405, 465.
Trochléateur (nerf), 465.
Trommer (expérience de), 124.
Trcu ovale, 555.
Tube digestif, 162, 555, 540.
Tubes bronchiques (terminaison), 53.
Tubes plasmatiques, 256.
Tubes nerveux, 389, 592.
Tubercules quadrijumeaux, 432, 446, 448, 471, 556.
Tubuli urineferi contorti, recti, 548.
Tumeurs morbides, 272.
Tympan, 506, 559.
Types respiratoires : — Abdominal, costo-inférieur, costo-supérieur, 48, 50, 59.

U

Unité de chaleur (calorie), 542.
Urée : — Rapport avec les albu-minoïdes ingérés, 502. — Où elle se forme, 502. — Sa présence dans le sang, 546. — Ses propriétés, 350. — Son élimination quotidienne, 552.
Urémie, 272.
Uretères, 440, 442.
Urine : — Propriétés, 549. — Composition, 350. — Matières colorantes, 554. — Collection et émission, 356.
Urinaire (sécrétion), 546.
Urique (acide), 552.
Utérus pendant la grossesse, 524.
Utricule prostatique, 542.

V

Vaginale commune, propre, 542.
Vague (nerf), Voy. Pneumo-gastrique.
Vaisseaux (innervation), 401, 460.
Valvules auriculo-ventriculaires, 278.
Valvules semi-lunaires, 279.
Végétaux (respiration des), 95.
Veine porte. 202, 274.
Veine ombilicale, 552.
Veines : — Circulation dans les veines, leur structure, 289.
Vena terminalis, 550.
Vermiculaire (mouvement), 215.
Vertige, 427, 428, 429, 451, 448, 450, 456.
Vésicule germinative, 521, 528.
Vésicule ombilicale, 16, 528, 551.
Vésicules pulmonaires, 86.
Vésicules de Graaf, 521.
Vesico-spinal supérieur, inférieur (centre), 476.
Vessie, 555, 571, 440, 455. — Innervation, 476. — Développement, 541.
Viande (composition), 50.

Vicariantes (dispositions) 527.
Villosités intestinales, 163, 210.
Villosités du chorion, 526.
Vinaigre de plomb, 354.
Vision simple, avec les deux
yeux, 500.
Vision des corps, 502.
Vitello-intestinal (canal), 529.
Vitellus, 515, 521, 528.
Voies aériennes, 64, 65.
Voix et parole, 582.
Vomissement, vomitifs, 181, 182,
470.
Voyelles, 585.
Vue, — Sens, vue distincte, 478.
— Directe, indirecte, 490.

W

Waller (loi de), 396, 599.
Winslow (hyatus de), 541.
Wolf (corps de), 528, 541.

Y

Yeux, 478, 536.

Z

Zoamiline de Rouget, 196.
Zona pellucida (chorion), 521.

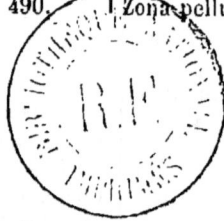

TABLE DES MATIÈRES

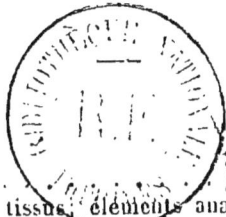

Introduction. 1
    * Humeurs et tissus, éléments anatomiques et prin-
    cipes immédiats (Ch. Robin). 7
Principes élémentaires du corps humain. 22
Composés binaires (inorganiques) qui se trouvent dans l'éco-
nomie.. 22
Principes nutritifs.. 24
Aliments. 25
    * Boissons. 27

PREMIÈRE SECTION

RESPIRATION

§ 1. Objet de la respiration. 41
    A. *Respiration pulmonaire*. 44
§ 2. Inspiration. 46
    * Action des côtes, du sternum, de la clavicule.. . . . 47
§ 5. Élasticité des poumons. 60
§ 4. Expiration 62
§ 5. Des voies parcourues par l'air dans la respiration.. . . 64
§ 6. Bruits que fait naître la respiration.. 68
§ 7. Action de la respiration sur le cœur et du cœur sur la
    respiration. 70

§ 8. Presse abdominale. 75
§ 9. Grandeur et fréquence de la respiration 75
§ 10. Excitation aux mouvements respiratoires. 81
§ 11. B. *Respiration du sang*. 86
§ 12. C. *Respiration des tissus*. 95
§ 13. Air d'inspiration et d'expiration. 95
§ 14. Détermination de l'acide carbonique de l'O, de l'Az, de
     l'eau contenus dans l'air expiré. 109
§ 15. Respiration dans les différents gaz. 114

DEUXIÈME SECTION

DIGESTION

§ 1. Objet. 118

CHAPITRE PREMIER

Digestion dans la cavité buccale

§ 2. Fluide buccal. 119
     * Rôle mécanique de la salive dans la mastication et
       la déglutition. 120
     * Rôle chimique de la salive mixte ou buccale. 120
§ 3. Glandes salivaires et salive buccale. 131
     I. Salive parotidienne. 134
     II. Salive sous-maxillaire. 134
     III. Salive sublinguale. 137
     * Rôle des nerfs, (centripètes, centres nerveux, centri-
       fuges), — de la circulation et des globules épithéliaux
       dans la sécrétion salivaire. 137
§ 4. Mucus, épithélium, et corpuscules salivaires du liquide
     buccal. 146

CHAPITRE II

Mouvements de mastication et de déglutition

§ 5. Mastication. 150
§ 6. Mouvements de la langue. 154
§ 7. Mouvements de la déglutition. 154
§ 8. Mouvements du pharynx et de l'œsophage. 155

CHAPITRE III

Fonctions de l'estomac

§ 9. Chyme. 162
§ 10. Suc et mucus gastriques. 164
    Acide du suc gastrique. — Peptone. 168
§ 11. Gaz de l'estomac et de l'intestin. 178
§ 12. Mouvements de l'estomac. 179

CHAPITRE IV

Fonctions du foie

§ 13. Vue d'ensemble. 184
§ 14. Bile. 189
§ 15. Substance glycogène. 194
§ 16. Graisse. 199
§ 17. Facteurs des produits hépatiques. 201

CHAPITRE V

Fonctions de la glande salivaire ventrale

§ 18. Structure du pancréas et obtention de la salive abdominale. 203
§ 19. Propriétés et fonctions de la salive abdominale. 204
§ 20. Principes chimiques de la salive abdominale. 205
§ 21. Sécrétion. 206

CHAPITRE VI

Fonctions de l'intestin grêle

§ 22. Vue d'ensemble. 208
§ 23. Suc intestinal. 209
§ 24. Absorption par les villosités et les capillaires de la muqueuse intestinale. 210
§ 25. Mouvements de l'intestin grêle. 215

CHAPITRE VII

Fonctions du gros intestin

§ 26. Excréments. 217
§ 27. Défécation. 218

TROISIÈME SECTION

LYMPHE ET SANG

CHAPITRE PREMIER

Lymphe

§ 1. Généralités. 221
§ 2. Chyle. 222
§ 5. Cellules lymphatiques. 226
§ 4. Fonctions de la rate. 227
§ 5. Glandes lymphatiques et organes similaires. . . . 251
§ 6. Circulation de la lymphe. 258

CHAPITRE II

Sang

§ 1. Propriétés générales et principes du sang, composition
     du sang, poids spécifique. 245
§ 2. Coagulation du sang. 244
§ 5. Éléments morphologiques du sang. 247
§ 4. Composition chimique du sang. 254
§ 5. Quantité des principes les plus importants. . . . 258
§ 6. Fibrine. 258
§ 7. Hémoglobine. 262
§ 8. Sang artériel et sang veineux. 267
§ 9. Couleur du sang. 268
§ 10. Quantité du sang. 269

CHAPITRE III

Circulation du sang

§ 11. Description de la circulation. 275
§ 12. But de la circulation. 274
§ 15. Conditions du maintien de la circulation. 274
§ 14. Fonctions du cœur. 275
§ 15. Mouvement du sang à l'intérieur des artères. . . 282
§ 16. Fonction des capillaires. 288
§ 17. Circulation dans les veines. 289

QUATRIÈME SECTION

NUTRITION

CHAPITRE PREMIER

Phénomènes généraux

§ 1. Objet. 292
§ 2. A. *Mouvements moléculaires des liquides*. 293
     B. *Processus chimiques.* 298
§ 3. Métamorphoses des albuminoïdes. 299
§ 4. Métamorphoses des substances non azotées. 304
     C. *Forces organiques et cellulaires.* 307
        Phénomènes des cellules. 308
§ 5. Accroissement, multiplication des cellules et leurs con-
       séquences 308
       * Origine des cellules. — Prolifération et blastème. . . 311
§ 6. Affinité et pouvoir fermentatif des cellules. 318
       Mouvements cellulaires. 319
§ 7. Mouvements amiboïdes et granulaires. 319
§ 8. Mouvements vibratiles. 520

CHAPITRE II

Quelques phénomènes de nutrition en particulier

§ 9. Résorption. 322
§ 10. Assimilation. 324
§ 11. Régénération. 325
§ 12. Rétention. 326
§ 13. Dispositions vicariantes. 327
§ 14. Inanition. 328
§ 15. Échange de matériaux (Stoffwechsel). 531

CHAPITRE III

Électricité

§ 16. Moyens de reconnaître les courants électriques. . . . 332
§ 17. Courant musculaire. 334
§ 18. Courant nerveux. 336
§ 19. Courant de la peau des grenouilles. 356

CHAPITRE IV

Chaleur

§ 20. Généralités. 557
§ 21. Détermination de la température du corps. 558
§ 22. Production de la chaleur corporelle. 559
§ 23. Transmission de la chaleur. 340
§ 24. Perte et récupération de la chaleur.. 341
§ 25. Quantité de chaleur. 542

CHAPITRE V

Sécrétion

§ 26. Généralités. 345
§ 27. Sécrétion urinaire. 346
§ 28. Parties constituantes de l'urine, expulsion de l'urine. . . 350
§ 29. Sécrétion de la peau. 357
§ 50. Sécrétion de la sueur. 358

CINQUIÈME SECTION

MOUVEMENTS MUSCULAIRES

§ 1. Considérations anatomiques. 362
§ 2. Composition chimique. 565
§ 5. Comparaison des muscles et du sang.. 365
§ 4. Rigidité cadavérique (Rigor mortis). 566
§ 5. Fonctions des muscles. 367
§ 6. Excitation musculaire, irritabilité. 367
§ 7. L'état des muscles. 369
§ 8. Abord du sang.. 569
§ 9. Phénomènes de la contraction musculaire. 370
§ 10. Effets de la contraction musculaire. 574
§ 11. Auxiliaires de la contraction musculaire. 578
§ 12. Station debout. 379
§ 15. Marche. 581
§ 14. Voix et parole. 582

SIXIÈME SECTION

PHYSIOLOGIE DES NERFS

CHAPITRE PREMIER

Propriétés générales du système nerveux

§ 1. Fonctions en général. 387
§ 2. Considérations anatomiques. 388
§ 3. Principes chimiques de la substance nerveuse.. 395
§ 4. Rôle des ganglions et des fibres nerveuses en général. . 396
§ 5. Espèces de nerfs. 400

CHAPITRE II

Irritabilité et irritants des fibres nerveuses et des ganglions

§ 6. Généralités. 405
§ 7. Les divers excitants.. 409
§ 8. Phénomènes des nerfs excités.. 411
§ 9. Rapidité de la transmission dans les nerfs. 411
§ 10. Modifications de l'excitabilité par le courant électrique. 415
§ 11. Loi des secousses. 417
§ 12. Électrotonus.. 418
§ 13. Excitation à l'aide du courant électrique nerveux et du
        courant électrique musculaire. 420
§ 14. Modifications de l'excitabilité. 422
§ 15. Mort des nerfs.. 425

CHAPITRE III

Phénomènes centripètes

§ 16. Généralités. 426
§ 17. Espèces de sensibilités. 429
§ 18. Phénomènes psychiques.. 435

CHAPITRE IV

Phénomènes centrifuges

§ 19. Généralités. 436
§ 20. Mouvements automatiques.. 439

§ 21. Mouvements incités en général. — Mouvements par exci-
      tation. 442
§ 22. Mouvements réflexes. 442
§ 23. Mouvements volontaires. 447
§ 24. Mouvements volontaires qui ne sont pas déterminés par
      des influences psychiques. 450
§ 25. Phénomènes d'arrêt. 451

CHAPITRE V

Fonctions des organes nerveux en particulier

§ 26. Hémisphères cérébraux. 452
§ 27. Corps striés et couches optiques. 453
§ 28. Tubercules quadrijumeaux. 454
§ 29. Cervelet. 454
§ 30. Pédoncules cérébraux et moelle allongée. 455
§ 31. Moelle épinière. 457
§ 32. Nerf grand sympathique. 460
§ 33. Fonctions des nerfs crâniens. 464

CHAPITRE VI

Innervation de quelques organes en particulier

§ 34. Innervation de l'iris. 471
§ 35. Mouvements respiratoires. 472
§ 36. Innervation du cœur. 473
§ 37. Innervation de l'estomac et des intestins. 474
§ 38. Innervation de la vessie 476
§ 39. Innervation des cellules. 476

SEPTIÈME SECTION

SENSATIONS PROCURÉES PAR LES SENS

(ORGANES DES SENS)

CHAPITRE PREMIER

Sens de la vue

§ 1. Conditions d'une vue distincte. 478
§ 2. Projection de l'image. 478
§ 3. Accommodation. 484

§ 4. Mouvements de l'iris. 487
§ 5. Achromatisme. 488
§ 6. Sensibilité de la rétine. 489
§ 7. Causes d'excitation de la rétine. 494
§ 8. Effets consécutifs à l'excitation. 495
§ 9. Mouvements du bulbe oculaire. 496
§ 10. Le redressements des objets.. 499
§ 11. Vision simple avec les deux yeux. 500
§ 12. Vision des corps.. 502
§ 13. Irradiation.. 503
§ 14. Appréciation de la grandeur.. 503
§ 15. Larmes, glandes de Meibomius. 504

CHAPITRE II

Sens de l'ouïe

§ 16. Son.. 504
§ 17. Ce qu'il faut pour l'exercice de l'ouïe.. 505
§ 18. Propagation du son.. 506
§ 19. Sensibilité auditive. 508

CHAPITRE III

Sens de l'odorat

§ 20. Ce qu'il faut. 508
§ 21. Muqueuse olfactive. 508
§ 22. Matières odorantes. 509

CHAPITRE IV

Sens du goût

§ 23. Ce qu'il faut. 509
§ 24. Matières sapides. 510
§ 25. Sensibilité gustative. 510

CHAPITRE V

Sens du toucher

§ 26. 511
§ 27. Sens de la température 511
§ 28. Sens de la pression.. 512

§ 29. Sens du lieu. 511
§ 30. Loi psycho-physique. 514

HUITIÈME SECTION

GÉNÉRATION ET DÉVELOPPEMENT

CHAPITRE PREMIER

De la génération

§ 1. Ce qu'il faut. 516
§ 2. Le semen de l'homme. 516
§ 3. Œuf de la femme. 520
§ 4. Menstruation. 521
§ 5. Fécondation. 523
§ 6. Grossesse. 523
§ 7. Placenta. 526

CHAPITRE II

Développement de l'embryon aux dépens de l'œuf

§ 8. Comment l'embryon se forme de l'œuf. 528
§ 9. Des parties qui enveloppent l'embryon. 530
§ 10. Les loges de l'embryon. 530
§ 11. Les couches de l'embryon. 530
§ 12. Circulation du sang dans la vésicule ombilicale et l'allan-
     toïde. 531
§ 13. Amnios. 533
§ 14. Cordon ombilical. 534
§ 15. Feuillets du tégument germinatif (blastoderme). . . . 534
§ 16. Système nerveux 536
§ 17. Yeux. 536
§ 18. Organe de l'ouïe. 537
§ 19. Arcs branchiaux et fentes branchiales. 538
§ 20. Système osseux. 539
§ 21. Canal intestinal. 540
§ 22. Organes génito-urinaires. 541
§ 23. Parturition et suites des couches. 543

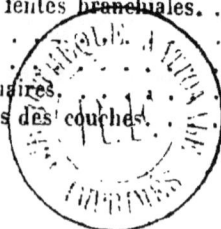

ERRATA

Page 14, ligne 12 d'en haut, lisez : excrémento-récrémentitiels au lieu d'excrémentitiels.

— 75 — 4 — $\frac{1}{100}$ au lieu de $1\frac{1}{100}$.

— » — 6 — $\frac{25}{100}$ au lieu de $25\frac{25}{100}$.

— » — 28 — expiration au lieu d'inspiration.

— 99 — 15 — plongeurs au lieu de prolongeurs.

— 120 — 1 de la note, lisez : air au lieu de eau.

— 180 — 25 d'en haut, contractions au lieu de contradictions.

— 255 — 28 — blancs au lieu de rouges.

— 527 — 24 — d'urée au lieu de denrée.

— 550 — 15 — urine au lieu de urée.

— 592 — 27 — externe au lieu de interne.

— 422 — 2 d'en bas, permettent au lieu de permet.

— 446 — 16 d'en haut, mais au lieu de car.

— 460 — 6 — coccygien au lieu de cosygien.

PARIS. — IMP. SIMON RAÇON ET COMP., RUE D'ERFURTH, 1.

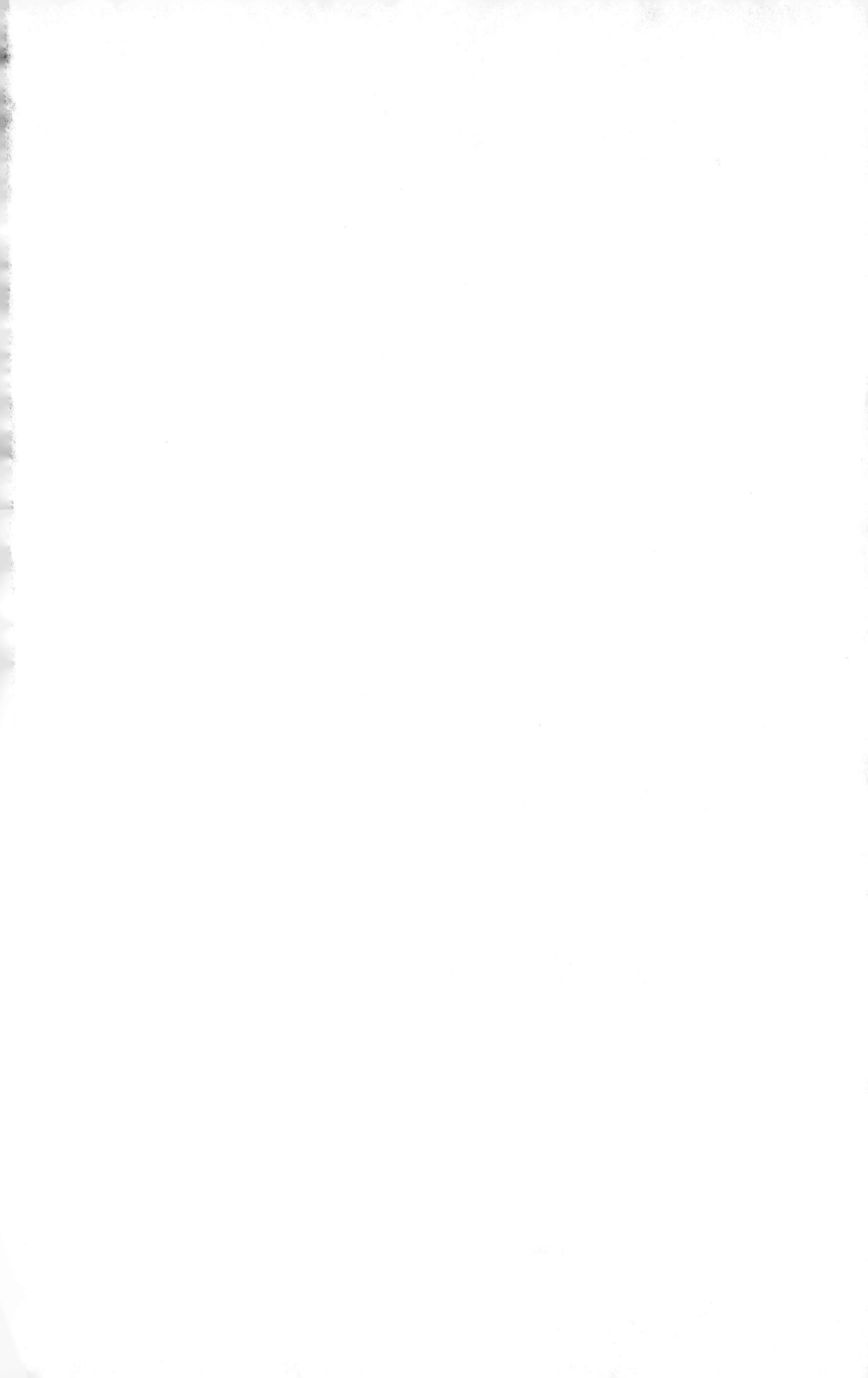

www.ingramcontent.com/pod-product-compliance
Lightning Source LLC
Chambersburg PA
CBHW031725210326
41599CB00018B/2507